中国历代温病学·著作精选

第一辑

选编 王致谱

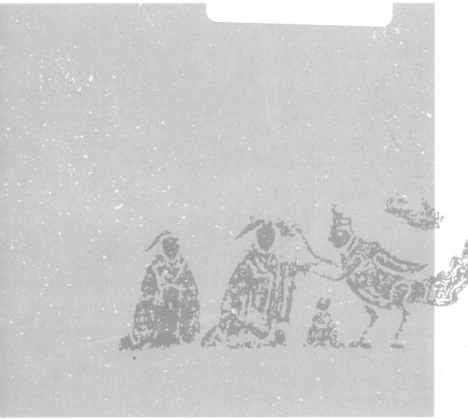

主　编　张志斌
副主编　吴文清
　　　　王致谱

海峡出版发行集团
THE STRAITS PUBLISHING & DISTRIBUTING GROUP

福建科学技术出版社
FUJIAN SCIENCE & TECHNOLOGY PUBLISHING HOUSE

图书在版编目（CIP）数据

中国历代温病学著作精选 /张志斌主编.—福州：
福建科学技术出版社,2021.2
ISBN 978-7-5335-6212-0

Ⅰ.①中… Ⅱ.①张… Ⅲ.①温病学说—汇编 Ⅳ.
①R254.2

中国版本图书馆CIP数据核字（2020）第142809号

书　　名	中国历代温病学著作精选	
主　　编	张志斌	
副 主 编	吴文清　王致谱	
出版发行	福建科学技术出版社	
社　　址	福州市东水路76号（邮编350001）	
网　　址	www.fjstp.com	
经　　销	福建新华发行（集团）有限责任公司	
印　　刷	福州德安彩色印刷有限公司	
开　　本	787毫米×1092毫米　1 / 16	
印　　张	164.75	
字　　数	4240千字	
版　　次	2021年2月第1版	
印　　次	2021年2月第1次印刷	
书　　号	ISBN 978-7-5335-6212-0	
定　　价	2380.00元（全6辑）	

书中如有印装质量问题，可直接向本社调换

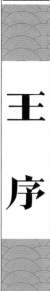

王 序

　　科学是"格致学"，包括自然科学与社会科学，属于科技文明的历史范畴，是知识体系及知识生产过程及相应的社会建制，是人类认知和智慧系统中的一种。中医药学是国学的重要组成部分，她体现了格物致知与致知格物的国学精髓，是延伸发展的深邃哲理，包括了科学史学、科学哲学、科学美学、科学社会学及各类分科之学。

　　人类生活在物质、精神、人群社会三维动态时空的复杂巨系统中，当今面临着新未知、新思考，中医药的学者们以多学科互融互鉴的方式，在科技文明历史范畴直面对世界认知的根本性问题，做新的探索，激活科技与人文的对话。在文明的视域中认识科学的意义，在科学的基础上促进文明的养育，对生生不息的新事物萌发新感悟，为中华民族的思想生机注入新活力。

　　人类社会各美其美，美人之美，美美与共，世界大同。重视始源科学（从哪里来），谋求发展科学（向哪里去）。人类总是要进化，没有一成不变，不忘根本而开放包容、以我为主而面向未来，和而不同是终极理想。这一点，正是中医药学谋求发展必须遵循的原则。不忘根源，注重中医古代原始文献的研究传承是一件重要的工作。

　　国学系农耕文明，重人伦，以"天人合德"为宇宙观、世界观、人生观。人生豪迈，家国情怀，是创新的动力。天然纯朴，保护自然，不过分地向自然索取是中华文明的特色，而创造科技文明，始于历史传承。中华民族优秀的传统文化从未断裂过，具有深广博大的包容性。中医药学是中华民族优秀传统文化的组成部分，本草学、四诊法、针灸学、方剂学等与不同的文明相互包容，在碰撞中相互融合，推进人类文明的进步。在这种碰撞发展中，前辈医家们不断总结经验，为我们留下很多宝贵的文献遗产。从东汉张仲景的《伤寒杂病论》到明末清初发展起来的温病学说，为我们现在面对突然威胁的疫病，提供了可资参考依照的宝贵历史资料。

以历史范畴看待当今科技文明的进步。一方面是"可上九天揽月，可下五洋捉鳖"的航天登月与深海探察，面对暗物质、暗能量、暗知识的发现与研发，为人类的生产生活造福；另一方面是"绿水青山枉自多，华佗无奈小虫何"，虽有基因分析，然病毒变异而疫苗跟不上防疫，治疫中医不能丢，需要中西医并重。

本次武汉的COVID-19病状，先有伏燥，继而感受寒邪形成寒燥疫，之后，再转为寒湿疫。主病在肺，涉及炎症反应、呼吸窘迫综合征及多器官毒性反应，临床全过程寒热错综、湿燥夹杂、虚实互见。史可为鉴，复习文献，提取证候要素，以"毒、寒、湿、燥、瘀、虚"为病机，结合临床特征，苔白厚腻，短气、胸痞转而气短不足以息，呼吸窘迫，毒损肺络，络痹，血氧交换障碍，致使血氧骤降，诸经络脏腑缺氧，心悸怔忡，逆转厥脱。另据尸检病理解剖报告，两肺水肿，渗出大量黏液在肺内及胸腔，此黏液即是痰饮。由文献、临床、尸检结合，支持寒湿疫的诊断。关于治疫处方遣药，挺立一线的中医师们意志坚定多有创新，发挥了临床优势。对于毒、戾疫病的传播传变要纳入人群—自然—社会的复杂巨系统考虑，中医更重视人体的反应状态，邪与正既是对立的又是关联的。要符合邪与正对称消长，辩证交替的运动规律，平秘阴阳。

本次瘟疫全球大流行千年不遇，据运气学而论近三百年寒疫亦少见，中医药学人面临新认知、新考验。《疫证集说》记载："盖治疫，就温寒两面而言，却是温疫多而寒疫少。"自明末、清代及近现代，医家尊奉温病学派，以温邪上受首先犯肺、卫气营血为证治纲领，抗疫治病多获良效。温病学可谓是中医药学的伟大创造，高等中医教育专设有温病学科。本次寒燥、寒湿大疫的阻击战，中医药学人早期介入，全过程参与，应予认真总结，充实中医疫病学的规范内涵，切实抓紧抓好这次守正创新的良好机遇。

人类需要对自己负责任，科技文明承接过去，直面今天，展望未来。希冀人类对世界的认知发生根本改变，各民族的先进文化融汇贯通，美美与共。新型冠状病毒肺炎全球大流行，缘起"时令不正，疫疠妄行"。《素问·遗篇刺法论》记有"三年化疫"之说。丁酉年（2017年）暑夏酷热干旱，地球年平均气温升高2℃已有数年。己亥年（2019年）全球三大洋飓风频发为水祸，岁末暖冬而后阴雨，观天地阴阳、万物生灵，疠气灾疫是必然。国学以仁德至尚，道法自然，疫遂黎民之际，政令德化，举国战疫，已获阶段性成效。心若在，梦就在，张开双臂，去迎接科技文明突破预期的到来！

张志斌研究员、王致谱研究员、吴文清副研究员，是我院医史文献专业的学者，他们曾经参与主编了大型古籍整理丛书《温病大成》，受到业界的好评。在当前的新型冠状病毒肺炎全球大流行的形势下，他们重编一套精悍实用的疫病诊治相关校点本《中国历代温病学著作精选》，值得鼓励。我虽染病未愈尚在康复阶段，不敢懈怠，感谢作者的信任，故谨以数语，乐观厥成。

中国工程院院士
中央文史研究馆馆员　王永炎
中国中医科学院名誉院长

2020 年 4 月

自
序

2020年新春伊始，新型冠状病毒肺炎（COVID-19），以迅雷不及掩耳之势席卷全球。人类猝不及防地陷入健康危机，甚至面临生存威胁。这不禁让人回想起，2003年春天的那场传染性非典型肺炎（SARS）使医学界经受的严峻考验。两场突如其来的灾难，大有后浪推前浪的趋势，迫使人们反思诸多的医学和社会问题。

曾几何时，由抗生素发明所引起的激动，使人们几乎产生了疾病将被征服的错觉。但是疫病，这个古老的幽灵，并不因科学昌明而隐退，它同样与时俱进，仍然徘徊在现代社会，伺机而动，再次吞噬人类的生命。艾滋病、SARS、埃博拉病、禽流感、新型冠状病毒（下文简称"新冠"）肺炎等不断出现的新型疫病，把一个又一个严峻的问题推到人类的面前，那就是现代免疫手段的发展永远赶不上病毒的变异。"道高一尺，魔高一丈"，曾经使人类在疾病面前无比自信的现代医学，正面临着最为无奈的考验。

在病毒变异，来势凶猛，而来不及研制疫苗、没有特效药的情况下，如何寻找有效的防治措施可能将成为世界医学界面临的重要使命。中医学治疗传染病的特色恰恰是不重在抓病原，而重在抓住人体对疫病的反应状态。这里的病原当然是指西医所说的病原（细菌、病毒等微生物）。所以，中医可以在西医病原尚不明确的紧急状况下，运用中医思维，中医理论和实用有效的治法从容应对。这一点通过2003年中医治疗SARS的实践，已经引起了世界医学界的关注。因此，我们在2006~2008年，整理出版了一套大型中医文献丛书《温病大成》。该丛书入选国家新闻出版总署第三届"三个一百"原创出版工程。

2020年应对新冠肺炎疫情，有许多中医药专家、医护人员与全国西医院校及军队医护人员一起，无所畏惧地逆风而行，奔赴疫情最为严重的湖北武汉抗疫第一线。从密切接触人群的防控到轻型、普通型患者及重型、危重型患者的治疗，中医药全程参与、全程发挥作用。实践证明，中西医结合能较快地改善发热、咳嗽、乏力等症状，缩短住院天数，提高核酸转阴率，有效减少轻型和普通型向重型、重型向危重型的发展，提高治愈率、减少病亡率。在一线医疗实践经验基础上，国家卫健委等主管部门以中医专家共识性的病因病机分析为依据，制定了一批中医诊疗方案，为抗击新冠肺炎起到了重要的作用。在新冠肺炎的治疗期、预防期和恢复期，中医的辨证用药都与温病的理论体系密不可分，对中医温病理论体系的研究，再次成为中医学术界关注的焦点。

中医治疗传染病的优势建立在数千年抗疫经验的基础上。回顾历史，看看中医学是如何在与疫病斗争中发展起来的，她的那些独特的思维是如何产生的，以及她的产生与发展对中华民族的繁荣昌盛起到了什么样的作用。这对我们今天在新的社会条件下如何与疫病做斗争，能提供有益的借鉴。

在西方历史上，瘟疫流行常常带来人口数量大幅度下降。如发生于公元6世纪的世界上第一次鼠疫流行，使欧洲南部失去了1/5的人口；发生于14世纪的第二次鼠疫流行，整个中东地区失去了1/3人口，其中城市有1/2的居民死亡。但是在我国古代，人口数维持相对恒定，瘟疫流行并没有引起大幅度的人口数量下降。自西汉一直到明代，我国人口数基本上在4600万到6000万之间波动，总人口数增长并不明显。

尤其值得注意的是清代。美国学者威廉·麦克尼尔撰写出版的《瘟疫与人》[1]一书中谈到了一个令人迷惑的现象，中国清代瘟疫高频率流行，人口却出现激增，从1700年的约1.5亿，至1794年增长到3.13亿，而同时期的欧洲总人口仅有1.52亿，而且是低度增长 。其中的原因可

---

[1] 威廉·麦克尼尔. 瘟疫与人 [M]. 余新忠、毕会成，译. 北京：中国环境科学出版社，2010.

能很多，但产生于明末、成熟于清代的温病学说也许正可以用来解释威廉·麦克尼尔的疑惑。

　　从现存的文字记载看，清代疫病流行的频次超过此前任何一个时期，尤其是经济文化发达、水陆交通便利、人口相对集中的江浙地区，疫病流行尤为严重。但是此时中医温病学已经诞生，并在大江南北盛行。同样也是在江浙地区，成为温病学说学术发展的中心，对温病学说发展做出杰出贡献的"温病四大家"——叶桂（天士）、薛雪（生白）、吴塘（鞠通）、王雄（孟英），均是江浙人士。他们在与疫病的斗争实践中，提出各种辨病与辨证的方法，使温病学说进一步发展起来。正是由于温病学说的产生与盛行，使清代的中国在疫病流行明显较前代严重的情况下，人口却得到了大幅度的增长。在此，笔者引用一段本人在2007年的旧作《中国古代疫病流行年表》[1]中一段文字及相关图表，大概可以显示中国古代疫病流行与人口增长之间的比较关系。

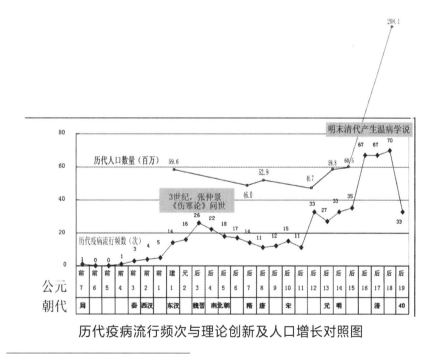

历代疫病流行频次与理论创新及人口增长对照图

　　[1] 张志斌. 中国古代疫病流行年表 [M]. 福州：福建科学技术出版社，2007：130-132.

清代中国的人口数量有了大幅度增长，至乾隆年间，达到了2亿多……中医学在保护中国人民健康方面起到了重要作用，而又在与瘟疫作斗争的实践中发展起来。

目前，在党中央的英明决策与领导下，通过全体中西医医务人员的浴血奋战与全国人民团结一致的努力，抗击新冠肺炎在国内已经取得阶段性的胜利。在没有特效药、没有疫苗时，中医药是个好的选择。因为她有3000年的悠久历史，许多经验非常宝贵。包括这次武汉抗疫的选方用药，很多都是参考了古代中医药文献。（《张伯礼向外媒介绍中国"方舱"经验：普遍采用中医药治疗》）

但是，我们必须清醒地看到，在全球范围内，形势依然很严峻，而国内，也必须提高警惕。《温病大成》出版之后，得到了很高的评价。但是，《温病大成》项目毕竟是从古文献抢救的角度出发，工作理念首先是"集大成"，要"尽量做到搜罗全面"。因此，也有读者提出，丛书篇幅太大，急用时查询不易。是否可以从文献角度再做进一步地精选，减少篇幅，让使用更为方便快捷？为回应这一要求，我们决定集中有经验的学者，精选出较为经典而实用的温疫温病相关的中医著作，重新进行整理，出版一套更为精悍的校点丛书。为当前及今后更好地应对类似传染病的突发性公共卫生事件，尽到我们医史文献工作者应有的社会责任。

2007年，我们编纂《温病大成》之时，除了"集大成"之外，还有一个工作理念是"精要求"。所谓"精要求"，体现在精选书种、精选版本、精心整理，这一点在本次编选时体现得更为突出。从大型到精悍型，图书品种的进一步精选是不言而喻的。而版本，因为前一次选择是建立在全国各图书馆普遍调研的基础上，本次就不再重新进行底本与校本的选择。我们将本次重编的重点，放在编排与整理方面。用心于做一些更为适应目前传染病诊治临床刚需的改变，更为重视瘟疫温病学术的传承，并使著作更为简洁精悍。

　　中医温病学说著作自明末到中华人民共和国成立之前的发展中，在起病急、传染与发展快、发热症状明显者为温病或瘟疫（包括寒疫）的共识基础上，大致又可以分为三大类。一类姑且称之谓"瘟疫类"，以吴有性（又可）《温疫论》为代表，以及按"感受戾气、寒温不同"的医学思路与表里九传辨证思想发展起来的温病学著作；另一类姑且称之谓"温病类"，以叶桂（天士）、薛雪（生白）、吴塘（鞠通）的温病学名著为代表，以及按卫气营血及三焦辨证思路发展起来的温病学著作；还有一类是出现在近代，以具体病名（部分与西医病名吻合）为阐述重点的专病著作，姑且称之为"专病类"。本丛书根据这样的三种分类，再从学术内部的发展特点出发，进行编排整理。此外，根据临床需要，还涉及体现中华人民共和国成立之前广大中医师治疫经验的温病医案。由于温病医案分散在不同的著作中，与前面三类著作收入全书不同，温病医案只选择与温病相关的医案节选收入。

　　根据上述原则，本丛书分为6辑，第1~3辑属瘟疫类；第4辑属温病类；第5辑属专病类；第6辑为瘟疫温病医案。

　　由于形势紧迫，时不我待，此丛书的编纂整理，也稍稍有一点"急就章"，欠缺与讹误恐怕在所难免。忐忑之余，希望得到读者们的批评指正。是为序。

张志斌

2020 年 4 月 23 日

校点说明

一、前设"提要"一篇，介绍本书的一般状况（作者、成书年、卷数等）、学术特色，以及本次校点版本情况。

二、尽力选取最佳底本与校本（包括主校本与他校本）。本次校勘采用"以本(底本)为主"与"以善为主"相结合的"本善兼顾"法。

三、凡底本不误而校本有误者，不改不注。底本引文虽有化裁，但文理通顺，意义无实质性改变者，不改不注。惟底本有误或引文改变原意时，方据情酌改，或仍存其旧，但加校记说明。

四、本书采用横排、简体，现代标点。容易产生歧义的简体字，仍使用原繁体。版式变更造成的文字含义变化，今依现代排版形式予以改正，如"右×药"改"右"为"上"，不出注。

五、该书药名有与今通行之名用字不同者，为便利当代读者使用，一般改用通行之名（如"黄檗"改作"黄柏"、"莪茂"改作"莪术"等）。药物异名或能体现时代用药特征的药名不改（如"栝楼"不改作"瓜蒌"）。

六、底本中医名词术语用字与今通行者不同的，为便利当代读者使用，一般改用通行或规范之名（如"藏府"作"脏腑"、"足指"作"足趾"等）。尤其是同一书用字(词)不统一或不规范时，均加统一或规范，不另出注。但经典医著中的名词术语虽与今通行者不同，不予改动（如"藏象"不改作"脏象"）。

七、底本目录与正文有出入时，一般依据其实际内容予以调整，力求目录与正文标题一致，不另加注。如原书目录分卷排列，一般全部移聚到书前，不另加注。

八、凡底本中的避讳字（影响理解原意者）、异体字（如"豆"作"荳"、"果"作"菓"等）、俗写字，或笔画差错残缺，均径改作正体字，一般不出注。若显系笔误或误用之字，则径予改正（如"日"误作"曰"、"己"误作"已"等），不出注。底本中缺字处用"□"表示。

九、原底本中的双行小字，今统一改为单行小字。原书眉批栏中之文字，根据其文意，插入正文相应的文字之后。眉批改为小字，前后用鱼尾括号（【　】）括注以为标记。

十、书中疑难冷僻字及重要特殊术语，酌情予以简要注释。

十一、为了保持原书旧貌，书中的观点及理论不作任何删改，药物剂量亦采用旧制，个别当今已禁用或改用替代品的药物也未作改动，请读者见谅。

中国历代温病学著作精选

第一辑 总目录

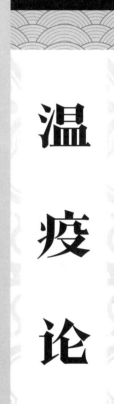

温疫论

◎ 明·吴有性 著

提　要

　　《温疫论》是中医温病学发展史上具有划时代意义的著作，是中医学原创思维与原创成果的杰出体现。2卷，明·吴有性（字又可）撰于崇祯十五年（1642年）。此书大致为随笔劄录而成，不甚诠次。其原创思维主要体现在两个方面：

　　其一，创立"戾气"病因学说。吴氏强调温疫与伤寒完全不同。他明确指出："夫温疫之为病，非风、非寒、非暑、非湿，乃天地间别有一种异气所感。"这种异气，吴氏为之命名为"戾气"。戾气侵入人体的途径是自口鼻而入。传播的方式有两种：有天受——通过自然环境而感染，有传染——通过接触患者而感染。此二者只是传播方式的不同，只要感染的是同一种戾气，那么"所感虽殊，其病则一"。戾气具有多样——为病各种、特适——某气专入某脏腑经络专发为某病、偏中——其气各异，所伤不同等特点，同时还具有传染与流行的特点。吴氏认为，"气者，物之变也"，因此，他设想最为理想的治疗是特效治疗，"能知以物制气，一病只有一药之到病已，不烦君臣佐使、品味加减之劳。"在当时的条件下，吴氏也是苦于"此气无象可见，况无声无臭"，"其来无时，其着无方"，"何能得睹得闻？人恶得而知是气？"但他的这种设想是具有超前意识的科学设想。

　　其二，创立表里九传辨证论治思维模式。这一辨证模式是围绕"驱邪外出"这样一个中心展开的。吴氏认为伤寒中脉络，由表入里。温疫之气从口鼻而入，初起则邪伏膜原，在不表不里之间。创制达原饮以疏利膜原，溃散邪气。邪溃之后，可能出表，越于三经，可汗而已；也可能达里，内传于胃，可下而解。治疗上的特点是"注意逐邪勿拘结粪"，"下不以数计"。温疫后期可能有顺、逆两种情况。顺者，表里气相通，里邪下而去之，表邪或从战汗而解，或从癍出而化。逆者，则应根据邪正虚实的情况酌情论治。吴氏强调治疗中的三大禁忌，与传统热病治疗有较大的不同，即不可妄投破气药、不可妄投补剂、不可妄投寒凉。

　　虽然近代书目著录有明刻本，但现存所谓明末或清初刻本均属于误认，应予纠正。目前最常被用作《温疫论》校点底本的康熙序刊本，主要有4种：石楷（临初）校梓本、张以增（容旃）评点本、刘敞（方舟）校梓本、《醒医六书》本（以下分别简称"石本""张本""刘本""醒本"）。四本各有长短。经比较，本次校点采用双底本，即以康熙三十年（1691年）金陵长庆堂刻本（石楷本，简称"石本"）与康熙三十三年（1694年）葆真堂本（张以增本，简称"张本"）为底本，另选择康熙间刘敞（方舟）本（简称"刘本"）、补敬堂主人《醒医六书》本（简称"醒本"）、《四库全书》通行本（简称"四库本"）为主校本。

温疫论原序[1]

　　昔仲景立《伤寒论》，其始自太阳，传至阳明，以至少阳，次传三阴，盖为正伤寒设也。嗣后论者纷纷，皆以正伤寒为辞，其于温疫之证甚略。是以医者，所记所诵，连篇累牍，俱系正伤寒。迫夫临症所见，悉见温疫，求其所谓正伤寒者，百无一二。予即按诸书，咸以为春、夏、秋所发，皆属温病，而伤寒必在冬时。则历年较之，温疫四时皆有，而真正伤寒，每在严寒。虽有头疼、身痛、恶寒、无汗、发热，总之谓太阳证。至六七日失治，未常传经。每用发散之剂，一汗即解。间有不药亦自愈者，并未常因失汗，以致发黄、谵语、狂乱、胎刺等症。此皆感冒肤浅之病，非真伤寒也。伤寒、感冒，均系风寒，不无轻重之殊，究竟感冒俱多，伤寒希有。况温疫与伤寒，感受有霄壤之隔。今鹿马攸分，益见伤寒世所绝少。仲景以伤寒为急病，仓卒失治，多致伤生，因立论以济天下万世，用心可谓仁矣。然伤寒与温疫皆急病也，以病之少者，尚谆谆以告世，况温疫多于伤寒百倍，安忍置之勿论？或谓温疫一证，仲景原别有方论，历年既久，兵火湮没，即《伤寒论》称散亡之余，王叔和补方造论，辑成全书。则温疫之论，未必不由散亡也明矣。崇祯辛巳，疫气流行，感者甚多，于五六月益甚，或合门传染。其于始发之时，每见时师误以正伤寒法治之，未有不殆者。或病家误听七日当自愈，不尔，十四日必瘳，因而失治。尽有不及期而死者；亦有治之太晚服药不及而死者；或妄投药剂攻补失序而死者。或遇医家见解不到，心疑胆怯，以急病用缓药，虽不即受其害，究迁延而致死，比比皆是。感邪之轻者，有获侥幸；感邪之重者，而加以失治，枉死不可胜计。嗟乎！守古法则不合今病，舍今病而别搜古书，斯投剂不效，医者彷徨无措，病者日近危笃。病愈急，投医愈乱。不死于病，乃死于医；不死于医，乃死于古册之遗忘也。吁！千载以来，何生民之不幸如此。余虽孤陋，静心穷理，格其所感之气、所入之门、所抵之处，与夫传变之体，并平日所用历应验方法，详述于下，以俟高明者正之。

时崇祯壬午　吴趋吴有性又可撰

---

　　[1]原序：此据张本。石本有通行之吴氏自叙。二序同出一年，语句多同，然此原序文采不如自叙。原序之后署吴氏籍贯为"吴趋"，即今江苏苏州。

自 叙^[1]

夫温疫之为病，非风、非寒、非暑、非湿，乃天地间别有一种异气所感。其传有九，此治疫紧要关节。奈何自古迄今，从未有发明者。仲景虽有《伤寒论》，然其法始自太阳，或传阳明，或传少阳，或三阳竟自传胃。盖为外感风寒而设，故其传法与温疫自是迥别。嗣后论之者纷纷，不止数十家，皆以伤寒为辞。其于温疫证则甚略之。是以业医者所记所诵，连篇累牍俱系伤寒，及其临证，悉见温疫，求其真伤寒百无一二。不知屠龙之艺虽成而无所施，未免指鹿为马矣。余初按诸家，咸谓"春、夏、秋皆是温病，而伤寒必在冬时"。然历年较之，温疫四时皆有。及究伤寒，每至严寒，虽有头疼、身痛、恶寒、无汗、发热，总似太阳证，至六七日失治，未尝传经。每用发散之剂，一汗即解。间有不药亦自解者，并未尝因失汗以致发黄、谵语、狂乱、苔刺等证。此皆感冒肤浅之病，非真伤寒也。伤寒、感冒，均系风寒，不无轻重之殊。究竟感冒居多，伤寒希有。况温疫与伤寒，感受有霄壤之隔。今鹿马攸分，益见伤寒世所绝少。仲景以伤寒为急病，仓卒失治，多致伤生，因立论以济天下后世，用心可谓仁矣。然伤寒与温疫，均急病也。以病之少者，尚谆谆告世。至于温疫多于伤寒百倍，安忍反置勿论？或谓温疫之证，仲景原别有方论，历年既久，兵火湮没，即《伤寒论》乃称散亡之余，王叔和立方造论，谬称全书。温疫之论，未必不由散亡也明矣。崇祯辛巳，疫气流行，山东、浙省、南北两直，感者尤多，至五六月益甚，或至阖门传染。始发之际，时师误以伤寒法治之，未尝见其不殆也。或病家误听七日当自愈，不尔，十四日必瘥，因而失治。有不及期而死者；或有妄用峻剂，攻补失叙而死者。或遇医家见解不到，心疑胆怯，以急病用缓药，虽不即受其害，然迁延而致死者，比比皆是。所感轻者，尚获侥幸；感之重者，更加失治，枉死不可胜记。嗟乎！守古法不合今病，以今病简古书，原无明论，是以投剂不效，医者彷徨无措，病者日近危笃。病愈急，投药愈乱。不死于病，乃死于医；不死于医，乃死于圣经之遗亡也。吁！千载以来，何生民不幸如此。余虽固陋，静心穷理，格其所感之气、所入之门、所受之处，及其传变之体，并平日所用历验方法，详述于下，以俟高明者正之。

时崇祯壬午仲秋　姑苏洞庭吴有性书于淡淡斋

---

〔1〕自叙：此据石本。《温疫论》序以此最为通行，除张本外诸版皆取此自叙。

徐 序^[1]

……^[2]而已。于化工之□□□□□茫乎未有得也。故为学以治经为急，业医以《灵枢》、《素问》为急。顾轩岐而后，代不乏人。春秋之和也、缓也、扁鹊也，西汉之庆也、意也，东汉末之华佗也。是皆心通造化，出入鬼神，非学者所能思议。独长沙张仲景先生所著《伤寒》一书，为千万世立方之祖。愚尝谓仲景之伤寒，实与《灵枢》、《素问》相表里，学者不可以不读。自是而后，医学判为两途，有专主于凉者，有专主于温者。刘河间著《原病式》，以为天下之病皆起于湿热，大意在扶阴以抑阳。承其绪者，有朱丹溪、汪石山、缪仲醇之学。李东垣著《脾胃论》，以为天下之病皆起于内伤，立补中益气汤以为后天生化之本，大意在扶阳以益阴。承其绪者，有薛立斋、张景岳、陆养愚、赵养葵之学。而戴原礼、万密斋则又参用二家，未尝有所偏重。要皆于《灵枢》、《素问》之旨并行不悖者也。家君遂生先生，博极群书，而尤邃医学。当景岳下世之后，其所著《类经》，时人未之奇也。家君得而读之，叹其批隙导窍，为王、马二家之注所未及，数数为人道之。由是《类经》之书满天下，家君表章之力为多。景岳之书，其未刻者尚有《传忠录》、《妇人规》、《本草正》、《古方八阵》、《新方八阵》数种。家君多方购求，尽得其书，时欲刻之以公天下。而鸳湖石子临初，攻于医理，与家君有水乳之合，盖亦读景岳书而深有得焉者也。石子旧游京师，其道为公卿大夫之所重。未久而归。戊辰，予入长安，会石子亦再至都下，欢然相见。讨古衡文之暇，相与极论医学之源流，深慨轩岐之绪不绝如线，而黄石斋先生所谓"京师如海，独无医者"，斯言为信而有征也。庚午之岁，温证大行，时医不解治法，多致危殆。石子悯之，于是以吴君《瘟疫方论》二卷，手授坊客，俾刻之以传，其嘉惠天下之意不少。然而吴君之论，专以丹溪、河间为宗，与东垣、立斋若水火冰炭之不相入。盖就温疫之一证论之，非谓可概施于他证也。且温疫一证，亦有内伤、外感之不同，有本热而假寒，有本寒而假热，非可专投栀、柏，纯用芩、连。若此者，吴君尚未之及，

---

〔1〕徐序：此据石楷金陵长庆堂本，标题系校者后加。
〔2〕……：序首原缺，因不知缺漏若干，故以此表示。

则其于《灵枢》、《素问》之旨，合乎？否乎？其所得于前贤之绪论者，深乎？浅乎？考吴君在日，与景岳、养愚辈同为崇祯朝人。而景岳之序《类经》也，至谓"丹溪之道不熄，岐黄之道不著"——立说未免稍过。然使吴君所论，得令景岳见之，当必有操戈相向者矣。是在有道者详审而论定之，予未敢以轻议也。吴君名有性，字又可，明季之姑苏人。

时康熙辛未闰秋日　甬江徐文驹子文题于长安书屋

叙 言[1]

　　上古论病，有风寒湿暑之名，乃有非风寒湿暑，感两间之杂气而得病者，此名疫也。然自来名医辈出，鲜不以为闲病而忽之，此名疫也。具区吴又可先生，原本儒术，深求乎天人性命之故，而因肆力于医，于方书无所不窥。既学之有年而出行之也，又济以诚心恻怛。适当明季，疫气盛行。所见之证，皆不合故方，于是益殚精毕虑，心参造化，体验人情，变化神明，独得其妙，著为是论，颜曰《温疫》。崇祯壬午刊刻行世，其版寻为兵火所焚。即有遗书数帙，复为人庋而不观，深可痛惜。余近岁以先君子抱疴，时求治于四方国手，因购此书，而都无有藏者。一日偶过朱震谷表侄案头，获睹是本，授而读之。其洞达病情及疏利肠胃等论，虽圣人复起，不易其言。因起而谓震谷曰：知先生者，实可活人矣。若家长沙公为外感风寒而作《伤寒论》，有三百九十七法，一百一十三方，条分缕晰，允推后世之师。今先生因内触邪气而著《温疫论》，于中立九传之法，又补前人所未逮。盖伤寒之与温疫，证相似而实不同。世医不辨病之为外感、为内触，遇疫证群目为伤寒，其有不杀人也者几希。嗟嗟夫！正伤寒有几哉？大抵皆温疫耳。今岁甲戌，时证流行。或家一二人，或家数人，甚至阖门传染。及一一询其病原，总不出先生论中所云，依方投之而即愈。夫乃益知先生之论为不刊，而此书之不可以不广布也已。爰亟付之枣梨，俾与长沙一编，双峙并行，庶几不负先生救世之苦心云。但余于医书亦无师授，间从读礼之暇，翻阅此论，其中稍稍有得者，不揣鄙陋，妄加点抹，未知不轩渠于当世之彗眼否也。

　　　　　　　　　　时甲戌秋杪　嘉善后学棘人张以增容旂书

---

　　〔1〕叙言：此据张本。

目　　录 [1]

---

〔1〕目录：诸本均在各卷之前，今集中于书首。诸本目录所题书名或异，石本、刘本作"温疫方论上卷目录"；张本作"温疫论上卷目次"；醒本作"醒医六书瘟疫论上卷目次"。

〔1〕疫痢兼证：该条四库本、石本及张本均有。

〔2〕补遗：四库本有文6则。张本作"温疫正误"，有"正名、伤寒例正误、诸家温疫正误"3则；醒本作"补遗"，有"安神养血汤、疫痢兼证、小儿太极丸"3则。四库本兼而收之。以上6则石本均入正文。

温疫论[1] 上卷

具区[2]吴有性又可甫　著

嘉善张以增容斿　评点

原　病

病疫之由，昔以为非其时有其气，春应温而反大寒，夏应热而反大凉，秋应凉而反大热，冬应寒而反大温，得非时之气，长幼之病相似以为疫。余论则不然。夫寒热温凉，乃四时之常，因风雨阴晴，稍为损益，假令秋热必多晴，春寒因多雨，较之亦天地之常事，未必多疫也。

伤寒与中暑，感天地之常气；疫者，感天地之疠气。在岁有多寡，在方隅有厚薄，在四时有盛衰。此气之来，无论老少强弱，触之者即病。邪自口鼻而入，则其[3]所客，内不在脏腑，外不在经络，舍于伏脊之内，去表不远，附近于胃，乃表里之分界，是为半表半里，即《针经》所谓横连膜原是也。胃为十二经之海，十二经皆都会于胃，故胃气能敷布于十二经中而营养百骸，毫发之间，弥所不贯。凡邪在经为表，在胃为里。今邪在膜原者，正当经胃交关之所，故为半表半里。其热淫之气，浮越于某经，即能显某经之证。如浮越于太阳，则有头项痛、腰痛如折；如浮越于阳明，则有目痛、眉棱骨痛、鼻干；如浮越于少阳，则有胁痛、耳聋、寒热、呕而口苦。大概观之，邪越太阳居多，阳明次之，少阳又其次也。邪之所着，有天受，有传

---

〔1〕温疫论：石本、张本同。醒本作"醒医六书瘟疫论"，四库本作"瘟疫论"。四库本之"温疫"多改作"瘟疫"。

〔2〕具区：此据张本，醒本同。石本、刘本作"延陵"。具区为今江苏太湖，与吴有性自叙所称姑苏（洞庭太湖洞庭山）相符。延陵乃今江苏常州，与吴氏自叙不合，故以具区为正。

〔3〕则其：此据石本，张本无。

染，所感虽殊，其病则一。凡人口鼻之气，通乎天气。本气充满，邪不易入。本气适逢亏欠，呼吸之气，亦自不及，外邪因而乘之。昔有三人，冒雾早行，空腹者死，饮酒者病，饱食者不病。疫邪所着，又何异耶？若其年气来盛[1]厉，不论强弱，正气稍衰者[2]，触之即病，则又不拘于此矣。其感之深者，中而即发；感之浅者，邪不胜正，未能顿发。或遇饥饱劳碌，忧思气怒，正气被伤，邪气始得[3]张溢，营卫运行之机，乃为之阻，吾身之阳气，因而屈曲，故为病热。其始也，格阳于内，不及于表，故先凛凛恶寒，甚则四肢厥逆。阳气渐积，郁极而通，则厥回而中外皆热。至是但热而不恶寒者，因其阳气之周也。此际应有汗，或反无汗者，存乎邪结之轻重也。即使有汗，乃肌表之汗。若外感在经之邪，一汗而解。今邪在半表半里，表虽有汗，徒损真气。邪气深伏，何能得解？必俟其伏邪已溃[4]，表气潜行于内，乃作大战。精气自内由膜原以达表，振战止而复热。此时表里相通，故大汗淋漓，衣被湿透，邪从汗解，此名战汗。当即脉静身凉，神清气爽，划然而愈。然有自汗而解者，但出表为顺，即不药亦自愈也。伏邪未溃，所有之汗，止得卫气渐通，热亦暂减，逾时复热。午后潮热者，至是郁甚，阳气与时消息也。自后加热而不恶寒者，阳气之积也。其恶寒或微或甚，因其人之阳气盛衰也。其发热或短或长[5]，或昼夜纯热，或黎明稍减，因其感邪之轻重也。疫邪与疟仿佛，但疟不传胃，惟疫乃传胃。始则皆先凛凛恶寒，既而发热，又非若伤寒发热而兼恶寒也。至于伏邪已溃[6]，方有变证。其变或从外解，或从内陷。从外解者顺，从内陷者逆。更有表里先后不同：有先表而后里者，有先里而后表者，有但表而不里者，有但里而不表者，有表里偏胜者，有表里分传者，有表而再表者，有里而再里者，有表里分传而又分传者[7]。从外解者，或发斑，或战汗、狂汗、自汗、盗汗。从内陷者，胸膈痞闷，心下胀满，或腹中痛，或燥

[1] 来盛：石本脱"盛"字。张本"来"作"未"。据文义，张本"未"当为"来"之形误。
[2] 正气稍衰者：此据石本，张本无。
[3] 始得：此据石本，张本无。
[4] 已溃：此据张本，石本作"渐退"。
[5] 或短或长：此据张本。石本作"或久或不久"。
[6] 已溃：此据张本，石本作"动作"。
[7] 有表里分传而又分传者：此据张本，石本脱。

结便秘，或热结旁流，或协热下痢[1]，或呕吐、恶心、谵语、舌[2]黄、舌黑、苔刺等证。因证而知变，因变而知治。此言其大略，详见脉证治法诸条。疠气大半属温，从吸入者居多，故藏于膜原，在足少阳之里，近足阳明之外。若疫气重、正气虚，感而即发；若正气旺、邪气微，必俟正亏而发。正虚邪实，其发必重；正虚邪微，其发必轻。疫气所发，必乘空而至。或从表某阳虚，或从里某阴乏；或从表即从里，或先从里后从表；或止专一经，或在二经；或因劳力，或因房劳，或因中酒，或因感冒，或因顿食，种种不同。较之疟邪，所伏不论脏腑经络上中下，皮内膜外，处则伏之，其发有时，不致变症百出。虽有移经，亦不伤生。若见疟无定时，寒热颠倒，必是疟而且疫。不独四时皆有疫，而四时皆有疟。疫邪伏于膜原，而疟藏于三经。故东垣云"十二经皆有疟"，究竟疫与疟之气，其理不同。疟邪天地尝变之气，疫邪天地乖戾之气[3]。

温疫初起

温疫初起，先憎寒而后发热，日后但热而无憎寒也。初得之二三日，其脉不浮不沉而数，昼夜发热，日晡益甚，头疼身痛。其时邪在伏脊之前，肠胃之后，虽有头疼身痛，此邪热浮越于经，不可认为伤寒表证，辄用麻黄桂枝之类强发其汗。此邪不在经，汗之徒伤表气，热亦不减。又不可下，此邪不在里，下之徒伤胃气，其渴愈甚。宜达原饮。此论疫邪藏于膜原之所。其人里实表虚，发带表□□□里虚现带里证，大都起先以达原饮治之。

始则恶寒发热，后则但热不寒。正伤寒亦然也。

达原饮

槟榔二钱　厚朴一钱　草果仁五分　知母一钱　芍药一钱　黄芩一钱　甘草五分

上用水二钟，煎八分，午后温服。

〔1〕痢：此据张本，石本作"利"。
〔2〕舌：此据张本，石本作"唇"。
〔3〕疠气……之气：此据张本，为张以增的评点，他本均无。后文楷体字同。

按：槟榔能消能磨，除伏邪，为疏利之药，又除岭南障[1]气；厚朴破戾气所结；草果辛烈气雄，除伏邪盘踞；三味协力，直达其巢穴，使邪气溃败，速离膜原，是以为达原也。热伤津液，加知母以滋阴；热伤营血，加白芍以和血；黄芩清燥热之余；甘草为和中之用；以后四味，不过调和之剂，如渴与饮，非拔病之药也。

凡疫邪游溢诸经，当随经引用，以助升泄，如胁痛、耳聋、寒热、呕而口苦，此邪热溢于少阳经也，本方加柴胡一钱。

如腰背项痛，此邪热溢于太阳经也，本方加羌活一钱；如目痛、眉棱骨痛、眼眶痛、鼻干不眠，此邪热溢于阳明经也，本方加干葛一钱。

以上三段，随经引用之法甚善。

证有迟速轻重不等，药有多寡缓急之分，务在临时斟酌。所定分两，大略而已，不可执滞。间有感之轻者，舌上白苔亦薄，热亦不甚，而无数脉。其不传里者，一二剂自解。稍重者，必从汗解。如不能汗，乃邪气盘错[2]于膜原，内外隔绝，表气不能通于内，里气不能达于外，不可强汗。或者见加发散之药，便欲求汗，误用衣被壅遏，或将汤火熨蒸，甚非法也。然表里隔绝，此时无游溢之邪在经，三阳加法不必用，宜照本方可也。感之重者，舌上苔如积粉，满布无隙，服汤后不从汗解而从内陷者，舌根先黄，渐至中央，邪渐入胃，此三消饮证。若脉长洪而数，大汗多渴，此邪气适离膜原，欲表未表，此白虎汤证。如舌上纯黄色，兼之里证，为邪已入胃，此又承气汤证也。有二三日即溃而离膜原者，有半月、十数日不传者，有初得之四五日，淹淹摄摄，五六日后陡然势张者。凡元气胜者，毒易传化；元气薄者，邪不易化，即不易传。设遇他病久亏，适又微疫，能感不能化，安望其传？不传则邪不去，邪不去则病不瘳，延缠日久，愈沉愈伏，多致不起。时师误认怯证，日进参、芪，愈壅愈固，不死不休也。

传变不常

疫邪为病，有从战汗而解者，有从自汗、盗汗、狂汗而解者。有无汗竟传入胃

---

〔1〕障：此据张本，石本同。刘本、四库本作"瘴"，可互通。
〔2〕错：此据张本，石本作"踞"。下有"盘错"处亦同。

者；有自汗淋漓，热渴反甚，终得战汗方解者。有胃气壅郁，必因下乃得战汗而解者。有表以汗解，里有余邪，不因他故，越三五日，前证复发者。有发黄因下而愈者，有发黄因下而癍出者，有竟从发癍而愈者。有里证急，虽有癍，非下不愈者。此则[1]传变不常，亦疫之常变也。有局外之变者，男子适逢淫欲，或向来下元空虚，邪热乘虚陷于下焦，气道不施，以致小便闭塞，小腹胀满，每至夜即发热，以导赤散、五苓、五皮之类分毫不效，得大承气一服，小便如注而愈者。或表[2]有他病，一隅之亏，邪乘宿昔所损而传者。如失血崩带，经水适来适断，心痛，疝气，痰火喘急，凡此皆非常变。大抵邪行如水，惟注[3]者受之。传变不常，皆因人而使。盖因疫而发旧病，治法无论某经某病，但治其疫，而旧病自愈。此论邪解之法不一，感病之来历亦不一，全在医者加意调治之。

论中云"得大承气一服，小便如注而愈"，亦八正散之意，大便行而小便利。

急证急攻

温疫发热一二日，舌上白苔如积粉，早服达原饮一剂。午前舌变黄色，随现胸膈满痛，大渴烦躁，此伏邪即溃，邪毒传胃也。前方加大黄下之，烦渴少减，热去六七。午后复加烦躁发热，通舌变黑生刺，鼻如烟煤，此邪毒最重，复瘀到胃，急投大承气汤。傍晚大下，至夜半热退，次早鼻黑、苔刺如失。此一日之间而有三变，数日之法，一日行之。因其毒甚，传变亦速，用药不得不紧。设此证不服药，或投缓剂，羁迟二三日，必死。设不死，服药亦无及矣。尝见温疫二三日即毙者，乃其类也。此论症变急而治法亦急，无论其日数多少也。

〔1〕则：此据张本，石本作"虽"。
〔2〕表：张本、石本同。四库本作"里"。
〔3〕注：此据张本，石本误作"注"。

表里分传

温疫舌上白苔者，邪在膜原也。舌根渐黄至中央，乃邪渐[1]入胃。设有三阳现证，用达原饮三阳加法。因有里证，复加大黄，名三消饮。三消者，消内、消外、消不内外也。此治疫之全剂，以毒邪表里分传，膜原尚有余结者宜之。

三消饮

槟榔　草果　厚朴　白芍　甘草　知母　黄芩　大黄　葛根　羌活　柴胡

姜、枣，煎服。

热邪散漫

温疫脉长洪而数，大渴复大汗，通身发热，宜白虎汤。此与伤寒阳明治法同。

白虎汤

石膏一两　知母五钱　甘草五钱　炒米一撮

加姜煎服。

按：白虎汤，辛凉发散之剂，清肃肌表气分药也。盖毒邪已溃，中结渐开，邪气方离膜原，尚未出表，然内外之气已通，故多汗，脉长洪而数。白虎辛凉解散，服之或战汗，或自汗而解。若温疫初起，脉虽数，未至洪大，其时邪气盘错于膜原，宜达原饮。误用白虎，既无破结之能，但求清热，是犹扬汤止沸。

若邪已入胃，非承气不愈，误用白虎，既无逐邪之能，徒以刚悍而伐胃气，反抑邪毒，致脉不行，因而细小。又认阳证得阴脉，妄言不治。医见脉微欲绝，益不敢议下，日惟杂进寒凉，以为稳当，愈投愈危，至死无悔。此当[2]急投承气，缓缓下之，六脉自复。

---

〔1〕渐黄……邪渐：此据张本，四库本同。石本二"渐"字均误作"断"。
〔2〕此当：此据石本，张本作"当此"。

内壅不汗

邪发于半表半里，一定之法也。至于传变，或出表，或入里，或表里分传。医见有表复有里，乃引经论，先解其表，乃攻其里，此大谬也。尝见以大剂麻黄连进，一毫无汗，转见烦躁者，何耶？盖发汗之理，自内由中以达表。今里气结滞，阳气不能敷布于外，即四肢未免厥逆，又安能气液蒸蒸以达表？譬如缚足之鸟，乃欲飞升，其可得乎？盖鸟之将飞，其身必伏，先足纵而后扬翅，方得升举，此与战汗之义同。又如水注，闭其后窍，则前窍不能涓[1]滴，与发汗之义同。凡见表里分传之证，务宜承气先通其里。里气一通，不待发散，多有自能汗解。此论虽先用承气而表自通。然而不宜重下，恐阴亏而表竟不通也。

下后脉浮

里证下后，脉浮而微数，身微热，神思或不爽，此邪热浮于肌表，里无壅滞也。虽无汗，宜白虎汤，邪从汗解。此条下后脉微数、身热，宜人参白虎汤。加柴胡亦可。

若大下后，或数下后，脉空浮而数，按之豁然如无，宜白虎汤加人参，覆杯则汗解。

下后脉浮而数，原当汗解，迁延五六日，脉证不改，仍不得汗者，以其人或自利经久，或素有他病先亏，或本病日久下迟[2]，或反复数下，以致周身血液枯涸，故不得汗。白虎辛凉，除肌表散漫之热邪，加人参以助周身之血液，于是经络润泽，元气鼓舞，腠理开发，故得汗解。

---

〔1〕涓：此据石本，张本误作"消"。
〔2〕下迟：此据张本。石本作"不痊"。

下后脉复沉

里证脉沉而数，下后脉浮者，当得汗解。今不得汗，后二三日，脉复沉者，膜原余邪复瘀到胃也，宜更下之。更下后，脉再浮者，仍当汗解，宜白虎汤。

邪气复聚

里证下后，脉不浮，烦渴减，身热退，越四五日，复发热者，此非关饮食劳复，乃膜原尚有余邪隐匿，因而复发，此必然之理。不知者每每归咎于病人，误也。宜再下之即愈。但当少与，慎勿过剂，以邪气微也。

下后身反热

应下之证，下后当脉静身凉。今反发热者，此内结开，正气通，郁阳暴伸也。即如炉中伏火拨开，虽焰，不久自息。此与"下后脉反数"义同。

若温疫将发，原当日渐加热。胃本无邪，误用承气，更加发热。实非承气使然，乃邪气方张，分内之热也。但嫌下早之误，徒伤胃气耳。日后传胃，再当下之。又有药烦者，与此悬绝，详载本条。

下后脉反数

应下失下，口燥舌干而渴，身反热减，四肢时厥，欲得近火壅被，此阳气伏也。既下厥回，去炉减被，脉大而加数，舌上生津，不思水饮，此里邪去，郁阳暴伸也。宜柴胡清燥汤，去花粉、知母，加葛根，随其性而升泄之。此证类近白虎，但热渴既除，又非白虎所宜也。应下失下，舌干时厥，邪伏于里，阳气不得与争，故厥急，下之。

因证数攻

温疫下后二三日，或一二日，舌上复生苔刺，邪未尽也，再下之。苔刺虽未去，已无锋芒而软，然热渴未除，更下之。热渴减，苔刺脱，日后更复热，又生苔刺，更宜下之。此论连下数次之法，有是证必用是药。若连下后而邪仍不退者，元气必虚也。下后不应者死。后录一案，以备医者不能尽用连下之法也。

余里周囷[1]之者，患疫月余，苔刺凡三换，计服大黄二十两，始得热不复作，其余脉证方退。所以凡下不以数计，有是证则投是药。医家见理不透，经历未到，中道生疑，往往遇此证，反致耽搁。但其中有间日一下者，有应连下三四日者，有应连下二日间一日者。其中宽缓之间，有应用柴胡清燥汤者，有应用犀角地黄汤者。至投承气，某日应多与，某日应少与，其间不能得法，亦足以误事。此非可以言传，贵乎临时斟酌。

朱海畴正[2]，年四十五岁，患疫得下证，四肢不举，身卧如塑，目闭口张，舌上胎刺。问其所苦不能答，因问其子，两三日所服何药？云：进承气汤三剂，每剂投大黄两许，不效。更无他策，惟待日而已。但不忍坐视，更祈诊视[3]。余诊得脉尚有神，下证悉具，病重药轻[4]也。先投大黄一两五钱，目[5]有时而小动。再投，舌刺无芒，口渐开能言。三剂舌苔少去，神思稍爽。四日服柴胡清燥汤。五日复生芒刺，烦热又加，再下之。七日又投承气养营汤，热少退。八日仍用大承气，肢体自能少动。计半月，共服大黄十二两而愈。又数日，始进糜粥，调理两月平复。凡治千

---

〔1〕囷：此据张本。石本作"因"。
〔2〕正：此据张本，四库本同石本作"者"。
〔3〕诊视：此据张本，石本作"一诊"。
〔4〕病重药轻：此据张本。石本作"药浅病深"。
〔5〕目：此据石本，张本误作"日"。

人，所遇此等，不过三四人而已。姑存案以备参酌。

病愈结存

温疫下后，脉证俱平，腹中有块，按之则疼，自觉有所阻而微[1]闷，或时有升降之气，往来不利，常作蛙声，此邪气已尽，其宿结尚未除也。此不可攻。攻之徒损元气，气虚益不能传送，终无补于治结。须饮食渐进，胃气稍复，津液流通，自能润下也。尝遇病愈后食粥半月，结块方下，坚黑如石。食粥半月，宿块未下，宜脾约丸微下可也。

下　格[2]

温疫愈后，脉证俱平，大便二三旬不行，时时作呕，饮食不进。虽少与汤水，呕吐愈加，此为下格。然下既不通，必返于上。设误认翻胃，乃[3]与牛黄、狗宝，及误作寒气，与[4]藿香、丁香、二陈之类，误也。宜调胃承气热服，顿下[5]宿结及溏粪、黏胶恶物，臭不可当者，呕吐立止。所谓欲求南风，须开北牖是也。呕止，慎勿骤补[6]。若少与参芪，则下焦复闭，呕吐仍作也。此与病愈结存仿佛，彼则妙在往来蛙声一证，故不呕而能食。可见毫厘之差，遂有千里之异。按：二者大便俱闭，脉静身凉，一安一危者，在乎气通气塞之间而已矣。此条务专调胃承气之证。

---

〔1〕微：此据张本。石本作"彭"，刘本、四库本作"膨"。

〔2〕格：此据石本。张本、四库本作"隔"。据文义，石本义长，故从之。

〔3〕误认翻胃，乃：此据石本、四库本同，张本无。"翻"，石本作"番"，四库本作"翻"，从之。

〔4〕误作寒气，与：张本无。此据四库本，石本唯无"与"字。刘本"与"作"而以"。

〔5〕顿下：此据石本。张本作"顷得"。

〔6〕呕止，慎勿骤补：此据石本，张本无。

注意逐邪勿拘结粪

温疫可下者，约三十余证，不必悉具。但见舌黄，心腹痞满，便于达原饮加大黄下之。设邪在膜原者，已有行动之机，欲离未离之际，得大黄促之而下，实为开门祛贼之法。即使未愈，邪亦不能久羁。二三日后，余邪入胃，仍用小承气彻其余毒。大凡客邪贵乎早治，乘人气血未乱，肌肉未消，津液未耗，病人不至危殆，投剂不至掣肘，愈后亦易平复。欲为万全之策者，不过知邪之所在，早拔去病根为要耳。但要谅人之虚实、度邪之轻重、察病之缓急、揣邪气离膜原之多寡，然后药不空投，投药无太过不及之弊。是以仲景自大柴胡以下，立三承气，多与少与，自有轻重之殊，勿拘于"下不厌迟"之说。此论及后数条，为千古不易之议。

应下之证，见下无结粪，以为下之早，或以为不应下之证，误投下药。殊不知承气为逐邪而设，非专为结粪而设也。必俟其粪结，血液为热所搏，变证迭起，是犹养虎遗患，医之咎也。况多有溏粪失下，但蒸作极臭如败酱，或如藕泥，临死不结者。但得秽恶一去，邪毒从此而消，脉证从此而退，岂徒孜孜粪结而后行哉！假如经枯血燥之人，或老人血液衰少，多生燥结；或病后血气未复，亦多燥结，在经所谓不更衣十日无所苦，有何妨害？是知燥结不致损人，邪毒之为殒命也。要知因邪致热，热致燥，燥致结[1]，非燥结而致邪热也。但有病久失下，燥结为之壅闭，瘀邪郁热，益难得泄。结粪一行，气通而邪热乃泄，此又前后之不同。总之，邪为本，热为标，结粪又其标也。能早去其邪，安患[2]燥结耶？

假令滞下，本无结粪，初起质实，频数窘急者，宜芍药汤加大黄下之。此岂亦因结粪而然耶？乃为逐邪而设也。或曰：得毋为积滞而设与？余曰：非也。邪气客于下焦，气血壅滞，泣而为积。若去积以为治，已成之积方去，未成之积复生。须用大黄逐去其邪，是乃断其生积之源，营卫流通，其积不治而自愈矣。更有虚痢，又非此论。

或问：脉证相同，其粪有结、有不结者，何也？曰：原其人病至，大便当即不

---

[1] 因邪致热，热致燥，燥致结：此据张本，石本作"因邪热致燥结"。

[2] 患：此据石本，张本作"用"。

行，续得蕴热，益难得出，蒸而为结也。一者其人平素大便不实，虽胃家热甚，但蒸作极臭，状如黏胶，至死不结。应下之证，设引经论"初硬后必溏、不可攻"之句，诚为千古之弊。初硬后必溏，原为伤寒立论，未尝指温疫言也。

大承气汤

大黄五钱　厚朴一钱　枳实一钱　芒硝三钱

水、姜，煎服。弱人减半，邪微者各复减半。

小承气汤

大黄五钱　厚朴一钱　枳实一钱

水、姜，煎服。

调胃承气汤

　大黄五钱　芒硝二钱五分　甘草一钱

水、姜，煎服。

按：三[1]承气汤，功用仿佛。热邪传里，但上焦痞满者，宜小承气汤；中有坚结者，加芒硝，软坚而润燥。病久失下，虽无结粪，然多黏腻极臭恶物，得芒硝助大黄，有荡涤之能。设无痞满，惟存宿结而有瘀热者，调胃承气宜之。三承气功效俱在大黄，余皆治标之品也。不奈汤药者，或呕或畏，当为细末，蜜丸，汤下。

蓄　血

大小便蓄血、便血，不论伤寒时疫，总不宜此证[2]。盖因失下，邪热久羁，无由以泄；血为热搏，留于经络，败为紫血，溢于肠胃，腐为黑血，便色如漆。大便反易者，虽结粪得瘀而润下，结粪虽行，真元已败，多至危殆。其有喜忘[3]如狂者，此胃热波及于血分。血乃心之属，血中留火，延蔓心家，宜其有是证矣。仍从胃治。

---

〔1〕三：张本、四库本同。石本误作"二"。

〔2〕总不宜此证：此据张本。石本无。

〔3〕忘：张本、石本同。四库本作"妄"。刘本作"笑"。

杂证内伤便血，可治之证。惟伤寒、疫疬总不宜此，何也？乃邪干血分故也。以下数条讨论之法，务在理血中之邪，行止在乎其人用之耳。

发黄一证，胃实失下，表里壅闭，郁而为黄。热更不泄，抟血[1]为瘀。凡热，经气不郁，不致发黄；热不干血分，不致蓄血。同受其邪，故发黄而兼蓄血，非蓄血而致发黄也。但蓄血一行，热随血泄，黄因随减。尝见发黄[2]者，原无瘀血；有瘀血者，原不发黄。所以发黄，当咎在经瘀热，若专治瘀血，误也！

胃移热于下焦气分，小便不利，热结膀胱也。移热于下焦血分，膀胱蓄血也。小腹硬满，疑其小便不利。今小便自利者，责之蓄血也。小便不利亦有蓄血者，非小便自利便为蓄血也。

胃实失下，至夜发热者，热留血分。更加失下，必致瘀血。

初则昼夜发热，日晡益甚。既投承气，昼日热减，至夜独热者，瘀血未行也，宜桃仁承气汤。服汤后热除为愈。或热时前后缩短，再服再短，蓄血尽而热亦尽。大势已去，亡血过多，余焰尚存者，宜犀角地黄汤调之。

至夜发热，亦有痎疟，有热入血室，皆非蓄血，并未可下，宜审。

桃仁承气汤

大黄　芒硝　桃仁　当归　芍药　丹皮

照常煎服。

犀角地黄汤

地黄一两　白芍三钱　丹皮二钱　犀角二钱，研碎

上先将地黄温水润透，铜刀切作片，石臼内捣烂，再加水如糊，绞汁听用。其滓入药同煎，药成去滓，入前汁合服。

按：伤寒太阳病不解，从经传腑，热结膀胱，其人如狂，血自下者愈。血结不行者，宜抵当汤。今温疫初无表证，而惟胃实，故肠胃蓄血多，膀胱蓄血少。然抵当汤行瘀逐蓄之最者，无分前后二便，并可取用。然蓄血结甚者，在桃仁力所不及，宜抵当汤。盖非大毒猛厉之剂，不足以抵

---

〔1〕血：此据石本，张本作"而"。
〔2〕黄：张本、石本均作"热"，四库本作"黄"，义长，从之。

当，故名之。然抵当证所遇亦少，存[1]此以备万一之用。

抵当汤

大黄五钱　虻虫二十枚，炙干，研碎[2]　桃仁五钱，研如泥[3]　水蛭炙干为末，五分

照常煎服。

发黄疸是腑病，非经病也[4]

疫邪传里，遗热下焦，小便不利，邪无输泄，经气郁滞，其传为疸，身目如金者，宜茵陈汤。

茵陈汤

茵陈一钱　山栀二钱　大黄五钱

水、姜，煎服。

按：茵陈为治疸退黄之专药。今以病症较之，黄因小便不利，故用山栀除小肠屈曲之火。瘀热既除，小便自利。当以发黄为标，小便不利为本。及论小便不利，病原不在膀胱，乃系胃家移热，又当以小便不利为标，胃实为本。是以大黄为专功，山栀次之，茵陈又其次也。设去大黄而服山栀、茵陈，是忘本治标，鲜有效矣。或用茵陈五苓，不惟不能退黄，小便间亦难利。

疫邪发黄，大黄茵陈汤主之；杂证发黄，茵陈五苓汤主之。

旧论发黄，有从湿热，有从阴寒者，是亦妄生枝节，学者未免有多歧之惑矣。夫伤寒、时疫，既以传里，皆热病也。爍万物者，莫过于火。是知大热之际，燥必随之，又何暇生寒生湿？譬若冰炭，岂容并处耶？既无其证，焉有其方？不为智者信[5]。

---

〔1〕存：此据张本，石本无。

〔2〕碎：此据张本，石本作"末"。

〔3〕泥：此据张本，石本误作"酒"。

〔4〕疸是腑病，非经病也：此为"发黄"标题之小字注。张本无，石本、四库本均有，因补之。

〔5〕旧论……智者信：此段据张本。石本、刘本脱，然有质疑脱文之论："愚按：旧论发黄，有从湿热，有从阴寒者，阴阳（阳，刘本作"病"）发黄确有其证，何得云妄？湿热发黄尤为最多，大约如合曲相似。饮入于胃，胃气薰蒸则成湿热，湿热外蒸，透入肌腠，遂成黄病。燥火焉有发黄之理？此言为吴君白圭之玷。"刘本且注云："此条必重刻者驳正之论。今此条之上，不见有燥火发黄及阴寒发黄，云以为妄语，必写者脱去原文矣"。可知石本、刘本所据之祖本，均脱吴又可此段原论。

湿热相蒸，方有黄病。岂有干热生黄之理乎？

汤水入胃，真湿也。论中生湿之言欠妥。

古方有三承气证，便于三承汤加茵陈、山栀，当随证施治，方为尽善。

邪在胸膈

温疫胸膈满闷，心烦喜呕，欲吐不吐，虽吐而不得大吐，腹不满，欲饮不能饮，欲食不能食，此疫邪留于胸膈，宜瓜蒂散吐之。此伤寒阳邪，传于胸中，治懊憹证法也。治疫亦同。

瓜蒂散

甜瓜蒂一钱　赤小豆二钱，研碎　生山栀仁二钱

上用水二钟，煎一钟，后入赤豆，煎至八分，先服四分，一时后不吐，再服尽。吐之未尽，烦满尚存者，再煎服。如无瓜蒂，以淡豆豉二钱代之。瓜蒂散在伤寒条下为难用，在疫证条下尤难用之。能用者其证立退。

辨明伤寒时疫

或曰：子言伤寒与时疫有霄壤之隔，今用三承气及桃仁承气、抵当、茵陈诸汤，皆伤寒方也。既用其方，必同其证，子何言之异也？

曰：夫伤寒必有感冒之因，或单衣风露，或强力入水，或临风脱衣，或当檐出浴，当觉肌肉粟起，既而四肢拘急，恶风恶寒，然后头疼身痛，发热恶寒，脉浮而数。脉紧无汗为伤寒，脉缓有汗为伤风。

时疫初起，原无感冒之因，忽觉凛凛，以后但热而不恶寒。然亦有所触，因而发者。或饥饱劳碌，或焦思气郁，皆能触动其邪，是促其发也。不因所触，无故自发者居多；促而发者，十中之一二耳。且伤寒投剂，一汗而解，时疫发散，虽汗不解。

伤寒不传染于人，时疫能传染于人。伤寒之邪，自毫窍而入；时疫之邪，自口鼻入。伤寒感而即发，时疫感而后^[1]发。伤寒汗解在前，时疫汗解在后。伤寒投剂可使立汗；时疫汗解，俟其内溃，汗出自然，不可以期。伤寒解以发汗，时疫解以战汗。

伤寒不能发癍，时疫而能发癍^[2]。伤寒感邪在经，以经传经；时疫感邪在内，内溢于经，经不自传。伤寒感发甚暴；时疫多有淹缠二三日，或渐加重，或淹缠五六日，忽然加重。伤寒初起，以发表为先；时疫初起，以疏利为主。……种种不同。其所同者，伤寒、时疫皆能传胃，至是同归于一，故用承气汤辈，导邪而出。要之，伤寒、时疫，始异而终同也。

夫伤寒之邪，自肌表一径传里，如浮云之过太虚，原无根蒂，惟其传法，始终有进而无退，故下后皆能脱然而愈。

时疫之邪，始则匿于膜原，根深蒂固，发时与营卫交并，客邪经由之处，营卫未有不被其所伤者。因其伤，故名曰溃。然不溃则不能传，不传邪不能出，邪不出而疾不瘳。

时疫下后，多有未能顿解者，何耶？盖疫邪每有表里分传者，因有一半向外传，则邪留于肌肉，一半向内传，则邪留于胃家。邪留于胃，故里气结滞。里气结，表气因而不通，于是肌肉之邪，不能即达于肌表。下后里气一通，表气亦顺。向者郁于肌肉之邪，方能尽发于肌表，或癍或汗，然后脱然而愈。伤寒下后无有此法。虽曰终同，及细较之，而终又有不同者矣。

或曰：伤寒，感天地之正气；时疫，感天地之戾气。气既不同，俱用承气，又何药之相同也？曰：风寒、疫邪，与吾身之真气势不两立。一有所着，气壅火积，气也、火也、邪也，三者混一，与之俱化，失其本然之面目，至是均为之邪矣。但以驱逐为功，何论邪之同异也。

假如初得伤寒为阴邪，主闭藏而无汗；伤风为阳邪，主开发而多汗。始有桂枝、麻黄之分，原其感而未化也。传至少阳，并用柴胡；传至胃家，并用承气。至是亦无复有风寒之分矣。推而广之，是知疫邪传胃，治法无异也^[3]。论中辨伤寒、时疫两

〔1〕后：此下石本有"久"字，张本无。
〔2〕伤寒……发癍：此据张本，石本作"伤寒发癍则病笃，时疫发癍则病衰"。
〔3〕无异也：此据张本，石本无。

邪之异甚确，辨治法始异终同而终又不同甚详。

发癍战汗合论

凡疫邪留于气分，解以战汗；留于血分，解以发癍。气属阳而轻清，血属阴而重浊。是以邪在气分则易疏透，邪在血分恒多胶滞，故阳主速而阴主迟。所以从战汗者，可使顿解；从发癍者，当图渐愈。

战　汗

疫邪先传表，后传里，忽得战汗，经气输泄，当即脉静身凉，烦渴顿除。三五日后，阳气渐积，不待饮食劳碌，忽然又[1]复者，盖表邪已解，里邪未去，才觉发热，下之即解。

疫邪表里分传，里气壅闭，非下不汗。下之未尽[2]，日后复热，当复下、复汗。非下不汗，有至理，有实见，但有辞不达意之弊。

温疫下后，烦渴减，腹满去，或思食而知味，里气和也。身热未除，脉近浮，此邪气怫郁[3]于经，表未解也，当得汗解。如未得汗，以柴胡清燥汤和之，复不得汗者，从渐解也，不可苛求其汗。

应下失下，气消血耗。既下，欲作战汗，但战而不汗[4]者危。以中气亏微，但能降陷，不能升发也。次日当期复战，厥回汗出者生；厥不回，汗不出者死。以正气脱，不胜其邪也。

---

〔1〕忽然又：此据张本，石本作"或有反"。

〔2〕非下不汗，下之未尽：此据张本。下文张以增注称此句"辞不达意"。石本作"非汗下不可，汗下之未尽"。可见已然修订原文。

〔3〕怫郁：张本、石本均作"拂郁"。

〔4〕汗：此据石本。张本作"复"。

战而厥回微[1]汗者，真阳尚在，表气枯涸也，可使渐愈。凡战而不复，忽痉者必死。痉者身如尸，牙关紧，目上视。

凡战不可扰动，但可温覆。扰动则战而中止，次日当期复战。

战汗后，复下后，越二三日，反腹痛不止者，欲作滞下也。无论已见积未见积，宜芍药汤。

芍药汤

白芍药一钱　当归一钱　槟榔二钱　厚朴一钱　甘草七分

水、姜，煎服。里急后重，加大黄三钱；红积，倍芍药；白积，倍槟榔。

自　汗

自汗者，不因发散，自然汗出也。伏邪中溃，气通得汗，邪欲去也。若脉长洪而数，身热大渴，宜白虎汤，得战汗方解。

里证下后，续得自汗，虽二三日不止，甚则四五日汗[2]不止，身微热，热甚则汗甚，热微汗亦微，此属实。乃表有留邪也，邪尽汗止。汗不止者，宜柴胡以佐之，表解则汗止。设有三阳经证，当用三阳随经加减法，与协热下利投承气同义。表里虽殊，其理则一。若误认为表虚自汗，辄用黄芪实表及止汗之剂，则误矣。有里证，时当盛暑，多作自汗，宜下之。白虎证自汗详见前。若面无神色，唇口刮白，表里无阳证，喜热饮，稍冷则畏，脉微欲绝，忽得自汗，淡而无味者为虚脱，夜发则昼死，昼发则夜亡，急当峻补，补不及者死。大病愈后数日，每饮食及惊动即汗，此表里虚怯，宜人参养营汤倍黄芪。

---

〔1〕微：此据张本，石本作"无"。

〔2〕汗：此据张本，石本无。

盗 汗

里证下后，续得盗汗者，表有微邪也。若邪甚竟作自汗，伏邪中溃，则作战汗矣。凡人目张，则卫气行于阳；目瞑，则卫气行于阴。行阳，谓升发于表，行阴，谓敛降于内。行于阴不能卫护其表，毫窍空疏，微邪乘间而出，邪尽而[1]盗汗自止，设不止者，宜柴胡汤以佐之。此与下条、与自汗二条相似，但有轻重之不同。

阴虚而邪热乘之，故目瞑则汗出。宜清内热，邪尽汗止，恐亦未然。

时疫愈后，脉静身凉，数日后反[2]得盗汗及自汗者，此属表虚，宜黄芪汤。

柴胡汤

柴胡三钱　黄芩一钱　陈皮一钱　甘草一钱　生姜一钱　大枣二枚

古方用人参、半夏，今表里[3]实，故不用人参，无呕吐，不加半夏。

黄芪汤

黄芪三钱　五味子三钱　当归一钱　白术一钱　甘草五分

照常煎服。如汗未止，加麻黄净根一钱五分，无有不止者。然属实者常多，属虚者常少，邪气盛为实，正气夺为虚。虚实之分，在乎有热无热，有热为实，无热为虚。若颠倒误用，未免实实虚虚之误，临证当慎。

狂 汗

狂汗者，伏邪中溃，欲作汗解，因其人禀赋肥[4]盛，阳气冲击，不能顿开，故忽然坐卧不安，且狂且躁，少顷大汗淋漓，狂躁顿止，脉静身凉，霍然而愈。

---

〔1〕行于阴……邪尽而：此据张本，石本作"今内有伏热，而又遇卫气，两阳相搏，热蒸于外则腠理开而盗汗出矣。若内伏之邪一尽，则"，意义相差较大，而以张本义长。

〔2〕反：此据张本，四库本同。石本作"及"，乃"反"之形误。

〔3〕里：此据石本，张本无。

〔4〕肥：此据张本，石本作"充"。

发　斑

邪留血分，里气壅闭，则伏邪不得外透而为斑。若下之，内壅一通，则卫气亦从而疏畅，或出表为斑，则毒邪亦从而外解矣。若下后斑渐出，不可更大下[1]，设有下证，少与承气缓缓下之。若复大下，中气不振，斑毒内陷则危，宜托里举斑汤。

托里举斑汤

白芍　当归各一钱　升麻五分　白芷　柴胡各七分　穿山甲二钱，炙黄为粗末[2]

水、姜，煎服。下后斑渐出。复大下，斑毒复隐，反加循衣摸床，撮空理线，脉渐微者危，本方加人参一钱，补不及者死。若未下而先发斑者，设有下证，少与承气，须从缓下。□□陶节庵三黄巨□□意同。

数下亡阴

下证以邪未尽，不得已而数下之。间有两目加涩，舌反枯干，津不到咽，唇口燥裂，缘其人所禀阳脏，素多火而阴亏。今重亡津液，宜清燥养营汤。设热渴未除，里证仍在，宜承气养营[3]汤。

解后宜养阴，忌投参术

夫疫乃热病也，邪气内郁，阳气不得宣布，积阳为火，阴血每为热搏。暴解之后，余焰尚在，阴血未复，大忌参、芪、白术。得之反助其壅郁，余邪留伏，不惟目下淹缠，日后必变生异证。或周身痛痹，或四肢挛急，或流火结痰，或遍身疮疡，或

---

〔1〕则伏邪……不可更大下：此据石本。张本作"非下不斑。斑出为毒邪外解。下后斑渐出，更不可大下"。

〔2〕为粗末：张本、四库本同。石本脱。

〔3〕营：此据张本。石本作"荣"。

两腿攒痛，或劳嗽涌痰，或气毒流注，或痰核穿漏，皆骤补之为害也。凡[1]有阴枯血燥者，宜清燥养营汤。若素多痰，及少年平时肥盛者，投之恐有泥[2]膈之弊，亦宜斟酌。大抵时疫愈后，调理之剂，投之不当，莫如静养，节饮食为第一。

清燥养营汤

知母　天花粉　当归身　白芍　地黄汁　陈皮　甘草

加灯心煎服。表有余热，宜柴胡养营汤。

柴胡养营汤

柴胡　黄芩　陈皮　甘草　当归　白芍　生地　知母　天花粉

姜、枣，煎服。里证未尽，宜承气养营汤。

承气养营汤

知母　当归　芍药　生地　大黄　枳实　厚朴

水、姜，煎服。痰涎涌甚，胸膈不清者，宜蒌[3]贝养营汤。

瓜贝养营汤

知母　花粉　贝母　瓜蒌实　橘红　白芍药　当归　紫苏子

水、姜，煎服。

用参宜忌，有前利后害之不同

凡人参所忌者，里证耳。邪在表及半表半里者，投之不妨。表有客邪者，古方如参苏饮、小柴胡汤、败毒散是也。半表半里者，如久疟挟虚，用补中益气，不但无碍，而且得效。即使暴疟，邪气正盛，投之不当，亦不至胀，为无里证也。夫里证者，不特[4]伤寒、温疫传胃，至如杂证，气郁、血郁、火郁、湿郁、痰郁、食郁之类，皆为里证，投之即胀者，盖以实填实也。论中第一句是手眼。

---

〔1〕凡：此据石本。张本作"万"。

〔2〕泥：此据张本，石本作"腻"。

〔3〕蒌：此据石本，张本作"瓜"，下同。

〔4〕特：此据张本，四库本同。石本误作"指"。

今温[1]疫下后，适有暂时之通，即投人参，因而不胀，医者处言[2]，以为用参之后虽不见佳处，然不为祸，便为是福，乃恣意投之，不知胃家喜通恶塞[3]，下后虽通，余邪尚在，再四[4]服之，则助邪填实，前证复起，祸害随至矣。间有失下以致气血虚耗者，有因邪盛数下，及大下而挟虚者，遂投人参，当觉精神爽慧，医者病者，皆以为得意，明后日再三投之，即加变证。盖下后始则乘其胃家空阔[5]，虚则沾其补益而无害[6]。殊弗思余邪未尽，恣意投之，则渐加壅闭，邪火复炽，愈投而变证愈增矣。所以下后邪缓虚急，是以补性之效速而助邪之害缓，故前后利害之不同者有如此。

下后间服缓剂

下后或数下，膜原尚有余结[7]未尽，传胃，邪热与卫气相并[8]，故热不能顿除，当宽缓两日，俟余邪聚胃，再下之，宜柴胡清燥汤缓剂调理。"宽缓"二字当着眼。

柴胡清燥汤

柴胡　黄芩　陈皮　花粉　甘草　知母

姜、枣，煎服。

下后反痞

疫邪留于心胸，令人痞满，下之痞应去，今反痞者，虚也。以其人或因他病先

---

〔1〕温：此据石本。张本、四库本作"瘟"。

〔2〕处言：此据张本，石本作"病者"。

〔3〕胃家喜通恶塞：此据张本，石本作"参乃行血里之补药"。

〔4〕四：张本、石本均作"四"，疑为"肆"之误。

〔5〕乘其胃家空阔：此据张本，石本作"胃家乍虚"。

〔6〕虚则沾其补益而无害：此据张本，石本作"沾其补益而快"。

〔7〕结：此据张本。石本作"邪"。

〔8〕邪热与卫气相并：此据张本，石本脱"热"与"相"字。

亏，或因新产后气血两虚，或禀赋娇怯，因下益虚，失其健运，邪气留止，故令痞满。今愈下而痞愈甚，若更用行气破气之剂，转成坏证，宜参附养营汤。仍用归、地，能无泥隔？忽投姜、附，太费燥热。不若补理兼施为妙。

参附养营汤

当归一钱　白芍一钱　生地三钱　人参一钱　附子炮，七分　干姜炒，一钱

照常煎服。果如前证，一服痞如失。倘有下证，下后脉实，痞未除者，再下之。此有虚实之分，一者有下证，下后痞即减者为实；一者表虽微热，脉不甚数，口不渴，下后痞反甚者为虚。若潮热口渴，脉数而痞者，投之祸不旋踵。

下后反呕

疫邪留于心胸，胃口热甚，皆令呕不止，下之呕当去。今反呕者，此属胃气虚寒。少进粥饮，便欲吞酸者，宜半夏藿香汤，一服呕立止，谷食渐加。

半夏藿香汤

半夏一钱五分　真藿香一钱　干姜炒，一钱　白茯苓一钱　广陈皮一钱　白术炒，一钱

甘草五分

水、姜，煎服。有前后一证，首尾两[1]变者。有患时疫，心下胀满，口渴发热而呕，此应下之证也。下之诸证减去六七，呕亦减半。再下之，胀除，热退，渴止。向则数日不眠，今则少寐，呕独转甚，此疫毒去而诸证除，胃续寒而呕甚，与半夏藿香汤一剂而呕即止。

夺液无汗

温疫下后脉沉，下证未除，再下之；下后脉浮者，法当汗解；三五日不得汗者，

---

[1] 两：此据石本，张本误作"内"。

其人预亡津液也。此论吃紧。脉中一"浮"字，脉浮应汗，究竟不汗为无液，要在医者之变通耳。

时疫得下证，日久失下，日逐下利纯臭水，昼夜十数行，乃致口燥唇干，舌裂如断，医者误按仲景协热下利法，因与葛根黄连黄芩汤，服之转剧，邀予诊视，乃热结旁流，急与大承气一服，去宿粪甚多，色如败酱，状如黏胶，臭恶异常，是晚利顿止。次日服清燥汤一剂，脉尚沉，再下之，脉始浮。下证减去，肌表仅存微热，此应汗解。虽不得汗，然里邪先尽，中气和平，所以饮食渐进。半月后忽作战汗，表邪方解。盖缘下利日久，表里枯燥之极，饮食半月，津液渐回，方可得汗，所谓积流而渠自通也。可见脉浮身热，非汗不解；血燥津枯，非液不汗。昔人以夺血无汗，今以夺液无汗，血、液虽殊，枯燥则一也。

补泻兼施

证本应下，耽搁失治。或为缓药羁迟，火毒[1]壅闭，耗气抟血，精神殆尽，邪火独存，以致循衣摸床，撮空理线，筋惕肉瞤，肢体振战，目中不了了，皆缘应下失下之咎。邪热一毫未除，元神将脱，补之则邪毒愈甚，攻之则几微之气不胜其攻。攻不可，补不可，补泻不及，两无生理。不得已，勉用陶氏黄龙汤。此证下亦死，不下亦死，与其坐以待毙，莫如含药而亡，或有回生于万一。读前论半，已不治矣，而用黄龙汤，有何益哉？然而虚不甚虚，实不甚实，乃用黄龙可也。

黄龙汤

大黄　厚朴　枳实　芒硝　人参　地黄　当归

照常煎服。

按：前证实为庸医耽搁，及今投剂，补泻不及。然大虚不补，虚何由以回？大实不泻，邪何由以去？勉用参、地以回虚，承气以逐实，此补泻兼施之法也。或遇此证，纯用承气，下证稍减，神思稍苏，续得肢体振战，怔忡惊悸，心内如人将捕之状，四肢反厥，眩晕郁冒，项背强直，并前循

---

〔1〕毒：此据张本，石本作"邪"。

衣摸床撮空等证，此皆大虚之候，将危之证也。急用人参养营汤。虚候少退，速可摒去。盖伤寒、温疫，俱系客邪，为火热燥证，人参固为益元气之神品，偏于益阳，有助火固邪之弊，当此又非良品也，不得已而用之。

人参养营汤

人参　麦门冬　辽五味　地黄　当归身　白芍药　知母　陈皮　甘草

照常煎服。

如人方肉食而病适来，以致停积在胃，用大小承气连下，惟是臭水稀粪而已。于承气汤中但加人参一味服之，虽三四十日所停之完谷及完肉于是方下。盖承气藉人参之力，鼓舞胃气，宿物始动也。

此论发前人所未发，活人之功不小。

药　烦

应下失下，真气亏微。及投承气，下咽少顷，额上汗出，发根燥痒，邪火上炎，手足厥冷，甚则振战心烦，坐卧不安，如狂之状，此中气素亏，不能胜药，名为药烦。凡遇此证，急投姜汤即已，药中多加生姜煎服，则无此状矣，更宜均两三次服，以防呕吐不纳。此证颇危，用生姜而无此状，恐亦未然。

"药烦"二字，奥妙题目。

停　药

服承气腹中不行，或次日方行，或半日仍吐原药，此因病久失下，中气大亏，不能运药，名为停药，乃天元几绝，大凶之兆也。宜生姜以和药性，或加人参以助胃气。更有邪实病重剂轻，亦令不行。当审。

虚烦似狂

时疫坐卧不安，手足不定，卧未稳则起坐，才着坐即乱走，才抽身又欲卧，无有宁刻。或循衣摸床，撮空捻指。师至才诊脉，将手缩去，六脉不甚显，尺脉不至。此平时斫丧，根源亏损，因不胜其邪，元气不能主持，故烦躁不宁。固非狂证，其危有甚于狂也。法当大补。然有急下者，或下后厥回，尺脉至，烦躁少定。此因邪气少退，正气暂复，微阳少伸也。不二时，邪气复聚，前证复起，勿以前下得效，今再下之，下之速死。急宜峻补，补不及者死。此证表里无大热，下证不备者，庶几可生。譬如城郭空虚，虽残寇而能直入，战不可，守不可，其危可知。

神虚[1]谵语

应下稽迟，血竭气耗，内热烦渴谵语，诸下证具而数下之，渴热并减，下证悉去，五六日后，谵语不止者，不可以为实。此邪气去，元神未复，宜清燥养荣汤，加辰[2]砂一钱。郑声、谵语，态度无二，但有虚实之分，不应两立名色。

夺气不语

时疫下后，气血俱虚，神思不清，惟向里床睡，似寐非寐，似寤非寤，呼之不应，此正气夺。与其服药不当，莫如静守虚回而神思自清，语言渐朗。若攻之，脉必反数，四肢渐厥，此虚虚之祸，危在旦夕。凡见此证，表里无大热者，宜人参养营汤补之。能食者，自然虚回而前证自除；设不食者，正气愈夺，虚证转加，法当峻补。

---

〔1〕虚：张本原作"昏"。考下文参见提及"神虚谵语"，又石本、四库本均作"虚"，故改。
〔2〕辰：此据石本，张本作"神"。

老少异治

三春旱草，得雨滋荣；残腊枯枝，虽灌弗泽。凡年高之人，最忌剥削。设投承气，以一当十；设用参术，十不抵一。盖老年营卫枯涩，几微之元气易耗而难复也。不比少年气血，生机甚捷，其势浡然，但得邪气一除，正气随复。所以老年慎泻，少年慎补，何况误用耶？万[1]有年高禀厚、年少赋薄者，又当从权，勿以常论。

妄投破气药论

温疫心下胀满，邪在里也。若纯用青皮、枳实、槟榔诸香燥破气之品，冀其宽胀，此大谬也。不知内壅气闭，原有主[2]客之分。假令根于七情郁怒，肝气上升，饮食过度，胃气填实，本无外来邪毒、客气相干，只不过自身之气壅滞，投木香、砂仁、豆蔻、枳壳之类，上升者即降，气闭者即通，无不立[3]效。今疫毒之气，传于胸胃，以致升降之气不利，因而胀满，实为客邪累及本气，但得客气一除，本气自然升降，胀满立消。若专用破气之剂，但能破正气，毒邪何自而泄？胀满何由而消？治法非用小承气弗愈。既而肠胃燥结，下既不通，中气郁滞，上焦之气不能下降，因而充积，即膜原或有未尽之邪，亦无前进之路，于是表里上下三焦皆阻，故为痞满燥实之证。得大承气一行，所谓一窍通诸窍皆通，大关通而百关尽通也。向所郁于肠胃之邪，由此而下，肠胃既舒，在膜原设有所传不尽之余邪，方能到胃，乘势而下也。譬若河道阻塞，前舟既行，余舟连尾而下矣。至是邪结并去，胀满顿除，皆藉大黄之力。大黄本非破气药，以其润而最降，故能逐邪拔毒，破结导滞，加以枳、朴者，不无佐使云尔。若纯用破气之品，津液愈耗，热结愈固，滞气无门而出，疫毒无路而泄，乃望其宽胸利膈，惑之甚矣。疫证胀满，邪气使然。已归里证，非承气不可。若

---

〔1〕万：张本、石本、四库本均同。详此书用"万"，常为"凡"义。
〔2〕主：张本、四库本同。石本误作"正"。
〔3〕立：此据张本。石本作"见"。

用破气药，非法也。此论极当。

妄投补剂论

有邪不除，淹缠日久，必至尪羸。庸医望之，辄用补剂。殊不知无邪不病，邪去而正气得通，何患乎虚之不复也？今投补剂，邪气益固，正气日郁，转郁转热，转热转瘦，转瘦转补，转补转郁，循环不已，乃至骨立而毙。犹言服参几许，补之不及，天数也。病家止误一人，医者终身不悟，不知杀人无算。论中八个"转"字，读之不觉恍然矣。

妄投寒凉药论

疫邪结于膜原，与卫气并，因而昼夜发热，五更稍减，日晡益甚，此与瘅疟相类。瘅疟热短，过时如失，明日至期复热。今温疫热长，十二时中首尾相接，寅卯之间，乃其热之首尾也。即二时余焰不清，似乎日夜发热。且其始也，邪结膜原，气并为热，胃本无病，误用寒凉，妄伐生气，此其误者一。及邪传胃，烦渴口燥，舌干苔刺，气喷如火，心腹痞满，午后潮热，此应下之证。若用大剂芩、连、栀、柏，专务清热，竟不知热不能自成其热，皆由邪在胃家，阻碍正气，郁而不通，火亦留止，积火成热。但知火与热，不知因邪而为火热。智者必投承气，逐去其邪，气行火泄，而热自已。若概用寒凉，何异扬汤止沸？每见今医好用黄连解毒汤、黄连泻心汤。盖本《素问》"热淫所胜，治以寒凉"，以为圣人之言必不我欺。况热病用寒药，最是捷径，又何疑乎？每遇热甚，反指大黄能泻而损元气，黄连清热，且不伤元气，更无下泄之患，且得病家无有疑虑，守此以为良法。由是凡遇热证，大剂与之，二三钱不已，增至四五钱，热又不已。昼夜连进，其病转剧，至此技穷力竭，反谓事理当然。又见有等日久，腹皮贴背，乃调胃承气证也。况无痞满，益不敢议承气，唯类聚寒凉，专务清热。又思寒凉之最者，莫如黄连，因而再倍之，日近危笃。有邪不除，耽误至死，犹言服黄连至几两，热不能清，非药之不到，或言不治之证，或言病者之数也。他日凡遇此证，每每如是，虽父母妻子，不过以此法毒之。盖不知黄连苦而性滞，寒而气燥，与大黄均为寒药，大黄走而不守，黄连守而不走，一燥一润，一通一塞，相去甚远。且疫邪首尾以通行为治，若用黄连，反招闭塞之害，邪毒何由以泻？病根何由以拔？既不知病原，焉能以愈疾耶？疫证用寒凉，不过扬汤止沸，必专务逐邪为上。此论之辨，深为后人戒。

问曰：间有进黄连而得效者，何也？曰：其人正气素胜，又因所受之邪本微，此不药自愈之证。医者误投温补，转补转郁，转郁转热，此以三分客热，转加七分本热也。客热者，因客邪所郁，正分之热也，此非黄连可愈；本热者，因误投温补，正气转郁，反致热极，故续加烦渴、不眠、谵语等症，此非正分之热，乃庸医添造分外之热也，因投黄连，于是烦渴、不眠、谵语等症顿去。要之黄连，但可清去七分无邪本热，又因热减而正气即回，所存三分有邪客热，气行即已也。医者不解，遂以为黄连得效，他日藉此概治客热，则无效矣，必以昔效而今不效，疑其病原本重，非药之不到也。执迷不悟，所害更不可胜计矣。

问曰：间有未经温补之误，进黄连而疾愈者，何也？曰：凡元气胜病为易治，病胜元气为难治。元气胜病者，虽误治，未必皆死；病胜元气者，稍误，未有不死者。此因其人元气素胜，所感之邪本微，是正气有余，足以胜病也。虽少与黄连，不能抑郁正气，此为小逆，以正气犹胜而疾幸愈也。医者不解，窃自邀功；他日设遇邪气胜者，非导邪不能瘳其疾，误投黄连，反招闭塞之害，未有不危者。

大 便

热结旁流，协热下利，大便闭结，大肠胶闭，总之邪在里，其证不同者，在乎通塞之间耳。

协热下利者，其人大便素不调，邪气忽乘于胃，便作烦渴，一如平时泄泻稀粪而色不败，甚则^[1]色但焦黄而已。此伏邪传里，不能稽留于胃，至午后潮热，便作泄泻。子后热退，泄泻亦减。次日不作潮热，利亦止，为病愈。潮热未除，利不止者，宜小承气汤，以彻^[2]其余邪，而利自止。三阳合病，必自利。潮热者，阳明也，故宜下。

利止二三日后，午后忽加烦渴，潮热下泄，仍如前证，此伏邪未尽，复传到胃也，治法同前。

大便闭结者，疫邪传里，内热壅郁，宿粪不行，蒸而为结，渐至更硬，下之。结粪一行，瘀热自除，诸证悉去。

热结旁流者，以胃家实，内热壅闭，先大便闭结，续得下利纯臭水，全然无粪，日三四度，或十数度，宜大承气汤，得结粪而利立止。服汤不得结粪，仍下利并臭水及所进汤药，因大肠邪胜，失其传送之职，知邪犹在也，病必不减，宜更下之。

大肠胶闭者，其人平素大便不实，设遇疫邪传里，但蒸作极臭，然如黏胶，至死不结，但愈蒸愈闭，以致胃气不能下行，疫毒无路而出，不下即死，但得黏胶一去，下证自除，霍然而愈。绝妙心法。

温疫愈后三五日，或数日，反腹痛里急者，非前病原也。此下焦别有伏邪所发，欲作滞下也。发于气分则为白积，发于血分则为红积，气血俱病，红白相兼。邪尽利止，未止者，宜芍药汤方见前"战汗^[3]"条。

愈后大便数日不行，别无他证，此足三阴不足，以致大肠虚燥，此不可攻，饮食渐加，津液流通，自能润下也。觉谷道夯闷，宜作蜜煎导，甚则宜六成汤。

病愈后，脉迟细而弱，每至黎明，或夜半后，便作泄泻，此命门真阳不足，宜七成汤。此条用七成汤，还宜细审，不若养荣蜜导法。

或亦有杂证属实者，宜大黄丸，下之立愈。

六成汤

当归一钱五分　白芍药一钱　地黄五钱　天门冬一钱　肉苁蓉三钱　麦门冬一钱

---

〔1〕甚则：此据张本，石本作"其败"。二者均可通。
〔2〕彻：此据石本，张本误作"辙"。
〔3〕战汗：此据石本。张本无。

照常煎服。日后更燥者，宜六味丸，少减泽泻。

七成汤

破故纸_{炒香锤碎，三钱}　熟附子_{一钱}　辽五味_{八分}　白茯苓_{一钱}　人参_{一钱}　甘草_{炙，五分}[1]

照常煎服。愈后更发者，宜八味丸，倍加附子。

小　便

热到膀胱，小便赤色。邪到膀胱，干于气分，小便胶浊；干于血分，溺血蓄血；留邪欲出，小便急数。膀胱不约，小便自遗；膀胱热结，小便闭塞。

热到膀胱者，其邪在胃，胃热灼于下焦，在膀胱但有热而无邪，惟令小便赤色而已，其治在胃。

邪到膀胱者，乃疫邪分布下焦，膀胱实有之邪，不一于热也。从胃家来，治在胃，兼治膀胱。若纯治膀胱，胃气乘势拥入膀胱，非其治也。若肠胃无邪，独小便急数，或白膏如马遗，其治在膀胱，宜猪苓汤。

猪苓汤　邪干气分者宜之。

猪苓二[2]_钱　泽泻_{一钱}　滑石_{五分}　甘草_{八分}　木通_{一钱}　车前_{二钱}

灯心煎服。

桃仁汤　邪干血分者宜之。

桃仁_{三钱，研如泥}　丹皮_{一钱}　当归_{一钱}　赤芍_{一钱}　阿胶_{二钱}　滑石_{二钱}[3]

照常煎服。小腹痛，按之硬痛，小便自调，有蓄血也，加大黄三钱，甚则抵当汤。药分三等，随其病之轻重而施治。

---

[1] 炙，五分：张本、四库本同，石本脱。

[2] 二：此据石本，张本作"一"。

[3] 二钱：此据张本，四库本作"五钱"。石本脱。

前后虚实[1]

病有先虚后实者，宜先补而后泻；先实而后虚者，宜先泻而后补。假令先虚后实者，或因他病先亏，或因年高血弱，或因[2]先有劳倦之极，或因新产亡[3]血过多，或旧有吐血及崩漏之症，时疫将发，即触动旧疾，或吐血，或崩漏，以致亡血过多，然后疫气渐渐加重，以上并宜先补而后泻。泻者谓疏导之剂，并承气下药，概而言之也。凡遇先虚后实者，此万不得已而投补剂一二帖，后虚证少退，便宜治疫。若补剂连进，必助疫邪，祸害随至。此条病情及治法，未为稳当。总属在疑难处。

假令先实而后虚者，疫邪应下失下，血液为热搏尽，原邪尚在，宜急下之，邪退六七，急宜补之，虚回五六，慎勿再补。多服则前邪复起。下后必竟加添虚证者方补，若以意揣度其虚，不加虚证，误用补剂，贻害不浅。

脉 厥

温疫得里证，神色不败，言动自如，别无怪证，忽然六脉如丝，微[4]沉细而软，甚至于无，或两手俱无，或一手先伏。察其人不应有此脉，今有此脉者，皆缘应下失下，内结壅闭，营气逆于内，不能达于四末，此脉厥也。亦多有过用黄连石膏诸寒之剂，强遏其热，致邪愈结，脉愈不行，医见脉微欲绝，以为阳证得阴脉，为不治，委而弃之，以此误人甚众，若更用人参、生脉散辈，祸不旋踵，宜承气缓缓下之，六脉自复。神色不败，言动自如。在伤寒回阳四逆，用四逆散。在疫证条下曰脉厥，宜承气汤。从证不从脉也。

---

〔1〕前后虚实：此据张本。石本作"前虚后实"。
〔2〕因：此据石本，张本误作"有"。
〔3〕亡：此据张本，石本作"龙"。
〔4〕微：此据张本。石本作"沉"。

脉证不应

表证脉不浮者，可汗而解，以邪气微，不能牵引正气，故脉不应。里证脉不沉者，可下而解，以邪气微，不能抑郁正气，故脉不应。阳证见阴脉，有可生者，神色不败，言动自如，乃禀赋脉也。再问前日无此脉，乃脉厥也。下后脉实，亦有病愈者，但得证减，复有实脉，乃天年脉也。夫脉不可一途而取，须以神气形色病证相参，以决安危为善。可汗、可下，两条总之。邪少脉沉可汗，脉浮可下，以取形色之汗下，非干脉之浮沉也。

张昆源正，年六旬，得滞下。后重窘急，日三四十度，脉常歇止，诸医以为雀啄脉，必死之候，咸不用药。延予诊视，其脉参伍不调，或二动一止，或三动一止，而复来，此涩脉也。年高血弱，下利脓血，六脉短涩，固非所能任，询其饮食不减，形色不变，声音烈烈，言语如常，非危证也。遂用芍药汤加大黄三钱，大下纯脓成块者两碗许，自觉舒快，脉气渐续，而利亦止。数年后又得伤风，咳嗽，痰涎涌甚，诊之又得前脉，与杏桔汤二剂，嗽止脉调。乃见其妇，凡病善作此脉。大抵治病，务以形色脉证参考，庶不失其大体，方可定其吉凶也。

体　厥

阳证阴脉，身冷如冰，为体厥。此证世所罕有。治法亦要仔细推详。

施幼声，卖卜颇行，年四旬，禀赋肥甚。六月患时疫，口燥舌干，苔刺如锋，不时太息，咽喉肿痛，心腹胀满，按之痛甚，渴思冰水，日晡益甚，小便赤涩，得涓滴则痛甚，此下证悉备，但通身肌表如冰，指甲青黑，六脉如丝，寻之则有，稍按则无。医者不究里证热极，但引《陶氏全生集》，以为阳证。但手足厥逆，若冷过乎肘膝，便是阴证，今已通身冰冷，比之冷过肘膝更甚，宜其为阴证一也。且陶氏以脉分阴、阳二证，全在有力、无力中分，今已脉微欲绝，按之如无，比之无力更甚，宜其为阴证二也。阴证而得阴脉之至，有何说焉？以内诸阳证竟置不问，遂投附子理中汤。未服，延予至，以脉相参，表里互较，此阳证之最者，下证悉具，但嫌下之晚耳。盖因内热之极，气道壅闭，乃至脉微欲绝，此脉厥也。阳郁则四肢厥逆，若素禀肥盛，尤易壅闭，今亢阳已极，以至通身冰冷，此体厥也。六脉如无者，群龙无首之象，证亦危矣。急投大承气汤，嘱其缓缓下之，脉至厥回，便得生矣。其妻闻一曰阴证，一曰阳证，天地悬隔，疑而不服。更请一医，指言阴毒，须灸丹田。其兄叠延三医续至，皆言阴证，妻乃惶惑。病者自言：何不卜之神明？遂卜得从阴则吉，从阳则凶，更惑于医之议阴证者居多，乃进附子汤，下之如火，烦躁顿加。乃叹曰：吾已矣，药之所误也。言未已，更加踯躅[1]，逾时乃卒。嗟乎！向以卜谋生，终以卜谋[2]死，误人还自误，可为医巫之鉴。

乘　除

病有纯虚纯实，非补即泻，何有乘除？设遇既虚且实者，补泻间用，当详孰先孰后、从少从多、可缓可急，随其证而调之。

医案[3]：吴江沈青来正，少寡，素多郁怒而有吐血症，岁三四发，吐后即已，无有他症，盖不以为事也。三月间，别无他故，忽有小发热，头疼身痛，不恶寒而微渴。恶寒不渴者，感冒风寒。今不恶寒微渴者，疫也。至第二日，旧证大发，吐血胜常，更加眩晕，手振烦躁，种种虚躁，饮食不进，且热渐加重。医者病者，但见吐血，以为旧证复发，不知其为疫也。故以发热认为阴虚，头疼身痛认为血虚，不察未吐血前一日已有前证，非吐血后所加之证也。诸医议补，问予可否？余曰：失血补虚，权宜则可。盖吐血者内有结血，正血不归经，所以吐也。结血牢固，岂能吐乎？能去其结，于中无阻，血自归经，方冀不发。若吐后专补，内则血满，既满不归，血从上溢也。设用寒凉尤误。投补剂者，只顾目前之虚，用参暂效，不能拔去病根，日

---

〔1〕踯躅：此据张本。石本作“乙”。

〔2〕谋：此据张本，石本作“致”。

〔3〕医案：此据石本，他本无。

后又发也。况又兼疫，今非昔比。今因疫而发，血脱为虚，邪在为实，是虚中有实，若投补剂，始则以实填虚，沾其补益，既而以实填实，灾害立至。于是暂用人参二钱，以芪[1]、苓、归、芍佐之，两剂后，虚证咸退，热减六七。医者病者皆谓用参得效，均欲速进，余禁之不止，乃恣意续进，便觉心胸烦闷，腹中不和，若有积气，求哕不得，此气不时上升，便欲作呕，心下难过，遍体不舒，终夜不寐，喜按摩捶击，此皆外加有余之变证也。所以然者，只有三分之疫，只应三分之热，适有七分之虚，经络枯涩，阳气内陷，故有十分之热。分而言之，其间是三分实热，七分虚热也。向则本气空虚，不与邪搏，故无有余之证。但虚不任邪，惟懊侬、郁冒、眩晕而已，今投补剂，是以虚证咸[2]去，热减六七，所余三分之热者，实热也，乃是病邪所致，断非人参可除者，今再服之，反助疫邪，邪正相搏，故加有余之变证，因少与承气微利之而愈。按：此病设不用利药，宜静养数日亦愈。以其人大便一二日一解，则知胃气通行，邪气在内，日从胃气下趋，故自愈。间有大便自调而不愈者，内有湾粪，隐曲不行，下之[3]，得宿粪极臭者，病始愈。设邪未去，恣意投参，病乃益固，日久不除，医见形体渐瘦，便指为怯证，愈补愈危，死者多矣。要之，真怯证世间从来罕有，令患怯证者，皆是人参造成。近代参价若金，服者不便，是以此证不死于贫家，多死于富室也[4]。

---

〔1〕芪：此据张本，石本作"茯"。
〔2〕咸：此据张本，石本作"减"。
〔3〕行，下之：此据张本，石本作"得下，下"。
〔4〕要之……多生于富室也：此据张本，石本无。其中二"死"字，张本原作"生"，醒本、四库本作"死"。二者虽均可通，似以"死"字义长，因改之。

温疫论下卷

具区吴有性又可甫　著

嘉善张以增容旃　评点

杂气论

日月星辰，天之有象可睹；水火土石，地之有形可求；昆虫草木，动植之物可见；寒热温凉，四时之气往来[1]可觉。至于山岚瘴气、岭南毒雾，咸得地之浊气，犹或可察。而惟天地之杂气，种种不一，亦犹天之有日月星辰，地之有水火土石，气交之中有昆虫草木之不一也。草木有野葛巴豆，星辰有罗计荧惑，昆虫有毒蛇猛兽，土石有雄硫砒信，万物各有善恶不等，是知杂气之毒亦有优劣也。然气无形[2]所可求，无象可见，况无声复无臭，何能得睹得闻？人恶得而知其[3]气？又恶得而知其气之不一也？是气也，其来无时，其着无方，众人有触之者，各随其气而为诸病焉。其为病也，或时众人发颐；或时众人头面浮肿，俗名为"大头瘟"是也；或时众人咽痛，或时音哑，俗名为是"虾蟆瘟"是也；或时众人疟痢；或为痹气，或为痘疮，或为癍疹，或为疮疥疔肿，或时众人目赤肿痛；或时众人呕血暴亡[4]，俗名为"瓜瓤瘟"、"探头瘟"是也；或时众人瘰疬[5]，俗名为"疙瘩瘟"是也。为病种种，难以枚举。大约病偏于一方，延门合户，众人相同者，皆时行之气，即杂气为病也。为病种种，是知气之不一也。盖当时适有某气，专入某脏腑某经络，专发为某病，故众

---

〔1〕来：此据张本，石本因形误作"求"。

〔2〕形：此据张本，石本作"所"。

〔3〕其：此据张本，石本无。

〔4〕亡：此据张本，石本作"下"。

〔5〕疬：此据张本，石本误作"疢"。

人之病相同，是知气之不一，非关脏腑经络或为之证也。夫病不可以年岁四时为拘，盖非五运六气所印[1]定者，是知气之所至无时也。或发于城市，或发于村落，他处截[2]然无有，是知气之所着无方也。疫气者，亦杂气中之一，但有甚于他气，故为病颇重，因名之疠气。虽有多寡不同，然无岁不有。至于瓜瓤瘟、疙瘩瘟，缓者朝发夕死，急者顷刻而亡，此在诸疫之最重者，幸而几百年来罕有之证，不可以常疫并论也。至于发颐、咽痛、目赤、痄腮之类，其时村落中偶有一、二人所患者，虽不与众人等，然考其证，甚合某年某处众人所患之病，纤悉相同，治法无异。此即当年之杂气，但目今所钟不厚，所患者稀少耳。此又不可以众人无有，断为非杂气也。况杂气为病最多，然举世皆误认为六气。假如误认为风者，如大麻风、鹤膝风、痛风、历节风、老人中风、肠风、疬风、痫风之类，概用风药，未尝一效，实非风也，皆杂气为病耳。至又误认为火者，如疔疮发背、痈疽瘇毒[3]、气毒流注、流火丹毒，与夫发痄痘疹之类，以为痛痒疮疡，皆属心火，投芩、连、栀、柏，未尝一效。实非火也，亦杂气之所为耳。至于误认为暑者，如霍乱、吐、泻、疟、痢、暴注、腹痛、绞肠痧之类，皆误认为暑，因作暑证治之，未尝一效，与暑何与焉？至于一切杂证，无因而生者，并皆杂气所成。从古未闻者何耶？盖因诸气来而不知，感而不觉，惟向风寒暑湿所见之气求之，是舍无声无臭、不睹不闻之气推察，既错认病原，未免误投他药。《大易》所谓：或系之牛，行人之得，邑人之灾也。刘河间作《原病式》，盖祖五运六气，百病皆原于风、寒、暑、湿、燥、火，是无出此六气为病。实不知杂气为病，更多于六气为病者百倍；不知六气有限，现在可测，杂气无穷，茫然不可测也。专务六气，不言杂气，焉[4]能包括天下之病欤！风、火、暑三证，亦有因风火暑来者，而因于杂气者亦多。若概认为杂气，恐亦不当。具眼人自能辨之。

---

〔1〕印：此据张本，石本作"即"。

〔2〕截：此据张本，石本作"安"。

〔3〕痈疽瘇毒：此据四库本。张本作"痈疽瘇瘋"，石本作"痈疳瘋"。"瘋"，字书无此字。今以四库本为正。

〔4〕焉：此据张本，石本误作"为"。

论气盛衰

其年疫气盛行，所患皆重，最能传染，即童辈皆知言其为疫。至于微疫，反觉无有，盖毒气所钟不厚[1]也。

其年疫气衰少，闾里所患者不过几人，且不能传染，时师皆以伤寒为名，不知者固不言疫，知者亦不便言疫。然则何以知其为疫？盖脉证与盛行之年所患之证纤悉相同，至于用药取效，毫无差别。是以知温疫四时皆有，常年不断，但有多寡轻重耳。

疫气不行之年，微疫转有，众人皆以感冒为名，实不知为疫也。设用发散之剂，虽不合病，然亦无大害，疫自愈，实非药也，即不药亦自愈。至有稍重者，误投发散，其害尚浅，若误用补剂及寒凉，反成痼疾，不可不辨。

论气所伤不同

所谓杂气者，虽曰天地之气，实由方土之气也。盖其气从地而起，有是气则有是病，譬如所言天地生万物，然亦由方土之产也。但植物藉雨露而滋生，动物藉饮食而颐养。盖先有是气，然后有是物。推而广之，有无限之气，因有无限之物也。但二五之精，未免生克制化，是以万物各有宜忌，宜者益而忌者损。损者，制也，故万物各有所制，如猫制鼠，如鼠制象之类。既知以物制物，即知以气制物矣。以气制物者，蟹得雾则死，枣得雾则枯之类，此有形之气，动植之物皆为所制也。至于无形之气，偏中于动物者，如牛温、羊温、鸡温、鸭温，岂但人疫而已哉？然牛病而羊不病，鸡病而鸭不病，人病而禽兽不病，究其所伤不同，因其气各异也。知其气各异，故谓之杂气。夫物者，气之化也；气者，物之变也。气即是物，物即是气，知气可以制[2]物，则知物之可以制气矣。夫物之可以制气者，药物也。如蜒蚰解蜈蚣之毒，

---

〔1〕所钟不厚：张本、石本均作"钟厚"。刘敞本作"所钟有厚薄"。四库本作"所钟不厚"。据文义，四库义长，因取之。

〔2〕制：此据张本，石本作"知"。

猫肉治鼠瘘之溃，此受物气之为病，是以物之气制物之气，犹或可测。至于受无形杂气为病，莫知何物之能制矣。惟其不知何物之能制，故勉用汗、吐、下三法以决之。嗟乎！即三法且不能尽善，况乃知物乎？能知以物制气，一病只有一药，药[1]到病已，不烦君臣佐使、品味加减之劳矣。

蛔　厥

疫邪传里，胃热如沸，蛔动不安，下既不通，必反于上，蛔因呕出，此常事也。但治其胃，蛔厥自愈。每见医家妄引经论，以为脏寒，蛔上入膈，其人当吐蛔。又云"胃中冷必吐蛔"之句，便用乌梅丸或理中安蛔汤。方中乃细辛、附子、干姜、桂枝、川椒皆辛热之品，投之如火上添油，殊不知疫证表里上下皆热，始终从无寒证者。不思现前事理，徒记纸上文辞，以为依经傍注，坦然用之无疑，因此误人甚众。惊蛔之证不一，当求治其因而蛔自安矣。

若不省人事，名曰蛔厥。大半属寒，在疫条下理邪为主。

呃　逆

胃气逆则为呃逆，吴中称为冷呃。以冷为名，遂指为胃寒。不知寒热皆令呃逆，且不以本证相参，专执俗语为寒，遂投丁、茱、姜、桂，误人不少，此与执辞害义者，尤为不典[2]。

治法各从其本证而消息之。如见白虎证则投白虎；见承气证则投承气。膈间痰[3]闭，则宜导痰。如果胃寒，丁香柿蒂散宜之。然不若四逆汤功效殊捷。要之，但治本证，呃自止，其他可以类推矣。呃逆原非一端，亦有属寒，亦有属热，亦有寒

---

〔1〕药：此据张本，石本作"之"。
〔2〕此与执辞害义者，尤为不典：张本、石本同。四库本作："吾愿执辞害义者，临证猛省。"
〔3〕痰：此据张本，石本误作"疫"。

热相半。总之以和气为主。

似表非表，似里非里

时疫初起，邪气盘踞于中，表里阻隔，里气滞而为闷，表气滞而为头疼身痛。因见头疼身痛，往往误认为伤寒表证，因用麻黄、桂枝、香苏、葛根、败毒、九味羌活之类，此皆发散之剂，强求其汗，妄耗津液。经气先虚，邪气不损，依然发热。

更有邪气传里，表气不能通于内，必壅于外，每至午后潮热，热甚则头胀痛，热退即已，此岂表实者耶？以上似表，误为表证，妄投升散之剂，经气愈实，火气上升，头疼转甚。须下之，里气一通，经气降而头疼立止。若果感冒头疼，无时不痛，为可辨也。且有别证相参，不可一途而取。

若汗、若下后，脉静身凉，浑身肢节反加痛甚，一如被杖，一如坠伤，少动则痛苦号呼，此经气虚、营卫行涩也。三四日内，经气渐回，其痛渐止，虽不药必自愈。设妄引经论，以为风湿相搏，一身尽痛，不可转侧，遂投疏风胜湿之剂，身痛反剧，似此误人甚众。此证误治者多，最宜细察。

伤寒传胃，即便潮热谵语，下之无辞。今时疫初起，便作潮热，热甚亦能谵语，误认为里证，妄用承气，是为诛伐无辜。不知伏邪附近于胃，邪未入腑，亦能潮热。午后热甚，亦能谵语，不待胃实而后能也。假令常疟，热甚亦作谵语。痎疟不恶寒，但作潮热，此岂胃实者耶？以上似里，误投承气，里气先虚，及邪陷胃，转见胸腹胀满，烦渴益甚，病家见势危笃，以致更医。医见下药病甚，乃指大黄为砒毒，或投泻心，或投柴胡、枳、桔，留邪在胃，变证日增，神脱气尽而死。向则不应下而反下之，今则应下而反失下，盖因表里不明，用药前后失序之误。温疫始终宜疏利。今潮热亦有误下之禁，先生之心细矣。

潮热主阳明之燥，未结者可和，在伤寒亦然。

伤寒下早，变为结胸。大陷胸汤丸原用硝黄，疫证误下，有下证而更下之，无疑也。

论 食

时疫有首尾而能食者，此邪不传胃，切不可绝其饮食，但不宜过食耳。有愈后数日微渴、微热、不思食者，此微邪在胃，正气衰弱，强与之，即为食复。有下后一日便思食，食之有味，当与之。先与米饮一小杯，加至茶瓯，渐进稀粥，不可尽意，饥则再与。如忽加吞酸，反觉无味，乃胃气伤也。当停谷一日，胃气复，复思食也，仍如渐进法。有愈后十数日，脉静身凉，表里俱和，但不思食者，此中气不苏，当与粥饮迎之，得谷后即思食觉饥。久而不思食者，一法以人参一钱，煎汤与之，以[1]唤胃气，忽觉思食，余[2]勿服。此论进食与下进饮之法，极有条理。

论 饮

烦渴思饮，酌量与之。若引饮过多，自觉水停心下，名停饮，宜四苓散最妙。如大渴思饮冰水及冷饮，无论四时，皆可量与。盖内热之极，得冷饮相救甚宜，能饮一升，只与半升，宁使少顷再饮。至于梨汁、藕汁、蔗浆、西瓜，皆可备不时之需。如不欲饮冷，当易白[3]滚汤与之，乃至不思饮，则知胃和矣。《伤寒》歌诀云：若还不与非其治，还饮须教别病生。

四苓汤

白茯苓二钱　泽泻一钱五分　猪苓一钱五分　陈皮一钱

取长流水煎服。古方有五苓散，用桂枝者，以太阳中风，表证未罢，并入膀胱，用四苓以利小便，加桂枝以解表邪，为双解散，即如少阳并于胃，以大柴胡通表里而治之。今人但见小便不利，便用桂枝，何异聋者之听宫商。胃本无病，故用白术以健中，今不用白术者，疫邪传胃而渴，白术性壅，恐以实填实也。加陈皮者，和中利气也。

---

〔1〕以：此据张本，石本作"少"。
〔2〕余：此据张本，石本同。四库本作"便可"。
〔3〕白：此据张本，石本作"百"，亦通。

损　复

邪之伤人也，始而伤气，继而伤血，继而伤肉，继而伤筋，继而伤骨。邪毒既退，始而复气，继而复血，继而复肉，继而复筋，继而复骨。以柔脆者易损亦易复也。

天倾西北，地陷东南，故男先伤右，女先伤左。及其复也，男先复左，女先复右。以素亏者易损，以素实者易复也。

严供[1]甫，年三十，时疫后脉证俱平，饮食渐进，忽然肢体浮肿，别无所苦，此即气复也。盖大病后，血未盛[2]，气暴复，血乃气之依归，气无所依，故为浮肿。嗣后饮食渐加，浮肿渐消，若误投行气利水药则谬矣。

张德甫，年二十，患噤口痢，昼夜无度，肢体仅有皮骨，痢虽减，毫不进谷，以人参一钱，煎汤入口，不一时，身忽浮肿，如吹气球之速[3]，自后饮食渐进，浮肿渐消，肿间已有肌肉矣。

若大病后，三焦受伤，不能通调水道，下输膀胱，肢体浮肿，此水气也，与气复悬绝，宜《金匮》肾气丸及肾气煎，若误用行气利水药必剧。凡水气，足冷肢体常重，气复，足不冷肢体常轻，为异。

余桂玉正，年四十，时疫后四肢脱力，竟若瘫痪，数日后右手始能动，又三日左手方动。又俞桂冈[4]子室所患皆然。以上数条皆是损后复元之语，切不可用削气之剂。

标　本

诸窍乃人身之户牖也。邪自窍而入，未有不由窍而出。《经》曰：未入于腑者，

---

〔1〕供：此据张本，石本、四库本作"正"。
〔2〕盛：此据张本，石本作"成"。
〔3〕之速：此据张本，石本无。
〔4〕冈：此据张本，四库本同。石本作"岗"。

可汗而已；已入于腑者，可下而已。麻徵君复增汗、吐、下三法，总是导引其邪，打从门户而出，可为治法之大纲，舍此皆治标云尔。今时疫首尾一于为热，独不言清热者，是知因邪而发热，但能治其邪，不治其热而热自已。夫邪之与热，犹形影相依，形亡而影未有独存者。若以黄连解毒汤、黄连泻心汤，纯乎类聚寒凉，专务清热，既无汗、吐、下之能，焉能使邪从窍而出？是忘其本，徒治其标，何异于小儿捕影？

行邪伏邪之别

凡邪所客，有行邪，有伏邪，故治法有难有易，取效有迟有速。假令行邪者，如正伤寒始自太阳，或传阳明，或传少阳，或自三阳入胃，如行人经由某地本无根蒂。因其漂浮之势，病形虽重，若果在经，一汗而解。若果传胃，一下而愈，药到便能获效。先伏而后行者，所谓温疫之邪，伏于膜原，如鸟栖巢，如兽藏穴，营卫所不关，药石所不及。至其发也，邪毒渐张，内侵于腑，外淫于经。营卫受伤，诸证渐显，然后可得而治之。方其浸淫之际，邪毒尚在募原，此时但可疏利，使伏邪易出。邪毒既离募原，乃观其变，或出表，或入里，然后可导邪而去，邪尽方愈。初发之时，毒势渐张，莫之能御。其时不惟不能即瘳其疾，而病证日惟加重，病家见证反增，即欲更医。医家不解，亦自惊诧[1]。竟不知先时感受，邪甚则病甚，邪微则病微。病之轻重，非关于医；人之生死，全赖药石。故谚有云："伤寒莫治头，劳怯莫治尾。"若果正[2]伤寒初受于肌表，不过在经之浮邪，一汗即解，何难[3]治之有？不知盖指温疫而言也。所以疫邪方张之际，势不可遏，但使邪毒速离募原便是，治法全在后段工夫。识得表里虚实，更详轻重缓急，投剂不致差谬，如是可以万举万全。即使感受之最重者，按法治之，必无殒命之理。若夫久病枯极、酒色耗竭、耆耄风烛，此等已是天真几绝，更加温疫，自是难支，又不可同日[4]而语。

---

〔1〕诧：张本原作"叱"，当为"诧"之误。石本作"疑"。

〔2〕正：此据张本，石本作"止"。考诸文义，以"正"义长。

〔3〕难：此据石本，张本误作"莫"。

〔4〕日：此据石本。张本误作"年"。

应下诸证

舌白苔渐变黄苔。

邪在募原，舌上白苔；邪在胃家，舌上黄苔。苔老变为沉香色也。白苔未可下，黄苔宜下。

以下数条，详论甚悉。

舌黑苔。

邪毒在胃，熏腾于上，而生黑苔。有黄苔老而变焦色者，有津液润泽作软黑苔者[1]，有[2]舌上干燥作硬黑苔者，下后二三日，黑皮自脱。又有一种，舌俱黑而无苔，此经气，非下证也，妊娠多见此，阴证亦有此，并非下证。下后里证去，舌尚黑者，苔皮未脱也，不可再下。务在有下证方可下。舌上无苔，况无下证，误下舌反见离离黑色者危，急当补之。

舌芒刺。

热伤津液，此疫毒之最重者，急当下。老人微疫无下证，舌上干燥易生胎刺，用生脉散，生津润燥，芒刺自去[3]。

若别有下证，原当议下。

舌裂。

日久失下，血液枯极，多有此症。又热结旁流，日久不治，在下则津液消亡，在上则邪火毒炽，亦有此证，急下之，裂自满。

舌短、舌硬、舌卷。

皆邪气胜，真气亏，急下之，邪毒去，真气回，舌自舒。

白砂苔。

舌上白苔，干硬如砂皮，一名水晶苔。乃自白苔之时，津液干燥，邪虽入胃，不能变黄，宜急下之。

若白苔润泽者，邪在募原也，邪微苔亦微，邪气盛，苔如积粉，满布其舌，未可下，久而苔色不变，别有下证，服三消饮，次早舌即变黄。

---

〔1〕者：张本此字原在本句"润泽"后，据下文句式改。

〔2〕有：张本、石本均无。刘本、四库本有，据补。

〔3〕去：张本、石本同。四库本作"失"。

唇燥裂、唇焦色、唇口皮起、口臭、鼻孔如烟煤。

胃家热，多有此症，固当下。唇口皮起，仍用别症互较。鼻孔煤黑，疫毒在胃，下之无辞。

口燥渴。

更有下证者，宜下之，下后邪去胃和，渴自减。若服花粉、门冬、知母，冀其生津止渴，殊谬。若大汗脉长洪而渴，未可下，宜白虎汤，汗更出，身凉渴止。

目赤、咽干、气喷如火、小便赤黑，涓滴作痛、小便极臭、扬手踯足、脉沉而数。

皆为内热之极，下之无辞。

潮热、谵语[1]。

邪在胃有此症，宜下。然又有不可下者，详载"似里非里"条下、"热入血室"条下、"神虚谵语"条下。

善太息。

胃家实，呼吸不利，胸膈痞闷，每欲引气下行故然。

心下满、心下高起如块、心下痛、腹胀满、腹痛按之愈痛、心下胀痛。

已上皆胃家邪实，内结气闭，宜下之，气通则已。

头胀痛。

胃家实，气不下降，下之头痛立止。若初起头痛，别无下证，未可下。

小便闭。

大便不通，气结不舒，大便行，小便立解，误服行气利水药无益。

大便闭，转屎气极臭。

更有下证，下之无辞，有血液枯竭者，无表里证，为虚燥，宜蜜煎导及胆导。

大肠胶闭。

其人平素[2]大便不实，设遇疫邪传里，但蒸作极臭，状如黏胶，至死不结，但愈蒸愈黏，愈黏愈闭，以致胃气不能下行，疫毒无路而出，不下即死，但得黏胶一去，下证自除，画然[3]而愈。

---

〔1〕谵语：张本、四库均有，石楷本脱。
〔2〕素：此据张本，石本作"日"，亦通。
〔3〕画然：此据张本，石本无。四库本作"霍然"。

大肠胶闭宜下，此症人所不识，最易误人。盖认三阳合证自利之条也。先生之论，活人多矣。

协热下利、热结旁流。

并宜下。详见"大便"条下。

四逆、脉厥、体厥。

并属气闭，阳气郁内，不能四布于外，胃家实也，宜下之。下后反见此症者，为虚脱，宜补。

发狂。

胃家实，阳气盛也，宜下之。有虚烦似狂，有因欲汗作狂，并详见本条，忌下。

应补诸证

向谓伤寒无补法者，盖伤寒、时疫，均是客邪。然伤于寒者，不过风寒，乃天地之正气，尚嫌其填实而不可补。今感疫气者，乃天地之毒气，补之则壅裹其毒，邪火愈炽，是以误补之为害，尤甚于伤寒，此言其常也。及言其变，然又有应补者。或日久失下，形神几脱，或久病先亏，或先受大劳，或老人枯竭，皆当补泻兼施。设独行而增虚证者，宜急峻补虚证散在诸篇，此不再赘。补之虚证稍退，切忌再补详见"前虚后实"。补后虚证不退，反[1]加变证者危。下后虚证不见，乃臆度其虚，辄[2]用补剂，法所大忌。凡用补剂，本日不见佳处，即非应补。盖人参为益元气之极品、开胃气之神丹，下咽之后，其效立见。若用参之后，元气不回，胃气不转者，勿谓人参之功不捷，盖因投之不当耳，急宜另作主张。若恣意投之，必加变证，变证[3]加而更投之者死。

---

〔1〕反：此据张本，石本作"及"。

〔2〕辄：原作"辙"。张本、石本同。据文义，当为与"辄"同音之误，因改，下同。

〔3〕变证：此据张本，石本作"如"。

论阴证世间罕有

伤寒阴阳二证，方书皆以对待言之。凡论阳证，即继之阴证，读者以为阴阳二证，世间均有之病，所以临诊之际，先将阴阳二证在于胸次，往来踌躇[1]，最易牵入误端[2]。甚有不辨脉证，但窥其人多蓄少艾，或适在妓家，或房事后得病，或病适至行房，医问及此，便疑为阴证。殊不知病之将至，虽僧尼寡妇、室女童男、旷夫阉宦，病势不可遏，与房欲何与焉？即便多蓄少艾，频宿娼妓，房事后适病，病适至行房，此际偶值病邪发于募[3]原，气壅火郁，未免发热，到底终是阳证，与阴证何与焉？况又不知阴证实乃世间罕[4]有之证[5]，而阳证似阴者，何日无之？究其所以然者，盖不论伤寒、温疫，传入胃家，阳气内郁，不能外布，即便四逆，所谓阳厥是也。又曰：厥微热亦微，厥深热亦深。其厥深者，甚至冷过肘膝，脉沉而微；剧则通身冰冷，脉微欲绝。虽有轻重之分，总之为阳厥。因其触目皆是，苟不得其要领，于是误认者良多。况且温疫每类伤寒，又不得要领，最易混淆。夫温疫热病也，从无盛[6]寒，阴自何来？一也。治温疫数百人，才遇一[7]正伤寒，二也。及治正伤寒数百人，才遇一[8]真阴证，三也。前后统论，苟非历治万[9]人，乌[10]能一见阴证？岂非世间罕有之病耶[11]？验[12]今伤寒科盛行之医，历数年间，或者得遇一真阴证者有之，又何必才见伤寒，便疑阴证？况多温疫，又非伤寒者乎？ 肾经阴虚，阳无所附而发热，反似温疫。或因色欲而兼感冒，倘过于发散，寒凉克伐，遽变阴证而不

---

〔1〕踌躇：原作"惆怅"，张本、石本同。刘本、四库本作"踌躇"，因改。

〔2〕端：此据张本，石本作"揣"。

〔3〕于募：此据张本，石本作"行膜"。

〔4〕罕：此据张本，石本作"非常"。

〔5〕证：此据石本，张本作"病"。

〔6〕盛：此据张本，石本作"感"。

〔7〕一：此据张本，石本作"二三"。

〔8〕一：此据张本，石本作"二三"。

〔9〕万：此据张本，石本作"多"。

〔10〕乌：此据张本，石本作"焉"，均通。

〔11〕岂非世间罕有之病耶：此据张本，石本作"岂世间常有之病耶"。

〔12〕验：此据张本，石本作"观"。

觉。仍以阳热治之，少壮而夭枉多矣。然其症亦易识认：口虽干而喜热饮，或大便如常，或自利，按腹不痛，脉如平人，按之无力，足喜暖而赤，而不甚渴；或兼腰痛，或兼淋浊。有此脉证，再问其初病曾犯色欲者，定须温补。

论阳证似阴

凡阳厥，手足厥冷，或冷过肘膝，甚至手足指甲皆青黑，剧则遍身冰冷如石，血凝青紫成片，或六脉无力，或脉微欲绝，以上脉证，悉见纯阴，犹以为阳证，何也？及审内证，气喷如火，龈烂口臭，烦渴谵语，口燥舌干，舌苔黄黑；或生芒刺，心腹痞满，少[1]腹疼痛，小便赤涩[2]，涓滴作痛。非大便燥结，即大肠胶闭；非协热下利，即热结旁流。以上内三焦悉见阳证，所以为阳厥也。粗工不察内多下证，但见表证，脉体纯阴，误投温剂，祸不旋踵。到此际之候，须辨里证，不辨外证。若里证多，必据里治。

凡阳证似阴者，温疫与正伤寒通有之；其有阴证似阳者，此系[3]正伤寒家事，在温疫无有此证，故不附载。详见《伤寒实录》[4]。

温疫阳证似阴者，始必由募原，以渐传里，先几日发热，以后四逆。

伤寒阳证似阴者，始必由阳经发热，脉浮而数，邪气自外渐次传里，里气壅闭，脉体方沉，乃至四肢厥逆，盖非一日矣。

其真阴者，始则恶寒而不发热，其脉沉细，当即四逆，急投附子回阳，二、三日失治即死。

捷要辨法：凡阳证似阴，外寒而内必热，故小便血赤；凡阴证似阳者，格阳之证也，上热下寒，故小便清白。但以小便赤白为据，以此推之，万不失一。

---

〔1〕少：此据张本，石本作"小"。
〔2〕涩：此据张本，石本作"色"。
〔3〕系：此据张本，四库本同。石本误作"侄"。
〔4〕详见《伤寒实录》：张本及四库本均作大字。石本作小字。

舍病治药

尝遇微疫，医者误进白虎汤数剂，续得四肢厥逆，病[1]势转剧。更医，谬指为阴证，投附子汤病愈。此非治病，实治药也。虽误认病原，药则偶中。医者之庸，病者之福也。盖病本不药自愈之证，因连进白虎寒凉慓悍，抑遏胃气，以致四肢厥逆，疫邪强伏，故病增剧。今投温剂，胃气通行，微邪流散，故愈。若果直中，无阳阴证，误投白虎，一剂立毙，岂容数剂耶？

舍病治弊

一人感疫，发热烦渴，思饮冰水。医者以为凡病须忌生冷，禁止甚严。病者苦索勿与，遂致两目火迸，咽喉焦燥，不时烟焰上腾，昼夜不寐，目中见鬼无数，病剧苦甚。自谓但得冷饮一滴下咽，虽死无恨。于是乘隙匍匐窃取井水一盆，置之枕旁。饮一杯，目顿清亮；二杯，鬼物潜消；三杯，咽喉声出；四杯，筋骨舒畅；饮至六杯，不知盏落枕旁，竟尔熟睡。俄而大汗如雨，衣被湿透，脱然而愈。盖因其人瘦而多火，素禀阳脏，始则加之以热，经络枯燥，既而邪气传表，不能作正汗而解。误投升散，则病转剧。今得冷饮，表里和润，所谓除弊便是兴利，自然汗解宜矣。更有因食、因痰、因寒剂、因虚陷致[2]而疾不愈者，皆当舍病求弊，以此类推，可以应变于无穷矣。

论轻疫误治每成痼疾

凡客邪皆有轻重之分，惟疫邪感受轻者，人所不识，往往误治而成痼疾。假令

---

〔1〕病：此据张本，石本作"脉"。
〔2〕因虚陷致：此据张本、石本作"而致虚陷"。

患痢，昼夜无度，水谷不进，人皆知其危痢也。其有感之轻者，昼夜虽[1]行四五度[2]，饮食如常，起居如故，人亦知其轻痢，未尝误以他病治之者，凭有积滞耳。至如温疫，感之重者，身热如火，头疼身痛，胸腹胀满，苔刺，谵语，痤黄狂躁，人皆知其危疫也。其有感之浅者，微有头疼身痛，午后稍有潮热，饮食不甚减，但食后或觉胀满，或觉恶心，脉微数，如是之疫，最易误认，即医家素以伤寒、温疫为大病，今因证候不显，多有不觉其为疫也。且人感疫之际，来而不觉，既感不知，最无凭据。又因所感之气薄，今发时故现证不甚，虽有头疼身痛，况饮食不绝，力可徒步，又乌得而知其疫也？病人无处追求，每每妄诉病原。医家不善审察，未免随情错认。有如病前适遇小劳，病人不过以此道其根由。医家不辨是非，便引东垣劳倦伤脾，元气下陷，乃执甘温除大热之句，随用补中益气汤，壅补其邪，转壅转热，转热转瘦，转瘦转补，多至危殆。此条戒温补。

论中之弊，固为切当，但未拟治法，使人仿而行之，正可惜也。容日三思，以补其阙。

或有妇人患此，适逢产后，医家便认为阴虚发热，血虚身[3]痛，遂投四物汤及地黄丸，泥滞其邪，迁延日久，病邪益固，邀遍女科，无出滋阴养血，屡投不效，复更凉血通瘀，不知原邪仍在，积热自是不除，日渐尪羸，终成废痿。

凡人未免七情劳郁，医者不知为疫，乃引丹溪五火相扇之说，或指为心火上炎，或指为肝火冲击，乃惟类聚寒凉，冀其直折，而反凝泣[4]其邪，徒伤胃气，疫邪不去，瘀热何清，延至骨立而毙。此条戒寒凉。

或向[5]有宿病淹缠，适逢微疫，未免身痛发热，医家病家，同认为原病加重，仍用前药加减，有妨于疫，病益加重，至死不觉者。如是种种，难以尽述。聊举一二，从是[6]推而广之，可以应变于无穷矣。此条不究前病。

---

〔1〕虽：此据石本，四库本同。张本作"惟"。

〔2〕度：此据张本，四库本同。石本脱。

〔3〕身：此据张本，石本作"发"。

〔4〕泣：此据石本，张本作"住"。

〔5〕向：此据张本，石本作"尚"。

〔6〕从是：此据张本，石本无。

肢体浮肿

时疫潮热而渴，舌黄身痛，心下满闷，腹时痛，脉数，此应下之证也。外有通身及面目浮肿，喘急不已，小便不利，此疫兼水肿，因三焦壅闭，水道不行也。但治在疫，水肿自已，宜小承气汤。向有单腹胀而后疫者，治在疫。若先年曾患水肿，因疫而发者，治在疫，水肿自愈。

病人通身浮肿，下体益甚，脐凸，阴囊及阴茎肿大色白，小便不利，此水肿也。继又身大热，午后益甚，烦渴，心下满闷，喘急，大便不调，此又加疫也。因下之，下后胀不除，反加腹满，宜承气加甘遂二分，弱人量减。盖先肿胀，续得时疫，此水肿兼疫，大水在表，微疫在里也，故并治之。此条用承气后数日，肿更甚者，宜扶元利水为要。

时疫愈后数日，先自足浮肿，小便不利，肿渐至心腹而喘，此水气也，宜治在水。

时疫愈后数日，先自足浮肿，小便如常，虽至通身浮肿而不喘，别无所苦，此气复也。盖血乃气之依归，夫气先血而生，无所归依，故暂浮肿。但静养、节饮食，不药自愈。

时疫身体羸弱，言不足以听，气不足以息，得下证，少与承气。下证稍减，更与之，眩晕欲死，盖不胜其攻[1]也。绝谷期月，稍补则心腹满闷。攻不可，补不可，守之则元气不鼓，余邪沉匿膜原，日惟水饮而已。以后心腹忽加肿满烦冤者，向来沉匿之邪，方悉分传于表里也，宜承气养营汤，一服病已。设表肿未除，宜微汗之，自愈。

时疫得里证失下，以致面目浮肿及肢体微肿，小便自利，此表里气滞，非兼水肿也，宜承气下之。里气一疏，表气亦顺，浮肿顿除。或见绝谷期月，指为脾虚发肿，误补必剧。妊娠更多此证，治法同前，皆得[2]子母俱安。但当少与，慎毋[3]过剂共七法。

---

〔1〕攻：此据张本，四库本同。石本作"久"。
〔2〕皆得：此据张本，石本作"则"。
〔3〕毋：张本、四库本同。石本作"无"。

服寒剂反热

阳气通行，温养百骸。阳气壅闭，郁而为热。且夫人身之火，无处不有，无时不在，但喜通达耳。不论脏腑经络，表里上下，血分气分，一有所阻，即便发热，是知百病发热，皆由于壅郁。然火郁而又根于气，气常灵而火不灵，火不能自运，赖气为之运。所以气升火亦升，气降火亦降，气行火亦行。气若阻滞，而火屈曲，惟是屈曲，热斯发矣，是气为火之舟楫也。今疫邪透出于募原，气为之阻，时欲到胃，是求伸而未能遽达也。今投寒剂，抑遏胃气，气益不伸，火更屈曲，所以反热也。往往服芩、连、知、柏之类，病人自觉反热，其间偶有灵变者，但言我非黄连证，亦不知其何故也。切谓医家终以寒凉清热，热不能清，竟置弗疑，服之反热，全然不悟，虽至白首，终不究心。悲夫！论中云：气因火升，气因火降，固矣！亦有气因火郁，亦有火炽气塞。此乃讨论寒包火旺之误。

知 一

邪之着人，如饮酒然。凡人醉酒，脉必洪而数，气高身热，面目俱赤，乃其常也。及言其变，各有不同。有醉后妄言妄动醒后全然不知者；有虽沉醉而神思终不乱者；醉后应面赤而反刮白者，应痿弱而反刚强者，应壮热而反恶寒战栗[1]者；有易醉而易醒者，有难醉而难醒者；有发呵[2]欠及嚏喷者，有头眩眼花及头痛者。因其气血虚实之不同，脏腑禀赋之各[3]异，更兼过饮少饮之别，考其情状，各自不同，至论醉酒一也。及醒，一任[4]诸态如失。

凡人受邪，始则昼夜发热，日晡益甚，头疼身痛，舌上白苔，渐加烦渴，乃众人之常也。及言其变，各自不同者。或呕；或吐；或咽喉干燥；或痰涎涌甚；或纯纯

---

〔1〕栗：原作"慄"，今简化为"栗"。此据张本。石本作"慓"，乃"慄"之形误。
〔2〕呵：此据张本，石本误作"呼"。
〔3〕各：此据石本，张本作"有"。
〔4〕任：此据张本，石本作"时"。据下文对应处"及邪尽，一任诸症如失"，当以"任"字为是。

发热；或发热而兼凛凛；或先凛凛而后发热；或先恶寒而后发热；或先一日恶寒而后发热，以后即纯纯发热；或先恶寒而后发热，以后渐渐寒少而热多，以至纯热者；或昼夜发热者；或午后[1]潮热，余时热稍缓者。有从外解者：或战汗，或狂汗、自汗、盗汗，或发癍。有潜消者。有从内传者：或胸膈痞闷，或心腹胀满，或心痛腹痛，或胸胁痛，或大便不通，或前后癃[2]闭，或协热下利，或热结旁流。有黄苔、黑苔者，有口燥舌裂者，有舌生芒刺、舌色紫赤者。有鼻孔如烟煤之黑者，有发黄及蓄血、吐血、衄血、大小便血、汗血、嗽血、齿衄血，有发颐疙瘩疮者。有首尾能食者，有绝谷一两月者；有无故最善反复者，有愈后渐加饮食如旧者，有愈后饮食胜常二三倍者，有愈后退爪脱发者。至论恶证，口噤不能张，昏迷不识人，足屈不能伸，唇口不住牵动，手足不住振战，直视、上视，圆睁、目瞑、口张，声哑，舌强，遗尿遗粪，项强发痉，手足俱痉，筋惕肉瞤，循衣摸床，撮空理线等症。种种不同，因其气血虚实之不同，脏腑禀赋之有异，更兼感重感轻之别。考其证候，各自不同，至论受邪则一也。及邪尽，一任诸症如失。所谓知其一万事毕，知其要者一言而终，不知其要者流散无穷，此之谓也。疫疠着人，其原则一，其变不同，治法各异。

以上只举一气，因人而变。至有岁气稍有不同者，有其年众人皆从自汗而解者，更有其年众人皆从战汗而解者，此又因气而变。余证大同小异，皆疫气也。至又杂气为病，一气自成一病，每病各又因人而变。统而言之，其变不可胜言矣，医者能通其变，方为尽善。

四损不可正治

凡人大劳、大欲，及大病、久病后，气血两虚，阴阳并竭，名为四损。当此之际，忽又加疫，邪气虽轻，并为难治。以正气先亏，邪气自陷。故谚有云："伤寒偏死下虚人"，正谓此也。

---

[1] 午后：此据张本，石本作"但"。
[2] 癃：原作"隆"，张本、石本同。刘本、四库本作"癃"。"隆"通"癃"，因改。

盖[1]正气不胜者，气不足以息，言不足以听，或欲言而不能。感邪虽重，反无胀满痞塞之证。误用承气，不剧即死。以正气愈损，邪气愈伏也。

若真血不足者，面色萎黄，唇口刮白，或因吐血崩漏，或因产后亡血过多，或因肠风[2]脏毒所致。感邪虽重，面目反无阳色。误用承气速死，以营血愈消，邪气益加沉匿也。

若真阳不足者，或四肢厥逆，或下利清谷，肌体恶寒，恒多泄泻，至夜益甚，或口[3]鼻冷气。感邪虽重，反无发热、燥渴、苔刺等症。误用承气，阳气愈消，阴凝不化，邪气留而不行，轻则渐加萎顿，重则下咽立毙。

若真阴不足者，自然五液干枯，肌肤甲错。感邪虽重，应汗无汗，应厥不厥。误用承气，病益加重，以津液枯涸，邪气涩滞，无能输泄也。凡遇此等，不可以常法正治，当从其损而调之。调之不愈者，稍以常法治之。治之不及者，损之至也。是故一损二损，轻者或可挽回，重者治之无益。乃至三损四损，虽卢、扁亦[4]无所施矣。更以老少参之：少年遇损，或可调治；老年遇损，多见治之不及者。以枯魄独存，化源已绝，不复滋生也。

劳复、食复、自复

疫邪已退，脉证俱平，但元气未复，或因梳洗沐浴，或因多言妄动，遂致发热，前证复起，惟脉不沉实为辨，此为劳复。盖气为火之舟楫，今则真气方长，劳而复折。真气既亏，火亦不前。如人欲济，舟楫已坏，其可渡乎？是火也，某经气陷，则火随陷于某经。陷于经络则为表热，陷于脏腑则为里热。虚甚热甚，虚微热微。治法：轻则静养可复，重则大补气血。候真气一回，血脉融和，表里通畅，所陷之火，随气输泄，自然热退，而前证自除矣。若误用承气及寒凉剥削之剂，变证蜂起，卒至

---

〔1〕盖：张本、石本同，四库本作"若"。
〔2〕风：此据张本，四库本。石本误作"气"。
〔3〕口：此据石本，张本脱。
〔4〕亦：此据石本，张本作"而"。

殒命。宜服安神养血汤[1]。

若因饮食所伤者，或吞酸作嗳，或心腹[2]满闷而加热者，此名食复。轻则损谷自愈，重则消导方愈。

若无故自复者，以伏邪未尽，此名自复。当问前得某证，所发亦某证，稍与前药，以彻其余邪，自然获愈。

安神养血汤

茯神　枣仁　当归　远志　桔梗　芍药　地黄　陈皮　甘草

加龙眼肉，水煎服。

感冒兼疫

疫邪伏而未发，因感冒风寒，触动疫邪，相继而发也。既有感冒之因由，复有风寒之脉证，先投发散，一汗而解。一二日续得头疼身痛，潮热烦渴，不恶寒，此风寒去，疫邪发也，以疫法治之。此条太多，往往皆以感冒终始治，惜哉。

疟疫兼证

疟疾二三发，或七八发后，忽然昼夜发热，烦[3]渴，不恶寒，舌生苔刺，心腹痞满，饮食不进，下证渐具，此温疫著，疟疾隐也，以疫法治之。先疟后疫。

温疫昼夜纯热，心腹痞满，饮食不进，下后脉静身凉，或间日，或每日，时恶寒而后发热如期者，此温疫解，疟邪未尽也，以疟法治之。先疫后疟。

---

〔1〕宜服安神养血汤：此据石本，张本无此句及此方。石本置安神养血汤于本条后，醒本、四库本置于补遗卷，今从石本。

〔2〕腹：此据石本，张本作"胸"。

〔3〕烦：此据石本，张本作"而"。

温　疟

凡疟者，寒热如期而发，余时脉静身凉，此常疟也，以疟法治之。设传胃者，必现里证，名为温疟，以疫法治者生，以疟法治者死。里证者，为[1]下证也。下后里证除，寒热独存者，是温疫减，疟证在也。疟邪未去者，宜疏，邪去而疟势在者宜截，势在而挟虚者宜补。疏以清脾饮，截以不二饮，补以四君子。方见疟门，仍恐杂乱，此不附载。疟发不定时，兼外感状，亦即温疟也。

疫痢兼证[2]

下痢脓血，更加发热而渴，心腹痞满，呕而不食，此疫痢兼证，最为危急。夫疫者，胃家事也。盖疫邪传胃，十常八九。既传入胃，必从下解。疫邪不能自出，必藉大肠之气传送而下，而疫方愈。夫痢者，大肠内事也。大肠既病，失其传送之职，故正粪不行，纯乎下痢脓血而已。所以向来谷食停积在胃，直须大肠邪气将退，胃气通行，正粪自此而下。今大肠失职，正粪尚自不行，又何能与胃载毒而出？毒既不前，羁留在胃，最能败坏真气。在胃一日有一日之害，一时有一时之害，耗气搏血，神脱气尽而死。凡遇疫痢兼证者，在痢尤为吃紧。疫痢俱急者，宜槟芍顺气汤，诚为一举两得。若疫痢证，其槟榔可倍加矣。

槟芍顺气汤　专治下痢频数，里急后重，兼舌苔黄，得疫之里证者。

槟榔　芍药　枳实　厚朴　大黄

生姜煎服。

---

〔1〕为：此据张本，石本无。

〔2〕疫痢兼证：此条四库本置于补遗。张本、石本均入正文。

妇人时疫

妇人伤寒时疫，与男子无二，惟经水适断适来，及崩漏产后，与男子稍有不同。夫经水之来，乃诸经血满，归注于血室，下泄为月水。血室者，一名血海，即冲任脉也，为诸经之总任。经水适来，疫邪不入于胃，乘势入于血室，故夜发热谵语。盖卫气昼行于阳，不与阴争，故昼则明了；夜行于阴，与邪相搏，故夜则发热谵语。至夜止发热而不谵语者，亦为热入血室，因有轻重之分，不必拘于谵语也。《经》曰：无犯胃气及上二焦，必自愈。胸膈并胃无邪，勿以谵语为胃实而妄攻之，但热随血下，故自愈。若有如结胸状者，血因邪结也，当刺期门以通其结，《活人》[1]以柴胡汤治之，不若刺者功捷。

经水适断，血室空虚，其邪乘虚传入，邪胜正亏，经气不振，不能鼓散其邪，为难治，且不从血泄，邪气何由即解？与适来之义，有血虚、血实之分，宜柴胡养营汤。新产后亡血过多，冲任空虚，与夫素善崩漏，经气久虚，皆能受邪，与经水适断同法。

小儿时疫[2]

凡小儿感冒风寒疟痢等证，人所易知。一染时疫，人所难窥。所以耽误者良多，何也？盖由幼科专于痘疹、吐泻、惊疳并诸杂证，在伤寒、时疫甚略之，一也。古人称幼科为哑科，盖不能尽馨所苦以告师，师又安能悉乎问切之义。所以但知其身热，不知其头疼身痛也。但知不思乳食、心胸膨胀，疑其内伤乳食，安知其疫邪传胃也？但见呕吐恶心、口渴下利，以小儿吐泻为常事，又安知其协热下痢也？凡此，何暇致思为时疫，二也。小儿神气娇怯，筋骨柔脆，一染时疫，延挨失治，即便两目上吊，不时惊搐，肢体发痉，十指钩曲，甚则角弓反张，必延幼科，正合渠平日学习见闻之

---

〔1〕《活人》：此据张本。石本作"治之"，文义以张本为长，故据之。

〔2〕小儿时疫：此据张本，四库本同。石本此条在"妊娠时疫"之后。

证，是多误认为慢惊风。遂投抱龙丸、安神丸，竭尽惊风之剂，转治转剧。因见不啼不语，又将神门、眉心乱灸。艾火虽微，内攻甚急，两阳相搏，如火加油，红炉添炭，死者不可胜记，深为痛悯。今凡遇疫毒流行，大人可染，小儿岂独不可染耶？但所受之邪则一，因其气血筋骨柔脆，故所现之症为异耳。务宜求邪以治，故用药与大人仿佛。凡五六岁以上者，药当减半。二三岁往来者，四分之一可也。又肠胃柔脆，少有差误，为祸更速，临证尤宜加慎。

小儿太极丸[1]

天竺黄五钱　胆星五钱　大黄三钱　麝香三分　冰片三分　僵蚕三钱

上为细末，端午日午时修合，糯米饭杵为丸，如芡实大，朱砂为衣。凡遇疫证，姜汤化下一丸，神效。

妊娠时疫

孕妇时疫，设应用三承气汤，须随证施治，切不可过虑，慎毋惑于参、术安胎之说。病家见用承气，先自惊疑，或更左右嘈杂，必致医家掣肘，为子母大不祥。若应下之证，反用补剂，邪火壅郁，热毒愈炽，胎愈不安，耗气抟血[2]，胞胎何赖？是以古人有悬钟之喻，梁腐而钟未有不落者。唯用承气，逐去其邪，火毒消散，炎熇顿为清凉，气回而胎自固。当此证候，反见大黄为安胎之圣药，历治历当，子母俱安。若腹痛如锥，腰痛如折，此将[3]堕欲堕之候，服药亦无及矣。虽投承气，但可愈疾而全母。昧者以为胎堕，必反咎于医也。

或诘余曰：孕妇而投承气，设邪未逐，先损其胎，当如之何？余曰：结粪瘀热，肠胃间事也。胎附于脊，肠胃之外，子宫内事也。药先到胃，瘀热才通，胎气便得舒养，是以兴利除害于顷刻之间，何虑之有？但毒药治病，衰去七八，余邪自愈，慎勿过剂耳。

---

〔1〕小儿太极丸：此据石本，刘本同。四库本置于补遗卷。张本脱。
〔2〕耗气抟血：此据张本，石本作"转气传血"。
〔3〕将：此据张本，石本作"时未"，亦通。

凡妊[1]娠时疫，万[2]有四损者，不可正治，当从其损而调之。产后同法。非其损而误补，必死。四损详见前"应补诸证"条后

主客交

凡人向有他病尪羸，或久疟，或内伤瘀血，或吐血、便血、咳血，男子遗精白浊、精气枯涸，女人崩漏带下、血枯经闭之类，以致肌肉消烁，邪火独存，故脉近于数也。此际稍感疫气，医家病家，见其谷食暴绝，更加胸膈痞闷，身疼发热、彻夜不寐，指为原病加重。误以绝谷为脾虚，以身痛为血虚，以不寐为神虚，遂投参、术、归、地、茯神、枣仁之类，愈进愈危。知者稍以疫法治之，发热减半，不时得睡[3]，谷食稍进，但数脉不去，肢体时疼，胸胁锥痛，过期不愈。医以杂药频试，补之则邪火愈炽，泻之则损脾坏胃，滋之则胶邪愈固，散之则经络[4]益虚，疏之则精气愈耗，守之则日削[5]近死。盖但知其伏邪已溃，表里分传，里证虽除，不知正气衰微，不能托出表邪，留而不去，因与血脉合而为一，结为痼疾也。肢体时疼者，邪与营气搏也；脉数身热不去者，邪火并郁也；胁下锥痛者，火邪结于膜膈也；过期不愈者，凡疫邪交卸，近在一七，远在二七，甚至三七。过此不愈者，因非其治，不为坏证，即为痼疾也。夫痼疾者，所谓客邪胶固于血脉，主客交浑，最难得解，且愈久益固，治法当乘其大肉未消、真元未败，急用三甲散，多有得生者。更附加减法，随其素而调之。

三甲散

鳖甲　龟甲并用酥炙黄为末，各一钱。如无酥，各以醋炙代之　穿山甲土炒黄为末，五分　蝉蜕

〔1〕妊：此据张本，石本作"孕"。
〔2〕万：此据张本，石本下有"一"字。考张本"万"字每作"凡"解，参上下文义，当以"万（凡）"义长。
〔3〕睡：此据张本，四库本同。石本作"醒"。
〔4〕经络：此据石本，张本作"徒汗"。
〔5〕削：此据张本，石本作"消"。

洗净炙干，五分 僵蚕白硬者，切断，生用，五分 牡蛎煅为末，五分。咽燥者[1]酌用 䗪虫三个。干者擘碎，鲜者捣烂，和酒少许，取汁入汤药同服，其渣入诸药同煎 白芍药酒炒，七分 当归五分 甘草三分

水二钟，煎八分，滤清[2]温服。

若素有老疟或瘅疟者，加牛膝一钱，何首乌一钱，胃弱欲作泻者，宜九蒸九晒。

若素有郁痰者，加贝母一钱；有老痰者，加瓜蒌霜五分，善呕者勿用。

若咽干作痒者，加花粉、知母各五分。

若素有燥嗽[3]者，加杏仁捣烂一钱五分。

若素有内伤瘀血者，倍䗪虫，如无䗪虫，以干漆炒烟尽为度，研末五分，及桃仁捣烂一钱代之。服后病减六七，余[4]勿服，当尽调理法。

调理法

凡人胃气强盛，可饥可饱。若久病之后，胃气薄弱，最难调理。盖胃体如灶，胃气如火，谷食如薪。合水谷之精微，升散为血脉者如焰，其糟粕下转为粪者如烬，是以灶大则薪多火盛，薪断而余焰犹存。虽薪后[5]续而火亦燃。若些小铛锅，正宜薪数茎，稍多则壅灭，稍断则火绝。死灰而求复燃，不亦难乎？若夫大病之后，客[6]邪新去，胃口方开，几微之气，所以多与、早与、迟与皆不可也。宜先与粥饮，次糊饮，次糜粥，次软饭[7]，尤当循序渐进，毋先其时，毋后其时[8]。当设炉火，昼夜

〔1〕咽燥者：此据张本。“咽”，石本作“烟”，又“者”下有“斟”字。
〔2〕滤清：此据张本，石本作“沥渣”。
〔3〕素有燥嗽：此据张本，石本作“素燥咳”。
〔4〕六七，余：此据张本，石本作“半”。
〔5〕后：此据张本，石本作“从”。
〔6〕客：石本此字前有“盖”字。
〔7〕软饭：此据张本。软，四库本作“耎”。石本误作“要饮食”。“要饮”当为“耎饭“之形误。
〔8〕毋先其时，毋后其时：此据张本，石本作“毋先后其时”。

勿令断绝，以备不时之用。思谷即与，稍缓则胃饥如刿[1]，再缓则胃气伤，反不思食矣。既不思食，若照前与之，虽食而弗[2]化，弗化则伤之又伤，不为食复者。当如初进法，若更多与及黏硬之物，胃气壅甚，必胀满难支。若气绝谷存，乃致反复颠倒，形神俱脱而死矣。

统论疫有九传治法

夫疫之传有九，然亦不出乎表里之间而已矣。所谓九传者，病人各得其一，非谓一病而有九传也。盖温疫之来，邪自口鼻而入，感于膜原，伏而未发者不知不觉。已发之后，渐加发热，脉洪而数，此众人相同，宜达原饮疏之。继而邪气一离膜原，察其传变，众人不同者，以其表里各异耳。有但表而不里者、有但里而不表者、有表而再表者、有里而再里者、有表里分传者、有表里分传而再分传者、有表胜于里者、有里胜于表者、有先表而后里者、有先里而后表者，凡此九传，其去病一也。医者不知九传之法，不知邪之所在，如盲者之不任杖，聋者之听宫商，无音可求，无路可适，未免当汗不汗、当下不下。或颠倒误用，或寻枝摘叶，但治其证，不治其邪，同归于误一也。

所言但表而不里者，其证头疼身痛，发热而复凛凛，内无胸满腹胀等症，谷食不绝，不烦不渴。此邪气外传，由肌表而出。或自癍消，或从汗解。癍者有癍疹、桃花癍、紫云癍；汗者有自汗、盗汗、狂汗、战汗之异。此病气之使然，不必较论，但求得癍、得汗为愈疾耳。凡自外传者为顺，勿药亦能自愈。间有汗出不彻而热不退者，宜白虎汤；癍出不透而热不退者，宜举癍汤；有癍汗并行而愈者，若癍出不透，汗出不彻而热不除者，宜白虎合举癍汤。

间有表而再表者，所发未尽，膜原尚[3]有隐伏之邪，或二三日后、四五日后，

---

〔1〕刿：此据张本，石本作"刿"，为"刿"之讹。刿，灼也。《论衡·雷虚》："夫雷，火也。气刿人，人不得无迹"。四库本径作"灼"。

〔2〕弗：此据张本，石本误作"勿"。

〔3〕尚：此据张本，四库本同。石本误作"而"。

依前发热，脉洪而数。及其解也，瘢者仍瘢，汗者仍汗而愈。未愈者，仍如前法治之，然亦稀有。至于三表者，更稀[1]有也。

若但里而不表者，外无头疼身痛，而后亦无三瘢四汗，惟胸膈痞闷，欲吐不吐，虽得少吐而不快，此邪传里之上者，宜瓜蒂散吐之。邪从其减，邪尽病已。邪传里之中下者，心腹胀满，不呕不吐，或燥结便闭，或热结旁流，或协热下利，或大肠胶闭，并宜承气辈导去其邪，邪减病减，邪尽病已。上中下皆病者，不可吐，吐之为逆，但宜承气导之，则在上之邪顺流而下，呕吐立止，胀满渐除。

有里而再里者，愈后二三日，或四五日，依前之证复发，在上者仍吐之，在下者仍下之，再里者常事。甚有三里者，稀有也。虽有上中下之分，皆为里证。

若表里分传者，始则邪气伏于膜原。膜原者，即半表半里也。此传法以邪气平分，半入于里，则现里证，半出于表，则现表证。此疫家之常事。然表里俱病，内外壅闭，既不得汗，而复不得下，此不可汗。强求其汗，必不可得。宜承气先通其里，里邪先去，邪去则里气通，中气方[2]能达表。向者郁于肌肉之邪，乘势尽发于肌表矣。或瘢或吐，盖随其性而升泄之也。诸证悉去，既无表里证而热不退者，膜原尚有已发之邪未尽也，宜三消饮调之。

若表里分传而再分传者，照前表里俱病，宜三消饮。复下复汗，如前而愈，此亦常事。至有三发者，亦稀有也。

若表胜于里者，膜原伏邪发时，传表之邪多，传里之邪少，何以治之？表证多而里证少，当治其表，里证兼之；若里证多而表证少者，但治其里，表证自愈。

若先表而后里者，始则但有表证而无里证，宜达原饮。有经证者，当用三阳加法。经证不显，但发热者，不用加法。继而脉洪大而数，自汗而渴，邪离膜原，未能出表耳，宜白虎汤辛凉解散，邪从汗解，脉静身凉而愈。愈后二三日后，或四五日后，依前发热，宜达原饮。至后反加胸满腹胀，不思谷食，烦渴，舌上苔刺等证，加大黄微利之。久而不去，在上者宜瓜蒂散吐之，在中下者[3]，宜承气汤导之。

---

〔1〕稀：石本作"希"。

〔2〕方：此据张本，四库本同。石本误作"不"。

〔3〕在中下者：此据张本，石本作"如在下者"。

若先里而后表者，始则发热，渐加[1]里证。下之里证除，二三日内复发热，反加头疼身痛脉浮者，宜白虎汤。若下后热减不甚，三四日后，精神不慧，脉浮者，宜白虎汤汗之。服汤复[2]不得汗者，因精液枯竭也，加人参覆卧则汗解。此近表里分传之证，不在此例。

若大下复[3]大汗后，表里之证悉去，继而一身尽痛，身如被杖，甚则不可转[4]侧，脉迟细者，此汗出太过，阳气不周[5]，骨寒而痛，非表证也。此不必治，二三日内阳气自回[6]，身痛自愈。

凡疫邪再表再里，或再表里分传者，医家不解，反责病家不善调理，以致反复，病家不解，每责医家用药有误，致病复起。彼此归咎，胥失之矣！殊不知病势之所当然，盖气性如此，一者不可为二，二者不可为一，绝非医家病家之过也。但得病者，向赖精神完固，虽再三反复，随复随治，随治随愈。

间有延挨失治，或治之不得其法，日久不除，精神耗竭。嗣后更医，投药固当，现在之邪拔去，因而得效。殊不知膜原尚有伏邪，在一二日内，前症复起，反加循衣摸床，神思昏愦，目中不了了等症。且脉气[7]渐萎，大凶之兆也。譬如行人，日间趱行，未晚投宿，何等从容。今则日间绕道，日暮途长，急无[8]及矣。病家不咎于前医耽误时日，反咎于后医既生之而又杀之，良可叹也！当此之际，攻之则元气几微，是求速死；补之则邪火愈[9]炽，精气愈烁[10]；守之则正不胜邪，必无生理。三路俱亡，虽有卢扁之技，亦无所施也矣[11]。

---

〔1〕加：此据石本，张本作"如"。

〔2〕复：此据张本，石本作"后"。

〔3〕复：此据张本，石本作"后"。

〔4〕转：此据张本，石本作"反"。

〔5〕脉迟细者，此汗出太过，阳气不周：此据张本，石本作"周身"。

〔6〕此不必……自回：此据张本，四库本同。石本脱。

〔7〕气：此据张本，石本作"起"，当误。

〔8〕无：此据张本，石本作"难"。

〔9〕愈：此据张本，石本作"益"。

〔10〕愈烁：此据张本，石本作"枯燥"。

〔11〕三路俱亡，虽有卢扁之技，亦无所施也矣：张本、四库本有，石本无。

补遗[1]

温疫正误[2]

具区吴有性又可甫　著

嘉善张以增容旃　较阅

正　名

《伤寒论》曰：发热而渴，不恶寒者为温病。后人省"氵"加"疒"为"瘟"，即"温"也。如病证（證）之"证（證）"，后人省文作"证（証）"，嗣后省"言"加"疒"为"症"。又如滞下，古人为下利脓血，盖以泻为下利，后人加"疒"为"痢"。要之，古无"瘟"、"痢"、"症"三字，皆后人之自为变易耳，不可因易其文，以温、瘟为两病，各指受病之原，乃指冬之伏寒，至春至夏发为温热。又以非节之暖为温疫。果尔，又当异证异脉。不然，临治之际，何以知受病之原不同也。设使脉证不同，病原各异[3]，又当另立方论治法。然则脉证治法，又何立哉？所谓枝节愈繁而意愈乱，学者未免有多歧之惑矣。夫温者，热之始，热者，温之终，温热首尾一体，故又为热病，即温病也。又名疫者，以其延门合户，如徭役之

---

〔1〕补遗：醒本、四库本作"瘟疫论补遗"。张本无此目。醒本"补遗"有安神养血汤、疫痢兼证、小儿太极丸三则，脱"正名、伤寒例正误、诸家瘟疫正误"；四库本"补遗"有安神养血汤、疫痢兼证、小儿太极丸、正名、伤寒例正误、诸家瘟疫正误6则。石本以上内容均在正文。今据张本，仅录"正名、伤寒例正误、诸家瘟疫正误"。

〔2〕温疫正误：此据张本。醒本、四库本归入"补遗"。

〔3〕脉证不同，病原各异：此据张本，石本作"脉病不同，症原各异"。

役，众人均等之谓也。今省文作"殳"，加"疒"为"疫"。又为时疫、时气者，因其感时行戾气所发也。因其恶厉，又为之疫厉。终有得汗而解，故燕冀名为汗病。此外，又有风温、湿温，即温病挟外感之兼证。名各不同，究其病则一。然近世称疫者众，书以温疫者，弗遗其言也。后以《伤寒例》及诸家所议，凡有关于温疫，其中多有差[1]误者，仍恐致惑于来学，悉采以正焉。

《伤寒例》正误

"阴阳大论"云：春气温和，夏气暑热，秋气清凉，冬气冷冽，此则四时正气之序也。冬时严寒，万类深藏，君子固密，则不伤于寒。触冒之者，乃名伤寒耳。

其伤于四时之气，皆能为病，以伤寒为毒者，以其最成杀厉之气也。

中而即病者，名曰伤寒，不即病者，寒毒藏于肌肤，至春变为温病，至夏变为暑病。暑者，热极重于温也。

成注：《内经》曰：先夏至为温病，后夏至为暑病。温暑之病，本于伤寒而得之。

正误　按：十二经络，与夫奇经八脉，无非营卫气血，周布一身而营养百骸。是以天真元气，无往不在，不在则麻木不仁。造化之机，无刻不运，不运则颠倒仆绝。然风寒暑湿之邪，与吾身之营卫，势不两立，一有所干，疾苦作矣，苟或不除，不危即毙。上文所言冬时严寒所伤，中而即病者为伤寒，不即病者，至春变为温病，至夏变为暑病。然风寒所伤，轻则感冒，重则伤寒。即感冒一证，风寒所伤之最轻者，尚尔头疼身痛，四肢拘急，鼻塞声重，痰嗽喘急，恶寒发热，当即为病，不能容隐。今冬时严寒所伤，非细事也，反能藏伏过时而发者耶？

更问何等中而即病？何等中而不即病？何等中而即病者，头痛如破，身痛如杖，恶寒项强，发热如炙，或喘或呕，甚则发痉，六脉疾数，烦躁不宁，至后传变，不可胜言，仓卒失治，乃致伤生。何等中而不即病者，感则一毫不觉，既而延至春夏，当

---

〔1〕差：此据张本，石本作"若"。

其已中之后，未发之前，饮食起居如常，神色声气，纤毫不异，其已发之证，势不减于伤寒。况风寒所伤，未有不由肌表而入，所伤皆同营卫，所感均系风寒。一者何其蒙懵，中而不觉，藏而不知；一者何其灵异，感而即发，发而狠厉[1]。同源而异流，天壤之隔，岂无说耶？既无其说，则知温热之原，非风寒所中矣。

且言寒毒藏于肌肤之间，肌为肌表，肤为皮之浅者，其间一毫一窍，无非营卫经行所摄之地。即感冒些小风寒，尚不能稽留，当即为病，何况受严寒杀厉之气，且感于皮肤最浅之处，反能容隐者耶？以此推之，必无是事矣。

凡治客邪，大法要在表里分明。所谓未入于腑者，邪在经也，可汗而已；既入于腑者，邪在里也，可下而已。果系寒毒藏于肌肤，虽过时而发，邪气犹然在表，治法不无发散，邪从汗解。

后世治温热病者，若执肌肤在表之邪，必[2]投发散，是非徒无益，而又害之矣！

凡病先有病因[3]，方有病证，因证相参，然[4]后始有病名，稽之以脉，而后可以言治[5]。假令伤寒、中暑，各以病邪而立名，今热病以病证而立名，上文所言暑病，反不若言热病者[6]，尚可模糊。若以暑病为名，暑为病邪，非感盛夏之暑，不可以言暑病，若言暑病[7]，乃是香薷饮之证，彼此岂可相混？

凡客病感邪之重则病甚，其热亦甚；感邪之轻则病轻，其热亦微。热之微甚，存乎感邪之轻重也。二三月及八九月，其时亦有病重，大热不止，失治而死者。五六月亦有病轻热微，不药而愈者。凡温病四时皆有，但仲夏感者多，春秋次之，冬时又次之。但可以时令分病之多寡，不可以时令分热之轻重也。

是以辛苦之人，春夏多温热病者，皆由冬时触寒所致，非时行之气也。凡时行

---

〔1〕狠厉：此据张本，石本作"根属"，应是刊刻之误。

〔2〕必：此据张本，石本作"一"。

〔3〕凡病先有病因：此下至"不可以时令分热之轻重也"，张本均作为"正误"之文。石本、四库本均作为《伤寒例》之文。今考《伤寒例》无此文，证之以本节内容，当以张本为正。

〔4〕然：此据张本，石本误作"热"。

〔5〕然后……可以言治：张本、石本同，四库本脱。

〔6〕今热病……反不若言热病者：此段张本、石本同。四库本略作"若言热证"。

〔7〕暑为病邪……若言暑病：此段据张本，石本同。四库本略作"若以暑病为名"。

者，春应暖而反大寒，夏应大热而反大凉，秋时应凉而反大热，冬时应寒而反大温。此非其时有其气，是以一岁之中，长幼之病多相似者，此则时行之气也。

然气候亦有应至而不至，或有至而太过者，或未应至而至者，此成病气也。

正误　春温、夏热、秋凉、冬寒乃四时之常，因风雨阴晴，稍为损益。假令春应暖而反多寒者，其时必多雨；秋应凉而热不去者，此际必多晴；夫阴晴旱潦之不测，寒暑损益安可以为拘？此天地四时之常事，未必为疫。夫疫者，感天地之戾气也。戾气者，非寒、非暑，非暖、非凉，亦非四时交错之气，乃天地别有一种戾气，多见于兵凶[1]之岁，间岁亦有之，但不甚耳。上文所言"长幼之病多相似"者，此则为时行之气。虽不言疫，疫之意寓是矣。盖缘不知戾气为疫，然又知非寒暑之气，应时而感，即得以四时[2]交错之气而为疫，殊不知四时之气，虽损益于其间，及其所感之病，终不离其本源。假令正二月应暖，偶因风雨交集，天气不能温暖而多春寒。所感之病，轻则为感冒，重则为伤寒。原从感冒、伤寒法治之。但春寒之气，终不若冬时严寒杀厉之气为重，投剂不无有轻重之分，此即应至而不至，至而不去二事也。

又如八九月，适多风雨，偶有暴寒之气先至，所感之病，大约与春寒仿佛。深秋之寒，终不若冬时杀厉之气为重，此即未应至而至。

即冬时严寒倍常，是为至而太过，所感亦不过即病之伤寒耳。

假令夏时多风雨，炎威少息，为至而不及；时多亢旱，铄石流金，为至而太过。太过则病甚，不及则病微，至于伤暑一也。其病与四时正气之序何异耶？治法无出于香薷饮而已。

其冬时有非节之暖，名曰冬温。

正误　此即未应至而至也。按：冬伤于寒，至春变为温病。今又以冬时非节之暖为冬温。一感于冬寒，一感于冬温，一病名而两原[3]，寒温悬绝，然则脉证治法又何似耶？

夫四气乃二气之离合也，二气即一气之升降也。升极则降，降极则升；升降之极，为阴阳离。离则亢，亢气致病。亢气者，冬之大寒，夏之大暑也。将升不升，将

---

〔1〕凶：此据张本，石本作"荒"。

〔2〕疫，然又知……四时：此据张本，石本脱。

〔3〕一病名而两原：此据张本，石本作"一病两名"。

降不降，为阴阳合。合则气和，气和则不致病。和气者，即春之温暖，秋之清凉也。是以阴极而阳气来和，为温暖；阳极而阴气来和，为清凉，斯有既济之道焉。《易》曰：一阴一阳为之道。偏阴偏阳为之疾。得其道，未有反致其疾者。若夫春寒秋热，为冬夏之偏气，倘有[1]触冒之者，固可以为疾；亦无出于感寒伤暑，未可以言疫。若夏凉冬暖，转得春秋之和气，岂有因其和而反致疾者？所以但见伤寒、中暑，未尝见伤温和而中清凉也。温暖清凉，未必为病，又乌可以言疫？

从春分以后至秋分节，天有暴寒者，此皆时行寒疫也。三月四月，或有暴寒，其时阳气尚弱，为寒所折，病热犹轻。五六月，阳气已盛，为寒所折，病热为重。七八月，阳气已衰，为寒所折，病热亦微，其病与温暑相似，但有殊耳。

正误 按四时皆有暴寒，但冬时感严寒杀厉之气，名伤寒，为病最重。其余三时寒微，为病亦微。又以三时较之，盛夏偶有些小风寒，所感之病更微矣。此则以感寒之重，病亦重而热亦重；感寒之轻，病亦轻而热亦轻。是重于冬而略于三时，至夏而又略之，此必然之理也。

上文所言，三四月，阳气尚弱，为寒所折，病热犹轻；五六月，以其时阳气已盛，为寒所折，病热为重；七八月其时阳气已衰，为寒所折，病热亦微。由是言之，在冬时阳气潜藏，为寒所折，病热更微，此则反见夏时感寒为重，冬时感寒为轻，前后矛盾，于理大违。

又[2]春夏秋三时，偶有暴寒所着，与冬时感冒相同，治法无二，但可名感冒，不当另立寒疫之名。若又以疫为名，殊类画蛇添足。

诸家温疫正误

云岐子：伤寒汗下不愈，过经其证尚在而不除者，亦为温疫病也。

如太阳证，汗下过经不愈，诊得尺寸俱浮者，太阳温病也。

如身热目痛，不眠，汗下过经不愈，诊得尺寸俱长者，阳明温病也。

---

〔1〕倘有：此据石本，张本作"尚在"。

〔2〕又：此据张本。石本作"交"。

如胸胁胀满，汗下过经不愈，诊得尺寸俱弦者，少阳温病也。

如腹满咽干，诊得尺寸俱沉细，过经不愈者，太阴温病也。

如口燥舌干而渴，诊得尺寸俱沉细，过经不愈者，少阴温病也。

如烦满囊缩，诊得尺寸俱微缓，过经不愈者，厥阴温病也。是故随其经而取之，随其证而治之。

如发癍，乃温毒也。

正误 按伤寒叙一日太阳，二日阳明，三日少阳，四日太阴，五日少阴，六日厥阴，为传经尽。七日后传太阳，为过经。云岐子所言伤寒过经不愈者，便指为温病，竟不知伤寒、温病，自是两途，未有始伤寒而终变为温病者。若果温病自内达外，何有传经？若能传经，即是伤寒，而非温病明矣。

汪云[1]：愚谓温与热，有轻重之分。故仲景云：若遇温气，则为温病此叔和之言，非仲景论[2]；更遇温热气，即为温毒，热比温尤重故也。苟[3]但冬伤于寒，至春而发，不感异气，名曰温病，此病之稍轻者也。温病未已[4]，更遇温气，变为温病，此病之稍重者也。"伤寒例"以再遇温气名曰温疫。又有不因冬伤于寒，至春而病温者，此特[5]感春温之气，可名春温。如冬之伤寒，秋之伤湿[6]，夏之中暑相同也。按："阴阳大论"四时正气之序：春温、夏暑、秋凉、冬寒。今特感春温之气，可名春温；若感秋凉之气，可名秋凉病矣。春温可以为温病，秋凉独不可为凉病乎？以凉病似觉难言，勉以湿证搪塞。既知秋凉病有碍，反而思之，则知春温病殊为谬妄矣。以此观之，是春之温病，有三种不同：有冬伤于寒，至春变为温病者；有温病未已，再遇温气，则为温病者，有重感温气，相杂而为温病者；有不因冬伤于寒，不因更遇温气，只于春时感春温之气而病者。若此三者，皆可名为温病，不必各立名色，只要知其病原之不同也。

正误 凡病各有病因。如伤寒自觉触冒风寒，如伤食自觉饮食过度，各有所责。

---

〔1〕汪云：张本、石本同。石本系统大兴堂本等误作"注云"。考"汪云"之下文字，乃出明·汪机《伤寒选录》卷六（见明万历三年敬贤堂本41叶），故"注云"乃误。
〔2〕此叔和……仲景论：此小字注按例当为吴有性自注，非后世补入。
〔3〕苟：此据张本，石本无。
〔4〕温病未已：张本、石本无。据刘本、四库本补。
〔5〕特：此据张本，四库本同。石本作"时"。
〔6〕湿：此据张本，四库本同。石本作"温"。

至于温病，乃伏邪所发，多有安居静养，别无他故，倏焉而病。询其所以然之故，无处寻思。况求感受之际，且自不觉。故立论者或言冬时非节之暖，或言春之温气，或言伤寒过经不解，或言冬时伏寒，至春夏乃发。按："冬伤于寒春必病温"，出自《素问》，此汉人所撰。晋王叔和又以述"伤寒例"，盖顺文之误也。或指冬不藏精，春必病温。此亦汉人所撰，但言斫丧致病，不言因邪致病，即使寓意邪气乘虚，实不言何气使然。夫邪气乘虚，最是切当，然又有童男室女以无漏之体，富贵隐[1]逸以幽闲之志，在疫亦未能免，事在不可执滞。又见冬时之温病，与春夏之温病[2]，脉证相同，治法无异。据云：冬时即病为伤寒，今发于冬时，应作正伤寒，且又实是温病。既是温病，当发于春夏而何又发于冬时？思之至此，不能无疑。乃觉前人所论难凭，务求其所以然之故，既不可言伤寒，又不可言伏寒，即得以冬时非节之暖，牵合而为病原。不思严寒酷暑，因其锋利，人所易犯，故为病最重。至于温暖，乃天地中和之气，万物得之而发育，气血得之而融和。当其肃杀之令，权施仁政，未有因其仁政而反蒙其害者。窃尝较之，冬时未尝温暖，亦有温病。或遇隆冬，暂时温暖，虽有温病感温之由，亦无确据。此[3]不过猜疑之说，乌足以为定论？

或言"感三春当令之温气为温病"，切夫春时自应温暖，责之尤其无谓。

或言"温病复感[4]温气而为温病"，正如头上安头。

或言"伤寒汗下过经不愈者为温病"，则又指鹿为马。

《活人》又以夏应暑而寒气折之，责邪在心，为夏温；秋应凉而大热折之，责邪在肺，为秋温。转属支离。

陶氏又以秋感湿[5]气而为秋温，明是杂证。叙温者络绎，议论者各别。言愈繁杂，而本源愈失，使学者反增亡羊之感，与医道何补？

《活人[6]》云：夏月发热恶寒头疼，身体肢节痛重，其脉洪盛者，热也。冬伤

---

〔1〕隐：此据张本。石本作"享"。

〔2〕病：此据张本。石本作"疫"。

〔3〕此：此据张本。石本、四库本均作"既"。

〔4〕复感：此据张本。石本"复"作"后"，四库本"复感"作"后或"。

〔5〕湿：此据张本。石本作"温"。

〔6〕活人：此据张本。石本作"活人书"。从吴氏按语行文习惯看，《活人书》均称为《活人》，故据张本。后同。

于寒，因暑气而发为热病。治热病与伤寒同，有汗宜桂枝汤，无汗宜麻黄汤，如烦躁宜大青龙汤。然夏月药性须带凉，不可太温，桂枝、麻黄、大青龙，须用加减，夏至前桂枝[1]加黄芩，夏至后桂枝、麻黄、大青龙加知母、石膏，或加升麻。盖桂枝、麻黄性热，地[2]暖处非西北之比[3]，夏月服之，必有发黄癍出之失。热病三日外，与前汤不瘥，脉势仍数、邪气犹在经络、未入脏腑[4]者，桂枝石膏汤主之。此方夏至后代桂枝汤[5]用，若加麻黄，可代麻黄、青龙汤证也。若三月至夏，为晚发伤寒，栀子升麻汤，亦暂用之。王宇泰述：万历癸卯，李氏一婿，应举南下，时方盛暑，伤寒。一太学生新读仲景书，自谓知[6]医，投[7]以桂枝汤，入腹即毙。大抵麻黄、桂枝二汤，隆冬正伤寒之药，施之于温病不可，况于热病乎？

正误 按：《活人》以温热病用桂枝、麻黄，虽加凉药，终未免发散之误，不危幸也。岂止三日外，与前汤[8]不瘥，脉势仍数而已哉？至此尚然不悟为半里之证，且言邪气犹在经络，仍用桂枝石膏汤，至死无悔。王宇泰及王履非之甚当。是以不用麻黄、桂枝，贤于《活人》远矣。究竟不识温热之源，是以不知用药耳。

春温 《活人》曰：春应温而清气折之，责邪在肝，或身热头疼，目眩呕吐，长幼率相似，升麻葛根汤、解肌汤、四时通用败毒散。陶氏曰：交春后至夏至前，不恶寒而渴者为温病，用辛凉之药微解，不可大发汗。急证现者，用寒凉之药急攻之，不可误汗误下。当[9]须识此，表证不与正伤寒同法，里证同。

夏温 《活人》曰：夏应暑而寒气折之，责邪在心。或身热头疼、腹满自利，长幼率相似，理中汤、射干汤、半夏桂枝汤。陶氏曰：交夏至，有头疼发热，不恶寒而渴，此名温病，愈加热者为热病。止用辛凉之药解肌，不宜大汗。里证见者，急攻下。表证不与正伤寒同法，里证治法同。

---

〔1〕桂枝：此据石本。张本脱。
〔2〕地：此据石本，张本作"及"。
〔3〕比：此据石本，张本作"地"。
〔4〕腑：此据石本，张本脱。
〔5〕汤：此据张本，石本作"证"。
〔6〕谓知：此据石本，四库本同。张本作"讹即"。
〔7〕投：此据张本，四库本同。石本作"按"。
〔8〕汤：此据张本，四库本同。石本作"后"。
〔9〕当：此据石本，张本作"尝"。此二字亦可能为避"常"字讳而改。

秋温 《活人》曰：秋应凉而大热折[1]之，责邪在肺。湿热相搏，民病咳嗽，金沸草散、白虎加苍术汤。病疸发黄，茵陈五苓散。陶氏曰：交秋至霜降前，有头疼发热、不恶寒、身体痛、小便短者，名湿病。亦用辛凉之药，加疏利以解肌，亦不宜汗。里证见者，宜攻下，表证不与正伤寒同。

冬温 《活人》曰：冬应寒而反大温折之，责邪在肾。宜葳蕤[2]汤。丹溪曰：冬温为病，非其时有其气者。冬时严寒，君子当闭藏而反发泄于外，专用补药带表药。

正误 按：西北高厚之地，风高气燥，湿证稀有。南方卑湿之地，更遇久雨淋漓，时有感湿者。在天地或时久雨，或时亢旱，盖非时令所拘。故伤湿之证，随时有之，不待交秋而后能也。推节庵之意，以至春为温病，至夏为热病，至秋似不可复言温热，然至秋冬，又未免温病，只得勉以湿证抵搪。且湿为[3]杂证，更不得借此混淆。惟其不知温病四时皆有，故说到冬时，遂付之不言。宇泰因见陶氏不言，乃引丹溪，述非其时有其气，以补冬温之缺。然则冬时交错之气，又不可以为冬温也。

《活人》[4]但言四时之温，盖不知温之源。故春责清气，夏责寒气，秋责热气，冬责温气。殊不知清、温、寒、热，总非温病之源。复以四时专令之脏而受伤，不但胶柱鼓瑟，且又罪及无辜矣。

---

〔1〕折：此据石本，张本作"抑"。
〔2〕葳蕤：此据张本，石本作"葳蕤"。名虽有二，同为玉竹。
〔3〕为：此据张本，石本作"热"。
〔4〕《活人》：此据张本。石本、四库本均作"俗人"。考上文有《活人书》论四时之温，故"活人"义长。然俗人亦可通。

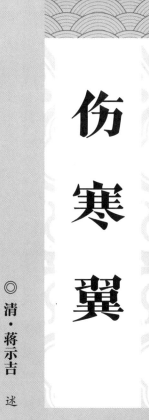

伤寒翼

◎ 清·蒋示吉 述

提 要

　　《伤寒翼》，清·蒋示吉（仲芳，号自了汉）约述于康熙十年（1671年）前后。全书不分卷。该书为瘟疫医论著作，"实非伤寒书，乃辅翼伤寒书而活人者也"，故以《伤寒翼》为名。

　　作者谓吴又可《温疫论》"先得吾心"，故撰瘟疫相关论说13条，以阐述治温之理。该书不分卷，有论13篇。这13篇论说层层深入，突出瘟疫辨证和治疗的主要方面，提纲挈领地介绍了瘟疫诊治的要点。其内容虽远不及《温疫论》丰富，但在说理方面有独到之处。蒋氏此书，是最早研究并阐发吴又可《温疫论》的著作。因此该书对研究温病学说的形成发展具有一定的意义。

　　《伤寒翼》全书的主线，就是围绕风寒与瘟疫，进行系统比较。首篇"商瘟疫非六淫之邪四时不正之气"，解决的是瘟疫的病因问题。此后的"商风寒瘟疫之邪所入不同"篇，指出了瘟疫"所入之门亦异"，也就是其传入的途径有别于伤寒。风寒自毫毛而入，瘟疫则自肺、胃而入。第三篇"商瘟疫风寒初起之症不同"，是交代如何在瘟疫初起就准确地予以诊断。蒋氏认为诊断瘟疫，必须细问初起之症，而不能光凭三指之巧。

　　治疗方面，蒋氏却没有按照吴又可《温疫论》的构架，去逐一讨论瘟疫的系统辨证与治疗，他抓住了《温疫论》的精粹，着重讨论瘟疫下法的使用。

　　按照蒋氏的观点，瘟疫下法有三大纲领，也就是三类情况是必用下法的。这三纲即：①大便闭结六七日不行，转屎气极臭。②大便时流臭水，而无结粪，脐下硬痛。③大便日行数次，如黏胶、如败酱，每去少许而极臭。以上"三症有一，下之无疑"。他在书中依次讨论了可下、宜下、急下、连下、间下的不同情况，并出示了各种下法所用的方药及加减法，甚至附有病案。此足见蒋氏对下法的运用极为娴熟。该书虽然很少直接引用吴又可《温疫论》的原文，但其学术思想则很明显与吴氏一脉相承。

　　该书现仅有孤本存于日本。本次校点用从日本内阁文库复制回归的康熙壬子序刊本为底本。因惟有孤本存世，故别无他本可资对校，只能采用《温疫论》原书核对及理校方法。

伤寒翼序

　　《伤寒翼》者，实非伤寒书，乃辅翼伤寒书而活人者也。伤寒自《内经》垂六经形症、汗下二法之后，如日月中天，无人不祖其光。故汉长沙太守神而明之，条分缕悉，立三百九十七法，一百一十三方，名曰《伤寒论》，道乃大备。惜乎劫经兵火，简断编残。王叔和、成无己出，补论方以续其全，加注疏以明其志，至今读其书，行其道，俱出二公之赐也。嗣后君子有因其论以发明，有就其方而条释；或编诀为《百症》，或分图而《指掌》；或搜精秘，或摘要略；或附杂症以别其类，或出心法以裹其成。分之合之，经之纬之，总不出其范围。至后有好奇者，宣已阙之文，说可疑之句。逞文人之笔，骂先哲而自高；兴加罪之词，翻前案而为得。千言万语，转辩转紊、转紊转晦，以致文章可观，毫无益于临症，深可叹也！其故维何？盖一岁之中，惟夏秋之病最多。其病似伤寒者，症候俱同，老幼相似，甚则沿门传染，合境皆然，此疫也，非伤寒也！间有一二乘风取凉，衣被单薄，触冒风寒，遂使头疼发热，名曰感冒，亦非伤寒也。仲景之论止为冬月正伤寒而设，节庵陶氏，牵引杂症之条，概治三时感冒。虽云备矣，究无益于时行之疫。何也？疫病之邪，非风寒暑湿燥火之六淫，又非寒热温凉四时之不正，乃天地间别有一种疫疠之气。不觉其来，着人则病。其病亦从外入，故其症类似伤寒，人多以伤寒称之，并以伤寒之法治之，不亦冤乎？或曰：古人论时行疫气，皆以春应暖而反寒，夏应热而反凉，秋应凉而反热，冬应寒而反温，非其时而有其气也。何子乃言别有一种疫疠之气，得毋亦好奇者乎？答曰：春寒夏凉，皆因久雨，冬温秋热，大率多晴。阴晴不同，其气稍殊，何致多病？设有病者，亦不过感冒耳，实非疫也。且疫之一字非自汉始，《周礼》方相氏率百隶而时难[1]，以索室殴疫。男巫冬堂赠[2]，《论语》乡人傩，皆所以逐疫也，岂逐此阴晴寒热之气乎？古人元旦焚辟瘟丹，除夕饮屠苏酒，所以辟瘟疫也，岂辟此四时之不正乎？予静坐细参，颇得其故，实与伤寒感冒大异。调治混同，夭人甚速，故不惜物议，漫为饶舌。更以先得吾心者，吴公《瘟疫论》相为证明。疫之入也有门，疫之伏也有处。闻者实奇，

　　〔1〕难：音 nuó，即"傩"之借字。
　　〔2〕堂赠：即逐疫。见《周礼》，谓男巫于冬季则"堂赠"（逐疫）。

行者实稳，公之天下，自有同心。由是论之，正伤寒惟冬时所有最少之病也。以其法治三时感冒则谬矣，何况以此治时行疫气哉。立言者论最少之法，行道者应四时之病，毫厘千里。吴公所谓屠龙之艺虽成，而无所施，不免指鹿为马，诚哉言乎！故予作是言，曰《伤寒翼》，商之具眼人，以为然否。

目　　录 [1]

伤寒翼

---

[1] 目录：原书无目录，今据正文补。间有缺脱之篇名，自拟一名以概括之。

伤寒翼

古吴自了道人蒋示吉仲芳氏　述[1]

男骥士千氏　重订

商瘟疫非六淫之邪四时不正之气

瘟疫者何？乃天地之疠[2]气也。疠气伤人，令人壮热，故曰瘟。其为病也，轻者乘人之虚怯则着病，亦不沾染。重则老幼皆同，沿门相似。少则一隅俱有，多则合郡皆然。其邪非风寒燥火暑湿之六淫，又非寒热温凉四时之不正。盖六淫之邪、不正之气，必触冒之而始病。至于疠气之来，从天而降，杂于雾气之中，著于水物之内，无知无觉，呼吸饮食，入人肺胃。或即发而暴亡，汤药不及；或淹留而垂毙，治疗无方。故圣人忧之。《周礼》方相氏率百隶而时难，以索室欧疫。男巫冬堂赠，逐疫也。《论语》乡人傩，所以逐疫之将来也。《月令》季冬命国傩，《后汉志》中亦行此典，无不以去人民之害为急。是以先贤立法，元旦辟瘟丹，从鼻入者可解；除夕屠苏酒，从口入者自消。其外烧山精[3]，佩雄黄，投管仲[4]于井，置赤豆于缸，饮立秋之井华水，用竹篱之半天河。种种良方，皆药医未病之先。及已病之后，黑奴丹、紫雪丹、普济消毒饮。人间瘟疫方，非神人所授，即先圣所传，班班可徵，未易尽述。但其病亦因外入，举世误称伤寒，指鹿为马者比比也。殊不知所感之气既殊，所入之门亦异，胡可混同，短人长命乎？条叙于后，与同志者商。

---

〔1〕古吴……述：书名及其下作者署名原均在"伤寒翼序"前，今据本丛书体例后移到此。

〔2〕疠：原作"厉"，据文意改。下凡遇此径改，不另出注。

〔3〕山精：即苍术。见《抱朴子》。

〔4〕管仲：贯众俗名。见《本草纲目》。

商风寒瘟疫之邪所入不同

　　风寒瘟疫之邪俱从外入，其因一也，所异者惟自入之门耳。风寒伤人必从毫毛而入，其为病也，始而恶寒，继而寒热，终则不恶寒反恶热，自表达里也。始而头疼，继而痞满、胁痛，终则便结，绕脐硬痛，自上而下也。在表在上宜汗，在半表半里在中宜和解，在下在里宜下，此不易之法。

　　若瘟疫之毒，或杂于雾气之中，或着于水物之内。雾气入鼻，随呼吸而肺先受之；水物入口，随饮食而胃先受之。肺先受者，肺为相傅之官，为阴、主脏，藏而不泄。疫重气怯即发而暴，或自溃而吐瓜瓢，或外肿而为大脝，或发于皮毛，似蛤蟆、如疙瘩，调治稍迟，杀人甚速。若气旺疫轻，邪不能容，则出于肺，而伏于肺之下。胃先受者，胃为水谷之海，实而不满，上入下出。人壮气实，邪无所居，亦入于胃而伏于胃之外。胃外肺下，即为膈膜。前齐鸠尾，后齐十一椎，周围着脊，以遮隔中下二焦浊气，不使上熏，故疫邪亦不得下流，伏于隙处也。邪虽伏[1]而肺胃之阳气已伤。肺合皮毛，胃主肌肉，故皮毛肌肉之间，阳气不伸，凛凛恶寒，恹恹欲病，尤未顿发。或遇劳役而复陷其气，或倍饮食而再伤其中，伏邪乘虚复入于胃，病势太张，为痞满、为恶心、为壮热，或浮于太阳而见头疼脊强，或越于阳明而为鼻干不眠，或合于少阳而为耳聋胁痛，口苦呕逆。是时也，胃邪为本，经症为标。若纯用三阳之药发汗和解，如去草除叶不除根，随去随复。淹留时日而下症已见，而医者惶惑无主。或恐表邪未尽，或恐先硬后溏，或恐下早结胸，不敢议下，以致疫热积胃，变症蜂起，为呕逆、为狂乱、为癍、为疹、为黄、为蓄血、为谵语、为阳极似阴，而见厥逆等症。种种变幻，不能言尽，皆因以伤寒法治瘟疫，而失辨症之明也。

商瘟疫风寒初起之症不同

　　疫邪盛疠，人气怯弱，着而即病。初起便有形象可见，如大颈、大头、蛤蟆疙

---

　　〔1〕伏：下一字残缺。据文意，似为"处"字。

瘰之类，人皆知其瘟疫也，此症易明，亦不常见。惟伏邪一症，四时俱有，最为难识，何也？伏邪初起之时，先伤肺胃之阳，故肌表凛凛畏寒。及伏邪乘胃之后，卒然壮热，上熏三阳，亦能见头疼项强，鼻干不眠，耳聋胁痛等症，类似风寒，人多以风寒治之，其实难于分别也。虽然，以瘟疫已发而别风寒则难，以风寒初起而别瘟疫则易。盖风寒初起，必有感冒之因。或单衣风露，或强力入水，或临风脱衣，或当檐出浴，即觉肌肉粟起。自毫毛而先入太阳，即便头疼发热。寒则无汗恶寒，风则自汗恶风。不比瘟疫初起，并无感冒之因。忽见凛凛畏寒，后生壮热，后见三阳之症也。医者若恃三指之巧而不细问初起之症，漫投汤药，不见成功，能无悔乎！

商风寒瘟疫主治不同

风寒治法，约言之曰三，备言之曰三百九十有七。盖邪从毫毛而入，自上而下，自表而里，其间有次序，有阴阳，有轻有重，有浅有深，传变不常，旦暮各异，故不得不多其条目。然在表在上者可汗，在胸者可吐，在半表半里者和解，在下在里者可下，大纲也。

若夫温疫伏邪传入胃中，水谷得疫邪而蒸热，疫邪附水谷而炽盛，上熏三阳，而阳经之症渐生；下陷三阴，而攻下之症又现。热伤血分，或蓄血、或癍疹；热瘀水道，或溺闭、或发黄；热伤神气，则谵语狂乱；热伤津液，则燥渴便硬。蜂起变症，皆因胃中疫热而然。故善治者，宜急清其胃中之热。胃热一清，诸症悉愈，如釜底无薪，沸自不作，不烦扬汤之诮也。故先贤制方，五瘟丹、三圣丹、普济消毒饮、二圣救苦丸，俱瘟疫初起之良药，皆以大黄为君者，良使其逐去胃中郁热，潜消其将来之变症也。何况伏邪已变，反疑虑而不下乎？《经》曰："知其要者，一言而终"，此之谓也。

商瘟疫感而遂发之治

"玉机真藏论"曰:"急虚身中卒至,五脏绝闭,脉道不通,气不往来,譬于堕溺,不可为期。其脉绝不来,若人一息五六至,其形肉不脱,真脏虽不见,犹死也。"《经》盖以急疠虚邪乘身之虚而卒中之,五脏脉气闭绝不通,如人堕坠没溺,顷刻危亡。不待大骨枯槁,大肉陷下,真脏脉见而死也。是为疫重气怯、即发暴亡者而设。若疫毒虽重,人气素实,疫重则感而遂发,气实则相持而病,不得不讲调救之力矣。疫之法也不一,或吐瓜瓤,或肿头项,或生疙瘩,或为蛤蟆;或黄耳,或赤胸,或发颐,或吐血,或面赤如锦,或头痛如杖,或疟痢癍疹,或咽痛目赤,时行一症,众病俱同。古人调救之法,有用大黄、芒硝者,以疫毒滞中,攻而逐之也;有用升麻、瓜蒂者,以疫毒泥膈,吐而去之也;有用黄连、黄芩者,取其寒凉以解疫之壮热也;有用人中黄、雄黄者,取其解毒,以清疫之疠气也;有用羌活、防风者,取其发散在表之疫也;有用牙皂、漏芦者,取其开窍、驱经络之疫也;有用僵蚕、马屁勃、小麦奴者,取其温湿之品,衰之以属也。其外审其经络,辨其表里,分其上下,视其缓急,又存乎司命者之方寸也。但治之大法,始终宜于疏利,通解表里为主。盖疫毒从口鼻而伤于肺胃,由中而发,外可达表,内可传里,不如伤寒之自经传腑,初病者可一汗而衰也[1]。

商瘟疫之初发标本之治[2]

……伤其气,奚可乎? 调治之法,理宜先清胃中之水谷,以治其本,佐以各经之药以治其标。谷消水去,使邪热之在内者,或随其附而去,或无所附而清。总有各经标症,如去草摇动其根,叶难独存也,清胃饮子主之。

---

〔1〕可一汗而衰也:此下原脱一页。

〔2〕商瘟疫之初发标本之治:此前脱页,其内容当为另一节,今拟此标题名以概括之。

清胃饮子

治疫邪初起二三日间，凛凛恶寒，渐渐日夜发热，日晡益甚，胸满恶心，头疼身痛，脉来不浮不沉而数，舌上白苔而滑，或鼻干不眠，或耳聋胁痛，或寒热如疟，或呕吐酸苦。并治三时感冒，及夹气、夹食、夹痰，类伤寒等症。

草果：性温气辛，解瘟辟瘴，截疟逐痰。捣末用七分。

槟榔：辛温，逐胃中水痰食积滞气。干切，用一钱五分。平素洞泄及气怯者减半。

厚朴：苦温，消胀除满，去痰顺气。去粗皮，用七分。胸膈不甚胀者减半。

广皮：甘温，顺气宽膈，消食止呕。用一钱。

半夏：味辛，化痰消涎，燥湿止吐。制熟，用七分。不恶心反口干者去之。

黄芩：苦寒，清火热，驱风痰。用一钱。

甘草：甘平，解毒，和诸药。清火，生用二分；胸满恶心呕吐者去之。

桂枝：辛温，和卫气，除肌表凛凛恶寒。治寒多热少，或自汗而恶风寒，用三分。不恶寒口渴，及恶心烦躁者去之。

干葛：甘平，治阳明经热，兼发散胃中湿热，止渴。用七分。自盗汗及寒热呕吐者去之。

青皮：苦寒，治气滞，疏胁痛，力能引滞下行。用五分。

生姜：辛温，散风驱寒，消痰止呕。用三片。

共十一味，水二钟，煎八分，去渣温服。此方古人清脾饮去白术、茯苓、柴胡，增桂枝、干葛。吴公达原饮去知母、芍药，加陈皮、半夏、桂枝、干葛、生姜。

按：用槟榔、厚朴、陈皮、青皮、半夏破滞消食，逐水逐痰，使疫邪无所附。草果芳香以解疫毒，甘草解毒以和诸药，黄芩清热之在里，干葛散热之在经，桂枝和卫而解表寒，生姜辛散而去秽恶。合为一剂，治疫之初发。已中病情，其分两多少，全在临时斟酌。药味去取，务须照病增减。轻者一二剂自解，重者必传于手阳明。俟舌苔渐黄，下症皆具，下之始愈也。

头疼项强身痛，加羌活、葱头。无汗加紫苏叶、香附。

目痛鼻干，倍干葛；口渴不眠加知母、熟石膏、竹叶各一钱，去桂枝、半夏。

胁痛耳聋，寒热口苦，加柴胡一钱；自汗加白芍药七分；烦渴加知母、花粉，去桂枝、半夏。

呕吐甚，去甘草、桂枝，加竹茹七分，临服入姜汁二匙。

膈间不宽，加枳实、桔梗，去青皮、桂枝。

痰多加瓜蒌、贝母、枳壳，去桂枝、青皮。

口渴烦燥自汗，去桂枝、半夏、干葛、草果，加花粉、知母、白芍各一钱，熟石膏三钱，竹叶十四叶。

商治瘟疫专责阳明

疫毒伤人，始则伏于阳明之外，继则入于阳明之里。阳明为水谷之道路，水谷得疫邪而不行，疫邪附水谷而炽旺，故其治法，始终宜于疏利。盖阳明一清，诸症皆息。下法之所以急讲也。阳明有二：足阳明胃也，主纳饮食而在上，实而不满，满则痞胀而吐作；手阳明肠也，主出糟粕而在下，满而不实，实则便结而痛生。疫毒上从口鼻而入，下从胃肠水谷之道传送而出，势使然也。

但瘟毒将发之际，在表凛凛恶寒，在舌白苔而滑。或寒热如疟，未全入胃，理未宜下，下之则徒伤中气，诛罚无罪，论法已备前章矣。若已入胃，附水谷而生壮热。水谷得热则干燥，大便闭结而不行，甚则绕脐硬痛，手不可按，人皆知其可下也。

又有当下而生疑者，大便热结已甚，其如口渴引饮，汤水从旁下流，误为自利，畏用硝黄，然智者亦能熟识。至于大肠胶闭一症，薄粪数行，大似合病自利之条，举世皆以黄芩、白头翁投之，不敢议下。且以先硬后溏，慎不可攻，何况于先溏乎？殊不知其人平素大便不实，复遇疫邪传里，但蒸作极臭，其状如黏胶，如败酱，如鸡粪，每出不多，日数行下，至死不结。愈蒸愈黏，愈黏愈闭，以至疫毒无路而出，待死而已。岂知黏胶一去，诸症顿除之理耶？凡司命者，先以此三症明白于胸中。若三症有一，下之无疑也。再参兼症及视人之虚实，病之轻重，而施可下、宜下、急下、连下之法，斯善矣！

商下症大纲有三宜下兼症三十有六

大便闭结六七日不行，转屎气极臭。

大便时流臭水，而无结粪，脐下硬痛。

大便日行数次，如黏胶、如败酱，每去少许而极臭。

逐病从大便出，下法之所由立也。故议下者，须先察其大便。三症有一，下之无疑。外以宜下之兼症逐一开后，以便参酌。

舌黄苔宜下。

舌白苔干硬如沙皮宜下。若白苔而湿软，邪在经，非下[1]……。

谵语宜下。

扬手掷足宜下。

自利黄赤及脓血极臭，腹痛后重不快宜下。

四肢逆冷，便闭宜下。

脉沉数有力宜下。

已上诸症，皆因疫毒入胃，蒸热在内，应下之症也。必兼大纲之一，下之永无疑惑。否则恐有下早之戒，反生别病，慎之。

商可下

《内经·热篇》云：伤寒未满三日者，三阳经络皆受其病，而未入藏者，故可汗而已。其满三日者，可泄而已。东垣云："藏"字当认为藏物之脏，则辞理皆顺。但是在经者便可汗，在藏物之脏者便可下也，何必穿凿无已，以前三日为三阳，后三日为三阴耶？藏物之脏始于胃，胃为阳明。仲景曰：阳明之为病，胃家实也。无己云：胃为水谷之海，主养四旁。四旁有病，皆能传入于胃，入胃则更不复传。故论云：太阳、阳明者，脾约是也；正阳、阳明者，胃家实是也。少阳、阳明者，发汗利小便已。胃中燥

---

〔1〕非下：此下脱一页。故下文下之兼症缺 20 余症。

烦，实大便难是也，故皆议下，以其不更传三阴也。此皆论风寒从毫毛而入，伤传经络，一入于胃，即为可下。今疫邪从口鼻而直入阳明，能反不议下乎？但疫邪初入于胃及伏邪复入之时，胃中水谷未甚燥热，返而外蒸于经，反见三阳表症，故先制清胃饮子治其本，佐各经之药治其标，二三日后，疫邪水谷相附蒸热，小肠大肠俱实，不逐而去之，其热宁能止耶？故三阳经症虽或未尽，若下症已见三纲之一，即为可下，不病其为早也。故表症在而里症急，大柴胡汤。头疼寒热，大便结者，加大黄于冲和汤、小柴胡汤中下之，名釜底抽薪之法。《正理论》云：日数虽少，即有里症，而脉沉细数，犹宜下之。伤寒家亦行此法。盖病已实，阳明不得不如是耳。节庵陶氏以经表经里，传里本实，分阳明为三，而异汗凉攻下之法，实为陶氏一家言，而非仲景三阳明之遗意矣。

羌活冲和汤

治感冒风寒，四时瘟疫，发热恶寒，头疼骨节烦疼，脉浮紧，太阳表症。若兼下症三纲之一，加大黄以双解之。

羌活上　黄芩上　防风中　苍术中　川芎中　生地中　细辛下　白芷中　甘草下

水、姜、葱白煎服。有下症三纲之一加熟大黄上。食后腹痛加槟榔。胸胁满闷加枳壳、桔梗，去生地。呕痰加半夏。痰嗽加杏仁、金沸草。口渴加花粉、知母、干葛，去苍术。

大柴胡汤

治表症未除，里症又见，潮热手足汗出，面赤燥渴，谵语，脐腹满闷或痛，小便赤色，或呕不止，心下郁郁，往来寒热，脉沉实沉数有力，而兼下症三纲之一，用此通表里而缓治之。

大黄上　柴胡上　黄芩中　枳实中　半夏下　芍药中

生姜、大枣水煎服，以利下为度，中病即止。渴甚加花粉。小便不利加滑石。

小柴胡汤

治往来寒热，耳聋胁痛，呕而口苦，目眩头角痛，耳中上下或两边肿痛，或心下痞，或胸中烦喜呕，日晡潮热，少阳经症俱多，而兼下症三纲之一，加熟大黄以微利之。

柴胡上　芍药中　黄芩上　半夏中　人参中　甘草下

姜、枣煎服。兼下症去半夏、人参，加熟大黄。

胸中烦而不呕，去半夏，加瓜蒌、桔梗。

胸胀痞满多痰，去人参，加蒌仁、桔梗、枳实、黄连、贝母。

渴去半夏，加花粉、知母。

胁下满硬，去甘草、大枣，加牡蛎。

心下悸，小便不利加茯苓。

内热下利而不极臭，肛门热痛，口渴甚者，加炒黄连、黄芩、白芍。

若下后血虚发热，至夜尤甚，脉大无力，合四物汤，当归、生地、川芎、芍药。

下后复渴，去半夏，加麦冬、五味、黄柏、知母。

下后心烦不得眠，加黄连、栀子、枣仁，调辰砂末。

胁下痞满，加青皮、川芎。

痰多吐不出，加贝母、瓜蒌、竹沥、姜汁。

妇人热入血室，经水适来适断者，寒热似疟，本方加红花、生地、当归、丹皮，水煎服，少待半时许又服一盏，以药力不断乃和。

已上三方俱用大黄，皆表症尚在，里症又急之法也。伤寒感冒由表达里，值此为变，用之十中之一二。时行瘟疫直入于胃，值此为常，用之十有七八。同志者幸勿以外感家故方而忽之也。

商宜下

宜下者，疫邪乘胃蒸热，下流小大二肠。其三阳经症，如头疼、恶寒、恶风、脉浮等症悉罢，而反发热恶热，妄言谵语，大渴，舌上干黄，而兼下症三纲之一，下之乃适当其时也。论以阳入于阴者可下。东垣曰：非入太阴、少阴、厥阴三阴也，乃入三阳也。三阳者非太阳、少阳、阳明三阳也，乃胃与大小二肠之三阳也。三阳皆为腑，以其受盛水谷，传导有形。有形者为阴，故曰：入于阴也。邪缠有形，是为在里，在里则当下。但因表邪初尽，里症始生，不为甚燥。论曰：小热微结者，小承气汤主之。

小承气汤

治发热燥渴，谵语，大便不通，或下利黄赤极臭，小便短赤，或实微满状，若饥人食饱饭无转矢气，或心下痞，大便自通，热甚须下者亦用之。

大黄上　厚朴中　枳实下

水煎。仲景曰：去滓分二服。初服汤当更衣，不尔者尽饮之，若更衣者勿服。古人欲大便，必更衣也。

商急下

急下者，疫邪乘胃，附水谷而蒸热，日渐下流，小肠、大肠俱实。或燥结而绕脐硬痛，或引饮而旁流清粪，或蒸热而自利臭秽。医者泥于下早结胸，及先硬后溏之戒，因循时日，失于攻下，以致病人燥渴引饮，扬手掷足，揭去衣被，狂言谵语，舌上黑刺，舌短舌裂。或大渴大汗，或神气昏沉，或癍黄喘急。种种危笃。若再缓治，汗多热甚，则胃汁欲干，目睛不明，肾水已竭。利下败酱臭秽，则胃肠蒸烂，急下而逐其秽结，存其精液，尚不能救十中之六七。稍有因循，必死无疑也，大承气汤主之。《经》曰：燥淫所胜，以苦下之。故用大黄之苦除热润燥。热淫所胜，治以咸寒。故以芒硝之咸以攻燥热，佐以枳实、厚朴之苦温，除满开结。水煎分二钟，得下则止，不应再服。若蓄血，佐以桃仁调胃，投以甘草，或投茵陈以治黄，或加柴胡、黄芩以疗热。临症制宜，在人活法。若病最急者，硝黄多用，一二沸即起。临服再加铁锈水三匙，取其重坠急速。陶氏名为杀车槌，亦助急下之意也。

大承气汤

治大热结实者。

大黄上　芒硝中　厚朴上　枳实中

长流水先煎朴、枳二物，去滓，内大黄再煮一半；内芒硝，更上微火一两沸，分温再服。得下，馀勿服。

陶氏加柴胡、黄芩、甘草、白芍，临服加铁锈水三匙，名六一顺气汤。

总之大实、大热、大渴、大满、大坚，用大承气攻之。若小实、小渴、小满、小坚、小热，小承气或大柴胡下之。

若腹中不坚满，止燥渴，大便不通，或旁流臭秽，用调胃承气汤下之。

调胃承气汤

治疫邪入胃，蒸热潮热，谵语燥渴，大便不通，或自利臭秽，手足濈濈自汗，或面赤谵语，脉洪数。或揭去衣被，恶热，饮水不止，并宜治之。东垣曰：治实而不满。不满，腹状如仰瓦，腹中转而矢气，有燥屎、不大便而谵语者。

大黄　芒硝　甘草　加黄芩　枳实　厚朴

水煎服，以利为度。

桃仁承气汤

治蓄血于内，两胁小腹硬痛,小便自利,大便黑,喜忘、好忘、如狂,或身黄狂乱,谵语燥渴，并皆治之。

桃仁上　大黄上　芒硝上　苦草下　桂枝中　加丹皮上　枳壳中

用水二钟，煎至一钟，入大黄一二沸，再下芒硝一沸，热服，取下黑物。外有热加柴胡。痛在上加桔梗、苏木。痛在下加牛膝。两胁并小腹硬满痛者加青皮、川芎、归尾、赤芍。血未下加童便、姜汁少许。血症若头面身黄者，姜渣绵裹擦之自退。

商连下

论曰：阳明病潮热，大便微硬者，可与大承气汤，不硬者不与之。若不大便六七日，恐有燥屎。欲知之法，少与小承汤，汤入腹中转矢气者，此有燥屎，乃可攻之。若不转矢气者，此但初头硬，后必溏，不可攻之。攻之必胀满，不能食也。

仲景以潮热、便硬，二者兼见，便为可下。潮热而便不硬，固不可攻。若便结而不潮热，恐先硬后溏，亦宜先用小承气探之。盖药势缓，不能宣泄。如有燥屎，必转气下矢，方可用大承气以攻之也。此伤寒家连下之法。

至于疫邪伤人，或伏于内而渐出，或乘于胃而渐下，蒸热水谷，或为硬粪，或为臭秽。一次下之，邪不能尽，故下之有至、再至、三之道，不与伤寒同也。但连下之，故一因下后复热，下症不减，而再下之，三承气汤选用。一因下后元气虚弱，不敢峻下，惟用熟大黄钱许，加各症药中以和之，此微下法也。一因下后气血虚脱，下症又急，即于补药中以下之，此补下兼施法。一因肠胃干枯，燥粪黏结，而用滋补润下之品间服以和之，结开燥润为止。此间下法也。此皆伤寒之变法而为疫家之常法也。盖伤寒自表达里，在表一汗而解，在里一下而凉，非若疫邪之直入于胃，黏结三阳间，难以日数拘，难以常法论耳。

黄龙汤

身热，下利清水，谵语发渴，心下硬痛。陶氏补下兼施法也。

大黄　芒硝　人参　当归　枳实　厚朴　甘草　桔梗　生姜　大枣

水煎去渣，加铁锈水三匙和匀，热服。体虚人老去芒硝。

间下法案

淮安陈氏，外感病起二百余日，粒米不食，食即胀满，诸药不愈。日以人参三钱煎汤，接命而已。载至吴中，予视之，骨瘦如柴，六脉微细，投之参、术，正相宜也。何无寸效？因揭心下按之，硬块已满，手按则痛。予曰：凭脉症则难用下药，不下亦无生理。遂用当归、玄明粉各三钱，酒蒸大黄二钱，杏仁、麻仁、苏子、桃仁俱炒为末各一钱，白芍、川芎、桔梗各七分，水煎服之。后即去黑块二三十。中脘硬处下行寸许。然人已虚极，明日去大黄、玄明粉，加人参三钱。服一剂，后日复用大黄、玄明粉而去人参，又去黑[1]一二十，如此人参、大黄间服半月，黑块始尽而愈。

---

〔1〕黑：据前后文，此下疑脱一"块"字。

广瘟疫论

◎清·戴天章 著

提　要

　　《广瘟疫论》，温病学著作。清·戴天章（字麟郊）撰，约成书于康熙十四年（1675年）。4卷，另附方1卷。

　　本书为吴又可《温疫论》的推广发挥本。戴氏生平推崇吴又可的学说，认为吴氏的治疫专书《温疫论》"贯通古今，融以心得，可谓独辟鸿蒙，揭日月于中天"。为弘扬吴氏之学，他结合自己的多年临床经验，对《温疫论》进行了注释、增订、删改，并"广其说"，因名其书为《广瘟疫论》。书中着重研究伤寒与瘟疫的辨证，特别是早期症状的鉴别，不仅提出瘟疫早期诊断要点，并详述常见证、疑似证、危重证、后遗证、兼夹证，对每证的病理、鉴别、主治方药均做了分析。戴氏着意在辨别瘟疫通体异于伤寒，从病邪性质、受邪途径、传变等方面详述了温热与风寒不同。他认为风寒冷而不热，郁而不宣，初受在表，宜温散；温热由伏气而成，热而不冷，初起即宜凉解。并认为：风寒从表入里，故汗不厌早、下不厌迟；温热由里出表，故下不厌早、汗不厌迟。至于传变，风寒从表入里，故多从太阳而阳明而少阳而入胃；温热本从里出表，故见表证时，未有不兼见里证者。

　　在辨证方面，戴氏总结了瘟疫患者的特点，提出了瘟疫早期与伤寒鉴别诊断的独到见解，认为辨气、辨色、辨舌、辨神、辨脉是辨别伤寒与是温疫的"大纲"。在治法方面，其主要论述病发于里的温热病的辨证论治，对伏气温病的脉因证治有突出贡献。并总结出汗法、下法、清法、和法、补法是治疗温疫的基本大法。此外，又提出了五兼证、十夹证的具体治法，充实了吴有性温疫学说的内容。

　　《广瘟疫论》成书后，被坊刻为郑奠一之书，名《瘟疫明辨》。其后戴氏孙于乾隆四十八年（1783年）以《广瘟疫论》为名重新校刻行世。现存《广瘟疫论》与《瘟疫明辨》的版本近60种。今取《广瘟疫论》国家图书馆珍藏的"乾隆四十八年（1783年）刻本"为底本，以《瘟疫明辨》"嘉庆十七年（1812年）京江文光阁刻本"（简称"江本"）为主校本，以《瘟疫明辨》"嘉庆二十二年（1817年）晋祁书业常刻本"（简称"晋本"）为他校本，并参考《瘟疫明辨》"乾隆四十三年（1778年）南京李光明书庄刻本"（简称为"李本"）予以校点。

自　序

　　瘟疫一证，历代明哲具有成方，如仲景有大青龙汤、阳旦汤、越婢汤、黄芩汤、白虎汤、大小柴胡汤、三承气汤、麻黄升麻汤；诸条列瘟疫之见症，为散法、下法、和法、双解法，轻重深浅，纤毫备具；特散见于诸经条中而未尝直指其名为瘟疫，非不欲明言也。其书本伤寒立论，而互为区别之书，非专论瘟疫之书，且上古文辞简易，详于辨证而不详于立名，欲人从证上细辨，则不必名上区别，而自无混治之失。嗣是而后，河间有《宣明五气论》，则论瘟疫较详，立法更备。如桂苓甘露饮、黄连解毒汤、三已效方、凉膈散、人参石膏汤、双解散诸方皆是，而亦未正其名。易老、东垣大羌活汤、九味羌活汤，立方更备，而亦无专书、无特名。至吴又可先生贯串古今，融以心得，著时行《瘟疫》一论，真可谓独辟鸿蒙，揭日月于中天矣。顾其书具在，而时贤有未见而不用其法，或虽见其书而不能信者，无怪矣！有口诵其书，啧啧称道，而对证施方，仍多不用其法。口则曰：此时证也；而手则仍用伤寒之方，拘伤寒之法者，比比皆然。愚揣其情，必非知而不用也，知其名而未得其辨证之法耳！愚目击心伤，不揣固陋，而取吴子之原本，或注释，或增订，或删改，意在辨温疫之体异于伤寒，而尤慎辨于见症之始。故首增辨气、辨色、辨脉、辨舌、辨神诸论于开卷，使阅者一见了然，则吴子之书，人人可用，而瘟疫之横夭者少，生全者多。诚斯世斯民之幸也。

　　　　　　　　　　　　　　　　　　　　　　　　　　　　　戴麟郊序

戴祖启序

　　先大父北山先生，以通儒邃医学，所论著伤寒杂病诸书及《咳论注》《疟论注》《广瘟疫论》凡十数种，皆先世父雪村先生行楷细字录藏于家。近日书坊有刻本《瘟疫明辨》四卷，祖启购阅之，即先大父存存书屋《广瘟疫论》也。虽易其名，幸未改窜其文，不知何人误刻为歙人郑某之书。在先大父固不争此，而子孙见之，不容不正也。因出存存书屋原本，校而刻之，以纠讹传，广先德。因叹《伤寒》一书，注者百家，至程郊倩，实为独辟鸿蒙，后有慈溪柯韵伯《论翼》出，而《伤寒》之书叹观止矣。瘟疫一证，古无成书，至吴又可，实为独辟鸿蒙，更有先大父此书出，而瘟疫之书叹观止矣。事固有更阅数千年而后得所折衷者，此类是也。代生名贤，民何幸与！

乾隆四十七年岁在壬寅秋七月望后二日　孙男祖启谨识

沈　序

　　六淫之邪，中人为病，风寒尤甚。盖风者，善行数变，其势猛急；寒者收引拘束，其气坚凝。故其病人也，不假少贷，而为患至速。各家医书，均首列中风、伤寒二门，以示后学。习是业者，咸致力于风寒，以求诸病扩而充之，触类引伸，固无所不该。若执而守之，亦不免刻舟求剑，而所遗实伙。虽长沙有论，后学注释繁多，究使指归不定，以致湿温、时疫漏而不讲。迨吴又可《瘟疫论》出，稍使人知疫与伤寒同途异归，不可拘伤寒法而治疫。然其辨悉，犹不若《广瘟疫论》之提纲挈领、晓畅明白，能使不习医者洞然领略也。予于庚寅，偶得此书，故友王村舟言是书乃金陵前辈麟郊戴公存存书屋之稿本，近为仪征郑氏所刻，发坊未久，板已散失，坊间竟无觅处，予每惜之。庚子迁居北城，得识国子学正戴敬咸先生，乃知麟郊公乃先生之祖，因叩及是书藏本，与予所得者相校雠，一字无讹，虽郑氏前刻未将存存书屋之来由道出，情似掠美，然非其剞劂流传，则予亦不得睹见，而无由与敬翁先生探其本源也。因怂恿梓行，以继前徽。壬寅冬正在付梓，尚未蒇工，而敬翁先生忽婴疾逝，今其嗣君踵成其事，嘱予纪其本末。予亦不敢以固陋辞，谨序其事以叙麟郊公之作美于前，而得其贤嗣继美于后，庶此不刊之书，得以永垂霄壤，救济生灵，实可上媲长沙之功，而庇医林后学于不浅矣！

乾隆四十八年岁次昭阳单阏氏皋月　会稽沈懋发撰

程　序

　　张仲景《伤寒论》不只为伤寒一证用也，经络、腑脏、表里洞然，善读者诚扩而充之，运用不穷，故为医门圣书。独瘟疫一证，治法又别，其始末疑似之交，非更有善本剖析精详，终不免毫厘千里之误，此洞庭吴氏之书绍仲景而独辟其奥也，况瘟疫病多，真伤寒病少，其于济世尤急。旧称长沙于《伤寒论》外，兼有治疫之书，而世远失传，洵可惜也。余弱冠习举子业，兼从田淑姜先生读轩岐《灵》、《素》诸书，于吴氏《瘟疫论》颇曾究心。嗣稽山家叔授以存存书屋《广瘟疫论》抄本，知为乡先辈麟郊戴公所著，命篇分类，亦从吴氏书折衷而出，内增辨证八、兼证五、夹证十，条分缕析，尤为寿世良法。数年来，每于风雨鸡鸣、讲明切究及临证时，觉有得心应手之妙，益信是书之为功大也。辛丑冬，晤赠公文孙未堂先生，幸将出其藏本，刊板行世，庶可公诸海内，用垂不朽，并嘱余志其端末，爰敬跋数言，以附卷后。

　　乾隆四十七年岁次壬寅冬十月既望　江宁后学程家珏葵百氏顿首拜识

上元县志

戴天章，字麟郊，邑庠生。少师林青雷习举子业，好学强记，所读经史，能通部逆背，如瓶泻水状。谓时文干禄不足为，研求有用之学，自天文、地理、算数、射弋，以及书画、琴弈之类，无不探微极要。尤精医理，博览深思，活人无算，谢之金，挥不受。四方淹雅名流至，必下榻请教。性乐推解，友朋中或来就食，更赠余资，归而举火。课诸子，督以勤苦力学。晚号北山，学者称北山先生。长子瀚，字巨川，雍正元年癸卯一甲第二人，恭遇覃恩，敕赠文林郎翰林院编修，例赠中宪大夫。乾隆辛卯，孙翼子官御史，再遇覃恩，貤赠朝议大夫如其官。

目　　录

广瘟疫论卷之一

一辨气

风寒，气从外收敛入内，病无臭气触人，间有作臭气者，必待数日转阳明腑证之时，亦只作腐气，不作尸气。瘟疫，气从中蒸达于外，病即有臭气触人，轻则盈于床帐，重则蒸然一室，且专作尸气，不作腐气。以人身脏腑、气血、津液，得生气则香，得败气则臭。瘟疫，败气也。人受之，自脏腑蒸出于肌表，气血、津液，逢蒸而败，因败而溢，溢出有盛衰，充塞有远近也。五行原各有臭气：木臊、金腥、心焦、脾香、肾腐，以臭得其正，皆可指而名之。若瘟疫，乃天地之杂气，非臊、非腥、非焦、非腐，其触人不可名状，非鼻观精者，不能辨之。试察厕间粪气与凶地尸气，自判然矣。辨之既明，治之毋惑。知为瘟疫，而非伤寒，则凡于头痛、发热诸表证，不得误用辛温发散；于诸里证，当清、当下者，亦不得迟回瞻顾矣。

二辨色

风寒，主收敛。敛则急，面色多绷，急而光洁。瘟疫，主蒸散。散则缓，面色多松缓而垢晦。人受蒸气，则津液上溢于面，头目之间多垢滞，或如油腻，或如烟熏，望之可憎者，皆瘟疫之色也。一见此色，虽头痛、发热，不宜轻用辛热发散；一见舌黄、烦渴诸里证，即宜攻下，不可拘于下不厌迟之说。

三辨舌

风寒在表，舌多无苔，即有白苔，亦薄而滑；渐传入里，方由白而黄，由黄而燥，由燥而黑。瘟疫一见头痛、发热，舌上即有白苔，且厚而不滑，或色兼淡黄，或粗如积粉。若传经入胃，则兼二三色，又有白苔即燥与至黑不燥者。大抵疫邪入胃，舌苔颇类风寒，以兼湿之故而不作燥耳。惟在表时，舌苔白厚，异于伤寒。能辨于在表时，不用辛温发散，入里时；而用清凉攻下，斯得矣。

四辨神

风寒之邪伤人，令人心知所苦，而神自清。如头痛作寒热之类，皆自知之。至传里入胃，始神昏谵语。缘风寒为天地正气，人气与之乖忤而后成邪，故其气不昏人神情也。瘟疫初起，令人神情异常而不知所苦。大概烦躁者居多，或如痴如醉，扰乱惊悸，及问其何所苦，则不自知。即间有神清而能自主者，亦多梦寐不安，闭目即有所见，有所见即谵妄之根。缘瘟疫为天地邪气，中人人病，中物物伤，故其气专昏人神情也。

五辨脉

瘟疫之脉，传变后与风寒颇同，初起时与风寒迥别。风寒从皮毛而入，一二日脉多浮，或兼紧、兼缓、兼洪而皆浮；迨传入里，始不见浮脉，其至数亦清楚而不模糊。瘟疫从中道而变，自里出表，一二日脉多沉；迨自里出表，脉始不沉，乃不浮、不沉而数，或兼弦、兼大，而皆不浮，其至数则模糊而不清楚，其初起脉沉迟，勿作阴寒断。沉者，邪在里也；迟者，邪在阴分也。脉象同于阴寒，而气色、舌苔、神情，依前诸法辨之，自不同于阴寒，或数而无力，亦勿作虚视，缘热蒸气散，脉不能鼓指，但当解热，不宜补气。受病之因有不同，故同脉而异断也。

辨时行疫疠与风寒异气

风主疏泄，寒主凝泣，二气虽有不同，然皆冷而不热。其中人也，郁而不宣。方其初受在表，均宜温散，麻黄汤、桂枝汤、芎苏、十神、神术等方，皆散寒之剂，非解热之剂。时行之气，属湿温二气合成，热而不冷。其中人也，立蒸而腐败。方其初传在表，即宜凉解，大青龙汤、六神通解散、九味羌活汤、葳蕤汤、大羌活汤、人参败毒散，皆解热之剂，非散寒之剂也。以解热之剂治风寒，轻则寒中呕利，重则厥逆亡阳。以散寒之剂治瘟疫，轻则衄、渴、谵妄，重则枯竭、亡阴。此气之不可不辨也。

辨时行疫疠与风寒异受

风寒从表入里，自皮毛而肌肉，而筋脉，而胸膈，而肠胃，一层渐深一层，不能越此而入彼。故汗不厌早，下不厌迟，为和为解，浅深毫不可紊。以其气皆属冷，一层收敛入一层，必待寒化为热，邪敛入内，方可攻下凉解。否则邪未入里，预用攻利凉解，虚其里气，反引表邪内陷，而成结胸、痞利诸险证也。时证从口鼻而入，先中中焦，后变九传。其传自里出表，虽出表，而里未必全无邪留；经过之半表，未必全无邪干。故下不厌早、汗不厌迟，为和为解，浅深必不可拘。以其气皆属热，热能作蒸，不必郁变，而此蒸即带彼热。当其未出表时，强欲温表，在始则引毒热成燎原之势，为斑、衄、狂、喘诸凶；在末则伤真阴，为枯槁、沉昏、厥逆诸危也。

辨传经

温疫传经，与风寒不同。风寒从表入里，故必从太阳而阳明，而少阳，而入胃；若温疫，则邪从中道而出表入里，惟视人何经本气之强弱为传变。故吴又可曰：疫邪有先表后里者，有先里后表者，有但表不里者，有但里不表者，有表胜于里者，有里胜于表者二句，吴又可本作"有表里偏胜者"一句，有表而再表者，有里而再里者，有表里分传者，此为九传。愚按：所谓表者，发热，恶寒，头痛，头弦，项强，背痛，腰疼，腿、膝、足、胫酸痛，自汗，无汗，及头肿，面肿，耳目赤肿，项肿，发斑，发疹皆是。所谓里者，渴、呕，胸满，腹满、腹痛，胁满、胁痛，大便不通、大便泄泻，小便不通，小便黄、赤、涩痛，及烦躁，谵妄，沉昏，舌燥、舌卷、舌强，口咽赤烂皆是。在风寒从表入里，里证必待渐次闭郁而成，故见表证，不必兼见里证。且入里之后，表多自解，故见里证之后，不必复见表证。若温疫本从中道而出表，故见表证时，未有不兼一二里证者，且未有不兼见一二半表里之少阳证者。仲景所云：阳明少阳合病，必自下利。三阳合病，脉浮大，上关上，但欲眠睡，目合则汗。三阳合病，腹满身重，难以转侧，口不仁而面垢，谵语遗尿。皆指瘟疫言，非指风寒言也。且瘟疫属蒸气，出表入里，原自不常，有入里下之而余邪不尽，仍可出表者。尝见谵妄沉昏之后，病愈数日，复见头疼发热，复从汗解者，此所谓表而再表，风寒必无是也。更有下证全具，用承气汤后，里气通而表亦达，头痛发热，得汗而解，移时复见舌黑胸满，腹痛谵妄，仍待大下而后愈者。此所谓里而再里，风寒必无是也。若夫表里分传之证，风寒十无一二，疫证十有六七。但据传经之专杂以辨之，一经专见一经证者多风寒，一经杂见二三经证者多疫证；日久渐转属者多风寒，一日骤传一二经或二三经者多疫证。则虽病有变态，而风寒不混于疫证，疫证不混于风寒，施治自无讹误矣。

至若辨气、辨色、辨舌、辨神，俱已清楚，而投之以治疫之药，复有不效者，则以时疫有独发，有兼夹他证之故，是以辨时疫异于他证矣。至夹他证者，则此人时疫与彼人时疫又有不同，尤当细辨。其兼证凡五种，夹证凡十种，详列于后。

兼 寒

其一有兼寒者，初起一二日，头痛，发热，身痛，恶寒。诸表证悉与时疫同，而以脉辨则不同：时疫多软，散而不浮；兼寒则多浮数、浮弦、浮大，甚至有浮紧者。

再以症辨，亦微有不同：时疫多汗，兼寒则无汗为异。亦异于单受寒者：单受寒，无烦躁、口苦、口臭症；时疫兼寒，必有烦躁、口苦、口臭证也。一遇此等，更当辨其受寒与时疫孰轻孰重。疫重寒轻者，烦躁症多，无汗恶寒症少，则当以败毒散加知母、石膏，或达原饮加羌、防、柴、葛，或六神通解散尤捷。寒重疫轻者，恶寒、无汗症必甚，烦躁必轻，则只用败毒散。其寒束于外，无汗、恶寒既甚，疫郁于内，烦躁更甚者，冬月大青龙汤可借用，余月九味羌活汤最为的当。此证若治寒遗疫，必有斑、黄、狂、衄之变；治疫遗寒，复有厥逆，呕利，胸腹痞满之忧，驯至沉困者不少，不可不知。然此皆为初起一二日言也。若日久则邪疫勃发，表寒不能自存而变为热，则惟以治疫之法治之而已。

兼　风

其一有兼风者，初起一二日表证与时疫悉同，惟鼻塞、鼻鸣，嚏喷，咳嗽，与时疫略异，脉亦多浮，而与时疫之不浮、不沉而数者微异。治法不大相远，即于时疫诸方中加荆、防，咳加前胡、杏仁、苏子而已。大抵时疫兼寒能令病势增重，兼风反令病势易解。以寒主凝泣，则疫邪内郁；郁一分，病势增痼一分。风主游扬，则疫邪外疏；疏一分，病势解散一分。

兼　暑

时疫兼寒、兼风，四时皆有，至若兼暑一证，惟长夏有之。初起一二日与时疫无异，只胸满、呕利为异，而脉则兼弦、细、芤、迟，不似时疫不浮、不沉而数。治法于时疫诸方中，微减发表之味，如用羌即不用独，用柴即不用前。盖时疫多汗，暑证更多汗，两邪逼出表汗，则表必虚，故发表之味不可重复也。寒润之药尤宜减，清热之味亦宜减。以邪从表出，郁热必轻，过用清凉，恐致寒中而增呕胀、泄利。况表气太泄，里气必虚，易犯厥脱之证，故清凉寒润不可太多也。最宜加用分利燥脾之品，木通为上，滑石次之，猪苓、赤茯、泽泻又次之。盖分利则暑与疫皆从清道而出，邪有去路，正不必徒以寒凉逆折取效也。间有表见身痛，宜用香薷；里见腹满，宜用苍术者。再时疫兼暑，则病势反缓。以疫中瘟气属亢阳，暑为阳中之阴，阳得阴则解，虽不能尽解，然得一分阴气，则和一分亢阳。每见时疫兼暑，其谵妄、舌燥诸症反缓者，职此故也。

兼 疟

时疫有似疟、有转疟、有兼疟之不同，用药亦有微异。似疟者，寒热往来，或一日二三次或一次，而时无定也，时疫初起多有之。转疟者，时疫谵妄，烦渴大剧之后，已经大汗、大下，仍有余邪不解，复作寒热，转成疟象也，时疫末路多有之。兼疟之证，乃寒、暑、时疫合病也，其证寒热有常期，疟证全具，但热多寒少，且多燥渴扰乱，热势迅速，神情昏愦，秽气触人为异，秋令多有之。时疫所以似疟者，因邪气盘错于募原，欲出表而不能透达，欲陷里而未得空隙，故见半表半里之少阳证也，治法宜达原饮加柴胡为主。时疫所以转疟者，因汗下后，邪气已衰，正气来复，邪正相争，故在先阳气独亢，有热无寒者，今则以阴液渐回，而寒热相争矣；在先邪气秉纲，昼夜燥热无休止时者，今则邪气渐退，正气渐复，而寒热发作有时矣。治法以养正为主，祛邪佐之，小柴胡汤、炙甘草汤、柴胡四物汤、参胡三白汤，量余邪之盛衰、视阴阳之盈亏酌而用之。至若兼疟之证，最为难治。吴又可曰：疟疾二三发，或七八发后，忽然昼夜烦热，发渴，不恶寒，舌上苔刺，心腹痞满，饮食不进，下证渐具，此时疫证见，疟疾证隐也。以疫证方药治之则生，疟家方药治之则剧。治之如法，脉静身凉。每日或间日寒热复作有常期者，时疫解而疟邪未尽也，仍以疟法治之。愚按：时疫与疟病，不甚相远，疫乃湿温二气合病，疟乃风寒暑湿四气合病，其邪气之杂而不纯相类。疟邪横连募原，时疫亦发于募原，其受邪之处相类。但时疫之温气发，则为亢阳，故宜下、宜清之证多；疟之暑气停，则为郁滞，故宜宣利之证多耳。所以时疫初起，方用达原饮，与疟之主方用清脾饮，药品亦多相类；至其传变，则缓、急、轻、重迥乎不同也。善悟者，于此处细参，思过半矣。

兼痢

时疫本多自利症，表证初起即每日解数次稀臭水者是也，详见后"自利"条下。更有春夏之交得时疫，即兼下利红白而里急后重者，名为疫痢。初起慎不可从痢治，盖痢属里证，今兼疫邪之发热、头痛，为表里俱病，先用治疫之法解其表，表解而里自和，其痢多有不治自愈者。若用治痢之法先清其里，里气虚而表邪陷，轻者增其烦躁、沉困，重者遂至呕逆、昏愦而危矣。所以古人于疫痢初起专主仓廪汤，其方乃人参败毒散，一意解表，但加陈仓米以和中养脾胃。俟表证解后，里热证具，方可议清、议下，不但香连、芍药、承气之类宜缓，即淡渗分利之剂，亦宜缓投于表证未解之先也。若太阳证不见，而微见少阳、阳明证者，则柴葛五苓散不妨借用。痢证夹表，不可清里，不特时疫兼证为然，凡一切痢症微兼身热，即宜慎用苦寒淡渗。用之若早，必增呕逆，此历验不爽者。疫证兼利，其热势反多缓，亦由痢为暑气，阳中之阴，能和亢阳，且郁蒸之热有所疏泄故也。若疫毒太甚，骤发即下纯红、纯紫恶血，或兼见舌燥、谵妄诸恶症者，黄连、大黄又在急用，不可拘此论矣。

以上五条，其辨明所以为瘟疫兼证，固已不惮逐类详审。然总以前所备具，气、色、舌、神、脉五辨为主。五者之中，必有一二确据，方于疫门求治，否则各按各门施治可也。若混以时疫治之，为害甚矣。

夹痰水

饮入于胃，经蒸变而稠浊者为痰，未经蒸变而清稀者为水，痰与水，一物也。痰能作热，水能作冷，时疫属热证，故夹痰者更增其热，脉证治法，无甚参差，但于治疫药中加瓜蒌、贝母，甚则加牛黄；夹水者，脉证往往相悖，治法则有不同，不可不细辨也。时疫之脉必数，而夹水在胸膈，其脉多缓，甚则迟弦，此脉夹水之辨也。时疫之舌，一经传里，即转黄、转燥、转黑。若有水在胸膈，则烦躁、谵妄、沉昏诸症备具而舌色白润，间有转黄黑者，亦必仍有白苔；或满舌黄黑，半边夹一二条白色；或舌尖、舌本俱黄，中夹一段白色，此舌夹水之辨也。时疫胸满，心下硬痛，手不可按；一有水在胸膈，心下虽满痛，按之则软，略加揉按，则漉漉有声，此证夹水之辨也。时疫见夹水脉证，虽有表，不宜纯用辛凉发散，纯用辛凉则表必不解，而转见沉困；有里证不可遽用苦寒，早用苦寒必转加昏愦。此水气郁遏热邪，阳气受困，宜于发表清里药中加辛燥、利气、利水之品以祛水气。迨水气去，郁遏发，然后议攻、议凉，则无不效者矣。燥湿则半夏、苍术；利水则木通、苓、泽；利气则莱菔、草果、木香，甚至有须用大戟、芫花者。在时疫虽属热邪，往往有投三承气、黄芩、白虎而不效，偶用温暖药收功者，遂相讼清热之非，不知热邪乃其本气，夹杂乃其间气也。

夹　食

时疫夹食者最多，而有食填膈上、食入肠胃之不同。入肠胃，则为阳明诸热证，治法备于三承气汤。惟食填胸膈，往往有脉沉、手足冷者，误认三阴，投以温剂，亦无一毫热渴发见，但烦躁倍增，甚则一二日即死。盖胸中乃阴阳升降之路，食填之则气闭，气闭则热郁于下而无所疏泄，误温则热愈郁。热郁于内，故外无发热症；热郁于下，故上无口渴症。疫热以出表为轻，入里为重；在浅为轻，入深为重。此证一温则逼邪入里、入深，以致速死而无热症也。如气、色、神、舌、脉辨得为疫证矣，而遇脉沉、手足冷，即当细询其胸膈。若痞塞闷满，即是夹食。再辨其舌苔白厚而微兼淡黄，益为食填膈上之明验。于治疫药中加枳、桔、青皮、莱菔、曲糵，甚则用吐法以宣之，使膈开而阳气宣达，然后热证自见，当解表、当清里，自无误治矣。

夹　郁

时疫夹气郁者，初起疫证悉同，而多脉沉，手足冷，呕逆胸满，颇类夹食。但夹食为有物，为实邪，舌苔厚白而微黄，胸膈满痛不可按而亦不移；夹气为无物，为虚邪，舌苔白薄，胸膈满痛串动而可按，宜先宣通其郁，然后解表清里，自无不效。若不舒郁而徒发表，则里气不能外达而难于彻汗；遽用清下，则上气不宣，多致痞逆。惟于解表药中加苏梗、木香、大腹皮、香附等类，以宣其气，则表易解；于清里药中加川贝母以舒其郁，则里易和。贝母为舒郁要药，但力性缓，必用至五钱一两，方能奏效。

夹　血

时疫传里之后，蓄血最多，治从攻里，兹不具论。惟本有内伤停瘀，复感时疫，于初起一二日，疫之表证悉具，而脉或芤、或涩，颇类阳证阴脉，但须细询其胸、腹、胁、肋、四肢，有痛不可按而濡者，即为蓄血确验；其芤涩非阳证见阴脉，乃表证见里脉也。治法必兼消瘀，红花、桃仁、归尾、赤芍、元胡之类，量加一二味，表邪方易解，涩、芤之脉方易起。若误认芤、涩为阴脉，而投温剂，轻者变剧，重者危矣。

夹脾虚

时疫较之风寒，本为难治，以风寒传变有次序，时疫传变无常经；风寒表邪，一发即散，时疫散而复集，且往往复之再三；风寒传里证，一攻即和，时疫攻而复合，有下之一二十次者，此时疫之难治也。而脾虚者更为难治，盖时疫必得汗、下而后解，脾虚者，表不能作汗，里不任攻下。或得汗矣，而气随汗脱；得下矣，而气从下脱。治此等症，汗勿强汗，发表必兼养正，人参败毒散是也；下勿轻下，攻里必兼固气、生津液，黄龙汤是也。其外证无大分别，惟脉不任寻按。然邪有进退，当其邪进方张之时，脉亦有寻按有力者，不可泥也，必合气、色、神、情、脉证以相参。如面色痿黄，神情倦怠，气息微促，及心悸、耳鸣，皆脾虚中气不振之象，更须通体合参。如通体皆见有余实象，而独见一二虚象，则虚象反为吃紧；通体见虚象，而独见一二实证，则实证又为吃紧。总须权衡标本。凡证之属表、属上焦、属六腑者，皆为标，证之属里、属中焦、下焦、属五脏，皆为本。若实证居标，虚证居本，则虚证为重；虚证居标，实证居本，则实证为重。到此虚实关头，必着意参详，庶几无失。

夹肾虚

时疫夹脾虚者，为难治矣，夹肾虚者更难。时疫属热证，肾气虚则手足冷；时疫属实邪，肾气虚则眩晕、惊悸，腰膝痿软。肾虚之中，又有阴虚、阳虚之分。时疫必待汗、下、清而后解。阳虚者，一经汗、下、清则脱绝之证随见；阴虚者，一经汗下则枯竭之证随见，必须时时谛察。凡在表时，见腰痛异常，小便频数，膝胫冷软，其人平日非有淋浊、阳痿，即系遗泄、好内，须询明。于通表药中加人参、白芍，阳虚兼杜仲，阴虚兼知母，以照顾肾气，免后来意外之变。若入里当下，必以陶氏黄龙汤为主；当清，必以人参白虎汤为主。或屡清、屡下而热更甚，舌上燥而无苔；或有黑苔，愈清而愈长；或有燥苔，愈下而愈燥，此皆肾虚之证。察其阳明，无实邪可据，当从肾虚治，以六味地黄汤易生地，加知、柏。王太仆所谓"寒之不寒，责以无水，壮水之主，以制阳光者"此也。或仍不应，则合生脉散以滋水之上源；或用四物汤流通经络。似此热势燎原，非杯水所能救，必大作汤液，药味必以两计，汤液必以斗计，乃有济耳。见机[1]若早，十救二三；涸竭已见，十难救一；或更兼脾胃败证，如呕、呃、哕、利之类，汤药不下，百难救一矣。

---

〔1〕机：底本原作"几"。"几"通"机"。

夹亡血

疫证亡血有三。其一，未病之先，素亡血而阴虚，一受疫则邪热乘虚煎熬，亡阴最易。解表清里，用药必步步照顾荣血，如九味羌活汤之用生地、人参败毒散之用人参是也。其二，当受病之时，忽然吐衄，女子崩漏，甚至血晕昏厥，势甚危急，亦疫证常有也。病家但知血之可骇，往往不知受疫；医家亦忽其客邪，惟汲汲于止血、清凉、滋补，多至危殆，不知血由疫逼，惟当治疫，疫邪解而血自止。此证不遽见于疫在表时，而见于发热数日之后，人犹易知，惟疫郁于阴经而暴见此证者难识，以其证外无头痛发热之可据耳。但见微恶寒而大作呕，急当视其气、色、神、脉、舌苔，若舌有白苔，气色有一二疫象，即是疫毒无疑。以达原饮为主，呕加藿香，胀加青皮，但治疫毒，血症自已。若脱血太甚而气欲绝者，加人参以固中气，俟疫证传变归经，然后按经治之，此疫证兼血之最危者。其三，疫邪大张之后，烦热、燥渴之余，而见亡血证则又瘟疫常态，详后血证各条。

夹　疝

疫邪夹疝，其肾囊少腹引痛，全是疝症。当照辨气、色、神、脉、舌苔法辨之。一有疫邪，不必治疝，但治疫而疝自消。若依常治疝法，用吴萸、桂、附、茴香诸燥品，轻者变为囊痈，重者变为呃逆、哕、厥，沉昏而莫救矣。

夹心胃痛

时疫有兼心胃痛者，于其痛时，察其气、色、神、脉、舌苔。若有一于时疫，但治时疫，虽平时因寒而发，此则惟治其热。盖以疫邪客于募原，传于太阴而发心胃痛之痼疾，于达原饮中加木香、苍术，以开通郁疫，使其透发于表而痛自已。若误认平常心胃痛，用桂、附、姜、萸，必致危殆。

夹哮喘

哮喘乃肺家素有痰火，一受疫邪，其湿热之气从其类而入肺，发其哮喘。遇此当察其气、色、神、脉、舌苔，有疫但治疫，其哮喘自除。于治疫药中加贝母、瓜蒌、淡豉、桑皮，疫邪、哮喘并解，法更精密。

以上诸条，凡言兼者，疫邪兼他邪，二邪自外入者也。凡言夹者，疫邪夹内病，内外夹发者也。二邪兼发，以疫为重，他邪为轻，故略兼治他邪而病即解。二邪夹发，如夹水、食、血、气、痰等实邪，则以夹邪为先，疫邪为后。盖清其夹邪，而疫毒始得透达，透达方能传变，传变方能解利也。如夹脾虚、肾虚、亡血诸虚证，则以治邪为主，养正为辅。盖疫邪最易伤正，故不可养正遗邪也。如夹疝、哮、心胃痛诸旧病，则但治疫邪，旧病自已。盖旧病乃新邪所迫而发也。

广瘟疫论卷之二 表证

疫邪见症，千变万化，然总不出表里二者。但表证中有里邪，里证中有表邪，则又不可不细察也。故列证分表里以尽其常，又细辨以尽其变，使人人临证，胸有定见，少救横夭于万一耳。

发　热

时疫发热与风寒杂证同，其发热时气、色、神、脉、舌苔则不同。辨得为时疫发热，又当知有浅、深、表、里之异，不辨无以施治。发热表证居多，亦有里证发热、半表半里发热、余邪不尽复出于表发热、邪退正虚发热。而表证发热，脉不浮、不沉而数，寸大于关尺，热在皮肤，扪之烙手，久按反轻，必兼头痛、项强、腰痛、胫酸，或头面、身体、皮肤有红肿疼痛。诸症不必全现，有一于此，便是表证发热，九味羌活汤、人参败毒散、六神通解散选用；冬月严寒及恶寒甚者，大青龙汤、葳蕤汤、越婢汤、阳旦汤可借用；全不恶寒者，白虎汤、黄芩汤可加减用。里证发热，脉或滑，或沉数，或洪滑，关尺盛于寸，热必在肌肉、筋骨，初扪热轻，久按热甚，必兼烦渴，胸腹满，大便或不通，或自利，或便血及脓，小便黄赤，或谵妄、狂昏。诸症虽不必全现，必兼二三症方是里证发热，栀子豉汤、黄连解毒汤、小陷胸汤、三承气汤、导赤泻心汤、猪苓汤、天水散选用。半表半里发热，脉多弦，胸胁满，或热或止，或口苦咽干，目眩耳聋，或目赤，或喜呕心烦，或兼见表里症，达原饮、柴葛解肌汤、小柴胡汤选用。时疫初热时，用药最要清楚，此处头绪不差，后传变多危，救援亦易，不然难于收拾矣。凡见发热，即当辨其气、色、神、脉、舌苔，为风寒，为时疫。系时疫，又当辨在表、在里、在半表半里。然时疫见症，纯表纯里者少，表里夹杂者多。表里夹杂，吴氏达原饮为主。表证多，加羌活；里证多，加大黄；半表半里证多，加柴胡、葛根、淡豉；或表里证均见，则诸药全用，即三消饮取效最多，诚时疫主剂。至已愈数日而复发热者，乃募原伏有不尽之邪，复出于表，当察其证之表里多寡，以前法治之。大抵愈后复发，则里热多而表热少，虽有当用表药之证，不过葛根、柴胡、淡豉而已，无更用羌活之理。若愈后另受风寒，发热、无汗、舌上无苔者，不在此例。时疫愈后复热、无汗，重用葛根五钱最妙，以其性凉而解肌发汗，既不碍无汗之表，又不碍烦热之里。更有平素虚损，或老人，或大病后复染时疾，屡经汗、下、清解，其热转甚，或全无表、里实证，或六脉豁豁然空，或较初起洪滑更甚，或用表药而身痛更甚，或屡用清热药而烦躁、沉昏更甚，或屡用下药而舌燥更甚，此皆邪退正虚之发热也。王太仆所谓"大虚有盛候，反泻含冤"也。此时须略去证状，而消息阴阳、虚实。阴虚则热渴、枯竭之症多，责在肾，宜六味地黄汤；兼气虚，合生脉散，须大作汤液，昼夜频进效始捷。阳虚则呕利、悸眩之症多，责在脾，宜六君子汤；兼阴虚，归脾汤、参胡三白散、清燥汤选用。若遇此等症，仍用汗、下、凉解宣伐，断无生理矣。又发热之为表、为里、为半表半里、为复、为虚，症状明显有据者，自易施治。若脉证夹杂模糊，难于分辨者，须以舌苔为据。初起舌苔薄白，或无苔而润，属在表；白苔而厚，或兼微黄，或中黄边白，中黄尖白，或二三色，属在半表半里；黄苔、酱色苔、黑苔属里；舌苔燥则不论何色皆属里证。屡经汗、下后，舌苔润而发热者，属阳虚；无苔而燥者，属阴虚。发热之表、里、虚、实，依此辨之，思过半矣。惟虚证发热有似实证，即舌苔亦难凭据，又当从病之来路探讨。若屡经汗、下宣伐而热愈甚者，从虚治无疑。或虽经汗、下而热渐减，药有效则仍属余邪未尽，不可遽补，致邪热复壅，夭人年寿。似此虚实关头，不可不细心体认也。

以上辨表、里、虚、实诸法，虽指发热时言，然类而推之，凡证皆可依此为辨，惟在学者之善悟耳。

恶　寒

时疫恶寒与风寒暑湿诸证不同，诸证恶寒无时而势不甚，时疫恶寒有时而势甚；

恶寒之后，必见发热，热时自热而不觉寒，寒时自寒而不觉热，非若诸证恶寒发热之相兼也。时疫恶寒传里之后少，在表之时多，而辨气、色、神、脉、舌苔与发热同，但有浅深虚实之异。邪浅而在表者，恶寒之时少于发热，治法方药同于发热，而以解表为主。邪在半表半里者，寒热往来如疟状，治法方药亦同发热。邪深入里，失于攻下，而热深厥深，反欲拥被向火，恶寒而不发热，或热亦微，甚则四肢反厥，此虽恶寒，实非寒也，乃阳气为邪所郁而不通，以通郁为主，达原饮、大柴胡汤、三承气汤选用，使里气通而郁阳发，反大热而烦渴也。此证在恶寒时最难辨其为热，须于九窍察之。如目大小，眦赤，鼻孔干，唇红，舌苔黄黑燥，耳鸣或聋，小便黄、赤、涩、痛，大便燥结，或稀黄极臭，或鲜血，或心下至少腹有痛不可按处，此皆热深阳[1]郁之象。大抵周身皆见冷证，一二处独见热证，反当以热证为主，反此亦然，乃辨寒热真假之机要也。余所见时疫不下数千，里证恶寒者，百中一二，即四肢厥逆，爪甲青紫，询其所苦，亦不恶寒，此可得其概矣。至若本系时疫热证，因其人平素虚损衰老，及大病之后，用攻伐寒凉太过，至汗出不止，呕利俱作，四肢微厥，六脉细濡而恶寒，为阳虚，乃攻伐太过所致，当以参、芪、苓、术为主。寸口脉微者，佐以升、柴；尺脉微者，佐以桂、附。须知虽属阳虚，却从热证来，而阴必亏，桂、附亦不可过用，当佐以护阴药为妙，如白芍、麦冬、五味之类。此证温补略缓，及温补不到，必死；或过用温补，阳虽回而阴竭，亦死；此处不可不斟酌至当。又有宣伐太过，而成虚证之恶寒；寒凉太早，而成实证之恶寒。以疫邪方伏于募原，未经传变之时，胸膈必多痰滞，有见其烦躁而遽用知、膏、芩、连者；有因其作渴而遽用生地、麦冬者；有病者自认火证而恣啖冷水、西瓜、梨、荸太早者，皆能抑郁阳气，壅闭邪热，热遏于中、下二焦，冷物停痰滞于上焦，每每见恶寒症。遇此惟以宣导痰滞为主，痰滞通则恶寒自止。不可过温，致下焦瘀热、蓄血、斑黄、呃逆而死；不可清凉，致胸腹痞闷而危。宜用草果、厚朴、槟榔、木香、半夏、苍术、莱菔、芩、泽导痰、开滞、逐水。痰滞水去，则恶寒止而热证见，随其传变以施凉解攻利之剂，乃有效也。此法特救药误，非治正病耳。总之风寒以恶寒为重，时疫以恶寒为轻。多有初起恶寒，一二日不治，邪气传变，而恶寒自已者。与其误治，毋宁俟之，若误认恶寒为真

---

〔1〕深阳：底本此处模糊不清，今据江本、晋本补入。

寒，用辛温之药发散，未有不增其病势者也。

寒热往来

寒热往来与发热恶寒异：发热恶寒，一时兼至；寒热往来，寒已方热，热已方寒。亦与疟不同：疟发有时，寒热长短有定；此则寒热无时，长短无定。虽不同于疟，而邪俱在少阳半表半里之间，在传变之初，是由轻入重，始则寒热往来，继则热多寒少，再则但热不寒至昼夜壮热谵妄、烦渴毕现。在传变之后，是由重出轻，昼夜壮热渐减，而为发热有时而止，又减而为寒热往来，又减而为战汗，至脉静身凉而愈。夫疫邪自里出表者轻，自表入里者重。初起寒热往来是自表入里，犯及少阳，里气与邪相争拒；继则邪深入里，表里并而为热，昼夜壮热而势日重；既传变之后而寒热往来，是邪气尚衰，正气来复，自里出表，经过少阳。前之昼夜壮热，邪气秉纲者，至此正气渐和而寒热有时矣；前之邪阳独盛，亢极无阴，作纯热者，至此则阳气来复而寒热相争矣；前之邪并表里而热渴日加者，至此则里气逐出表邪而作战汗矣。治法于未传变之先，欲由表入里时，但透达其邪，使易传化为主，达原饮是也。于传变之后，欲自里出表时，以和解为主，小柴胡汤是也。于屡经汗下之余，脉或虚微、濡弱、结代，心或悸动，神或痿倦，形或羸弱过甚，当养阴益气，助正却邪为主，参胡三白汤、炙甘草汤、清燥养荣汤、补中益气汤是也。

头　痛

时疫头痛与风寒不同：风寒是寒束于上部，中、下无邪上逆，头虽甚痛而不昏闷；时疫是热蒸于上部，中焦邪犯上焦，头不甚痛而昏闷，所谓卓然而痛者是也。验得气、色、神、脉、舌苔为时疫头痛，而又有表里之分。初起头痛，脑后、巅顶、目珠略甚，舌苔白而发热者，太阳头痛也，以羌活、川芎为主，淡豉、酒芩、知母、生地为辅。额颅胀痛，目痛、鼻孔干，舌苔白而微黄，烦热而渴者，阳明头痛也，葛根为主，淡豉、石膏为辅。两额角痛，眉棱骨痛，寒热往来，口苦咽干，舌苔中黄边白，或中段黄，尖上白，少阳头痛也，柴胡、荆芥、川芎为主，酒芩、石膏为辅。头痛而三阳证悉具者，吴氏三消饮为主。时疫头痛，专见一经症者少，杂见二三经症者多，此方尤为多效，头痛甚者，加豆豉、芎、防清其头目。头痛，舌苔黄，心下满，蒸蒸发热者，阳明里证也，三黄石膏汤、小承气汤、大柴胡汤、防风通圣散选用。舌苔黄，或半截、或旁边有小块白，胸满而呕，头痛兼眩者，痰厥头痛也，前胡为主，半夏、莱菔子、枳、橘、山楂、麦芽为辅。兼烦热者，加大黄、枳实。汗、下、清解后，头痛、心悸，四物汤去川芎，加丹皮、知母、黄柏，或归脾汤、逍遥散并加生地、枣仁。凡头痛见症混杂，难分表里者，总以舌苔辨之。

头　眩

时疫头眩有三。其一风热头眩，乃时疫本病。寸口脉多浮而发热，荆、防、芎、薄、天麻为主，黄芩为辅，烦渴加石膏。其一痰水头眩，乃时疫兼证，脉沉而弦滑兼呕，胸胁满，悸动，前胡为主，半夏、茯苓、枳、橘、胆星、莱菔、苏子为辅。然必视时疫大势属表属里，于应用本方中加此数味可也。其一虚证头眩，乃时疫变证，多见于汗、下、清解后，或素有怯证者，如上虚，寸口脉不及关、尺，多汗，少气不足以息，心悸，参、芪为主；中虚，关脉不及寸、尺，多从呕利太过而来，不思食，苓、术为主；下虚，尺脉不及寸、关，腰膝痿厥，二便清滑，六味地黄为主。三虚皆可加天麻，或虚证已见，仍夹有疫邪燥热，则不妨兼用清热之品；或补后脉气稍实，再为清解亦可。大抵时疫头眩多属热，少属虚，治须斟酌。若伤寒亡阳头眩，又当遵仲景法治之。

头　胀

时疫头胀者，乃胃热上蒸也，下之则愈。兼表者，防风通圣散、大柴胡汤、吴氏三消饮；无表证者，三承气汤选用。病后虚胀，与"头眩"参看。

头 重

时疫头重者，湿热上壅也，与清凉解表药中，加苍术，或利水药。病后虚重，亦与"头眩"参看。又有表里无病，病在头中者，其目必黄，当遵仲景法，用瓜蒂散搐鼻，出黄水即愈。

目 胀

时疫目珠胀者，阳明经病也。兼表证，葛根葱白汤加石膏。若胸满，舌有黄苔，宿食也。盖食壅阳明，其脉不下行而上逆，故目珠胀。宜平胃散加山楂、麦芽、枳壳，消导之则愈。至屡经清解，而目珠胀痛不愈者，当消息其肝脏，以养阴滋血和肝之法治之。如再不愈，则当进而滋肾，乃乙癸同源之治也。

项强酸

时疫初起，项强酸兼发热，乃邪越于太阳经也，羌活为主。狂躁正盛而项强者，热壅其经脉也，石膏、黄芩为主。屡经汗、下，发热已退而复项强者，血燥而筋无养也，四物、六味为主。外此若伤寒发痉之项强，亡阳漏风之项强，则又有仲景之法在。

背痛酸

时疫初起，背痛兼发热者，邪浮于太阳也，羌活为主。背痛而胀，兼胸胁胀者，

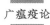
邪客募原也，草果、厚朴、槟榔、莱菔子、大腹皮为主。屡经汗下后，发热已退，背痛不止者，经脉血亡也，六味、生脉、四物为主。又有平素劳倦内伤，而背痛在膏肓二穴者，当于东垣内伤诸论察之肓，音"荒"。

腰痛酸

时疫初起，腰痛兼发热者，太阳受病也，独活为主。兼胀者，气滞也，加槟榔。兼重者，夹湿也，加苍术。牵引少腹及两胁者，气滞血瘀也，加青皮、乌药、赤芍、元胡，兼理气血，疏通肾肝。此皆初起实证治法。又有即夹肾虚阴伤者，腰痛独甚于周身，兼酸痿无力，若尺脉无力，后来传变必危，当于初起在表时，加人参、知母、生地，预顾其阴，则危殆差减。若徒用伐邪之品，邪之深入者未必去，而液大伤，则昏沉、舌黑、直视、失尿诸症见，阴伤气脱，则厥逆证见。盖腰乃肾腑，为先天根本，腰痛则肾虚，不可不察。要知此时疫初起，腰痛尚有虚实之分。若汗下后而见腰痛，其为肾虚，不待言矣，宜六味、四物，不可疏通。

膝痛酸

时疫初起，膝痛发热者，邪在太阳经也，独活、槟榔、牛膝为主。兼软者，湿甚也，苍术为主。然此特太阳之一证，初起以解表邪大势为先，膝痛专药一二味而已。若经汗、下，表邪大势已解，则当察其邪气之有无，正气之虚实，专治下部。不然，恐致残废。倘余邪不尽，留于下部，则仍有热证。如骨蒸、小便黄赤，以黄柏、苡仁清湿热，槟榔、木通通壅滞；筋挛则秦艽、木瓜；筋缓则苍术、防己；红肿则赤芍、丹皮、续断、芎、归。若无余邪，见心悸，二便频数，尺脉虚小，则当以补肾为急，六味加牛膝、枸杞、知、柏滋益阴精。

胫腿痛酸

时疫初起，胫痛酸者，太阳经脉之郁也，独活为主。兼挛者，治在筋，加秦艽、木瓜；兼肿者，治在肉，加木通、赤芍、槟榔；兼软者，属湿温，俗名"软脚瘟"，往往一二日即死，宜白虎加苍术汤，或苍术、黄柏。此与膝痛颇同，未经汗、下则解表之，大势加一二味胫痛专药。表证已解，惟留此证，当专治之。若屡经汗、下而见虚证，亦以补肾为主。

足 痛

时疫初起足痛，有因素有脚气痼疾者，但治时疫，于解表药中，微加槟榔、木通。若已经汗、下，表里俱平而足痛不止，则消息其肾家虚实，同"膝胫痛"法治之。

肩背痛酸

时疫初起，肩背痛酸者，手太阳经脉受邪也。解表，则痛自已。经汗、下后而肩背痛者，有经隧阻滞、血脉空虚之别。经隧阻滞者，脉多有力，证多热渴，以清热活血为主，黄芩、赤芍、归尾、红花之类。血脉空虚者，证多痿困，脉多芤、涩，养血益气为主，四物合参、芪之类。

腕 痛

时疫初起腕痛者，乃风淫末疾也。初起解表，汗、下后益气养血，与"肩背痛"同治。

周身骨节酸痛

项、背、腰、膝、胫、足、肩背诸痛，已列于前，则周身之酸痛备矣。兹复列周身骨节酸痛者，以痛在一处，邪有专注，痛若周身，邪有分布也。专注之邪，须通其凝泣；分布之邪，须解其缚束。故治周身酸痛，疏表其大法也。而酸与痛亦有别：酸轻而浅；痛重而深。酸痛与拘挛又有别：酸痛举动如常，拘挛屈伸不利；酸痛病在营卫，拘挛病在筋脉。合酸痛拘挛，又有上下、浅深、前后之不同：在身半以上为末疾，浅而易解；在身半以下为本病，深而难祛。合上、下之酸痛、拘挛，在未经汗、下与已经汗、下者又有别：未经汗、下属邪盛，宜宣伐；已经汗、下属正虚，宜调补。明乎此，则酸痛在周身，在一处，按证施治，无不当矣。解表诸方：人参败毒散、九味羌活汤、六神通解散、大羌活汤。

身　重

时疫初起，发热身重者，湿胜于热也，苍术为主。二三日或四五日传变之后，汗出更热而身重者，热壅其经脉也，白虎汤为主。传里，表无热而舌燥、便秘、腹痛拒按而身重者，内结而气不达于表也，三承气为主。屡经汗、下，表热已退，身重不可移动，脉虚散而无根，舌上无苔，二便自通者，阴阳两亡，经脉枯竭也。审其阴阳偏胜而治之。偏于亡阴多燥证，六味合四物为主；偏于亡阳多脾虚证，六君合生脉为主；阴阳俱竭，生脉合六味为主。

自　汗

时疫自内蒸出于表，初起作寒热时，多自汗，甚至淋漓不止，不可以表虚论。兼头痛、身痛仍以解表为主，羌、独、柴、葛之类。兼烦渴，直清阳明之热为主，白虎之类。有热、有结，破结为主，陷胸、三承气之类。若屡经汗、下，邪已全退，脉虚而舌无苔，二便清利如常，内外无热证，方可从虚敛汗。盖以时疫得汗，为邪有出路，而宜敛汗者，恒少也。

盗 汗

时疫初起盗汗者，邪在半表半里也。胸胁痞闷，达原饮；无痞闷，小柴胡汤。汗、下后，大热已退，有盗汗者，余邪[1]不尽也，小承气、小陷胸、吴氏承气养荣汤诸方，清其伏匿余邪，盗汗自止。

战 汗

时疫不论初起、传变、末后，俱以战汗为佳兆。以战则邪正相争，汗则正逐邪出。然有透与不透之分。凡透者，汗必淋漓，汗后身凉，口不渴，舌苔净，二便清，胸、腹、胁无阻滞、结痛，始为全解之战汗。否则余邪未净而复热，则有再作战汗而解者；有战汗须三四次而后解者；有战汗一次不能再战，待屡下而退者；有不能再作战汗，即加沉困而死者，总视其本气之强弱何如耳。凡战汗之时，不可服药。补则战止而汗不透，留邪为患；汗、下则太过，而成虚脱。应听战汗也彻，再观脉证施治。当战时，或多与热汤饮之，助其作汗。战汗之时，脉多停止，勿讶，待战汗之后，脉自见也。大抵战汗之脉，以浮为佳，邪出于表也，虚、散、微、濡应有变，煎独参汤以待之，防其脱也，贫者米饮聊代之，然必察其战后，系邪净而气欲脱方可用。凡战汗后，神静者吉，昏躁者危；气细者吉，气粗而短者危；舌痿不能言者死；目眶陷者死；目转运者死；戴眼反折者死；形体不仁，水浆不下者死。战汗虽为佳兆，亦有吉凶。得战汗固由治得其宜，邪退正复而致，然不可强也。尝见服大发汗药毫不得汗，而饮冷水得汗者；又有用下药得战汗者；凉血、活血得战汗者；生津益气得战汗者，

---

〔1〕邪：底本原作"也"，今据晋本改。

种种不一。当知战汗乃阴阳交和，表里通达，自然而然，非可强致也。

狂　汗

时疫临解，有忽手舞足蹈，跳床投榻而后作汗者，最为骇人。然须验其是否作汗，作汗之脉浮而缓，浮为邪还于表，缓则胃气自和。待汗透自愈。脉若浮洪、浮数、浮滑、浮散，虽有汗，亦为发狂，非作汗也。

头　肿

时疫头肿乃风热壅于上部，太阳之经脉郁滞巅顶，俗名"大头伤寒"。当视表里轻重加轻清疏风之品，以散其肿，荆、防、薄荷、蝉退、川芎、蔓荆、菊花之类。如发热，舌苔白，表重于里也，合表药用。九味羌活汤、人参败毒散是也。如烦渴，舌苔黄者，里重于表也，合里药用，三消饮、凉膈散、大柴胡汤，调胃承气汤是也。古有用三棱针刺出恶血法亦可用，至发痈脓者，不在此例。

面　肿

时疫面肿，风热溢于上部，阳明之经脉被郁也，赤肿者方是。治以白芷、防风、葛根、石膏散其风热，视表里之轻重，合"头肿"条内诸方加减用之。若黄肿，乃水气也，当从水肿治之。

颈项肿

时疫颈项肿，乃阳明风热。俗名"捻头瘟"，又名"虾蟆瘟"。当按"头肿"条内表里诸方加葛根、桔梗、牛蒡、防风、元参。痈脓发颐不在此例。

耳旁肿

时疫耳旁肿，乃少阳风热，俗名"黄耳伤寒"，小柴胡汤加荆、防、芎、芍、元参，亦当与"头肿"参看。

胸红肿

时疫胸前一片红肿，粟起似麻疹，风热也，俗名"赤膈伤寒"，亦于头面诸条表里方中加荆、防、连翘、赤芍、牛蒡、土贝。

周身红肿

时疫周身红肿，风热溢于皮肤也。用羌、独、升、柴、葛、芷疏其皮肤之毛窍，石膏、黄芩、栀子、连翘清其肌肉之热，赤芍、归尾、红花、生地活其毒热之瘀。兼里证与"头肿"诸条参治。

以上"头肿"诸条，列之表证者，以初起言也。若见于病后，曾经汗、下者，为余邪不尽，治法则小异。大约见于初起，表邪盛实，用表散之药为主，清里之药为辅；见于病后，里邪留溢，用清里之药为主，表散之药为辅。以此为权衡，思过半矣。

发 黄

时疫发黄有四：一宿食，二蓄水，三蓄血，四郁热。当疫证初转在表时，胸膈痞闷，目珠黄，面鼻正中黄，宿食壅于胃脘也，于表药中加山楂、神曲、麦芽、莱菔子。传里时，小便不利，腹满而响，面、目、身俱黄，蓄水也，四苓散加栀子、茵陈。胸腹有软痛处，小便自利，大便黑而发黄者，蓄血也，桃仁承气汤。热在下焦，大小便俱不利而发黄者，郁热也，茵陈蒿汤。凡发黄必以二便为辨：二便调，属上焦；小便不利属水；小便自利而大便黑润属血；大小便俱不利属热郁，乃胃热移于膀胱，不必利其小便，但当通其大便，是以茵陈汤有专功也。发黄当辨其色：上焦宿食发黄，只在面目，不及周身；蓄水发黄，周于身，兼微黑而黯淡；瘀血发黄亦兼微黑而润泽；郁热发黄兼赤而鲜明。此即以黄辨黄之法也。

发　疹

时疫发疹，热邪从皮毛出也，与汗同机，以疏散清热为主。然与他证发疹不同。他证或无里热，此则未有不里热者，虽以疏散为要，而见烦渴、舌苔黄则硝、黄仍须兼用；他证发疹，疹散而病即愈，此则有屡发而病不衰者；他病发疹，不过一二日为期，此则为期不定。治法必视里邪解否为用药之准则，不可以疹之一症为据也。

发　斑

时疫发斑，邪热出于经脉也，虽不及战汗，亦有外解之机，治以凉血清热为主，白虎化斑汤、吴氏举斑汤、犀角地黄汤选用。此亦与他证发斑有异，他证发斑，斑消则愈，此总不以斑之消否为轻重，而惟以里证为主。每每斑出而谵妄如故，或斑出数日已消而沉昏如故，必待里热全清，二便清利而后愈。故治斑药味可为辅，不可为主。发斑、发疹，热皆在经而不在胃，凡遇烦躁而不渴，目赤而舌白，即是将发斑疹之候，预以清凉、解表、透毒之药治之，使邪易出、易净。

以上时疫表证，皆关乎里，不似他证表里两不相关。故前列各条，皆冠以"时疫"二字，以明非他病之见症，不可以治他病之法治之，亦不可以此法治他病。总凭气、色、神、脉、舌苔辨之，百不失一。是五者，为辨时疫之大纲，实亦辨时疫之细目也。

广瘟疫论卷之三 里证

烦 躁

烦乃心烦，情思不定，神不安而形如故。躁则形扰，扬手掷足，形不宁而神复乱。烦轻而躁重也。在他证有谓烦属心，躁属肾者；烦属阳，躁属阴者。在时疫总属郁热。热浅在上，则见烦躁之形；热深在下，则渐近昏沉而不烦躁。是时疫初起，可即烦躁之轻重，辨病势传变之轻重。不烦躁则非时疫，设神色、神、脉、舌苔有时疫确据，亦属但表不里之轻症。凡初起憎寒发热而烦躁者，邪在半表半里，三消饮、九味羌活汤、六神通解散选用。隆冬寒甚，汗难出者，大青龙汤、葳蕤汤可借用。舌苔已黄，渴而喜饮，身热汗出而烦躁者，邪入于胃也，白虎、黄芩、三承气、小陷胸、三黄泻心、凉膈散选用。舌苔已黑，烦躁渐近沉昏者，邪入心包也，犀角地黄汤加羚羊角、黄连解毒汤选用。屡经汗、下、清凉，表里俱无阻滞而烦躁者，阴液伤也，生脉散、六味地黄汤、吴氏诸养荣汤选用。或用汗解、清利、滋润诸法不应而烦躁加甚者，当细验舌苔。若黄黑苔中夹一块白润，是为夹水。或平素胸有痰饮，或未病之先曾饮冷物；或初烦躁时，过饮冷水，恣啖凉物；或用清凉太早，皆能停饮于胸膈、胃脘之间。寒饮怫[1]郁其疫热，外不能达表，内不能传胃，故烦躁转甚。验舌之后，更细按胸胁，满痛而软，漉漉有声，再细察其脉，右寸关或弦紧，或缓，皆停水确据。当以苍术、半夏、莱菔、厚朴先消其水气，然后治其烦躁，无不应者。不论舌苔有无黄黑，但烦躁而兼小便不利者，虽无水气在胸胁，而少腹略有满痛处，即当以导赤散、泻心汤、四苓汤、猪苓汤、益元散利其小便，所谓心邪不从心泻，而从小肠泻也。

---

[1] 怫：底本原作"拂"。

呕

吴又可曰：时疫有始终能食者，邪不传胃也，慎勿绝其饮食，此不呕者也。愚尝见时疫初起未发热时，表证未见，有先作呕数日者，此疫邪先犯太阴。当辨其口气，无臭气而不黏者，属太阴寒证；有臭气黏厚者，属太阴疫证。此为先里而后表，不可遽用清凉，闭遏邪气，致使不能透达传化。虽四肢有时厥逆，脉有时沉伏，亦不可用温热，致增呕症。甚有舌紫沉昏者，惟当宣其胃气，藿香正气散最宜。若已发热而呕者，吴氏达原饮加半夏。若三阳表证加羌活、葛根、柴胡。若呕而烦渴，身热而不恶寒者，邪在阳明也，白虎汤、黄芩汤，并加半夏。若呕而舌黄，胸中有满痛处，橘皮半夏汤加枳实、山楂、麦芽、川贝。贝母力缓，用至五钱或一两，乃能舒郁散结。若呕而舌黄，心下脐上有满痛拒按者，大柴胡汤。若呕而舌黄或黑，少腹有满痛拒按，当视其前后何部不利。大便不利，调胃承气汤；小便不利，四苓加木通，或益元散，利之则愈。寒热已解，二便通利，胸腹无滞而呕不止者，余热在胃也，竹叶石膏汤；屡经清下，呕不止而舌无苔，多汗、心悸、痿倦者，中气伤也，大半夏汤或六君子汤加白蔻；屡经清、下，倦怠异常，四肢渐冷者，乃清下太过而中寒也，理中汤，甚至加附子。然此为治药之法，非治疫之法也，宜详察之。

咳

咳者，疫邪夹他邪干肺也。有初起在表，夹风邪干肺者，脉兼浮，咳多痰沫，必兼鼻鸣、自汗、洒淅恶寒，于透表诸方中加前胡、桔梗、苏子、杏仁、淡豉。有夹水干肺者，不论表里，脉必兼缓，咳必多清痰，兼舌白、心悸、胸满，或呕，或吞酸，于表里药中加桑皮、半夏、茯苓、川贝母、莱菔子。有疫热传里，燥火熏肺者，脉必数，咳必无痰，有痰亦难出而咽痛，于里药中加花粉、黄芩、川贝、蒌仁。有病后阴伤肺燥者，脉必涩，咳必无力，舌必赤而无苔，吴氏清燥养荣汤加麦冬、元参、知母、贝母。有屡经汗、下，或平素阴虚，肾气上逆者，咳必兼上气，颧必时赤，足膝必清痿，脉必散，六味加枸杞、五味、牛膝。疫邪兼咳者少，即有之，亦非大有关系之症，宜以病之表里大势为主，加治咳药于本方疗之。

渴

渴乃热象，时疫为热证而有不渴者，盖初起湿热相兼，为蒸气，热未胜湿，则郁闷、心烦而不渴。热已大盛，在经而不在胃，则烦躁、身热而不渴。在下而不在上，则便结而不渴。在血分不在气分，则沉昏而不渴。疫邪初从太阴发者，胸腹满，呕而不渴。此外，无有不渴者矣。初起在表，发热、头痛、舌白而渴，脉必不浮、不沉而数，六神通解散加石膏、葛根，或九味羌活汤加石膏、葛根。半表半里，口苦咽干，目胀而渴，脉必数，小柴胡汤加花粉、知母，或亦加石膏，或达原饮加石膏、葛根。邪已入胃，作渴、身热、自汗，舌现黄苔，或酱色，或黑燥，当察其胸、胁、少腹，按之无痛处而渴者，为有热无结，脉必洪，宜白虎汤。按之有痛处，为有热有结，痛在心下，脉必滑大，关上尤甚，小陷胸汤。在脐上及当脐，关中脉必滑大，小承气汤。在脐下，尺中脉必滑大，调胃承气汤。心下至少腹俱痛，寸、关、尺必皆滑大，大承气汤。痛在左胁不可按，左关脉必弦，或涩，或芤，桃仁承气汤。痛在右胁不可按，右关脉必弦，或滑，或迟，十枣汤。渴而小便不利，少腹不可按，尺脉必数，四苓散、猪苓汤、六一散。汗、下后，身热已除而渴不止，余邪未尽也，宜将前所用药再作小剂以利之。屡经汗、下，渴而舌上无苔，胸腹无满痛，心悸而烦，脉虚细，或浮散，或涩，亡阴也，六味合生脉为主。渴与烦躁同机，而渴饮于躁。渴有喜饮，而又有喜热饮、冷饮之分。在他证不喜饮及喜热饮，则为真寒假热。在时疫喜热饮，多发斑疹不喜饮，热在血分。真寒假热，百不一见也。时疫初起，以渴为机括，渴甚则热甚，渴微则热微；在末路，尤以渴为有余邪，不渴为无余邪也。

口 苦

热邪在中、上二焦则口苦，非特时疫为然，即感风寒口苦，亦属少阳热证。如时疫当恶寒发热，表证正盛时，一见口苦即于发表药中，倍加清热之品，轻则黄芩，重则知母，再重则石膏。不但三阳表证如此，即三阴里证手足冷，恶寒，呕利，胸腹满，不渴，症状似乎纯冷无热，而一兼口苦，即当于温燥药中加利热之品。如用半夏、苍术、草果、厚朴，必加木通、苓、泽，甚至加知母、黄芩，本吴氏达原之义。口苦为热证的据，每遇症状模糊，寒热莫辨，必借此以决之。至舌苔黄黑干燥，烦躁，热渴，闭结，又清下之，不可或缓者矣。

口 甘

口苦、口甘同为热证。苦为燥热，在上、中二焦，多渴，属三阳；甘为湿热，在中、下二焦，多不渴，属三阴。盖脾胃属土，稼穑作甘，土邪下涉肾位，水土相蒸，甘味上溢于口，多兼呕吐。人每误认胃寒，而用温中之剂，不知湿热在于下焦，土能克水，温燥太过，肾水告竭，总不见热渴诸症，惟目不见物，渐至昏沉而死。口甘一症，在诸证初起，犹可用温燥开导之品，而亦不宜过剂。在时疫必以清热为主，消痰为辅，或胸中停饮太甚，亦不过加苍术、半夏而已，如二陈去甘草加姜汁炒山栀、姜汁炒黄连、竹茹、黄芩等类，为口甘要药，乌梅更妙，酸能胜甘。盖五行克制，自然之理也。或四苓散加山栀亦得。然必以时疫之大势为用药之权衡，斯可矣。

唇 燥

唇燥者，阳明热也。时疫见此，当辨其色。深赤为大热，宜清、下。淡白为亡津液，宜滋润。色如常，为津液不流通，热在经脉，宜葛根。

齿　燥

时疫齿燥有三。轻浅者为阳明经热，前板齿燥，身热目疼，鼻干不得卧，此将发斑疹及衄血之先兆，葛根为主，黄芩、知母、石膏为辅。重者为胃腑燥热，通口皆燥，甚则黑如煤炭，三承气、三黄石膏选用。至重者为阴火煎熬，亡血太甚，肾水涸竭，当峻补其阴，知母、黄柏、生地、元参、天冬、麦冬、丹皮，每味两许，大作汤液，加童便、金汁，昼夜兼进。若药轻治缓，则不及矣。

鼻孔干

时疫鼻孔干有四。风热则鼻鸣，荆、防、葛根、薄荷为主。阳明经热则烦躁，葛根、石膏为主。胃热腑证则大渴，舌黄，三黄石膏为主。亡津液肺燥，麦冬、生地、五味为主。大抵风热、经热者，十之五六；腑热亡液者，十之二三，非谓热深而鼻孔反不干也，以烦、渴、大热症见，则不觉鼻孔之干与否耳。

耳　聋

耳聋者，少阳邪热夹痰上壅也。时疫耳聋者多，盖邪之传变，出表入里，必干少阳，又时疫属热，热主上升，挟痰涎浊气上壅隧道，故耳聋也。治法以疫邪大势为主，见于初起传表时，于表药中加荆、防、川芎；见于入里时，于里药中加黄芩、知母。屡经汗、下耳聋不愈，不可急治，养阴调胃为主。须待粥食如常，二便调匀，始由渐而愈也。

鼻如烟煤

时疫鼻如烟煤者，邪热烁肺也，由鼻孔干而来，急当清下，少缓则肺胃枯绝矣。三承气合白虎，或三黄石膏加青黛，或小陷胸加犀角，或犀角大青汤，视其兼证择而用之。

鼻孔扇张

鼻孔扇张有三。一痰壅于肺，气出入有声，喘咳、胸满、不渴，宜瓜蒌、贝母、桑皮、苏子泻肺，肺气通自愈。一郁热于肺，气出入多热，有微表束其郁热，古人独主越婢汤，盖散其外束，清其内郁也。用于时疫中，以葛根易麻黄，或葛根黄芩黄连汤亦可。一肾气虚而上逆，气出入皆微，多死。此证必得之屡经汗、下，或兼多汗、心悸、耳聋，急宜大剂六味合生脉散加牛膝、枸杞，或可百救一二。

咽 干

咽干者，邪热淫于膈上也。在伤寒为少阳热证，时疫亦然。宜黄芩，甚则佐以花粉、知母。

咽 痛

时疫咽痛，为热淫于肺。当视其咽中有结、无结。无结者微红，以桔梗、花粉、黄芩、元参治之。有结者红肿，当加牛蒡、赤芍消其肿结。甚则起紫泡、白泡，是为乳蛾，必以针刺去恶血，再服清热之药方妙。时疫中常有急喉风、急喉痹二险症，且发夕死，不可不察也。急喉风，咽痛而喘，乃痰邪夹热，上壅于肺。古方用胆矾吐其痰涎恶血，或皂角膏吐之。治之稍缓，则气闭而死。急喉痹即乳蛾速长，闭塞喉咙，亦以刺去恶血为主，甚或用刀大开其脓血。此虽见于时疫中，必其人平素贪厚味，多怒郁，肝火妄动，有以致之也。

舌　燥

舌乃心苗，肾窍通其本，脾脉络其下。时疫舌燥，由火炎土燥，中宫堵截，肾水不能上交心火，须察其苔之有无与色之深浅施治。白苔而燥，疫邪在表，痰已结于膈上，吴氏达原饮加石膏、川贝、蒌仁、大黄。此吴氏名白砂苔，热极不变黄色，下之即黄，不可缓也。黄苔而燥，疫邪传胃，小承气、小陷胸、大柴胡选用。酱色苔而燥，疫邪入胃，深及中下二焦，调胃承气汤。黑苔而燥，疫邪入胃至深，伤及下焦，大承气汤。燥成块裂，或生芒刺，热更甚也，大承气倍其分两，大黄须两许方妙。各燥苔，下之渐减，不即尽净，为药已中病，力未到耳，当再下之，有下至三五次、十余次而后愈者。若屡下而燥苔愈长，不可更下，当察其腹中。若揉按作响者，痰水结于中焦，脾胃受困，津液不能上潮，改用平胃、二陈温燥之剂即愈。又肾阴竭涸，愈下愈亡其阴，燥苔不回，目无神，耳聋，心悸，腰痿，再下必死，宜六味地黄汤合生脉散。至无苔而燥，须辨其色。正赤或深紫，热归心包，血分热极，石膏、知母、黄连、犀角、羚羊角、牛黄为主。鲜红亡阴，二冬、生地、元参、知母、阿胶、人参为主。大抵舌无苔则胃无物，可清润，不可攻下。

舌强附舌痿

时疫舌本强硬，为热而兼痰，宜清下无疑，须加消痰之药。兼白苔者，膈间未经煎熬，其痰尚湿，佐以半夏、大柴胡汤是也。兼黄苔者，已经煎熬，其痰渐燥，佐以川贝、瓜蒌、小[1]陷胸汤是也。兼黑苔者，热极，痰亦为火，佐以牛黄方效。若无痰，舌色正赤，深紫裂燥而强者，热毒蕴于心包也，三黄石膏汤加犀角、牛黄，急清其热。舌强虽与舌燥相类，而燥属胃，主热；强属心，主痰。又舌痿软而枯小，与舌强硬而不缩有异，乃虚脱已极，大补及滋润，或百救一二。若屡经汗、下、清热消痰而舌强者，又当与舌痿同治。

舌卷短

时疫之舌，一见黄苔便当下。失下则由黄而变酱色、变燥、变黑、变生芒刺；再失下，则变卷、变短，为下证至急之际，宜大下、屡下方和，缓则不救。

胸满痛

时疫胸满而不痛者，为邪未结，为无形之气，稀薄之痰。痛而不满者，为病在经络，有虚有实，有虚实相兼。满而痛者，为邪已结，须分痰、食、血以施治。属无形之气者，按之不痛，时疫初起，邪在募原，多有此症，宜达原饮加枳、桔、木香、大腹皮以开豁之。属稀薄之痰者，时疫二三日，邪在半表半里，多有此症，宜达原饮加半夏、莱菔子，或小柴胡汤加莱菔子。病在经络，痛而不满者，初起属实，于解表药中加延胡、乌药，舒其经络之气血。病久屡经汗、下，多虚，于养气血药中倍当归。更有虚中夹实者，于解表清里药中，加乳香、没药最妙。满而痛不可按，邪已结矣。痰结者，牵引串痛，兼呕，小陷胸汤、大柴胡汤，或二方合用，甚则大陷胸汤、大陷胸圆。食结者，硬痛成块，不可按，多在心下，宜平胃散加枳实、苏子、莱菔子、白芥子。亦有在膈上者，为危症，当吐之，宜瓜蒂散。此二者不可便下，须待其转动方可下之。盖结在上焦属气分，下之太急则气逆呕吐，外用按揉之法为妙。血结者不可按，按之软，脉芤、涩、弦，宜于解表清里药中加桃仁、红花、三七、归尾，甚则桃

---

[1] 小：底本此处模糊不清，今据江本、晋本补入。

仁承气汤。时疫多实、多热，至胸膈满痛，又属实邪，非虚证。惟是屡经攻下，胸痛更甚者，乃脾肾两虚，下气上逆，宜温理脾胃，以建中镇安之，甚则导火归元，纳气归肾皆可。然不多见，须消息斟酌，不可轻试。

胁满痛

胁满痛与胸满痛同，而微有不同者，胸满痛有宿食为病，胁[1]满痛无宿食为病，乃亦有因宿食在胸腹而满痛及胁者。时疫胁满痛是痰、气、血三者为病，其中亦有满而不痛、痛而不满、满痛并作之分。其满而不痛者，募原之邪未经传变，宜达原饮，兼寒热往来者，大柴胡汤。痛而不满者，邪分布于少阳之经，宜小柴胡汤。满痛并作者，当分左右。左属血，小柴胡去人参，加延胡、归尾、红花、桃仁，甚者加莪术、三棱、三七、五灵脂。右属痰与气。痰，大柴胡倍半夏，加牡蛎、莱菔子，甚则白芥子、甘遂、大戟、芫花。气，加青皮、莱菔子、木香、大腹皮。痰与气痛，皆无常所而有聚散。痰散仍有所苦，气散则无所苦。若屡经汗、下、清利而胁痛更甚者，虚证也。气虚必呕利，养气为主，血虚必烦热，养血为主，此亦十中一二。胁痛与胸腹痛不同，胸腹譬之冲衢，塞不能久；胁则譬之僻巷，塞则难开，用药须明此意。时疫胁痛，虽有痰、气、血之殊，而总不离乎热，黄芩是为主药。若别有热证者，黄连、山栀又所必需，他病胁痛，有寒、有热，不在此例。

腹满痛

时疫腹满痛，属宿食为邪热所结者，十之七八；属气、血、痰、水者，十之二三。盖腹为胃与小肠之正界，非胸、胁、少腹之地可比。腹满而不痛者，属邪在气分，属水谷散漫而未燥结。气分脉多沉，或弦，水谷脉滑；气分通腹皆满，水谷满有分界；气分者，厚朴、大腹皮、青皮、陈皮、枳、桔为主；水谷者，半夏、山楂、麦

---

[1]胁：底本原误作"胸"，今据文义改之。

芽、神曲、莱菔子、枳实为主。时疫为热证，腹满亦当清热，兼以顺气消食可也。若舌多黄苔，虽满而不痛，为邪已传胃，宜小承气汤下之。痛而不满者，属邪在血分，属水谷燥结，他病或有属冷者，时疫总属热证。痛不可按而无硬处者，于清里方中加赤芍；不可按而有硬处者，调胃承气汤；满痛兼作为痞满在气，燥实在血，大实大热之证，大承气汤。诸病腹满痛或兼自利，当责之虚冷；时疫自利属热结旁流，下之则止，不可疑为虚冷。若满痛而喜燥、喜温，或恶寒，手足冷，清利之益甚，或右关迟紧，此非本病，乃因烦渴、饮冷太过，或用清凉太过、太早之所致，又当以温燥为主，不可执一。然此亦治药弊，非治本病也。

少腹满痛

时疫少腹满痛，为邪热结于下焦。下焦乃大肠膀胱及厥阴分界，与中焦异，亦有满而不痛、痛而不满、满痛兼作之不同。初起满而不痛者，湿胜气滞也，槟榔、厚朴、苍术为要药。痛而不满者，手不可近，热伤厥阴血分也，黄芩以清热，赤芍、归尾以活血，柴胡以升厥阴之气，若牵引阴器及两胯夹缝者，加秦艽即愈。满痛兼作者，不论初起、末后，当视其前后。在前小水不利，蓄水也，四苓、猪苓、益元等方选用；在后大便不利，有燥矢也，三承气选用；小便利而大便色黑者，蓄血也，抵当汤、桃仁承气汤选用。以大、小便之通塞为辨，固矣，亦当细察其满痛：如有硬块不可按者，属燥矢；满痛如鼓不可按而却无块者，属溺蓄脬中；满痛拒按而软者，属蓄血，以此辨之了然矣。外有时疫末路，满而不痛，痛而不满，喜温喜按者，为虚证，当细询来路。若屡经清、下太过，当消息温补以培养阴阳，不可执时疫为实邪热证而不变通也。然此亦十中一见耳。

上满痛诸证，乃时疫里证之大端，总属热邪内陷。在风、寒、暑、湿诸门，则寒、热、虚、实俱有。在时疫已经传变，见于烦渴、燥热既显之后。其为热证易辨，若见于未经传变之先，乃疫毒郁而未发，多不渴，多不发热，甚有手足反厥冷者。依风寒治，则当温；依时疫治，则当清。毫厘千里，反掌生死，当于气、色、神、脉、舌苔五者，细察而详辨之。

自　利

时疫自利皆热证也，其所利之物与内虚、内冷者自别。冷利之色淡白，热利之色正黄，甚有深黄、酱色者；冷利稀薄，热利稠黏；虚冷利散而不臭，热利臭而多沫；虚冷易出，热证努圊；冷利缓，热利暴注下迫而里急，此辨时疫热利与诸冷利之大概也。时疫初起，有手足厥冷，恶寒，呕吐，腹痛自利者，生似太阴寒证。辨其为疫，只在口中秽气作黏，舌上白苔粗厚，小便黄，神情烦躁，即可知其非寒中太阴，是时疫发于太阴也。烦躁轻则藿香正气散，烦躁甚则用达原饮，一二服后即见三阳热证矣。此时若用温中药，转见四肢厥冷，手足青紫而死，不可不细察也。时疫初起，头疼、发热而自利，九味羌活汤。传至太阳、少阳合病，身热、口苦、咽干、目眩而自利者，黄芩汤，兼呕加半夏。传里舌黄、谵妄而自利者，按其心下至少腹有硬痛处，与大承气汤；无硬痛处，小承气、小陷胸、大柴胡选用。此在下其热，不必以结为主，故虽无硬痛，亦主大黄。时疫自利而小便不利，腹满而无硬块，时作肠鸣者，热在小肠、膀胱而蓄水也，四苓散、猪苓汤、益元散选用。时疫自利受补者少，至屡经清、下无表里证，自利渐至清谷而脉微细者，则六君子汤、补中益气汤、理中汤，又所当酌用也。

便　血

时疫便血，热邪深入也，先当辨其血色。鲜红者，清热为主，黄芩汤、三黄石膏汤、犀角地黄汤；血色紫黯成块下者，逐瘀为主，桃仁承气汤、抵当汤，须按腹胁有痛处用之为确。时疫便血，散晦夹涩水者，脾胃虚而脏腑伤也，归脾、补中、八珍可借用，并加乌梅。时疫便血之后，多亡阴证，神昏耳聋，舌无苔而燥，身痛不可转侧之类皆是，生脉、六味加阿胶，峻补其阴，然多不救也。

便脓血

时疫便脓血与便血燥湿之分。便血属燥热，有凉润为主；便脓血属湿热，清热兼分利为主。时疫初起，头痛、发热、便脓血者，即古所谓疫痢是也，不必治脓血，但解其表，表解则便数自减，决不可早施清里攻下之药，即分利、清凉亦所当慎。盖邪方在表，清里邪则内陷深入，后极难治。且时疫一见便脓血，则烦渴之热势反缓，盖热随利减也，所以苦寒之品不可浪用，惟以仓廪汤为主。详见"夹痢"条下。时疫传变至半表半里便脓血者，柴葛解肌汤加苓、泽、木通、黄芩。时疫传变入里，烦、渴、谵妄悉具而便脓血者，黄芩汤、葛根芩连汤选用。兼里急后重，腹中拒按者，加槟榔、大黄。时疫屡经攻下而便脓血滑利者，当以养中、调气、养血为主，清热为佐。老人、虚人亦仿此例。

大便闭

时疫属湿热，大便闭者少，间有闭者，乃平素胃阳强盛，多燥气也。夫本来阳盛，复受时疫，则湿热皆变为燥热，虽兼表证未得汗，可下。以时疫与伤寒不同：伤寒邪从表入，有表证未得汗，必不可攻里；时疫邪从内发，虽有表证，每每发表而不得汗，必待里气通而后表始得汗。所以时疫大便一闭，即有表证，亦当下之，不可逡巡也。若初起未经表散，则当用三消饮下之为当。有表证尚可下，则烦渴、谵妄，舌苔黄黑、燥裂、卷短，胸腹硬痛诸症备见，更当分别轻重下之无疑。又有大便闭而屡下不通者，则必有夹邪，当审之。有夹水者，水在肠中，则不下而自利；水在胃脘以上则脉多弦、多缓，往往上呕而不下利，且舌白而心下按之作响，虽用承气不能下行，故下之不通，当先用半夏、茯苓、苍术消其水，而后下之；亦有可用大陷胸汤者，必胸上痛而手不可近，方能药与邪敌。有夹气者，气滞于胸膈之间，主上逆而不下降，胸腹串痛而脉沉，当先以苏子、莱菔子、木香、槟榔顺其气而后下之。有气虚而屡下不通者，属老人、虚人，其脉必兼无力，其色必悴，其肌肉必缓，其神必散。若下证全具，当与大承气加人参，一服而宿垢顿下，或陶氏黄龙汤，或麻仁丸，参汤下，酌其里证之多寡用之。有血虚而屡下不通者，属妇人产后，痈疽溃后，或平素阴虚及亡血，其脉必兼涩，四物、六味、生脉及吴氏诸养荣方、麻仁丸选用，仍须蜜煎猪胆汁导之。大凡时疫，大便一闭，即当下之。然须询其有无所苦，若无所苦，下尚可缓，有所苦而下之不通，又须察有无夹邪及虚也。当下者十之五，可缓者十之三，夹邪者十之一耳。时疫如此，他病则不然。古语云："伤寒下不厌迟，时疫下不厌早"。诚哉斯言也。

小便不利

时疫初起在表时，头痛、发热、小便不利者，热入膀胱也，益元散主之，四苓散、猪苓汤皆可用。东垣云：小便不利而渴者，热在上焦，法当淡渗；小便不利而不渴者，热在下焦，法当苦寒。此可为据。时疫传里，大便闭而小便不利者，当先通大便，大便通小便自利，此惟时疫为然，他病则否。时疫屡经汗、下，小便不利者，阴竭也，为难治，知母、黄柏、生地、麦冬之类治之，或生脉、六味皆可，然多至少腹如鼓而不救也。凡小便不利，日久下关不通，必反于上，往往有呕吐、呃逆、涓滴不能下咽，至汤药不进者。当用敷脐法：大田螺一枚，捣烂，入麝香三厘，敷脐上，帛束之即通，一见点滴即受汤药。古法有用葱熨及井底泥敷少腹者，俱可参用，但不宜于阴竭之虚人耳。

小便黄赤黑

时疫未传变时，小便多如常，热一传入里则黄，热甚则赤，热入血分蓄血则黑。小便可验里热之有无、深浅、多寡，但不可以作专症。疫邪在表，小便黄，即于解表中加清凉药；邪入里，小便黄赤，虽手足厥冷，亦当攻里逐热。疫邪已退，表里俱和，小便黄赤未退，仍当清利余邪。惟小便黑者，当逐瘀清热为主，犀角地黄汤加大黄等类。有屡经汗、下，清凉太过，表里俱无热邪，而滑泻腹痛，小便黄赤者，当理脾升阳为主，亦治药非治病也。

小便多

时疫为湿热，小便多者甚少。传里之后，或有小便多者，乃胃土变为燥热也，急下之。屡经下后，小便多者，气虚也，益气升阳为主。亦有肾虚而小便多者，六味地黄汤加五味子。大抵未下之先小便多者属燥热，小便必微黄，必烦热，渴而喜饮。既下之后小便多者属虚。气虚则不喜饮，而寸脉不及尺，浮不及沉；阴虚则喜饮，而尺脉不及寸，沉不及浮，失治日久，则变消渴。时疫小便多者如此，若夫风寒小便多，则属阳虚，不在此例。

遗 尿

时疫初起遗尿者，多属三阳合病。盖邪入于阳则阳实而阴虚，热盛于表，里为之不守，又神昏于上，不自知其下部之出入，故遗尿也。合之腹满身重，口不仁而面垢，谵语，仲景独主白虎汤。此症不可下，以邪全盛在表、在经，下之则表邪内陷，故额上生汗，手足逆冷。尤不可汗，以邪本属热，汗之则愈增其热，故心愦愦，反作谵语。惟以白虎汤清其浮越之热，若别兼燥结、硬痛者，可于本汤内加大黄下之。

囊 缩

时疫囊缩，乃热入于厥阴也。有结有热则下，有热无结则清，热退而囊自纵矣。

阴证囊缩与时疫颇相类，以阴证囊缩必身冷、厥逆、脉沉，时疫囊缩亦身冷、厥逆、脉沉也。然一寒、一热，自有不同。阴证囊缩阴茎痿缩，或全缩入腹有如妇人；时疫热厥囊缩，阴茎如常。再以兼证辨之：阴证囊缩小便清，少腹牵引作痛而不满，喜温按，多自利，神清不烦；时疫囊缩小便赤，少腹满而硬痛拒按，大便秘，烦而神昏。

多　言

时疫多言者，谵语之渐也，疫热蒸心之所致，治同"谵语"。

谵　语

谵语者，热蒸心也。时疫一见谵语，即当清热。然有经热蒸心而谵语者，邪在三阳，表证多有之，脉浮大，头痛、发热、舌白者是，吴氏三消饮最当，六神通解散、九味羌活汤、防风通圣散、白虎汤、栀子豉汤皆可选用。有膈热蒸心而谵语者，脉洪、身热、汗出不恶寒反恶热、胸中无结者是，白虎汤、黄芩汤选用。有痰涎搏结其热，聚于中上二焦而谵语者，脉弦滑，胸痛及心下痛拒按者是，小陷胸汤、大柴胡汤选用。有胃热蒸心而谵语者，脉滑实大，舌黄及黑、及燥、及芒刺，腹满拒按者是，三承气汤选用，轻者只用平胃散加山楂、麦芽、萝卜子即效。有热入血分而蓄血，血热蒸心而谵语者，脉沉结，或涩，心下至少腹凡有痛处拒按而软者是，犀角地黄汤、桃仁承气汤、抵当汤选用。有热入小肠、膀胱，蓄水之热上蒸心而谵语者，脉浮数，少腹满，小便不利者是，四苓散、猪苓汤、益元散选用。以上皆实证谵语也。至若屡经汗、下、清理，二便已清利，胸腹无阻滞，六脉虚散、结代微弱而谵语者，阴阳两虚，神无所倚也。虚在上焦，必心悸、神倦，生脉散加枣仁、天王补心丹。虚在中焦，必面色痿黄，四肢倦怠，归脾汤。虚在下焦，必耳聋、目直视，六味地黄汤加远志、五味、龙骨、茯神。

狂

时疫发狂者，谵语之甚者也，亦疫热蒸心之所致，治同"谵语"。

善忘

时疫善忘者，蓄血之所致也。蓄血在上焦，其脉芤，胸前及心下必痛，必拒按而软，犀角地黄汤主之。蓄血在中焦，其脉或芤、或弦、或涩，两胁及脐上必有痛处拒按而软，桃仁承气汤主之。蓄血在下焦，其脉必沉结，脐下必有痛处拒按而软，抵当汤主之。善忘虽为蓄血主症，然必验之大小便。腹虽硬，大便反易，其色必黑，小便自利，方为蓄血之的证。否则，仍当参之"多言"、"谵"、"狂"诸法治之。

昏沉

时疫昏沉，热入至深，极险症也。盖热初蒸及心之经，则心神不安，多梦呓，醒时自清。蒸心之经渐深，则心神渐烦，多言，所言皆日用当行之事，无糊涂语。蒸及心包，则精神间有昏处，多言间有糊涂语，犹清白语居多。迨蒸心包渐深，则心神昏处居多，言多妄见妄闻，甚至疑鬼疑神，非人所见闻者，犹省人语也。至热直入心脏，则沉昏全不省人事矣。此热入浅深之次第，见证轻重之辨也。所以多言、谵语，热之浮浅者，栀、芩、知、膏可解；发狂，热之深结者，硝、黄可解；至沉昏，热之至深者，非犀角、黄连、羚羊角、牛黄莫能解也。昏沉虽系热深，更有夹痰气、夹胃结、夹血结之分。胸满、舌白，系夹痰气，当加川贝、瓜蒌、半夏、莱菔子于犀、连诸药中；舌黄及燥黑，腹满硬痛者，当加犀、连于三承气汤中；痛而软者，蓄血，加桃仁、丹皮、赤芍于犀连药中。治昏沉之大法备矣。以上皆实证，更有虚证，亦所当知。屡经汗、下、清利之后，表里无热，胸腹无阻，二便自利，而神情由倦而渐昏，由昏而渐沉，乃大虚之危症。大剂生脉散加桂、附、芪、术、苓、芍，急救其阴阳，亦不逮矣。

循衣摸床撮空

时疫循衣、摸床、撮空者，热盛神昏而四肢实也，当察其舌。舌苔白，或无苔，有热无结也，犀角、黄连、石膏为主；舌有燥苔，或黄黑、燥裂、芒刺，有热有结也，大黄、芒硝为主。屡经汗、下后，胸胁仍有拒痛者，邪未尽也，仍宜清利。无拒痛者，阴虚而阳亢也，生地、麦冬、枣仁、茯神安神为主。

多　睡

时疫初起多睡，兼身重者，热邪阻滞其经脉也。有汗白虎汤，无汗或加麻黄。屡经汗、下后，表里热愈甚，二便俱利而身痛、多睡者，阴伤也，四物、六味、生脉三方合用，大剂养阴方效，失治即危。服此数剂，身痛已和，表里热退，而仍多睡者，于三方中加生枣仁即愈。若夫平素脾虚多睡，多痰嗜睡者，一受疫证，必更嗜睡，当于时疫药中，参之以理脾消痰之品。

身　冷

诸病身冷皆属阴证，在时疫多属热证，须从气、色、神、脉、舌苔中辨其端倪。果系时疫，则当分初、中、末以治之，不可紊也。时疫初起，往往有身冷、自利、腹痛、作呕，全似阴证者。若舌有厚白苔，身有秽气，心烦、多汗，面色油垢，小便黄、短、数，有一二症现，便是疫邪直入太阴，先里后表，非真阴寒证。兼呕利，藿香正气散、四苓散；无呕利，达原饮。服一二剂后，即发热矣。时疫传变发热之后，谵妄、沉昏、舌燥、腹满、便秘而身冷者，先表后里证，三承气、大柴胡选用；无结证者，白虎汤。时疫末路，屡经汗、下，表里无邪，胸、腹无滞，二便自和而身冷者，当以脉为主。脉虚细不振者，用药太过而成脱证也，急宜温补，少缓即死，生脉散加芪、术、苓、芍，平补阴阳；冷甚者加熟附子。时疫身冷一症，最难下手。初起时，若寒热不辨，且勿妄投汤剂，当少待之，多则一二日，少则半日，多有自行传变，即发热、烦渴者，此时则易于用药。若已经发热传变之后，变为身冷，则自有口燥、舌干、不得卧诸症在，此时药不可缓，缓则热深、厥深，虽下后厥回，往往亡阴而死。身冷与恶寒不同，而病机颇同，当与"恶寒"条参看。

呃　逆

时疫呃逆与伤寒不同。伤寒呃逆，虚、实、寒、热俱有；时疫呃逆，惟热结下焦而已。凡见呃逆，即当下之，下之不止，按其脐腹有硬痛拒按处，仍当下之，有下至十数次方止者。总之逐尽结热，肠胃通达，其呃自止。慎不可用丁香柿蒂汤，治呃而遗结热，致成危证也。

吐　蛔

伤寒吐蛔，多寒热错杂；时疫吐蛔，则有热无寒。治此症之当汗、当清、当下，一以传变之大势为主，惟加乌梅、黄连以安之，慎勿用乌梅圆中诸辛热药，致成危笃也。

广瘟疫论卷之四

汗　法

时疫贵解其邪热，而邪热必有着落。方着落在肌表时，非汗则邪无出路，故汗法为治时疫之一大法也。但风寒汗不厌早，时疫汗不厌迟。风寒发汗，必兼辛温、辛热以宣阳；时疫发汗，必兼辛凉、辛寒以救阴。风寒发汗，治表不犯里；时疫发汗，治表必通里。其不同有如此，故方疫邪传变出表时，轻者亦可得表药而汗散；若重者，虽大剂麻黄、羌、葛亦无汗也，以伏邪发而未尽之故。亦有不用表药而自汗淋漓，邪终不解者。盖此汗缘里热郁蒸而出，乃邪汗，非正汗也，必待伏邪尽发，表里全彻，然后或战汗，或狂汗而解，所谓汗不厌迟者，此也。辛凉发汗，则人参败毒散、荆防败毒散之类是；辛寒发汗，则大青龙、九味羌活、大羌活之类是；发表兼通里，则吴氏三消饮、六神通解散、防风通圣散之类是。更有不求汗而自汗解者。如里热闭甚，用大承气以通其里，一不已而再，再不已而三，直待里邪逐尽，表里自和，多有战汗而解，此不求汗而自汗解者一。又如里热燥甚，病者思得凉水，久而不得，忽得痛饮，饮盏落枕而汗大出，汗出即解，此不求汗而自汗解者二。又如平素气虚，屡用汗药不得汗，后加人参于诸解表药中，覆杯立汗，此不求汗而自汗解者三。又如阴虚及夺血，枯竭之极，用表药全然无汗，用大滋阴、润燥、生津药数剂而汗出如水，此不求汗而自汗解者四。总之，疫邪汗法，不专在乎升表，而在乎通其郁闭，和其阴阳。郁闭在表，辛凉、辛寒以通之；郁闭在里，苦寒攻利以通之。阳亢者，饮水以济其阴；阴竭者，滋润以回其燥；气滞者开导，血凝者消瘀。必察其表里无一毫阻滞，乃汗法之万全，此时疫汗法，理不同于风寒。谨撮诸汗证，详列于下：

发热，恶寒，无汗，头项痛，背痛，腰痛，肩背痛，膝胫痛，周身肢节痛。

下　法

时疫下法与伤寒不同：伤寒下不厌迟，时疫下不厌早；伤寒在下其燥结，时疫在下其郁热；伤寒里证当下，必待表证全罢，时疫不论表邪罢与不罢，但兼里证即下；伤寒上焦有邪不可下，必待结在中下二焦方可下，时疫上焦有邪亦可下，若必待结至中下二焦始下，则有下之不通而死者；伤寒一下即已，仲景承气诸方多不过三剂，时疫用下药至少三剂，多则有一二十剂者。时疫下法有六：结邪在胸上，贝母下之，贝母本非下药，用至两许即解；结邪在胸及心下，小陷胸下之；结邪在胸胁连心下，大柴胡汤下之；结邪在脐上，小承气汤下之；结邪在当脐及脐下，调胃承气汤下之；痞满燥实，三焦俱结，大承气汤下之。此外又有本质素虚，或老人，久病，或屡汗、屡下后，下证虽具而不任峻攻者，则麻仁丸、蜜煎导法、猪胆导法为妙。下法之轻、重、缓、急，总以见证为主，详列于后：

急下证：舌干，舌卷，舌短，舌生芒刺，舌黑，齿燥，鼻如烟煤，胸腹满痛，狂，昏沉，发热汗多，身冷，呃逆。

当下证：舌黄，谵语，善忘，多言，协热利，头胀痛，烦，躁。

缓下证：舌淡黄苔，微渴，大便闭，小便黄赤，潮热，齿燥。

以上诸证，缓下者不下，则必渐重而为当下证。当下者缓下，则必加重而为急下证。急下者失下，则虽下之多不通，而致结热自下逆上，胀满直至心下，又逆上透过膈膜，有至胸满如石，咽喉锯响，目直视反白，或睛盲、瞳散，耳聋，九窍不通，虽有神丹，莫之能救矣。外更有蓄血、蓄水诸下法，前已散见诸条，兹再详列，以便翻阅。

蓄水证：小便不利，大便微利。

蓄血证：小便自利，大便黑。他若蓄水、蓄血在胸胁，不当下者，此不赘。

清　法

时疫为热证，未有不当清者也，其在表宜汗，使热从汗泄，汗法亦清法也；在里宜下，使热从下泄，下法亦清法也。若在表已得汗而热不退，在里已下而热不解，或本来有热无结，则惟以寒凉直折以清其热而已，故清法可济汗下之不逮，三者之用，可合而亦可分。时疫当清者十之六七，则清法不可不细讲也。凡清热之要，在视热邪之浅深。热之浅者在营卫，以石膏、黄芩为主，柴胡、葛根为辅；热之深者在胸膈，花粉、知母、蒌仁、栀子、豆豉为主。热在肠胃者，当用下法，不用清法，或下而兼清亦可。热入心包者，黄连、犀角、羚羊角为主。热直入心脏，则难救矣，用牛黄犹可十中救一，须用至钱许，少则无济，非若小儿惊风诸方，每用分许即可有效。当清诸证，谨列于下：

热在营卫证：身热汗自出，不恶寒反恶热，身重，头面项红肿，周身红肿，斑疹，鼻孔干，唇燥，烦躁，遗尿，舌苔白。

热在胸膈证：身热反减，渴，呕，咳，咽干，谵语，多言，胸前红肿，舌苔厚白。

热在肠胃证：便血，便脓血。余悉见“下证”条中。

热在心包及心证：狂，沉昏，多睡，舌黑。

和　法

寒热并用之谓和，补泻合剂之谓和，表里双解之谓和，平其亢厉之谓和。所谓寒热并用者，因时疫之热夹有他邪之寒，故用此法以和之也。凡方中有黄连与生姜同用，黄芩与半夏同用，石膏与苍术同用，知母与草果同用者皆是。所谓补泻合用者，因时疫之邪气实，人之正气虚，故用此法以和之。凡方中有参、芪、归、芍与硝、黄、枳、朴同用者是。所谓表里双解者，因疫邪既有表证，复有里证，故用此法以和之。凡方中有麻、葛、羌、防、柴、前与硝黄、栀、芩、苓、泽、枳、朴合用者是。

所谓平其亢厉者，因时疫之大势已去，而余邪未解，故用此法以和之，或用下法而小其剂料，缓其时日；或用清法而变其汤剂，易为丸散者皆是。凡此和法，虽名为和，实寓有汗、下、清、补之意，疫邪尤有宜和者。凡热不清，用清凉药不效，即当下其热之所附丽。盖无所附丽之热，为虚而无形之气，如盛夏炎蒸，遇风雨即解，故人身之热，气清即退。有所附丽之热，为实而有物，如洪炉柴炭，虽沃以水，尤有沸腾之忧，必撤去柴炭而热始退。凡热之所附丽，非痰即滞，非滞即血，径清其热，不去其物，未能有效。必视其附丽何物，于清热诸方加入何药，效始能捷。此和法之精微神变者也。宜和之证，详列于下：

寒热往来，盗汗，口苦，咽干，头眩，舌强，渴，胸胁满，耳聋，小便黄，呕吐下利而心下痛，口干舌强而恶寒，大小便闭而寒热，痞满而悸，二便自利而舌苔[1]，形体瘦损而舌苔[2]。

凡此表、里、虚、实、寒、热相兼者，不可枚举，引此数端，可以类推，其有似和而实非和证者，详后辨似条。

补　法

时疫本不当补，而有屡经汗、下、清解不退者，必待补而愈。此为病药所伤，当消息其所伤在阴、在阳，以施补阴、补阳之法。疫邪狂热证，伤阴者多，然亦有用药太过而伤阳者，则补阴、补阳又当酌其轻重，不可偏废。凡屡经汗、下、清、和而烦热加甚者，当补阴以济阳。所谓寒之不寒，责其无水者是，六味、四物、生脉、养荣诸方酌用。屡经汗、下、清、和，热退而昏倦痞利不止者，当补阳，所谓养正以却邪者是，四君、异功、生脉、六君、理中、建中、附子等方酌用。诸证详后：

当补阴证：舌干无苔，舌黑无苔，耳聋，目直视，目不明，服清凉药渴不止，服清凉药烦热加甚，服攻下药舌苔愈长，服攻下药舌苔芒刺燥裂愈甚，服清凉药身热愈甚，身体枯瘦，用利水药小便愈不通，腰膝痿软，周身骨节痛不可移动，多睡。

---

〔1〕二便自利而舌苔：底本原文如此。何廉臣《重订广温热论》中作"二便自利而舌苔黏腻"。

〔2〕形体瘦损而舌苔：底本原文如此。何廉臣《重订广温热论》中作"形体瘦损而舌苔滑厚"。

当补阳证：多冷汗，汗出身冷经日不回，小便清而多，大便利清谷，呕吐用清热开导药愈甚，自利用清下药愈甚，痞满。

外此，更有四损、四不足、三复证当补，详见后。

四　损

大劳、大欲、大病、久病后为四损。气血两虚，阴阳并竭，复受疫邪，正虚则邪入愈深，邪深则传化难出，汗、下伤正而正脱，补助郁邪而邪锢，多不可治。然补泻兼施，间有愈者，有补泻合用之法，有先补后泻之法，有先泻后补之法。凡人参败毒散、人参白虎汤、黄龙汤、竹叶石膏汤，皆补泻合用之法也。先用补剂，后施汗、下，先补后泻之法也。先用汗、下，后施补剂，先泻后补之法也。当询病之来路，斟酌施治，尤当审现在之证，若纯见实证，亦不可以疑似之见误人。大凡周身俱见大实、大热之证而一二处微见虚象，则吃紧照顾其虚；周身俱见虚象而一二处独见实证，则吃紧斡旋其实。此治病之权衡也。若夫汗之而表证愈增，如头痛、身痛更甚之类；清下而里证愈增，如烦渴、痞满更甚之类，则大虚有盛候也，急宜补之毋疑。既辨其证，尤当细辨其脉，凡遇脉之浮候盛大者，须谨察其沉候有无力处；六部脉皆盛者，须谨察其一部有独无力处。果得其一部一候之真无力，便可略其诸部诸候之假有余，从而施治，有独见若神之妙。夫既询得其来路之大概，又察得其轻重之确凭，再加之脉理精详，则烛照无遗矣。其损证之状甚多，当参后"四不足"条看。

四不足

四损由人事，四不足由天禀；四损在暂时，四不足在平素。然四不足亦有由四损而来者，不可以四损之外，便无不足。四不足者，气、血、阴、阳也。气不足者，少气不足以息，语言难出也，感邪虽重，反不成胀满，痞塞；凡遇此证，纵宜宣伐，必以养气为主。血不足者，面色痿黄，唇口刮白也，感邪虽重，面目反无阳色，纵宜攻利，必以养血为主。阳不足者，或四肢厥逆，或肌体恶寒，恒多泄泻，至夜益甚；或口、鼻冷气，受邪虽重，反无发热、苔刺、燥渴；凡遇此等证，纵欲攻利清热，必先之以温补，待其虚回，实证全见，然后以治实之法治之。阴不足者，自然五液枯干，肌肤甲错，感邪虽重，应汗无汗，应厥不厥；遇此等证，纵宜攻利，必先之以养阴，待其气化津回，邪多不治自退；设有未退，酌用清利，攻利若早，其病益甚。以上四不足，合前条四损，总不可正治其邪，必以养正为要，先服养正药，待其实证悉见，方可攻邪。若服攻邪药，虚证复见，仍当调补其虚，养正以和邪，祛邪以安正，互相加减，迭为进退，直待邪尽去而正不伤，方为善治。

三　复

三复者，劳复、食复、自复也。劳复者，大病后因劳碌而复也，不必大费气力，即梳洗、沐浴亦能致复。复则复热，诸证复起，惟脉不沉实为辨。轻者静养自愈；重者必大补，以调其营卫，和其脏腑，待其表里融和方愈。误用攻下、清凉，必致不救，安神养血汤主之。若因饭食过多而复者，舌苔必复黄，轻则损谷自愈，重则消导始愈。若无故自复者，乃伏邪未尽也，当问从前所见何证，服何药而解，今仍用前药以涤其余邪则愈。时疫复证有复至再三者，屡复之后，必兼四损、四不足证，宜参前条加减进退之法治之。

辨　似

凡病皆以虚、实、寒、热四字为大纲，时疫何独不然？但虚、实、寒、热之真者易辨，似者难辨。前所列时疫表、里诸证，皆实邪、热邪，而实热中亦有虚寒。四损、四不足皆虚邪、寒邪，而虚寒中亦有实热，余于逐条下已细辨之矣。然有实证似虚、虚证似实、热证似寒、寒证似热，尤不可不细辨，故复通论而详述之。所谓实证似虚者，即以表证论之：头痛、发热，邪在表也，其脉当浮，证当无汗而反自汗，脉无力，用发表药而身反疼痛，则似虚矣。故人惑于多自汗，而误用桂枝汤者有之；惑于脉无力，而引仲景《太阳篇》"发热，恶寒，脉微弱，为无阳"，而误用建中汤者有之；惑于身疼痛，而引仲景"若不瘥，身体疼痛，当温其里"，误用四逆汤者有之。不知此等症在时疫中皆在表，实证之似虚者也。其自汗者，疫热自里蒸出于表，非表虚也。其脉无力者，热主散漫，散漫则脉软，非比寒主收敛而脉紧也。身体反疼者，伏邪自里而渐出于表，非比阳虚不任发表也。此表证之实证似虚者也。又以半表半里论之：寒热往来，胸胁满，邪在半表半里也，其脉当弦，其口当渴，而有脉反沉，口不渴者，则似寒矣。故人惑于脉沉，而以胸胁满为太阴，口不渴为内寒，而误用理中者有之。不知此症在时疫中，皆半表半里，热证之似寒者也。其脉沉者，邪伏在募原而未出表，故脉不浮，非阳虚也。其不渴者，邪未传变，未入胃腑，故不能消水，非内寒也。此半表半里之似寒者也。又以里证论之：口燥咽干不得卧，邪在里也，其脉当滑，其身当热，其便当结按：滑当作洪。《经》云：滑者，阴气有余也，主痰饮、宿食、吐逆诸症。洪为气血燔灼之候，主烦，主咽干，表里俱热，二便涩，伤寒阳明经病，而脉反沉微涩弱，身反四逆厥冷，大便自利，则全似虚冷矣。人惑于脉之沉微弱涩，而用参、芪者有之；惑于厥逆，而用桂、附者有之；惑于自利，而用参、术、干姜者有之。不知此等症，在时疫皆里热之似寒也，里实之似虚也。其脉沉微弱涩者，乃邪热结于肠胃，气不达于营卫也。其身反厥冷者，邪热结于里，结于下，气不达于外，通于上也。其自利者，乃热结旁流也。此里证之实证似虚、热证似寒者也。总之，时疫为热因，与风寒之寒因大异，故脉证虽有似虚、似寒之时，而一辨其为时疫，则属邪自外至，邪气盛则实，大都反见虚寒假象，明眼人不当为所惑也。所谓虚证似实者，即以表证论之：头痛，发热，身疼痛，自汗，脉浮大，邪在表也；而屡用表散清凉药，不惟不减，其症转甚者，非药力之不到，乃正气不能传药力达表，阴液不能随阳气作汗也，此邪在表时，虚证之似实者也。气虚者，加参、芪于表药即汗；阴虚者，加润剂于表药即汗。若不知其气血之两亏，而宣表不已，势必暴厥而成脱证矣。更以半表半里论之：胸胁痛，耳聋，呕吐，如疟状，脉弦，邪在半表半里也；而屡用和解消导药，不惟不减，其症更加者，非药力之不到，乃中焦胆胃伤而气不运，肝木伤而火燥逆也。此疫邪在半表半里时，虚证之似实者也。必合四君、六君于和解药中，合四物于清解药中始能战汗而解。若更消导清解不已，必至胃气绝而死。更以里证论之：舌苔黄黑、裂燥、芒刺，胸、腹、胁、脐硬痛，大小便闭，六脉数大，邪在里也。而屡用攻利药，或总不得利，或利后更甚，非药力之不峻，乃正气不能传送肠胃，血液不能滋润肠胃也。气虚者，助气以资传送；血枯者，养阴以藉濡滑，气行津化，方得通利。此疫邪传里时，虚证之似实者也。若不知其亏竭而恣意攻利，必昏沉痿顿而死。总之，药不中病，则伤正气。伤其下，则正气浮越而上逆；伤其中，则正气解散而外张。脉症虽有似实、似热之时，而一询其来路，若治之太过，则属气从内夺，正气夺则虚，明眼人不当为所惑也。夫一证而虚实互异，用药稍讹而生死攸分，将以何者为辨证之把柄乎？曰：以开卷所列气、色、神、脉、舌苔，辨其是疫与非疫；以曾经误治与未经误治，辨其时疫之为实、为虚，则得其大纲。更细玩前所列各证，条分缕析之详，则得其细目，则似是而非之症，断不能惑矣。余于前各条下，每证已细辨其虚实，而此复重言以通论之者，正以前散见于诸条，恐读者略过，故复总论以提撕其为吃紧处也。至若寒证似热，则伤寒诸证有之，时疫绝无，故不论及云。

遗证 属病后不表里证

发　肿

时疫大势已平，寒热已解，而面目肢体浮肿，有食滞中宫、水停心下、气复未归三种，当分别以施治。食滞中宫者，乃病后脾胃大虚，不能消谷。病者胃中枯燥，偏欲多食，食停心下脐上，则水不得上输于肺，肺亦不能通水道，下输膀胱，故溢于肢体而为浮肿。其证以心下、脐上有硬处，按之则痛为异，小便或利或不利，当用平胃散加枳实、山楂、麦芽、莱菔子、青皮、神曲为主，硬处消则肿自愈，或加苓、泽兼利水亦可。水停心下者，乃脾虚不能消水也，与食滞异者，心腹无硬痛，小便不利也。用苓、泽、车前、木通之类，利其小便而愈。气复未归者，吴又可所谓病后气复血未复，气无所归，故作肿也，不可治肿，调其饮食，节其劳役，静养自愈。其异于停水、食滞者，水停身重，小便不利；气肿身轻，小便自利；食滞腹中有结；气肿腹中自和也。

发　颐

时疫愈后有发颐者，乃余热留于营血也，速以解毒、清热、活血疏散为主，误则成脓不出，而牙关不开，咽喉不利，多不能食而死，毒内陷而复舌燥、神昏亦死，出脓后气虚血脱亦死，故宜早治也。古方以普济消毒饮为主：发在耳后，以柴胡、川芎为君；在项下，以葛根为君；在项后或巅顶，加羌、防。此症不可轻补于未溃之先，补早必成脓，尤不可纯用寒凉于将发之际，恐闭遏而毒不得发，故必兼疏散为要。外治，以葱水时时浴之。

发　疮

时疫愈后，发疮者极多，余热淫于肌肉也，多服清凉养气血药自愈。

发　痿

时疫愈后，四肢不能动移者，热伤筋脉也，吴氏诸养荣汤酌用，轻者粥食调理自愈。

索　泽

时疫愈后，身体枯瘦，皮肤甲错者，热伤其阴也，养阴为主，吴氏诸养荣汤酌用，亦有粥食调理自回者。

发　蒸

时疫愈后，有发骨蒸如劳瘵者，乃余热留于阴分也，不可以其羸瘦而遽用虚损门治法。必察其六腑，有结邪，则仍攻其邪为主；次察其经络，有壅瘀，则仍通其壅瘀为主；次察其气道，有痰涎，则仍利其痰涎为主。数者俱无，然后以清热为主，或无邪而阴伤，方可纯用养阴之药，或分其余邪之轻重，亏损之多少，而兼用养阴清热药，进退加减以和之更妙。

妇　人

妇人时疫悉与男子同，惟当经期则治法略异，以其关乎血室也。凡遇感疫值经期者，治法必兼少阳，以少阳与厥阴为表里，厥阴为血室，血室一动，邪必乘虚而犯之，须分适来因受病而止、适来受病而自行、适断而受病三种，则虚实自见。凡经水适来而受疫气遽止者，必有瘀血，要再察其胁、腰、少腹，有牵引作痛拒按者，必以清热、消瘀为主，小柴胡加赤芍、延胡、桃仁、归尾、丹皮。凡经水适来而受疫气，疫病虽发而经水照常自行者，不必治其经血，但治其疫邪而病自愈。盖病本未犯血室，故经血自行如常也。仲景所谓"勿犯胃气及上二焦，必自愈者"正指此，非谓总不用药也。凡经水适断而受邪者，经行已尽则血海空虚，邪必乘虚而陷入血海，若见腰胁及少腹满痛者，大柴胡汤加桃仁、赤芍，逐其血室之邪始愈。凡妇人受疫，但见昼日明了，至夜谵语，即当询其经期，以防热入血室之渐。

妊　娠

妊娠感时疫，须治之于早，则热不深入而伤胎。当汗、当清之证，当速治不待言，当下之证尤不可迟。若因妊娠忌下伤胎之说，因循略迟，则胎受热蒸而反易堕。一见里证，速下其热，其胎反安然无事。盖有病则病受之，《内经》所谓"有故无殒"者于此见之，此历验不诬者。妊娠受疫，当下失下，至于舌黑腰痛，少腹下坠至急，则其胎多死腹中，自欲堕矣。此时下亦堕，不下亦堕，然下之胎堕，母犹可救十中二三，不下则母无生理，胎亦不能独存。同一堕胎，而此善于彼，当明言于病家，而后施治下药，虽三承气皆可用，惟芒硝当慎，以其专主伤胎，非大实、大热、大燥不可试也。

小　儿

小儿受时疫悉与大人同，而时见惊搐，类于惊风，误治多死。用大人治疫清解诸法，减小剂料以治之则愈。小儿不能言，遇当下证，既不知其谵妄，复难验其舌苔，则当验其唇，唇赤而燥即是下证，此幼科之要诀也。　`

广瘟疫论方

大青龙汤

麻黄　桂枝　杏仁　石膏　甘草炙

加姜、枣煎。

六神通解散 捶法，有川芎、羌活、细辛

麻黄一钱　甘草一钱　黄芩二钱　苍术二钱　石膏一钱半　滑石一钱五分　豆豉十粒

加葱、姜煎。

九味羌活汤

羌活一钱半　防风一钱半　细辛五分　苍术一钱半　白芷一钱　川芎一钱　黄芩一钱　生地一钱　甘草一钱

加生姜、葱白煎。

萎蕤汤 一方有干葛，无菊花

萎蕤二钱半　麻黄五分　白薇五分　青木香五分　羌活五分　杏仁五分　川芎五分　甘草五分　石膏一钱半　菊花一钱半

白水煎。

大羌活汤

羌活　防风　细辛　苍术　白术　川芎　黄芩　生地　甘草　防己　知母　独活　黄连

白水煎。

人参败毒散

人参　茯苓　甘草　枳壳　桔梗　柴胡　前胡　羌活　独活　川芎　薄荷

加生姜煎。

吴氏达原饮

槟榔二钱　厚朴一钱　草果仁五分　知母一钱　黄芩一钱　芍药一钱　甘草五分

白水煎。

小柴胡汤

柴胡　黄芩　人参　半夏　甘草

加生姜、大枣煎。

炙甘草汤

人参　甘草炙　桂枝　阿胶蛤粉炒　麦冬　生地　大麻仁

加生姜、大枣、水酒各半煎。

柴胡四物汤

柴胡　半夏　人参　黄芩　甘草　当归　川芎　白芍　生地

加姜、枣煎。

参胡三白汤

人参一钱半　白术一钱半　柴胡二钱　白芍一钱半　白茯苓一钱半

白水煎。若脉微弱，口渴心烦，加麦冬、五味子。若烦，口苦，心下痞，加黄连、枳实。若不眠，加竹茹。

清脾饮

青皮　柴胡　厚朴　黄芩　半夏　甘草　茯苓　白术　草果

加生姜煎。

大承气汤

大黄四钱, 酒洗　芒硝二钱　厚朴二钱　枳实一钱

白水煎。

小承气汤

大黄四钱　厚朴一钱　枳实一钱

白水煎。

调胃承气汤

大黄三钱，酒浸　芒硝二钱　甘草一钱

白水煎。

人参白虎汤

石膏　知母　甘草　人参

加粳米煎。

黄龙汤

大黄三钱　芒硝二钱　厚朴一钱半　枳实一钱　甘草一钱　人参一钱半　当归二钱

加生姜五片，大枣一枚煎。

六味地黄汤

熟地　山药　山萸肉　茯苓　丹皮　泽泻

新汲井水煎。

生脉散

人参　麦冬　五味子

白水煎。

四物汤

川芎　当归　白芍　熟地

新汲井水煎。

越婢汤

麻黄　石膏　甘草

加生姜、大枣煎。

阳旦汤

桂枝　芍药　甘草　黄芩

加生姜、大枣煎。

黄芩汤

黄芩　芍药　甘草

加大枣煎。

栀子豉汤

栀子　香豉

先煮栀子，后入香豉，白水煎。

黄连解毒汤

黄连　黄柏　黄芩　栀子_{等分}

白水煎。

小陷胸汤

黄连　半夏　瓜蒌实

先煎瓜蒌实，后入二味，白水煎。

导赤泻心汤

黄连_{酒洗}　黄芩_{酒洗}　山栀_{姜汁炒黑}　滑石_飞　知母_{盐酒拌}　犀角_镑　甘草_生　人参　麦冬_{去心}　茯苓_{各一钱}

加灯心、生姜、大枣煎。

猪苓汤

猪苓　茯苓　泽泻　阿胶　滑石_{各一两}

白水煎。

天水散_{加朱砂名益元散}

滑石_{六钱}　甘草_{一钱}

研细末，井水或灯心汤调。

柴葛解肌汤_{捶法，加石膏一钱}

柴胡　葛根　甘草　黄芩　芍药　羌活　白芷　桔梗

加姜、枣煎。

吴氏三消饮

槟榔　厚朴　草果　知母　黄芩　芍药　甘草　羌活　葛根　柴胡　大黄

加姜、枣煎。

六君子汤

人参　白术　茯苓　炙草　陈皮　半夏

加姜、枣煎。

归脾汤 一方无白芍

人参　白术　黄芪　茯神　枣仁　远志　木香　当归　白芍　炙甘草

加桂圆肉、姜、枣煎。

清燥汤

苍术一钱,炒　白术五分,炒　黄芪一钱五分　人参三分　茯苓三分　黄连一分,炒　黄柏二分,酒炒　甘草二分　陈皮五分　猪苓二分　泽泻五分　升麻三分　柴胡一分　五味子九粒　神曲二分,炒　麦冬二分　当归二分,酒洗　生地黄二分

白水煎。

大柴胡汤

柴胡二钱　大黄二钱　枳实一钱　黄芩一钱　半夏一钱　白芍一钱

加生姜三钱,大枣一钱煎。

吴氏清燥养荣汤

知母　天花粉　当归身　白芍　甘草　生地汁　陈皮

加灯心煎。

补中益气汤

人参　白术炒　黄芪蜜炙　炙草　陈皮　当归　升麻蜜炙　柴胡炒

加姜、枣煎。

三黄石膏汤

黄柏　黄芩　黄连　栀子　淡豆豉　麻黄　石膏

加生姜、大枣、细茶煎。热服。

防风通圣散 又名双解散

防风　大黄　当归　芍药　芒硝　荆芥　麻黄　栀子　连翘　甘草　桔梗　石膏　滑石　薄荷　黄芩　白术　川芎

加生姜、葱白煎。

逍遥散

柴胡　当归　白芍　白术　茯苓　甘草　薄荷

加煨姜煎。

瓜蒂散

甜瓜蒂_{炒黄}　赤小豆

共为末，熟水或韭水调。量虚实服，或用㗜鼻。

葛根葱白汤

葛根　芍药　知母　川芎

加葱白、生姜煎。

平胃散

苍术　厚朴　陈皮　甘草

加姜、枣煎。

吴氏承气养荣汤

知母　当归　芍药　生地黄　大黄　枳实　厚朴

加姜煎。

凉膈散

芒硝　大黄_{酒浸}　山栀　连翘　黄芩_{酒炒}　甘草　薄荷

加竹叶，蜜煎。

四苓散_{吴氏有陈皮，无白术，亦名四苓散}

茯苓　猪苓　泽泻　白术

白水煎。

桃仁承气汤

大黄　芒硝　甘草　桃仁　桂枝

白水煎。

茵陈蒿汤

茵陈　大黄　栀子

白水煎。

吴氏举斑汤

白芍一钱　当归一钱　升麻五分　白芷七分　柴胡七分　穿山甲二钱，炙黄

加姜煎。

犀角地黄汤

犀角　生地　丹皮　芍药

白水煎。

三黄泻心汤《汤液论》有黄芩，《保命集》有甘草

大黄　川黄连

以麻沸汤渍之须臾，绞去滓，温服。

藿香正气散

大腹皮　紫苏　藿香　甘草　桔梗　陈皮　茯苓　苍术　厚朴　半夏曲　白芷

加姜、枣。

橘皮半夏汤

陈皮　半夏

加生姜煎。

竹叶石膏汤

人参　半夏　麦冬　甘草　竹叶　石膏

加粳米、生姜煎。

大半夏汤

半夏　人参　白蜜

以水和药，蜜扬之二百四十遍，再煎。

理中汤

人参　白术　炒干姜　炙甘草

白水煎。

十枣汤

芫花_熬　甘遂　大戟_{等分}　大枣_{十枚}

煮汤。内药末，强人服一钱七。

二陈汤

陈皮　半夏　茯苓　甘草

白虎汤

石膏　知母　甘草

加粳米。

白虎加苍术汤

即白虎汤加苍术。

白虎举斑汤

石膏　知母　甘草　人参

白水煎。

大陷胸汤

大黄_{二两}　芒硝_{一升}　甘遂_{一钱，为末}

先煮大黄，去滓，内芒硝，煮一二沸，内甘遂末，温服。

大陷胸圆

大黄_{八两}　芒硝　葶苈_炒　杏仁_{去皮尖，各半升}

合研取弹大一丸，别捣甘遂末一钱，白蜜二合，煮服。

抵当汤

水蛭_{三十，猪脂熬黑}　虻虫_{三十，去头、足、翅}　桃仁_{三十，去皮尖，研}　大黄_{四两，酒浸}

白水煎。

八珍汤

人参　茯苓　当归　熟地　白术　甘草　白芍　川芎

加姜、枣煎。

葛根芩连汤

葛根　黄连　黄芩　甘草

白水煎。

麻仁丸

麻仁二升　芍药半斤　大黄一斤，酒浸　枳实一斤　厚朴一尺，去皮　杏仁一升，去皮尖，熬，别作脂

炼蜜丸。

天王补心丹一方有石菖蒲四钱，无五味子。一方有甘草

生地四两，酒洗　人参五钱　元参五钱，炒　丹参五钱，炒　茯神五钱　桔梗五钱　远志五钱，去心，炒　枣仁一两，炒　五味子一两，炒　天冬一两，去心，炒　麦冬一两，去心，炒　当归一两，酒洗　柏子仁一两，炒去油

蜜丸，朱砂为衣，灯心汤下。

荆防败毒散

荆芥　防风　柴胡　羌活　独活　前胡　川芎　枳壳　人参　甘草　桔梗　茯苓等分

加薄荷叶煎。

仓廪汤

人参　茯苓　甘草　前胡　柴胡　羌活　独活　桔梗　枳壳　川芎

加陈仓米、生姜煎。

四君子汤

人参　白术　茯苓　炙甘草

加姜、枣煎。

异功散

人参　白术　茯苓　炙甘草　陈皮

加姜、枣煎。

附子汤

附子　白术　白茯苓　白芍　人参

白水煎。

吴氏安神养血汤

茯神　枣仁　当归　远志　桔梗　芍药　地黄　陈皮　甘草

加龙眼肉煎。

建中汤此小建中汤

桂枝　芍药　甘草

普济消毒饮

黄芩　黄连　人参　橘红　元参　生甘草　桔梗　柴胡　薄荷　连翘　鼠黏子
板蓝根　马屁勃　白僵蚕　升麻

白水煎。

吴氏蒌贝养荣汤

知母　花粉　贝母　瓜蒌实　橘红　白芍　当归　紫苏子

白水煎。

吴氏柴胡养荣汤

柴胡　黄芩　陈皮　甘草　花粉　当归　白芍　生地　知母

加生姜、大枣煎。

吴氏柴胡清燥汤

柴胡　黄芩　陈皮　甘草　花粉　知母

加生姜、大枣煎。

吴氏人参养荣汤

人参　麦冬　辽五味　地黄　归身　白芍　知母　陈皮　甘草

白水煎。

吴氏参附养荣汤

当归一钱　白芍一钱　生地三钱　人参一钱　附子七分,炮　炒干姜一钱白水煎。

犀角大青汤

犀角上　大青中　玄参中　甘草下　升麻中　黄连中　黄芩中　黄柏中　山栀中

水二钟，煎一钟。

柴葛五苓散

柴胡　葛根　茯苓　泽泻　猪苓　白术　桂枝

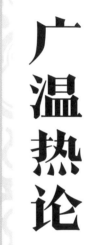

广温热论

◎ 清·戴天章 原著

◎ 清·陆懋修 校订

提　要

　　《广温热论》，温病学著作。系清·陆懋修（字九芝）删订补充戴天章的《广瘟疫论》而成，约成书于光绪四年（1878 年）。4 卷，另有附方 1 卷。

　　《广瘟疫论》原为吴又可《温疫论》的推广发挥本。然而，此书的校订者陆懋修认为，"吴氏书名'瘟疫'，而不自知其所论但为温疫；戴氏专论温热，而不自知其书之不可以名'瘟疫'"，"吴氏自论疫中之温，而仍不免纠缠不疫之温；在戴氏则专论不疫之温，恐人于阳明温热之病误用太阳风寒之法，特于书成时未加检点，仍沿俗说，以瘟疫之名名温热之病。"因此，陆氏在重订时，删改《广瘟疫论》为论温热的专书，并改其名为《广温热论》。

　　就《广温热论》的内容来说，卷一论伤寒与温热的辨证，详述了伤寒与温热的早期鉴别诊断及温热病的辨证论治。卷二论温热表证 32 证，卷三论温热里证 41 证，卷四则论温热的治疗。该书主要论述病发于里的温热病的辨证论治。虽然，在戴氏在书中，开篇七论即从气、色、舌、神、脉五个方面强调温热之气与风寒异受，温热之病与风寒异治。但经陆氏重订，则将其本人温热病是伤寒六经病之阳明病的观点加了进去，如续以上七论之后，有"辨传经"一节，陆氏加了小字注："北山于半表半里下特著'少阳证'三字，而于上句里证下不著'阳明证'三字，可见北山意中本以此为阳明本证，与成氏意合，言下显然。"这就使此书有了寒温融合的倾向，或被当作"重要的寒温融合学说之一"。

　　现存的《广温热论》的版本有两种。在此次校点中，我们选取了宣统二年（1910 年）《世补斋医书续集》本为底本，光绪三十四年（1908 年）冯汝玖的绿丝栏抄本为主校本，以《广瘟疫论》乾隆四十八年（1983 年）本为他校本。抄本中陆氏的数处眉批与篇后注在底本中未见，此次校点都一一补入。

重订戴北山广温热论序

北山此书以温热与伤寒辨，条分缕晰，逐病疏明。伤寒之治不混于温热，温热之治不混于伤寒，诚于秦越人"四日热病、五日温病"之异于"二日伤寒"者，分疆画界，不得飞越一步矣。然其书明是温热，而其书名则曰"广瘟疫"，推其命名之意，固本于吴又可《瘟疫论》，而欲有以广之。故篇中或称"疫疠"，或称"时疫"，或单称"疫"，一若自忘其为论温热者。是伤寒之与温热，北山能辨之，而温热之与瘟疫，北山亦混之矣。余始不解其故，久之而始恍然悟曰：吴氏书名"瘟疫"而不自知其所论但为温疫；戴氏专论温热而不自知其书之不可以名"瘟疫"。更合两家观之：在吴氏自论疫中之温，而仍不免纠缠不疫之温；在戴氏则专论不疫之温，恐人于阳明温热之病误用太阳风寒之法，特于书成时未加检点，仍沿俗说，以"瘟疫"之名名温热之病，只与删去论中"尸气"、"腐气"等语，及后幅大青龙一方，此外则绝无羼入瘟疫之处，亦无夹杂伤寒之处。余爱其论之精，而惜其名之误，乃于凡所称"时行"、"疫疠"者，悉改之曰"温邪"。其开首云"世之治伤寒者，每误以温热治之；治温热者，又误以伤寒治之"四语，则余所缀也。有此一提，而所以作书之意乃先于卷端揭清，即为之改题曰"温热论"，则此书实足为温热病正法眼藏矣。

元和陆懋修

沈 序

六淫之气，中人为病，风寒尤甚。盖风者，善行数变，其势猛急；寒者收引，其气坚凝。故其病人也，不假少贷，而为患至速。各家医书，均首列中风、伤寒二门，以示后学。习是业者，咸致力于风寒，以求诸病扩而充之，触类引伸，固无所不该。若执而守之，亦不免刻舟求剑，而所遗实伙。虽长沙有论，后学注释繁多，究使指归不定，以致湿温、时疫漏而不讲。迨吴又可《瘟疫论》出，稍使人知疫与伤寒同途异归，不可拘伤寒法而治疫。然其辨悉，犹不若《广瘟疫论》之提纲挈领、晓畅明白，能使不习医者洞然领略也。予于庚寅，偶得此书，故友王村舟言是书乃金陵前辈麟郊戴公存存书屋之稿本，近为仪征郑氏所刻，发坊未久，板已散失，坊间竟无觅处，予每惜之。庚子迁居北城，得识国子学正戴敬咸先生，乃知麟郊公乃先生之祖，因叩及是书藏本，与予所得者相校雠，一字无讹，虽郑氏前刻未将存存书屋之来由道出，情似掠美，然非其剞劂流传，则予亦不得睹见，而无由与敬翁先生探其本原也。因怂恿梓行，以继前徽。壬寅冬正在付梓，尚未藏工，而敬翁先生忽婴疾逝，今其嗣君踵成其事，嘱予纪其本末。予亦不敢以固陋辞，谨序于后，以叙麟郊公之作美于前，而得其贤嗣继美于后，庶此不刊之书，得以永垂天壤，救济生灵，实可上美长沙之功，而庇医林后学于不浅矣！

乾隆四十八年岁次昭阳单阏氏皋月　会稽沈懋发撰

程 序

张仲景《伤寒论》不只为伤寒一证而用也，【此句已极明白，只是说不出温病、热病亦在内耳，再申此一句。】[1]经络、腑脏、表里洞然，善读者诚扩而充之，运用不穷，故为医门圣书。独瘟疫一证，治法又别，其始末疑似之交，非更有善本剖析精详，终不免毫厘千里之误，此洞庭吴氏之书所以绍仲景而独辟其奥也。况瘟疫病多，真伤寒病少，其于济世尤急。旧称长沙于《伤寒论》外，兼有治疫之书，而世远失传，洵可惜也。【此皆因不识《伤寒论》中自有温热，自有治温热之方，所以有此等话头耳。】[2]余弱冠习举子业，兼从田淑姜先生读轩岐《灵》《素》诸书，于吴氏《瘟疫论》颇曾究心。嗣稽山家叔授以存存书屋《广瘟疫论》抄本，知为乡先辈麟郊戴公所著，命篇分类，亦从吴氏书折衷而出，内增辨证八、兼证五、夹证十，条分缕析，尤为寿世良法。数年来，每于风雨鸡鸣、讲明切究及临证时，觉有得心应手之妙，益信是书之为功大也。辛丑冬，晤赠公文孙未堂先生，幸得出其藏本，刊板行世，庶可公诸海内，用垂不朽，并嘱余志其端末，爰敬跋数言以附卷后。

　　　　　　乾隆四十七年岁次壬寅冬十月既望　江宁后学程家珏葵百氏

---

〔1〕此句……一句：此段眉批底本无，今据抄本补。
〔2〕此皆……话头耳：此段眉批底本无，今据抄本补。

戴　序

瘟疫一证，历代名哲具有成方。如仲景有大青龙汤、阳旦汤、越婢汤、黄芩汤、麻黄升麻汤，诸条列瘟疫之见证，为汗法、下法、和法、双解法，轻重深浅，纤毫备具。特散见于诸经条中而未尝直指其名为瘟疫，非不欲明言也，其书为伤寒立论，而互为区别之书；非专论瘟疫之书；且上古文辞简易，详于辨证，而不详于立名，欲人从证上细辨，则不必于名上区别，而自无混治之失。嗣是而后，河间有《宣明五气论》，则论瘟疫较详，立法更备。如桂苓甘露饮、黄连解毒汤、三已效方、凉膈散、人参石膏汤、双解散诸方皆是，而亦未正其名。易老、东垣，大羌活汤立方更备，而亦无专书，亦无特名。至吴又可先生贯串古今，融以心得，著时行《瘟疫》一论，真可谓独辟鸿蒙，揭日月于中天矣。顾其书具在，而时贤有未见而不用其法，或虽见而不能信者，无怪矣。有口诵其书，啧啧称道，而对证书方仍多不用其法，口则曰此时证也，而手则仍用伤寒之方。拘伤寒之法者，比比皆然。愚揣其情，必非知而不用也，知其名而未得辨证之法耳！愚目击心伤，不揣固陋，而取吴子之原本，或注释，或增订，或删改，意在辨瘟疫之体异于伤寒，而尤慎辨于见证之始。开卷先列辨气、辨色、辨舌、辨神、辨脉五条，使阅者一见瞭然，则吴子之书，人人可用，而瘟疫之横夭者少，生全者多，诚斯世斯民之幸也！

上元戴天章麟郊甫识于存存书屋

乾隆四十八年岁在癸卯夏五月望日

孙男嗣琦谨书

仲景此则时行之气也，与此非时行之气数语，必先烂熟于胸中，然后时行、非时行临证自无游移。否则先不识时行是何病，非时行是何病，而但以"时行"两字作口头语，时行用此方，非时行亦用此方，且转谓仲景所未言，不妨自我作古，而仲景乃先受谤矣。[1]

---

〔1〕仲景……受谤矣：此段批注底本无，今据抄本补。

跋

先大父北山先生，以通儒邃医学，所论著伤寒、杂病诸书及《咳论注》《疟论注》《广瘟疫论》凡十数种，皆先世父雪村先生行楷细字，录存于家。近书坊中有刻本《瘟疫明辨》四卷，祖启购阅之，即先大父存存书屋《广瘟疫论》也，虽易其名，未曾改窜其文，不知何误刻为歙县郑某之书。在先大父固不争此，而子孙见之，不容不正也。因出存存书屋原本，较而刻之，以纠伪传，广先德。因叹《伤寒》一书，注者百家，至程郊倩独辟鸿蒙，复有慈溪柯韵伯《论翼》出，而《伤寒》之书观止矣。瘟疫一证，古无成书，至吴又可实为独辟鸿蒙，更有先大父此书出，而瘟疫之书叹观止矣。事固有更阅数千年而后得所折衷者，此类是也。代生名贤，民何幸钦！

乾隆四十七年岁在壬寅七月望后二日　孙男祖启谨跋

温同也，而疫、不疫则异，疫不□异也，而温则同。故有疫之寒者，即有疫之温者；有疫之温者，即有不疫之温。治温疫之药亦无不可治温。只是年之常有之温，与夫一人得病之温则不可谓之疫年。[1]

---

〔1〕温同也……疫年：此注底本无，今据抄本补。

上元县志

　　戴天章，字麟郊，邑庠生。少师林青雷习举子业，好学强记，所读经史，能通部逆背，如瓶泻水状。谓[1]文干禄不足为，所求有用之学，自天官、地理、算数、射弋，以及书画、琴棋之类，无不探微极要。尤精医理，博览深思，活人无算，谢之金，挥不受。四方淹雅名流至，必下榻请教。友朋中或来就食，更赠余资，归而举火。课诸子，督以勤苦力学。晚号北山，学者称北山先生。长子瀚，字巨川，雍正元年癸卯一甲第二人，恭逢覃恩，敕赠文林郎翰林院编修，晋赠中宪大夫。乾隆辛卯，孙翼子官御史，再遇覃恩，貤赠朝议大夫如其官。

　　巨川于雍正七年以庶子任福建学政。[2]

---

〔1〕谓：底本为"为"，今据抄本、乾隆本改。
〔2〕巨川……学政：此注底本无，今据抄本补。

目　　录

　　辛巳二月，在宣南海一居与子润庠细论伤寒、温热、瘟疫之辨，因又复阅此书，将首段"腐气"、"尸气"等字抹去，眉目似又较清，然以其本来面目总在伤寒、温热辨之极明，而温热、瘟疫实属相混，故虽屡次就改，而终不能十分惬意也。惟此书于伤寒、温热，辛温、辛凉之界，并温热病中种种发现之症，白极明晰，故其书定为有用之书耳。

九芝再记[1]

〔1〕九芝再记：此注底本无，今据抄本补。

广温热论卷之一

上元戴天章麟郊甫　著

元和陆懋修九芝　校订

一辨气

世之治伤寒者，每误以温热治之，而治温热者，又误以伤寒治之，此辨之不明也。风寒之气从外收敛入内，即室有病人曾无病气，间有作病气者，必待数日后转入阳明经腑之时。若温热之气从中蒸达于外，一病即有病气触人，轻则盈于床帐，重则蒸然一室_{湿温证尤甚}，以人身脏腑、气血、津液逢蒸而败，因败而溢，溢出有盛衰，充达有远近，非鼻观精者不能辨之。辨之既明，治之毋惑。知为温热而非伤寒，则凡于头痛、发热诸表证，不得误用辛温发散，于诸里证当清、当下者，亦不得迟回瞻顾矣。

二辨色

风寒主收敛，敛则结，面色多绷结而光洁；温热主蒸散，散则缓，面色多松缓而垢晦。人受蒸气则津液上溢于面，头目之间多垢滞，或如油腻，或如烟薰，望之可憎者，皆温热之色也。一见此色，虽头痛发热，即不得用辛温发散；一见舌黄、烦渴诸里证，即宜用清法、下法，与风寒之治绝不相通矣。

三辨舌

风寒在表，舌多无苔，即有白苔，亦薄而滑；渐传入里，方由白而黄，转燥而黑。温热一见头痛、发热，舌上便有白苔，且厚而不滑，或色兼淡黄，或粗如积粉。传入胃经，则兼二三色，或白苔即燥，又有至黑不燥者，则以兼湿之故。大抵温邪入胃，舌苔颇类风寒，特以兼湿之故而不作燥耳。惟于在表时，不用辛温发散，入里时即用清凉攻下，斯得之矣。

四辨神

风寒之中人，令人心知所苦，而神自清，如头痛寒热之类皆自知之；至传里入胃，始或有神昏谵语之时。缘风寒为病，其气不昏。温热初起，便令人神情异常而不知所苦。大概烦躁者居多，或且扰乱惊悸，及问其何所苦，则不自知；即间有神清而能自主者，亦多梦寐不安，闭目若有所见，此即谵妄之根也。或亦以始初不急从凉散，迁延时日故使然耳。

五辨脉

温热之脉，传变后与风寒颇同，初起时与风寒迥别。风寒从皮毛而入，一二日脉多浮，或兼紧、兼缓、兼洪，无不浮者。传里始不见浮脉，然其至数亦清楚而不模糊。温邪从中道而出，一二日脉多沉，迨自里出表，脉始不沉而数，或兼弦，或兼大，然总不浮，其至数则模糊而不清楚。其初起脉或沉迟，不可认作阴证。沉者，邪在里；迟者，邪在脏也。脉象同于阴寒，而气色、舌苔、神情，依前诸法辨之，自有不同者，或数而无力，亦勿误作虚视，因其热蒸气散，脉自不能鼓指，但当解热，不当补气。受病之因各殊，故同脉而异断。

辨温热之气与风寒异受

风主疏泄，寒主凝涩，二气虽有不同，然皆冷而不热。其中人也，郁而不宣。方其初受在表，宜温散，麻黄汤、桂枝汤、芎苏、十神、神术等方，皆散寒之剂，非解热之剂。温热属湿温二气合成，热而不冷。其中人也，立蒸而腐败。初传即宜凉解，葛根黄芩黄连汤、白虎汤、人参白虎汤、九味羌活汤、葳蕤汤、人参败毒散，皆解热之剂，非散寒之剂也。以解热之剂治风寒，轻则寒中呕利，重则厥逆亡阳。以散寒之剂治温热，轻则衄、渴、谵妄，重则枯竭、亡阴。此气之不可不辨也。

辨温热之病与风寒异治

风寒从表入里，自皮毛而肌肉，而筋骨，而膈，而肠胃，一层渐深一层，不能越此入彼。故汗不厌早，下不厌迟，为散为和，浅深毫不可紊。以其气皆属冷，必待寒化为热，邪敛入内，方可攻下凉解。否则虚其里气，反引表邪内陷，而成结胸、痞利诸证。温热自里出表，虽出表而里未必全无邪恋。经过之半表，亦未必不为邪伤。故下不厌早，汗不厌迟，为和为解，浅深必不可拘。以其气皆属热，热能作蒸，不必郁变，而此蒸即带彼热。未出表而误温之，始则引热毒燎原而为斑、衄、狂、喘，末传则伤真阴而为枯槁、沉昏、厥逆诸危矣。

辨传经

温邪传经与风寒不同。风寒从表入里，故必从太阳而阳明，而少阳，而入胃；若温热则邪从中道而或表或里，惟视人何经之强弱为传变，故治此之法亦不外表里两途。所谓表者，发热，恶寒，头痛，头眩，项强，背痛，腰疼，腿膝足胫酸痛，自汗，无汗，及头肿，面肿，耳目赤肿，项肿，发疹，发斑皆是。所谓里者，渴、呕、

胸满，腹满、腹痛，胁痛、胁满，大便不通、泄泻，小便不通、黄赤涩痛，及烦躁，
谵语，沉昏，舌燥、舌卷、舌强，口咽赤烂皆是。在风寒从表入里，所有里证必待渐
次闭郁而成，故在表时不必兼见里证，入里后不必复见表证。若温邪本从中道出表，
故见表证时未有不兼一二里证者，且未有不兼见一二半表半里之少阳证者。【北山于
半表半里下特着"少阳证"三字，而于上句里证下不着"阳明证"三字，可见北山意中本以此为阳
明本证，与成氏意合，言下显然。】[1]仲景所云：阳明、少阳合病，必自下利。三阳合
病，脉浮大，上关上，但欲眠睡，目合则汗。三阳合病，腹满身重，难以转侧，口不
仁而面垢，谵语遗尿。皆指温邪言，非指伤寒言也。且温邪属蒸气，表而里，里而
表，原是不常有，入里后下之而其邪不尽，仍可出表者；有谵妄、昏沉之后病愈，数
日复见头疼、发热，复从汗解者。此为表而再表，惟温热病有之，而风寒必无是也。
更有下证全具，用承气汤后里气通而表亦达，头痛、发热得汗而解，移时复见舌黑、
胸满、腹痛谵妄，仍待大下而后愈者，此为里而再里，亦惟温热病有之而风寒必无是
也。若夫表里分传之证，风寒十无一二，温证十有六七。但据传经之专杂为辨，一经
专见一经证者属风寒，一经杂见二三经证者属温热；日久而渐传者属风寒，一日骤传
一二经或二三经者属温热。一明乎此，则虽病有变态，而风寒不混于温热，温热不混
于风寒，施治自无误矣。

至若辨气、辨色、辨舌、辨神、辨脉俱已清楚，而投之以治邪之药，或有效、有
不效者，则以温热病中兼夹他证之故。是同病温热，而病有此人之与彼人不同者，此
际尤当细辨也。其兼证凡五种，夹证凡十种，详列于后。

兼　寒

其一有兼寒者，初起一二日，有头痛、发热、身痛、恶寒诸表证，悉与温邪同，
而以脉辨则不同：温病多软散而不浮，兼寒则多浮数、浮弦、浮大，甚至有浮紧者。
再以证辨亦微有不同：温病多汗，兼寒则无汗。单受寒者无烦躁、口苦、口臭证，温

〔1〕北山……显然：此眉批底本无，今据抄本补。

病兼寒必有烦躁、口苦、口臭证也。一遇此等，更当辨其寒邪与温邪孰轻孰重。热重寒轻者，烦躁、口臭证多，无汗、恶寒必少，则当以败毒散加知母、石膏，或达原饮加羌活、柴、葛，寒重于热者，则恶寒、无汗，而烦躁必轻，则用败毒散。其寒束于外，既无汗、恶寒，邪郁于内，复见烦躁者，大青龙亦可一用，余则九味羌活最为的当。此证若治寒遗热，必有斑、黄、狂、衄之变；治热遗寒，复有呕、利、痞、厥之忧，驯至沉困，不可不知。然此皆为初起一二日言之也。【凡病家延医往往已过此一二日，所以用得着前数方者，十无二三。此亦临证所当知也。】[1]若日久则邪气勃发，表寒不能自存而为热，则惟以治热之法治之而已。

兼　风

其一有兼风者，初起一二日，表证与温热悉同，惟鼻塞、鼻鸣、咳嗽、清涕，与温热略异，脉亦多浮，而与温邪之不浮、不沉而数者微异。治法不甚相远，即于温热方中加荆、防，咳加前胡、杏仁、苏子而已。大抵温邪兼寒能令病势增重，兼风反令病势易解。以寒主凝涩，则温邪内郁，郁一分，病势增固一分。风主游扬，则温邪外疏。疏一分，病势解散一分。

兼　暑

温热兼寒、兼风，四时皆有，至若兼暑一证，惟长夏有之。初起一二日，与温证同，只胸满、呕利为异，而脉则兼弦、细、芤迟，不似温邪不浮、不沉而数。治法于温邪诸方中微兼发表之味，如用羌即不用独，用柴即不用前。盖温证多汗，暑证更多汗，则表必虚，故发表之味不可重复也。邪从表出，郁热必轻，过用寒凉，又恐有寒中之变。况表气太泄，里气必虚，且易犯厥脱之证，故清凉寒润之药不可多，而最宜分利燥脾，木通为上，滑石次之，猪苓、赤苓、泽泻又次之。盖分利则暑与热皆从清

---

〔1〕凡……当知也：此眉批底本无，今据抄本补。

道出，邪有去路。间有表见身痛，宜用香薷；里见腹满，宜用苍术者，正不必以寒凉逆折其邪也。温证兼暑，则病势反缓。以温气属亢阳，暑为阳中之阴，阳得阴则解，解虽不尽，然得一分阴气则和一分亢阳。每见温证兼暑，其谵妄、舌燥诸证反缓者，职是故也。

兼 疟

温热有似疟、转疟、兼疟之不同，用药亦有微异。似疟者，乃寒热往来，或一日二三次或一次，而时无定也，温证初起多有之。转疟者，温证谵妄、烦渴大剧之后，已经大汗、大下，仍有余邪不解，复作寒热，转成疟象也，温证末路多有之。兼疟之证，乃寒、暑、温邪合病也。其证寒热有常期，疟证全具，但热多寒少，且多躁渴扰乱，热势迅速，或更昏愦、秽气触人为异，秋令多有之。温证所以似疟者，因邪气盘错于募原，欲出表而不能透达，欲陷里而未得空隙，故见半表半里之少阳证也。治法以达原饮加柴胡为主。温证所以转疟者，因汗、下后，邪气已衰，正气来复，出与邪争，故在先阳气独亢，有热无寒者；今则以阴液渐回，而寒热相争矣。在先邪气充斥，昼夜燥热无休止时者；今则邪气渐退，正气渐复而寒热发作有时矣。治法以养正为主，祛邪佐之，小柴胡汤、炙甘草汤、柴胡四物汤、参胡三白汤，量余邪之衰盛，视阴阳之盈亏，酌而用之。至若兼疟之证，最为难治。吴又可曰：疟疾二三发，或七八发后，忽然昼夜烦热、发渴不恶寒，舌上苔刺、心腹痞满、饮食不进，下证渐具，此温证现而疟证隐也。以温证方药治之则生，疟家方药治之则剧。治之如法，脉静身凉。每日或间日寒热复作有常期者，温邪解而疟邪未尽也，仍以疟法治之。盖温邪本与疟病不甚相远，温邪乃湿、温二气之合，疟乃风、寒、暑、湿四气之合，其邪气之杂而不纯，横连募原，原是一路，但温证之温气发则为亢阳，故宜下、宜清之证多，疟之暑气停则为郁滞，故宜宣利之证多耳。所以温证初起，方用达原饮，与疟之主方用清脾饮，药品亦多相类。至其传变，则缓急轻重迥乎不同。善悟者，于此而细参之，思过半矣。

兼 痢

温热本多自利证，表证初起即每日解数次稀臭水者是也，详见后"自利"条下。更有春夏之交，一得温邪即兼下利红白而里急后重者，名为兼痢。初起慎勿作痢治，盖痢属里证，今见温邪之发热、头痛，为表里俱病，先用治邪之法解其表，表解而里自和，其痢多有不治而愈者。若用治痢之法先清其里，里气虚而表邪陷，轻者增其烦躁、神昏，重者遂至呕逆、昏愦而危矣。所以古人于温痢初起专主仓廪汤，其方与人参败毒散大同小异，一意解表，但加陈仓米以和中，俟表证解后里热证具，方可议清、议下，不但香连承气之类宜缓，即淡渗分利亦宜缓投于表证未解之先。若太阳证不见，而微见少阳、阳明证者，则柴葛五苓不妨借用。大凡痢证夹表，微见身热，即宜慎用苦寒、淡渗、清里之药，用之必增呕逆，此历验不爽者，不特温证兼痢为然。至于病而兼痢，其热势必反减，亦由痢为暑气，阳中之阴，能和亢阳，且郁蒸之热有时疏泄故也。若温毒太甚，骤发即下纯红、纯紫恶血，或兼见舌燥、谵妄诸证者，黄连、大黄又在所急，不可拘此论也。

以上五条，其辨所以为温热兼证，固已不惮逐类详审。然总以前所列五辨为主，五者之中必有一、二确据，方于温热门求治。否则各按各门施治可也，若反混以温邪治之，为害甚矣。

夹痰水

饮入于胃，经蒸变而稠浊者为痰，未经蒸变而清稀者为水，痰与水，一物也。痰能作热，水能作冷。温热属热证，故夹痰者，更增其热，脉证治法，无甚参差，但于治邪药中加栝楼、贝母，甚则加牛黄。夹水者，脉证往往相悖，治法亦有不同，不可不细辨也。温证之脉必数，而有水在胸膈，其脉多缓，甚则迟弦，此脉夹水之辨也。温热之舌，一经传里，则转黄、转燥、转黑。若有水在胸膈，则烦躁、谵妄、沉昏诸证具备，而舌色白润，间有转黄、转黑者，亦必仍有舌苔；或满舌黄黑，半边夹一二条白色；或舌尖、舌本俱黄，中间夹一段白色，此舌夹水之辨也。温热胸满，心下硬痛，手不可按。一有水在胸膈，心下虽满痛，按之则软，略加揉按，漉漉有声，此证夹水之辨也。温证见夹水脉证，虽有表，不宜纯用辛凉发散，纯用则表不能解，而转见沉困；有里证不可早用苦寒，早用则必转加昏愦。此水气郁遏热邪，阳气受困，宜于发表清里药中加辛燥利气、利水之品，以祛水气。迨水气去，郁遏发，然后议攻、议凉，则无不效者矣。燥湿则半夏、苍术；利水则木通、苓、泽；利气则莱菔、草果、木香，甚则有可投大戟、芫花者。故温热虽属热邪，往往有投三承气、黄芩、白虎而不效，偶用温暖药收功，遂至讼清热之非者，不知热邪乃其本气，夹杂乃其间气耳。

夹　食

温证夹食者最多，而有食填胸膈、食入肠胃之不同。入肠胃则为阳明诸热证，治法备于三承气汤。惟食在胸膈，往往有脉沉、手足冷者，误认三阴，投以温剂，却无一毫热渴，而烦躁倍增，甚则一二日即死。盖膈间为阴阳升降之路，食填之则气闭，气闭则郁热无所疏泄，误温则热愈郁。热郁于内，故外无发热证；热郁于下，故上无口渴证。温热以出表为浅，入里为深。此病一温，则逼邪入里，故并至死而不见热证也。由前五辨法既辨得为温证矣，而遇脉沉、手足冷，即当细询其胸膈。若痞塞闷满，即是夹食。再辨其舌苔白厚而微兼淡黄，益为食填膈上明证。于温热药中加枳、桔、青皮、莱菔、曲糵，甚则用吐法以宣之，使膈间阳气宣达，然后热证自见，解表、清里，无或误矣。

夹　郁

温证夹气郁者，初起温证悉同，而多脉沉，手足冷，呕逆胸满，颇类夹食。但夹食为有物，为实邪，舌苔厚白而微黄，胸膈满痛不可按而亦不移；夹气为无物，为虚邪，舌苔白薄，胸膈满痛，串[1]动而可按，先宜宣通其郁，然后解表清里，自无不效。若不舒郁而徒发表，则里气不能外达而难于彻汗，遽用清下则上气不宣，多致痞逆。惟于解表药中加苏梗、木香、大腹皮、香附之类以宣其气，则表易解；于清里药中加[2]贝母以舒其郁则里易和。贝母为舒郁要药，但力性缓，必用至五钱一两方能奏效，并须真川贝也。

夹蓄血

温热传经之后，蓄血最多，治从[3]攻里，兹不具论。惟本有内伤停瘀，复感温邪，于初起一二日，病之表证悉具，而脉或芤、或涩，颇类阳证阴脉，但须细询其胸、腹、胁、肋、四肢，有痛不可按而涩者，即为蓄血。确知其非阳证见阴脉则是表证见里脉矣。治法必兼消瘀，红花、桃仁、归尾、赤芍、元胡之类，量加一二味，则表邪易解，而芤涩之脉亦易起。若误认芤、涩为阴，而投温剂，轻则变剧，重则危矣。

夹脾虚

温证较之风寒，本为难治，以风寒传变有次序，温热传变无常经；风寒表邪一发即散，温热散而复集，且往复再三；风寒传里证，一攻即和，温邪攻而复合，有下之又下而不和者，此温热所以难治也。而脾虚者则更为难治。盖温证必得汗下而后解，脾虚者，表不能作汗，里不任攻下。或得汗矣，而气随汗脱；得下矣，而气从下脱。治此等证，汗不强汗，发汗必兼养正，人参败毒散是也；下勿轻下，攻里必兼固气、

---

〔1〕串：底本为"半"，今据乾隆本改。

〔2〕加：底本为"如"，今据乾隆本改。

〔3〕治从：底本互乙，今据乾隆本改。

生津液，黄龙汤是也。其外证无甚分别，惟脉当不任寻按可据。然邪有进退，当其邪焰方张，虽虚而脉亦寻按有力，不可泥也，又必以神情、气色、脉证相参。如面色痿黄、神情倦怠、气息微促及心悸、耳鸣，皆脾虚中气不振之象，更须通体合参。如通体皆见有余实象，而独见一二虚象，则虚象反为吃紧；通体俱见虚象，而独见一二实证，则实证又为吃紧。是故权衡标本为尤急也，凡证之属表、属上焦、属六腑者，皆为标；证之属里、属中下焦、属五脏者，皆为本。实证居标，虚证居本，则虚证为重；虚证居标，实证居本，则实证为重。到此虚实关头，不著意则草菅人命矣。

夹肾虚

温证夹脾虚者，为难治矣，夹肾虚者更难。温热属热证，肾气虚则手足冷；温热属实邪，肾气虚则眩晕惊悸，腰膝痿软。肾虚之中，又有阴虚、阳虚之分。温证必待汗、下、清而后解。阳虚者，一经汗、下、清则脱绝之证随见；阴虚者，一经汗、下、清则枯竭之证随见，必须时时谛察。凡在表时，见腰痛异常，小便频数，膝胫冷软，即当细询其人之平日如有淋浊、遗泻、阳痿等证，即当于通表药中加人参、白芍，阳虚兼杜仲，阴虚兼知母，以照顾元气，免后来意外之虞。若入里当下，必陶氏黄龙汤为主；当清，必人参白虎汤为主。或屡清、屡下而热更甚，舌上燥而无苔；或有黑苔，愈清而愈长；或有燥苔，愈下而愈裂者，是皆属于肾虚。察其阳明，无实可据，即当治以六味地黄汤，用生地加知蘗。王太仆所谓"寒之不寒，责其无水，壮水之主，以制阳光"者，此也。再不应，则合生脉散以滋水上源；或用四物汤以通经络。以此热势燎原，非杯水所能救，故必大作汤液，乃有济耳。见机[1]若早，十救二三；涸、竭已见，十难救一；或更兼脾胃败证，如呕、呃哕、利之类，汤药不下，百不救一矣。

---

〔1〕机：底本原作"几"，通"机"。

夹诸亡血

温证亡血有三。其一，未病之先，素亡血而阴虚，一受邪则邪热乘虚煎熬，亡阴最易。用药解表清里，必步步照顾营血，如九味羌活汤之用生地，人参败毒散之用人参是也。其二，当病之时，忽然吐衄，女子崩漏，甚至血晕昏厥，势甚危急，病家但知血之可骇，医家亦忽其客邪，惟汲汲于止血、清凉、滋补，多至危殆，不知血由邪逼，惟当治邪，温邪解血自止也。惟此证徐见于温热即盛，发热数日后者易知；而猝见于邪郁阴经，并无发热头痛时者难识。但见微恶寒而大作呕，急当如前用五辨法辨之。若舌有白苔，气色有类湿温者，即是邪毒无疑，以达原饮为主，呕加藿香，胀加青皮，但治邪毒，血证自已。若脱血太甚而气欲绝者，加人参以固中气，俟温证传变归经，然后按经治之，此温证夹血之最危者。其三，温邪大张之后，烦热、躁渴之余，而见亡血证，则又温邪常态，详后血证各条。

夹哮喘

哮喘乃肺家所时有，本有寒痰、热痰二证，一受温热则无非痰火，由其湿热之气从其类而入肺，发其哮喘。遇此当行前五辨法，有邪但治邪，而哮喘自除。或于治邪药中加贝母、栝楼、淡豉、桑皮，二邪并解，法更精密。

夹心胃痛

温证有夹心胃痛者，于其痛时，先用前五辨法，若有一毫温热，但治温热。虽平时因寒而发于此，则但治其热。盖温热客于募原、传于太阴而发其痼疾，则但于达原饮中加木香、苍术以开通郁邪，使其透发于表而痛自已。若误认平常心胃痛，用桂、附、姜、萸，必致危殆。

夹疝气

温邪夹疝，其肾囊少腹引痛，全是疝证，当如前五辨法。一有温热，不必治疝，但治邪而疝消。若依常治疝，法用吴萸、桂、附、茴香诸燥品，轻者变为囊痈，重者变为呃逆、啰厥、昏沉而莫救矣。

以上诸条，凡言兼者，温邪兼他邪，二邪兼发者也。凡言夹者，温邪夹实、夹虚，二病夹发者也。兼发以邪为重，他邪为轻，故略治他邪而病即解。至于夹发，如夹痰水、食郁、蓄血等，邪属实者，则以夹邪为先，温邪为后。盖清其夹邪而邪毒始得透发，透发方能传变，传变乃可解利也。如夹脾虚、肾虚，及诸亡血家证，则以治邪为主，养正为辅。盖邪留则正益伤，故不可养正遗邪也。如夹哮喘、心胃痛、疝气诸旧病，则但治时邪，旧病自已。盖旧病仍新邪所迫而发也。

门下晚学生冯汝玖校字

广温热论卷之二 表证

上元戴天章麟郊甫　著

元和陆懋修九芝　校订

温热见证，千变万化，然总不出表里二者。但表证中有里邪，里证中有表邪，则又不可不细审也。故列证分表里以尽其常，又于表里中细辨之以穷其变，要使人人临证胸有定见耳。

发　热

温证发热与风寒同，而以五辨法辨之则不同。辨得为温热发热矣，又当知其浅深表里之异。盖发热表证居多，而亦有里证发热、半表里发热、余邪未尽复出于表发热、邪退正虚发热者。此时用药最要清楚，头绪不差，即后来传变多危，救之亦易。凡表证发热，其脉不浮、不沉而数，寸必大于关、尺，热在皮肤，扪之烙手，久按反轻，必兼头痛、项强、腰痛、胫酸，或头面、身体、皮肤有红肿疼痛，诸证有一于此，便是表证发热，九味羌活汤、人参败毒散、六神通解散选用。冬月严寒及恶寒甚者，越婢汤、阳旦汤可借用。全不恶寒者，白虎汤、黄芩汤可加减用。至于里证发热，则其脉滑，或沉数，或兼洪，关尺甚于寸，热必在肌肉、筋骨，初扪热轻，久按热甚，必兼烦渴、谵妄、胸腹满、大便不通，或自利，或便脓血，小便黄赤。诸证虽不必全现，必兼二三，方是里证发热，天水散、栀子豉汤、黄连解毒汤、导赤散、泻心汤、猪苓汤选用。半表半里发热，脉多弦，胸胁满，或热或止，或口苦咽干，目眩耳聋，或喜呕心烦，每兼见表里证，达原饮、柴葛解肌汤、小柴胡汤选用。但温证发热，纯表、纯里者少，表里夹杂者多。夹杂者，达原饮主之。表证多，加羌活；里证多，加大黄；半表半里证多，加柴胡；或诸证俱见，则诸药全用，三消饮诚妙剂也。至已愈数日，而又发热者，乃募原伏有不尽之邪，复出于表，当察其证之偏胜，处以前法治之。大抵愈后复发，则里热多而表热少，虽用表药，不过柴、葛、豆豉而已；重用葛根最妙，以其性凉而解肌，无更用羌活之理。更有素体虚弱，或老人，或大病后复染温邪，表里全无实证，六脉豁豁然空，而洪滑甚于初起者，汗之而身痛更甚，下之而舌燥更甚，清之而烦躁、昏沉更甚，此皆邪退正虚之发热。王太朴所谓"大虚有盛候，反泻含冤"者也。此当舍标从本，消息阴阳虚实。阴虚则热渴、枯竭之证多，责在肾，宜六味地黄汤；兼气虚，合生脉散。阳虚则呕利、眩悸之证多，责在脾，宜六君子汤；兼血虚，归脾汤主之。若遇此等证，仍用汗下凉解，断无生理矣。然而各证发热之显然有据者，施治自易。若脉证夹杂模糊，又有难于分辨者，则专以舌苔为据。初起舌苔薄白，或无苔而润，属在表。白苔厚，或兼微黄，或中黄边白，中黄尖白，或二三色，属半表半里。黄苔，或酱色，或黑者，属在里。舌苔燥，则不论何色，皆属里证。屡经汗、下，舌苔润而发热者，属阳虚；无苔而燥者，属阴虚。依此辨之，思过半矣。惟虚证似实，舌苔亦难凭据，又当从病之来路探讨。屡经汗、下而热愈甚者，其虚无疑。若虽经汗、下，而热渐减不尽者，则仍属余邪，不可遽补以致邪热复壅也。此虽专指发热证言，然虚实关头，最当体认。类而推之，凡证皆可依此而辨矣。

恶　寒

温证恶寒与风、寒、暑、湿诸证不同。诸证恶寒无时不甚，温证恶寒有时而甚；恶寒之后必发热，既热则不复寒，非若诸证恶寒发热之相兼也，而再以五辨法辨之，温证恶寒传里之后少，在表之时多。在表者，恶寒轻于发热；在半表里者，寒热往来如疟状，此时恶寒者多，治法皆与发热条内同。惟里邪失于攻下，而热深厥深，反欲拥被向火，恶寒而不发热，虽热亦微，甚则四肢反厥者，此乃温邪深入，遏其阳气，其证似寒，其邪是热，而在恶寒时却最难辨，须于九窍察之。如目大小眦赤，鼻孔干，唇红，舌苔黄、黑燥，耳鸣，或聋，小便黄、赤、涩、痛，大便燥结，或稀黄、极臭，或鲜血，或心下至少腹有痛不可按处，此皆邪深遏阳之象，以通郁为主，达原饮、三承气、大柴胡汤选用。必使里气通而郁阳发，反大热而烦渴，其病乃达然。余所见温证，不下数千，里证恶寒者，百仅一二，即有四肢厥逆、爪甲青紫者，询其所苦，亦不恶寒，故曰传里之后少也。至若本系温邪热证，因其人平素虚损，衰老，及大病之后，或过用寒凉攻伐，至汗出不止，呕利俱作，四肢微厥，六脉细濡而恶寒者，为阳虚，当以参、芪、苓、术为主。寸脉微，佐以升、柴；尺脉微，佐以桂、附。然须知其虽属阳虚，却从热证而来，其阴必亏，用桂、附即当兼麦、味、白芍护阴之药。此证温补略缓，及温补不到，必死。或过用温补，阳虽危而阴竭，亦必死，此虚证之恶寒，不可不审也。而又有寒凉太早，遂成实证之恶寒者，以温邪方伏于募原，未经传变之时，胸膈必多痰滞。见烦躁而遽用知、膏、芩、连；见作渴而遽用麦冬、生地；病者自认火证，而恣啖西瓜、梨荸、冷水太早者，皆能抑郁阳气，壅蔽邪热，热遏于中下二焦则阳气不得上升而恶寒。此惟以导痰为主，痰滞通则恶寒自止。不可过温，致热瘀中、下，蓄血、斑黄而死；不可清凉，致冷聚胸膈，痞闷、呃逆而死。宜用草果、槟榔、厚朴、木香、半夏、苍术、莱菔、苓、泽开滞逐水，使热证得见于外，然后随其传变以施凉解、攻利之剂，乃有效也。此法特救药误，非治正病。总之风寒以恶寒为重，温邪以恶寒为轻，故于初起一二日，恶寒不必治，待其传变，恶寒自已。与其误之，毋宁俟之，若误认恶寒为真寒，而用辛温发散，病未有不增剧者也。

寒热往来

寒热往来与发热恶寒异，亦与疟不同。疟发有时，寒热长短有定；此则寒热无时，长短无定，至其邪，则亦居少阳半表里间。在传变之初，是由轻入重，始则邪犯少阳，里气出与邪拒，故寒热往来；继则邪深入里而热多寒少矣，但热不寒矣，至昼夜壮热谵妄、烦渴，而其势日重。在传变之后，是由重出轻，经过少阳也。其始昼夜壮热，渐减而为发热，有时又减而为寒热往来，又减而为战汗，至脉静身凉则愈，治法并同前兼疟条所列似疟、转疟二证。至若屡经汗下后，寒热往来，脉或虚微、结代，心或悸动，神或疲倦，形或羸弱过甚者，则当以养阴益气助正驱邪为主，清燥养营汤、补中益气汤是也。

头　痛

温证头痛与风寒异。风寒头痛可散而去；温证头痛则不可纯用表药，必兼清里，而又有表里虚实之异。在表者，必兼发热、身痛等证，三消饮、六神通解散、防风通圣散。在半表里者，必兼耳聋、口苦、胁痛等证，柴葛解肌汤、大柴胡汤。在里者，连目珠痛在额前而胀，此胃火上冲也，必兼脉洪、小便黄赤等证，三黄石膏汤、黄芩汤、白虎汤、三承气选用。若因虚而痛者与后头眩，参看至于痰火头痛，则以达原饮加半夏、莱菔等治之。

头　胀

温证头胀者，胃热上蒸也，下之则愈。兼表者，防风通圣散、大柴胡汤、三消饮；无表证者，三承气选用。病后虚胀，与后头眩参看。

头重目黄

温证头重者，湿热上壅也，于清凉解表药中加苍术或利水药。病后虚重亦与后头眩参看。又有表里无病，病在头中者，其目中必黄，当遵仲景法，用瓜蒂散搐鼻，出黄水即愈。

头　眩

温证头眩有实有虚。实者痰火上壅也，兼表则治以防风通圣散；无表证者，三黄石膏汤、白虎承气选用。至于屡经汗、下或病后头眩，则当消息阴阳。兼心神痿倦、脉沉微者，阳虚也，补中益气汤、六君子汤、逍遥散；兼热渴枯竭、舌苔干燥者，阴虚也，炙甘草汤、六味地黄汤、清燥养营汤选用。凡此多属上虚，不得更以实治，而诸家每与痰涎风火相混，或言上实或言上盛下虚者，则与经旨"上气不足，头为之苦倾"及"上虚则眩"之说大背，于此不可不辨。

目珠胀

温证目珠胀者，阳明经病也。兼表证，葛根葱白汤加石膏。若腹满，舌苔黄，则是宿食壅于胃，其脉不下行而上逆，故目珠胀，宜平胃散加山楂、麦芽、枳壳，略消导之即愈。至屡经清解而目珠胀痛不愈者，便当消息其肝脏，以滋肝之法治之。再不愈，则当进而滋肾，此则乙癸同源之治，而治温证者正不可不知。

项　强

温证初起，项强兼发热，乃邪越于太阳经也，羌活为主。狂躁正盛而项强，热壅经脉也，石膏黄芩汤主之。屡经汗、下，发热已退而复项强者，血燥而筋无养也，四物、六味为主。外此若伤寒发痉之项强，亡阳漏风之项强，则又有仲景之法在。

肩背痛酸

温证初起，肩背痛兼发热者，足太阳经脉受邪也，证同项强，亦羌活为主，解表则痛自已。肩背痛而胀，兼胸胁胀者，邪客募原也，草果、厚朴、槟榔、莱菔子为主。已经汗下，身热退而肩背痛不止者，则有经隧阻滞、血脉空虚之别。经隧阻滞者，脉多有力，证多热、渴，清热治血为主，黄芩、赤芍、归尾、红花之类。血脉空虚者，证多痿困，脉多芤涩，养血益气为主，六味、生脉或四物合参芪之类。又有平素劳倦内伤，而背痛在膏肓二穴者，当以东垣内伤诸论察之。

手臂痛

温证初起，手臂痛者，乃风淫末疾也。初起解表、汗、下，后益气养血，与肩背痛同治。

腰痛酸

温证腰痛兼发热者，太阳受病也，独活为主；兼胀者，气滞也，加槟榔；兼重者，夹湿也，加苍术；牵引少腹及两胁者，气滞血瘀也，加青皮、乌药、赤芍、元胡，通理气血，疏达肾肝。此皆邪盛时实证治法。而又有初起即夹肾虚阴伤者，腰痛独甚于周身，兼酸痿无力，尺脉且弱，后来传变必危，当于初起在表即加人参、知母、生地预顾其阴，则危殆差减。若徒用伐邪之品，邪之深入者未必去，而阴液大伤，阳气骤脱则沉昏、舌黑、直视、失尿、厥逆诸证迭见。腰乃肾府，为先天根本，肾虚则腰痛，治温邪者不可不察。要知温邪初起时，腰痛尚有虚实之分，若汗、下后而见腰痛，其为肾虚不待言，治宜六味、四物。若更与疏通则大误。

膝痛酸

温证初起，膝痛发热者，邪在太阳经也，独活、槟榔、牛膝为主，兼软者，湿甚也，苍术为主。然特太阳之一证，初起以解表为先，膝痛专药一二味而已。若经汗、下，表邪大势已解，便当察其邪气之有无、正气之虚实。倘余邪尚有不尽，则下部必仍有湿热壅滞，如骨蒸、小便黄赤之证可见，薏仁清湿热，槟榔、木通通其滞，筋挛则秦艽、木瓜，筋缓则苍术、防己，红肿则丹皮、赤芍、续断、芎、归。无余邪而见心悸，二便频数，更尺脉弱小者，则六味加牛膝、枸杞、知蘗滋阴益肾，专顾其虚，不然必致残废。

胫腿痛酸

温证初起，胫腿痛酸者，太阳筋脉之郁也，独活为主。兼挛者，治在筋，加秦艽、木瓜；兼肿者，治在肉，加木通、赤芍、槟榔；兼软者，属湿温，俗名软脚瘟，往往一二日即死，宜白虎加苍术汤，或苍术、黄蘗。此与膝痛颇同，未经汗、下，则解表药中加一二肿痛专药。表证已解，惟留此一二证未愈者，当专治之。若屡经汗、下而见虚证，亦以补肾为主，否则殆。

足 痛

温证初起足痛，有因素有脚气痼疾者。但治温邪，于解表药中微加槟榔、木通。若已经汗、下，表里俱平而足痛不止，则消息其肾家虚实，同膝胫痛法治之。

周身骨节酸痛

肩、背、手臂、腰、膝、胫、足诸痛已列于前，则痛已周身矣。兹复列周身骨节酸痛者。何？盖以痛在一处，邪有专注；痛在周身，邪则分布也。专注之邪，须通其凝涩；分布之邪，须解其束缚。故治周身酸痛，疏表其大法也。而酸与痛有别，酸轻而浅，痛重而深。酸痛与拘挛又有别，酸痛举动如常，拘挛屈伸不利；酸痛病在营卫，拘挛病在筋脉。合酸痛拘挛，又有上下浅深之不同，在身半以上为末疾，浅而易解；在身半以下为本病，深而难祛。合上下之酸痛拘挛，又有未经汗、下与已经汗、下之不同。未经汗、下属邪盛，宜宣伐；已经汗、下属正虚，宜调补。明乎此，则酸痛在周身、在一处，治各有所当矣。解表诸方：人参败毒散、九味羌活汤、六神通解散、大羌活汤。

身　重

温证初起，发热身重者，湿胜于热也，苍术为主。二三日至四五日传变之后，汗出更热而身重者，热壅其经脉也，白虎汤为主。传里，表无热、舌燥、便秘、腹痛拒按而身重者，内结而气不达于表也，三承气为主。屡经汗、下，表热已退，身重不可移动，脉虚散而无根，舌上无苔，二便自通者，阴阳两亡，筋脉枯竭也。审其阴阳偏胜而治之。偏于亡阴多燥证，六味合四物为主；偏于亡阳多脾胃证，六君子合生脉为主；阴阳俱竭，则以生脉合六味，亦阴阳并补。

自　汗

温邪自内蒸出于表，初起作寒热时，多自汗，甚至淋漓不止，不可以表虚论。兼头痛、身痛，仍以解表为主，羌活、柴、葛之类。兼烦渴，宜清阳明之热，白虎、黄芩之类。有热、有结，破结热始解，小陷胸、三承气之类。直至屡经汗、下，邪已全退，脉虚而舌无苔，二便清利如常，内外无热证，方可从虚敛汗。盖以温证得汗，为邪有出路，而宜敛汗者，恒少也。

盗 汗

温证初起盗汗者，邪在半表里也。胸胁痞闷，达原饮、小柴胡汤。汗、下后，大热已退，有盗汗者，余邪不尽也，小承气、小陷胸、吴氏承气养营诸方，清其伏匿余邪，盗汗自止。

战 汗

温证不论初起、末传，俱以战汗为佳兆。以战则邪正相争，汗则正逐邪出。然有透与不透之分。凡透者，汗必淋漓，汗后身凉，口不渴，舌苔净，二便清，胸、腹、胁无阻滞、结痛，始为邪解之战汗。否则余邪未尽而复热，则又有再作战汗而解者；有战汗须三、四次而解者；有战汗一次不能再战，待屡下而退者；有不能再作战汗，即加沉困而死者，总视其本气之强弱何如耳。凡战汗之时，不可服药。补则战止而汗不透，留邪为患；汗、下则太过，而成虚脱。应听战汗透彻，再观脉证施治。当战时，或多与热汤饮之，助其作汗。战汗之时，脉多停止，勿讶，待战汗之后，脉自见也。大抵战汗之脉以浮为佳，邪出于表也，若见虚、散、微涩，煎独参汤以待之，防其脱也。贫者米饮聊代之，然必察其战汗后，系邪净而气欲脱，方可用补。凡战汗后，神静者吉，昏躁者危；气细者吉，气粗而短者危；舌痿不能言者死；目眶陷、目转运戴眼反折者死；形体不仁、水浆不下者死；战汗虽为佳兆，大有吉凶，而所以得战之由亦非一致。尝见服大发汗药毫不得汗，而饮水得汗者；又有用下药得战汗者；活血、凉血得战汗者；生津、益气得战汗者，种种不一。当知战汗乃阴阳交和，表里通达，自然而然，非可强致也。

狂 汗

温证临解，有忽手舞足蹈，跳床投榻而后作汗者，最为骇人。然须验是否作汗，作汗之脉浮而缓，浮为邪还于表，缓则胃气自和，待汗透自愈。若脉浮洪、浮数、浮滑、浮散，虽有汗，亦为发狂，非作汗也。

头 肿

温证头肿乃风热壅于上部，太阳之经脉郁滞巅顶也，俗名"大头瘟"。当视表里轻重，加轻清疏风之药以散其肿，荆、防、薄荷、蝉退、川芎、蔓荆、菊花之类。如发热，舌苔白，表重于里也，合表药用九味羌活汤、人参败毒散是也。如烦渴，舌苔黄者，里重于表也，合里药用三消饮、凉膈散、大柴胡汤、调胃承气汤是也。古有用三棱针刺出恶血法亦可用，发壅脓者不在此例。

面 肿

温证面肿，乃阳明风热，俗名"捻头瘟"，当按"头肿"条内表里诸方加葛根、桔梗、牛蒡、防风、元参。痈脓、发颐不在此例。

耳旁肿

温证耳旁肿，乃少阳风热，小柴胡汤加荆、防、芎、芍、元参，亦当与头肿参看。

胸前红肿

温证胸前一片红肿，粟起如麻疹，风热也，亦于头面诸条表里方中加荆芥、连翘、赤芍、牛蒡、土贝。

周身红肿

温证周身红肿，风热溢于皮肤也。用羌、独、升、柴、葛、芷疏其皮肤之毛窍，石膏、黄芩、栀子、连翘清其肌肉之热，赤芍、归尾、红花、生地活其热之瘀。兼里证与头肿诸条参治。

以上头肿诸条，列之表证者，以初起言也。若见于病后，【医于一病能分初起与病后二者有几人哉，莫认作无关紧要之言也。】[1]曾经汗、下者，为余邪不尽，治法则小异。大约见于初起表邪充斥，用表散之药为主，而清里为辅；见于病后，里邪留恋，用清里之药为主，而表散为辅治法，以此为权衡而已。

发　黄

温证发黄有四，一宿食，二蓄水，三蓄血，四郁热。当初转在表时，胸膈痞闷，目珠黄，面鼻正中黄，宿食壅于胃脘[2]也，于表药中加山楂、神曲、麦芽、莱菔子。传里时，小便不利，腹满而响，面、目、身俱黄，蓄水也，四苓散加栀子、茵陈。胸腹有软痛处，小便自利，大便黑而发黄者，蓄血也，桃仁承气汤。热在下焦，大小便俱不利而发黄者，郁热也，茵陈蒿汤。凡发黄必以二便为辨。二便调，属上焦；小便不利属水；小便自利而大便黑润，属血；大小便俱不利，属郁热，乃胃热移

---

〔1〕医……言也：此眉批底本无，今据抄本补。
〔2〕脘：底本作"腕"。

于膀胱，不必利其小便，但当通其大便，是以茵陈汤有专功也。而又当辨其色。上焦宿食发黄，只在面目，不及周身；蓄水发黄，周于一身，兼微黑而暗淡；瘀血发黄，亦兼微黑而润泽；郁热发黄，兼赤而鲜明。此即以黄辨黄之法。

发 疹

温证发疹，热邪从皮毛出也，疹与汗同其机，以疏散清热为主。然与他证发疹不同。他证或无里热，此则未有不里热者，如见烦渴、舌苔黄，则硝黄仍须兼用；他证发疹，疹散而病即愈，此则屡发而病或不衰；他证发疹，不过一二日为期，此则为期不定。治法必视里证之解否为用药之准则，不必以疹之一证为据。

发 斑

温证发斑，邪热出于经脉也，虽不及战汗，亦有外解之机，治以凉血清热为主，白虎化斑汤、举斑汤、犀角地黄汤选用。此亦与他证发斑异，他证发斑，斑消则愈，此总以里证为主。往往斑出而谵妄如故，或斑出数日已消而昏沉如故，必待里热全消，二便清利而后愈。故治斑之药可为辅，不可为主。发斑、发疹，热皆在经不在胃，凡遇烦躁而不渴，目赤而舌白，即是将发斑疹之候，预以清凉、解表、透毒之药治之，使邪易出、易净。

以上表证皆关乎里，不似他证，表里两不相关。故前列各条，皆冠以温证二字，以明非他病之见证，不可以治他病法治此，亦不可以此法治他病，总凭五辨法辨之，五者为辨温证之大纲，实亦辨温证之细目也。

门下晚学生冯汝玖校字

广温热论卷之三里证

上元戴天章麟郊甫　著

元和陆懋修九芝　校订

烦　躁〔1〕

　　烦乃心烦，神不安而形如故；躁则扬手掷足，形神俱乱。烦轻而躁重也。不烦躁则非温邪。在他证有谓烦属心，躁属肾者，而在温证总属郁热。热浅在上，则渐见烦躁之形；热深在下，则渐近昏沉而不烦躁。是温证初起，即可以烦躁轻重之辨，辨病势传变之轻重。烦躁不甚者，属但表不里之轻证；至憎寒壮热而烦躁，则烦躁重，邪已在半表半里间。三消饮、九味羌活汤、六神通解散选用。隆冬寒甚，汗难出者，大青龙汤可借用。舌苔已黄，渴而喜饮，身热汗出而烦躁更重者，是邪入于胃，白虎、黄芩、三承气汤、小陷胸、三黄泻心汤、凉膈散选用。舌苔已黑，烦躁反止，一变而为昏沉者，是邪入于心包，黄连解毒汤、犀角地黄汤亦可用。屡经汗、下、清凉，表里俱无阻滞而烦躁不已，阴液已伤，生脉散、六味地黄汤、吴氏诸养营汤选用。其有汗解、清利、滋润诸法已备，而烦躁加甚者，不可不察也。其舌苔若黄黑中夹一块白润者，是为夹水，或平素胸有痰饮，或未病前曾啖冷物，或初烦躁时过饮冷水，或用清凉太早，皆能停饮于胸膈、胃脘之间。寒饮郁其邪热，外不能达表，内又不能传胃，故烦躁转甚。验舌之后，更细按胸胁，满痛而软，漉漉有声，再细察其脉，右寸关或弦紧，或缓，皆停水确据。当以苍术、半夏、莱菔、厚朴先消其水气，乃治其烦躁，无不应者。不论舌苔有无黄黑，但烦躁而兼小便不利者，虽无水气在胸胁，而少腹略有满痛处，即当以导赤、泻心、四苓、猪苓、益元等方利其小便，所谓心邪不从

〔1〕躁：底本原作"燥"。

心泻，从小肠泻也。

呕

吴又可曰：温证有始终能食者，邪不传胃也，此时而不见呕，慎勿绝其饮食。若温证初起，表证未见，有先作呕数日者，此温邪先犯太阴，即当辨其口气，无臭气而不黏者，属太阴寒证；有臭气而黏厚者，属太阴温证。此先里而后表，不可遽用清凉闭遏邪气，使不能透发传化。或有兼四肢厥逆，六脉沉伏者，即是其邪闭遏，亦不可用温药，致增郁热甚。有舌紫、昏沉者，是邪欲自脾达胃，便当宣其胃气以助之，藿香正气散为最宜。若已发热而呕者，达原饮加半夏；兼三阳表证，加羌活、葛根、柴胡。若呕而烦渴，身热而不恶寒者，邪在阳明也，白虎、黄芩，并加半夏。若呕而舌黄，胸中有满痛处，橘皮半夏汤加枳实、山楂、麦芽、川贝，贝母力缓，须重用乃能舒郁散结。若呕而舌黄，心下脐上有满胀拒按者，大柴胡汤。若呕而舌黄或黑，少腹有满痛拒按者，当视其二便：大便不利，调胃承气汤，小便不利，四苓加木通，或益元散，利之则愈；寒热已解，二便通利，胸腹无滞而呕不止者，余热在胃也，竹叶石膏汤。屡经清下，呕不止而舌无苔，多汗、心悸、痿倦，中气汤也，大半夏汤或六君子加白蔻。屡经清下，倦怠肢冷者，乃清下太过而中寒也，理中汤，甚加附子。然此为治药之法，非治邪之法，宜详察之。

咳

咳者，温邪夹他邪于肺也。邪初起在表，有夹风邪于肺者，脉兼浮，咳多痰沫，必兼鼻鸣、自汗、洒淅恶寒，于透表诸方中加前胡、苏子、桔梗、杏仁、淡豉；有夹水于肺者，不论表里，脉必兼缓，咳必多，清痰兼舌白、心悸、胸满，或呕，或吞酸，于表里药中加桑皮、半夏、茯苓、贝母、莱菔子；有痰热传里，燥火熏肺者，脉必数，咳必无痰，有痰亦难出而咽痛，于里药中加花粉、蒌仁、黄芩、川贝；有病后阴伤肺燥者，脉必涩，咳必无力，舌必赤而无苔，吴氏清燥养营汤加麦冬、元参、知母、贝母；有屡经汗下或平素阴虚，肾气上逆者，咳必兼上气，颧必时赤，足膝必清痿，脉必散，六味加枸杞、五味、牛膝。温邪兼咳者少，即有之，亦非大有关系之证，但以病之表里大势为主，而量加治咳药于本方。

渴

渴乃热象，温邪为热证，其渴必然。而有不渴者，则惟湿热相兼，热未胜湿则郁闷、心烦而不渴。温邪初从太阴发，胸腹满则但呕而不渴；在下而不在上，则燥结而不渴；在血分不在气分，则昏沉而不渴；此外则无有不渴者矣。初起在表，发热、头痛、舌白而渴，脉必不浮、不沉而数，六神通解散加石膏、葛根，或九味羌活汤加石膏、葛根。半表半里，口苦咽干，目胀而渴，脉必数，小柴胡汤加花粉、知母，或亦加石膏，或达原饮加石膏、葛根。邪已入胃，作渴、身热、自汗，舌现黄苔，或酱色，或黑燥，当察其胸胁、少腹：按之无痛处而渴者，为有热无结，脉必洪，宜白虎汤；按之有痛处而渴者，为有热有结，痛在心下，脉必滑大，关上尤甚，小陷胸汤。在脐上及当脐，脉必滑大，小承气汤。在脐下，尺脉滑大，调胃承气汤。心下至少腹俱痛，三部必皆滑大，大承气汤。痛在左胁不可按，左关脉必弦，或涩，或芤，桃仁承气汤。痛在右胁不可按，尺脉必数，四苓散、猪苓汤、六一散。汗下后，身热已除而渴不止，余邪未尽也，宜将前所用药再作小剂以利之。屡经汗下，渴而舌上无苔，胸腹无满痛，心悸而烦，脉虚细，或浮散[1]，或涩，亡阴也，六味合生脉为主。凡渴与烦躁同，而渴轻于躁。渴必喜饮，而又有喜热饮、冷饮之分。在他证不喜冷饮，反喜热饮，则为真寒假热。在温证，喜热饮，多斑疹；喜冷饮，多热在血分。若真寒假热，百不一见也。总之，温证初起，以渴为机，渴甚则热甚，渴微则热微。在末路，尤以渴为有余邪，不渴为无余邪也。

---

[1] 散：乾隆本为"芤"。

口　苦

热邪在中、上焦则口苦，非特温邪为然，即感风寒口苦，亦属少阳热证。如温邪当恶寒、发热，表证正盛时，一见口苦即于发表诸药中倍加清热之品，轻则黄芩，重则知母，再重则石膏。不但三阳表证如此，即三阴里证手足冷，恶寒，呕利，胸腹满，不渴，证状似乎纯冷无热，而一兼口苦，即当于温燥药中加利热之品。如用半夏、苍术、草果、厚朴，必加木通、苓、泽，甚至加知母、黄芩，本吴氏达原之义。口苦为热证的据，每遇证状模糊，寒热莫辨，必借此以决之。至舌苔黄黑干燥，烦躁，热渴，闭结，又清下之不可或缓者也。

口　甘

口苦、口甘同为热证，苦为燥热，在上、中、下三焦，多渴，属三阳；甘为湿热，在中、下二焦，属三阴。盖脾胃属土，稼穑作甘，邪涉肾位，水土相蒸，甘味上溢于口，多兼呕吐。人每误认胃寒，而用温燥之剂，不知湿热在下焦，土能克水，温之、燥之，必致肾水告竭，渐至昏沉而死，危哉！口甘一证，在诸证初起，犹或有宜于温燥者，而在温证，必以清热为主，消痰为辅，即使停饮太甚，亦不过加苍术、半夏而已。如二陈去甘草加山栀_{姜汁炒}、黄连_{姜汁炒}、竹茹、黄芩等类，为口甘要药。乌梅更妙，酸能胜甘，盖五行克制，自然之理也。或四苓散加山栀亦得，然必以时邪之大势为用药之权衡，斯可耳。

齿　燥

温证齿燥有三。轻浅者为阳明经热，前板燥，身热目痛，鼻干不得卧，此将发斑疹及衄血之先兆，葛根为主，黄芩、知母、石膏为辅。重者为胃府燥热，通口皆燥，甚则黑如煤炭，三承气、三黄石膏汤选用。至重者为阴火煎熬，亡血太甚，肾水涸竭，当峻补其阴，知母、黄柏、生地、元参、天冬、麦冬、丹皮，大作汤液，加童便、金汁，昼夜兼进，药轻治缓则殆矣。

鼻孔干

温证鼻孔干有四。风热则鼻鸣，荆芥、葛根、薄荷为主。阳明经热则烦躁，葛根、石膏为主。胃府热证则大渴，舌黄，三黄石膏为主。亡津液而肺燥，麦冬、生地、五味为主。大抵由上二者，十之五六；由下二者，十之二三。非谓大热而鼻孔反不干也，以烦渴大热证见，则不觉鼻孔之干与否耳。

耳　聋

耳聋者，少阳邪热挟痰上壅也。温证耳聋者多，盖邪之传变，出表入里必干[1]少阳，又温邪属热，热气上升，挟痰涎浊气壅于隧道，故耳聋也。治法以温邪大势为主，见于初起传表时，于表药中加荆、防、川芎；见于入里时，于里药中加黄芩、知母。屡经汗下，耳聋不愈，不可急治，养阴调胃为主。须待粥食如常，二便调匀，始由渐而愈也。

鼻如烟煤

温证鼻如烟煤者，邪热、燥热也，由鼻孔干而来，急当清下，少缓则肺胃枯绝矣。三承气合白虎汤，或小陷胸加犀角，或三黄石膏加青黛，视其兼证择而用之。

---

〔1〕干：底本为"于"，今据乾隆本改。

鼻孔煽张

鼻孔煽张有三。一痰壅于肺，气出入有声，喘咳、胸满、不渴，宜瓜蒌、贝母、桑皮、苏子泻肺，肺气通自愈。一郁热于肺，气出入多热，有微表束其郁热，古人独主越婢汤，盖散其外束，清其内郁也，用于温证中，以葛根换麻黄，或葛根黄芩黄连汤亦可。一肾气虚而上逆，气出入皆微，多死。此证必得之屡经汗下，或兼多汗、心悸、耳聋，急宜大剂六味合生脉散加牛膝、枸杞，或百中救得一二。

咽干咽痛

咽干者，邪热淫于膈上也。在伤寒为少阳热证，温邪亦然，宜黄芩，甚则佐以花粉、知母。至于咽痛，则为热淫于肺矣，当视其咽中有结、无结。无结者微红，以桔梗、花粉、黄芩、元参治之；有结者红肿，当加牛蒡、赤芍消其肿，结甚则起紫泡、白泡，是为乳蛾，必以针刺去恶血，再服清热之药方妙。温证中常有结喉风、急喉痹二险证，旦发夕死，不可不察也。急喉风，咽痛而喘，乃痰热壅肺，古方用胆矾吐其痰涎、恶血，或皂角吐之，治之稍缓则气闭而死。急喉痹即乳蛾速长，闭塞咽喉，亦以刺去恶血为主，甚或用刀大开其脓血。此必其人平素贪厚味，多郁怒，肝火妄动而致此也。

舌　燥

舌乃心苗，肾窍通其本，脾脉络其下。温证舌燥为火炎土燥，中宫堵截，肾水不能上交心火，须察其苔之有无与色之深浅施治。白苔而燥，时邪在表，痰已结于膈上也，达原饮加石膏、贝母、蒌仁、大黄。此吴氏名曰沙苔，热极不变黄色，下之即黄，不可缓也。黄苔而燥，则温邪传胃矣，小承气、小陷胸、大柴胡选用。酱色苔而燥，则温邪传胃，且深及中、下二焦矣，调胃承气汤。黑苔而燥热之甚也，温邪入胃至深，伤及下焦，大承气汤。燥成块裂，或生芒刺，热更甚也，大承气汤倍其分两。各燥苔下之渐减，不即净尽，为药已中病，力未到耳，当再下之。有下之三五次、十余次而后愈者。若屡下而燥苔愈长，不可更下，当察其腹中，若揉按作响者，痰饮结于中焦，脾胃受困，津液不能上潮，改用平胃、二陈温燥之剂即愈。又若肾阴竭涸，则愈下而愈亡其阴，燥苔不回，目无神，耳聋，心悸，腰酸，再下必死，宜六味地黄汤合生脉散。至无苔而燥，烦辨其色。如正赤或深紫，热归心包、血分，如热极之证，石膏、知母、黄连、羚羊、犀角、牛黄为主。热极而亡阴者，二冬、生地、元参、阿胶、知母、人参为主。大抵舌无苔则胃无物，可清润不可攻下。

舌强、舌痿[1]

温证舌本强硬，为热而兼痰，宜清下无疑，而又必加清痰之药。兼白苔者，膈间未经煎熬，其苔尚湿，清下中佐以半夏、大柴胡汤是也。兼黄苔者，热极，必佐以牛黄方效。若无痰而苔色正赤，深紫燥裂而强者，热毒蕴于心包也，三黄石膏汤加犀角、牛黄，急清其热。凡舌强虽与舌燥相类，而燥属胃，主热；强属心，主痰。又舌痿软而枯小，与舌强硬而不缩有异，乃虚脱已极，大补滋润，百中或救一二。若屡经汗、下、清热、消痰而舌强者，虽不至痿，亦当与舌痿同治。

舌卷短

温证之舌，一见黄苔即当下，失下则由黄而变酱色、变燥、变黑、变生芒刺，再失下则变卷、变短，斯为下证至急之际，宜大下、屡下，稍缓则不救。

---

[1] 舌强、舌痿：底本原作"舌强"，今据目录改。

胸满痛

温证胸满而不痛，为邪未结，为无形之气。痛而不满为病在经络，有虚有实，有虚实相兼。满而痛，为邪已结，须分痰、食、血以施治，此大较也，而更即邪之未结、已结者，申论之。属无形之气者，按之不痛。温证初起，邪在募原，多有此证，宜达原饮加半夏、莱菔子，或小柴胡汤加莱菔子。病在经络，痛而不满者，初起属热，于解表药中加延胡、乌药，舒其筋络之气血。病久屡经汗、下则多虚，于养气药中倍当归。更有虚中夹实者，于解表清里药中加乳香、没药最妙。满而痛不可按，邪已结矣。痰结者，牵引串痛，兼呕，小陷胸、大柴胡汤，或二方合用，甚则大陷胸汤、大陷胸丸。食结者，硬痛或有块，痛不可按，多在心下，宜平胃散加枳实、苏子、莱菔子、白芥子。亦有在膈上者，为危证，当吐之，宜瓜蒂散。此二证不可便下，须待其转动方可下之。盖在上焦属气分，下之太急则气逆呕吐，外用揉按之法为妙。血结者不可按，按之软，脉芤、涩、弦，宜于解表清里药中加桃仁、红花、三七、归尾，甚则桃仁承气汤。大凡温邪多实多热，胸膈而至满痛，又属实邪，非虚证独有。屡经攻下，而胸痛更甚者，乃脾肾两虚，下气上逆，宜温理脾胃，主以建中，甚则导火归原，纳气归肾皆可，然不多见，须消息斟酌，不可轻试。

胁满痛

胁满痛与胸满痛同而不同，亦不同而同。胸满痛有宿食为病，胁满痛却不关宿食，然亦有因胸腹之宿食而满痛及胁者。温证胁满痛是痰、气、血三者为病，其中亦有满而不痛、痛而不满、满痛并作之分。其满而不痛者，募原之邪未经传变，宜达原饮；兼寒热往来者，大柴胡汤。痛而不满者，邪分布于少阳之经，宜小柴胡汤。满痛并作者当分左右。左属血，小柴胡去人参，加延胡、归尾、红花、桃仁，甚者加莪术、三棱、三七、五灵脂。右属痰与气，痰则大柴胡，倍半夏，加牡蛎、莱菔子，甚则加白芥子、甘遂、大戟、芫花。气，加青皮、莱菔子、木香、大腹皮。痰与气痛，皆无常所而有聚散。痰散仍有所苦，气散则无所苦。若屡经汗、下、清利而胁痛更甚者，虚证也。气虚必呕利，养气为主；血虚必烦热，养血为主，此亦十中一二。胁痛与胸腹痛又不同。胸腹譬之冲衢，塞不能久；胁则譬之僻巷，塞则难开，用药须明此意。温证胁痛虽有痰、气、血之殊，而总不离乎热，黄芩是为主药，甚则黄连、山栀在所必需。至若他病胁痛，有寒有热者不在此例。

腹满痛

温证腹满痛，属宿食为邪热所结者，十之七八；属气、血、痰、水者，十之二三。盖腹为胃与小肠之正界，非胸胁少腹之地可比。腹满而不痛者，属邪在气分，属水谷散漫而未燥结。气分脉多沉，或弦，水谷脉滑；气分通腹皆满，水谷满有分界。气分者，厚朴、腹皮、青、陈、枳、桔为主；水谷者，半夏、山楂、麦芽、神曲、莱菔、枳实为主。温气为热证，腹满亦当清热，兼以顺气消食可也。若舌多黄苔，虽满而不痛，为邪已传胃，宜小承气汤下之。痛而不满者，属邪在血分，属水谷燥结他病，或有属冷者。温气总属热证，痛不可按而无硬处者，于清里方中加赤芍；不可按而有硬处者，调胃承气汤；满痛兼作者，为郁热在气，燥热在血，此大实大热之证，大承气汤。诸病腹满痛或兼自利，当责之虚冷；温证自利属热结旁流，下之则止，不可疑为虚冷而温之。至若满痛而喜燥、喜湿，或恶寒，手足冷，清利之而益甚，或右关迟紧，此非本病，乃因烦渴饮冷太过或用清凉太过、太早所致，又当以温燥为主，不可执一。然此亦治药弊，非治本病也。

少腹满痛

温证少腹满痛，为邪热结于下焦。下焦乃大肠膀胱及厥阴分界，与中焦异，亦有满而不痛、痛而不满、满痛兼作之不同。初起满而不痛者，湿胜气滞也，槟榔、厚朴、苍术为要药。痛而不满，手不可近者，热伤厥阴血分也，黄芩以清热，赤芍、归尾以活血，柴胡以升厥阴之气；若牵引阴器及两胯夹缝者，加秦艽即愈。满痛兼作者，不论初起、末传，当视其前后。在前小水不利，蓄水也，四苓、猪苓、益元等方选用。在后大便不利，有燥矢也，三承气选用。小便利而大便色黑，满痛拒按而软者，蓄血也，抵当汤、桃仁承气汤选用。此固以大、小便之通塞为辨，足矣。至于温证末路，满而不痛，痛而不满，喜温喜按者，则为虚证，便当细询来路。若屡经清、下太过，当消息温补以培养阴阳，不可执温证为实邪热证而不变通也，然此亦十中一见耳。

上满痛诸证，乃温邪里证之大端，总属实邪内陷。不得例以风、寒、暑、湿诸门而谓虚实寒热之俱有也。惟在温邪已经传变，而见之于躁渴、燥热既显之后者，其为热证易辨。独其未经传变之先，乃邪毒郁而未发，多不渴，多不发热，甚至有手足反厥冷者，依风寒治则当温，依温证治则当清。毫厘千里，反掌死生。以五辨法细察而详辨之，则无或误。

自　利

温证自利皆热证也，其所利之物与内虚、内冷者自别。冷利之色淡白，热利之色正黄，甚有深黄、酱色者；冷利稀薄，热利稠黏；虚冷利散而不臭，热利臭而多沫；冷利缓下，热利暴注下迫而里急，此辨温证热利与诸冷利之大概也。温证初起，有手足厥冷，恶寒，呕吐，腹痛自利者，全似太阴寒证。何以辨其为热？此只在利中秽气作黏，舌上白苔粗厚，小便黄，神情烦躁者，即知其非寒中太阴，而为温邪发于太阴也。烦躁轻则藿香正气散，烦躁甚则用达原饮，一二服后即见三阳热证矣。此时若用温中药，转见四肢逆冷，手足青紫而死，不可不细察也。温证初起头痛、发热而自利，九味羌活汤。传变而至太阳、少阳合病，身热、口苦、咽干、目眩而自利者，黄芩汤，兼呕加半夏。传里舌黄、谵妄而自利者，按其心下至少腹有硬痛处，大承气汤；无硬痛处，小承气、小陷胸、大柴胡选用。此在下其热，不必以结为主，故虽无硬痛，亦主大黄，温邪自利而小便不利，腹满而无硬块，时作肠鸣者，热在小肠膀胱而蓄水也，四苓散、猪苓汤、益元散选用。大凡温证自利受补者少，独至屡经汗下，无表里证之自利，渐至清谷而脉微细者，则六君子汤、补中益气汤、理中汤，又所当酌用也。

便 血

温证便血，热邪深入也，当先辨其血色。鲜红者，清热为主，黄芩汤、三黄石膏汤、犀角地黄汤；血色紫暗成块下者，逐瘀为主，归脾、八珍、补中益气可借用，并加乌梅。温证便血之后，多亡阴证，神昏耳聋，舌无苔而燥，痛[1]至不可转侧之类皆是，生脉、六味加阿胶，峻补其阴，然多不救也。

便脓血

温证便脓血与便血有燥湿之分。便血属燥热，凉润为主；便脓血属湿热，清热兼分利为主。温证初起，头痛发热便脓血者，即古所谓自利是也。不必治脓血，但解其表，表解则便数自减，决不可早施清里攻下之药，即分利、清凉亦所当慎。盖邪方在表，清里则邪内陷深入，后极难治，且温证一见便脓血，则烦渴之热势反缓，盖热随利减也。惟以仓廪汤为主，详见"夹利"条下。温邪传变至半表半里，便脓血者，柴葛解肌汤或加苓、泽、木通、黄芩。传变入里，烦、渴、谵妄悉具而便脓血者，黄芩汤、葛根芩连汤选用。兼里急后重，腹中拒按者，加槟榔、大黄。屡经清、下而便脓血滑利者，当以调气养血为主，清热为佐。老人、虚人亦仿此例。

---

[1]痛：乾隆本此前有"身"字。

大便闭

温证属湿热，大便闭者少，而有便闭者，乃平素胃阳强盛，多燥气也。夫本来阳盛，复受温邪则湿热皆变为燥热，故亦与伤寒不同。伤寒邪从表入，未汗不可攻里；温热邪从内发，虽有表证，往往发表而不得汗，必待里气通而始得汗者。所以温证当大便一闭，即有表证，亦当下之，不可逡巡也。若初起未经表散，则当用三消饮下之为当。有表证尚可下，则烦渴、谵妄，舌苔黄黑、燥裂、卷短，胸、腹硬痛诸证备见者，更当分别轻重下之无疑矣。又有大便闭而屡下不通者，此则必有夹邪，便当审之。有夹水者，水在肠中，则不下而自利；水在胃脘以上，则脉多弦、多缓，往往上呕而下不利，且舌白而心下按之作响，虽用承气不能下行，故下之不通，当先用半夏、茯苓消其水，而后下之；甚有胸上痛而手不可近者，必用大陷胸汤方为药与邪敌。有夹气者，气滞于胸膈之间，主上逆而不可下降，胸腹串痛而脉沉，当先以苏子、莱菔、木香、槟榔顺其气而后下之。有气虚而屡下不通者，此则老人、虚人，其脉必弱，其色必悴，其神必散，其肌肉必缓。若下证全具，当与大承气加人参，一服而宿垢顿下，或陶氏黄龙汤，或麻仁丸，参汤下，酌其里证之多寡而用之。有血虚而屡下不通者，属妇人产后，痈疽溃后，或平素阴虚及亡血，其脉必兼涩，四物、六味、生脉及吴氏诸养营方、麻仁丸选用，仍须蜜煎猪胆汁导之。大凡温热，大便一闭，即当下。但当询其有无所苦。若无所苦，下尚可缓，有所苦而下，下之而仍不通者，又须察有无夹邪及虚也。当下者十之五，可缓者十之三，夹邪与虚者十之一耳。温证如此，他病则不然。古语云：伤寒下不厌迟，温证下不厌早。诚哉是言也。

小便不利

温证初起在表时，头痛发热、小便不利者，热入膀胱也，益元散主之，四苓散、猪苓汤皆可用。东垣云：小便不利而渴者，热在上焦，法当淡渗；小便不利而不渴者，热在下焦，法当苦寒。此可为据。温邪传里，大便闭而小便不利者，当先通大便，大便通小便自利，此惟温证为然，他病则否。温热屡经汗、下，小便不利者，阴竭也，为难治，知母、黄柏、生地、麦冬之类，或生脉、六味随宜用之，然多致少腹如鼓而不救者。凡小便不利，日久下关不通，必反于上，往往有呕吐、呃逆、涓滴不能下咽，至汤药不进者，当用敷脐法：大田螺一枚，捣烂入麝香三厘，敷脐上，帛束之即通，一见点滴即受汤药。古法有用葱熨及井底泥敷少腹者，亦可参用，但不宜于阴竭之虚人。

小便黄赤黑

温邪未传变时，小便多如常。热一入里则黄，热甚则赤，热入血分、蓄血则黑。于此可验里热之有无、深浅、多寡，但不可以作专证。温邪在表，小便黄，即于解表中加清凉药。邪入里，小便黄赤，虽手足逆冷，亦当攻里逐热。温邪已退，表里俱和，小便黄赤未退，仍当清利余邪。惟小便黑者，当逐瘀清热为主，犀角地黄汤加大黄等类。至若屡经汗下、清凉太过，表里俱无热邪，而滑泻腹痛，小便黄赤者，则当以理脾升阳为主，亦治药非治病也。

小便多

温邪为湿热，小便多者甚少。传里之后，或有小便多者，乃胃土变为燥热也，急下之。大抵未下之先属燥热，而小便多者，色必微黄，必烦热，渴而喜饮。既下之后，小便多者，属虚也。气虚则不喜饮，而寸脉不及尺，浮不及沉，益气升阳为主；阴虚则喜饮而尺脉不及寸，沉不及浮，六味地黄汤加五味子。失治日久则变消渴。温证小便多者如此，若夫风寒小便多，则属阳虚，不在此例。

遗 尿

温证初起遗尿者，多属三阳合病。盖邪入于阳则阳实而阴虚，热甚于表则里为之不守，神昏于上则不自知其下部之出入，故遗尿也。合之腹满身重，口不仁而面垢，谵语，仲景独主白虎汤。此证不可下，以邪正在表、在经，下之则表邪内陷。而额上生汗，手足逆冷，尤不可汗，以邪本属热，汗之则愈增其热，而心愦愦，反作谵语，惟以白虎汤清其浮越之热。若别兼燥结、硬痛者，可于白虎加大黄下之。

囊 缩

温证囊缩，乃热入于厥阴也。有结有热则下，有热无结则清，热退而囊自纵矣。此与囊缩之属阴证者病同，而治亦易混。以阴证囊缩必身冷、厥逆、脉沉，温证囊缩亦身冷、厥逆、脉沉也，然一寒一热，细辨之自有不同。阴证之缩，阴茎痿缩或缩入腹，有如妇人；温邪热厥之缩阴，茎如常。阴证之缩，小便清利，少腹牵引作痛而不满，喜温按，多自利，神清不烦；温证之缩，小便赤，少腹满而硬痛拒按，大便闭，烦而神昏。此可审也。

谵语发狂

温证而多言者，谵语之渐也，然犹是邪热蒸胸所致耳；至于谵语，则热蒸心矣。温证一见谵语，即当清热，而清之之法则有六。有经热蒸心而谵语者，邪在三阳，表证多有之，脉浮大，头痛、发热、舌白皆是，吴氏三消饮最当，六神通解散、九味羌活汤、防风通圣散、白虎汤、栀子豉汤皆可选用。有膈热蒸心而谵语者，脉沉[1]、身热、汗出，不恶寒，反恶热，胸中无结者是，白虎汤、黄芩汤选用。有痰涎搏结其

〔1〕沉：乾隆本为"洪"。

热，聚于中、上二焦而谵语者，脉弦滑，胸痛及心下痛拒按者是，小陷胸汤、大柴胡汤选用。有胃热蒸心而谵语者，脉滑实大，舌黄，及黑，及燥，及芒刺，腹满拒按者是，三承气汤选用，轻者只用平胃散加山楂、麦芽、莱菔子即效。有热入血分而蓄血，血热蒸心则谵语者，脉沉结，或涩，心下至少腹凡有痛处拒按而软者是，犀角地黄汤、桃仁承气汤、抵当汤选用。有热入小肠，膀胱蓄水之热上蒸心而谵语者，脉浮数，少腹痛，小便不利者是，四苓散、猪苓汤、益元散选用。以上皆实证谵语也。若屡经汗、下，二便清利，胸腹无滞，六脉虚散、结代、微弱而谵语者，阴阳两虚，神无所倚也。虚在上焦，必心悸、神倦，生脉散加枣仁、天王补心丹。虚在中焦，必面色痿[1]黄，四肢倦怠，归脾汤。虚在下焦，必耳聋、目直视，六味地黄汤加远志、五味、龙骨、茯神。至于发狂，则又谵语之甚者矣。总之，不外乎邪热蒸心，而虚狂亦有之，治之不可或误。

善 忘

温证善忘者，蓄血之所致也。蓄血在上焦，其脉芤，胸前及心下必痛，必拒按而软，犀角地黄汤主之。蓄血在中焦，其脉或芤、或弦、或涩，两胁及脐上必有痛处拒按而软，桃仁承气汤主之。蓄血在下焦，其脉多沉结，脐下必有痛处拒按而软，抵当汤主之。善忘虽为蓄血证，然必验之大小便。屎虽硬，大便反易，其色必黑，小便自利，方为蓄血的证。否则，仍当以"多言"、"谵狂"诸法参之。

昏 沉

温证昏沉，热入至深极险证也。盖热初蒸及心之经，则心神不安，多梦呓，醒时自清。蒸心之经渐深，则心神渐烦而多言，然所言皆日用常行之事，无糊涂语。蒸及心包，则精神间有昏处，多言间有糊涂之语，然犹清白语多。迨蒸心包渐深，则心

[1] 痿：底本原作"委"。

神昏处居多，渐致妄言、妄见，甚则疑鬼、疑神，非人见闻者，然犹省人语也。至热直入心脏，则昏沉而全不省人事矣。此热入浅深之次第，见证轻重之辨也。所以多言谵语，热之浅者，栀、苓、知、膏可解；热之深者，硝、黄可解；至热之至深，则非犀角、黄连、羚羊、牛黄莫能解矣。昏沉之系热深固已，然更有夹痰气、夹胃结、夹血结之分。胸满、舌白，系夹痰气，当加川贝、瓜蒌、半夏、莱菔于犀、连诸药中；舌黄及燥黑，腹痛硬满者，胃结，当加犀、连于三承气汤中；痛而软者，蓄血，加桃仁、丹皮、赤芍于犀、连药中。治昏沉之大法备矣。以上皆实证，更有虚证，亦所当知。屡经汗、下、清利之后，表里无热，胸腹无阻，二便自利，而神情由倦而渐昏，由昏而渐沉，乃大虚之危证，大剂生脉散加桂、附、芪、术、苓、芍，急救其阴阳，亦不逮矣。

循衣摸床撮空

温证循衣、摸床、撮空者，热盛神昏而四肢实也。当察其舌。舌苔白，或无苔，有热无结也，即以黄连、石膏为主；舌有燥苔，或黄黑、燥裂、芒刺，有热有结也，大黄、芒硝为主。屡经汗下后，胸腹仍有拒痛者，邪未尽也，仍宜清利。无拒痛者，阴虚而阳亢也，生地、麦冬、枣仁、茯神安神为主。

多　睡

温证初起多睡，兼身重者，热邪阻滞于经脉也，有汗白虎汤，无汗或加麻黄。屡经汗下后，表里热愈甚，二便俱利而身痛多睡者，阴伤也，四物、六味、生脉三方合用，大剂养阴方效，失治即危。服此数剂，身痛已和，表里热退而仍多睡者，于三方中加枣仁即愈。若夫平日脾虚有痰而多睡者，一受温证必更嗜睡，当于温证药中参之以理脾消痰之品。

身　冷

诸病身冷皆属阴证，在温热皆属热证，须从五辨法辨之。果系温邪，则当以初、中、末分治，不可紊也。初起往往有身冷、自利、腹痛、作呕，全似阴证者。若有厚白苔，身有秽气，心烦，多汗，面色油垢，小便黄、短、数，一二现证，便是温邪直入太阴，先里后表，非真阴寒证也。兼呕利，藿香正气散；无呕利，达原饮。服一二剂后，即发热矣。温证传变发热之后，谵、昏、舌燥、腹满、便利[1]而身冷者，先表后里证，三承气、大柴胡选用；无结者，白虎主之。至末路，屡经汗、下，表里无邪，胸腹无滞，二便自和而身冷者，以脉为主。脉虚细不振者，用药太过而成脱证也，急宜温补，少缓即死，生脉散加芪、术、苓、芍平补阴阳；冷甚者加熟附子。温热身冷一证，最难下手，若初起时，寒热不辨，此时且勿妄投汤剂，当少待之，多则一二日，少则半日，多有自行传变即发热、烦渴者，此时易于用药。若已经发热后，变为身冷、舌干、口燥、不得卧诸证，则药不可缓矣，缓则热深厥深，虽下后厥回，往往亡阴而死。身冷与恶寒不同，而病机颇同，当与寒热条参看。

呃　逆

温证呃逆与伤寒不同。伤寒呃逆，虚、实、寒、热俱有；温证呃逆，惟热结下焦而已。凡见呃逆，即当下之，下之不止，按其脐腹有硬痛拒按者，仍当下之，有下之十数次方止者。总之逐尽结热，肠胃通达，其呃逆自止。慎勿用丁香柿蒂汤，结热而致成危证也。

---

[1] 利：乾隆本为"秘"。

吐 蛔

伤寒吐蛔，多寒热错杂；温证吐蛔，则有热无寒。治此证之当汗、当清、当下，一以传变之大势为主，惟加乌梅、黄连以安之，慎勿用乌梅丸中诸辛热药，致成危笃也。

门下晚学生冯汝玖校字

广温热论卷之四

上元戴天章麟郊甫　著

元和陆懋修九芝　校订

汗　法

温证贵解其热邪，而邪热必有著落。方在肌表时，非汗则邪无出路，故汗法为治温证之大要也。但风寒汗不嫌早，温证汗不嫌迟。风寒发汗，必兼辛温、辛热以宣阳；温证发汗，必兼辛凉、辛寒以救阴。风寒发汗，治表不犯里；温证发汗，治表必通里。其不同有如此，故方温邪传变出表时，轻者亦可得表药而汗散，若重者，虽大剂麻黄、羌、葛亦无汗，伏邪发而不尽，解表药中覆杯即汗者此其三也。又有阴虚及夺血，枯竭之极，用表药无汗，用大滋阴、润燥、生津药数剂而汗出如水者，此其四也。总之，温邪汗法不专在乎升表，而在乎通其郁闭，和其阴阳。郁闭在表，辛凉、辛寒以通之；郁闭在里，苦寒攻利以通之。阳亢者，饮水以济其阴；阴竭者，滋润以回其燥。气滞者开导，血凝者消瘀。必察其表里无一毫阻滞，乃汗法之万全，此温证汗法大不同于风寒也。撮诸汗证详列于下：

发热，恶寒，无汗，头项痛，背痛，肩痛，腰膝痛，足胫痛，周身肢节痛。

下　法

温证下法亦与伤寒不同。伤寒下不嫌迟，温证下不嫌早；伤寒在下其燥结，温证在下其郁热；伤寒里证当下，必待表证全罢，温证不论表邪罢与不罢，但兼里证即下；伤寒上焦有邪不可下，必待结在中、下二焦方可下，温证上焦有邪亦可下，若必待结至中、下二焦始下，则有下之不通而死者；伤寒一下即已，仲景承气诸方多不过三剂，温证用下药至少三剂，多则有一二十剂者。温证下法有六：结邪在胸上，贝母下之，贝母本非下药，多用即解；结邪在心胸及心下，小陷胸下之；结邪在胸胁连心下，大柴胡汤下之；结邪在脐上，小承气下之；结邪在当脐及脐下，调胃承气下之；痞满燥实，三焦俱结，大承气下之。此外又有本质素虚，或老人，久病，或屡汗、屡下后，下证虽具而不任峻攻者，则麻仁丸、黄龙汤、蜜煎导、猪胆导法为妙。下法之轻重缓急，总以见证为主。若缓下者不下，则必渐重而为当下证。当下者缓下，则必加重而为急下证。急下者失下，则虽下之亦不通，而结热自下逆上，胀满直至心下，上透膈膜至胸满如石，咽喉锯响，目直视反白，或睛盲、瞳散，耳聋、九窍不通，虽有神丹，莫能救矣。外更有蓄水、蓄血宜下证，前已散见诸条，兹亦并详列于下：

舌干、舌卷短，舌生芒刺，舌黑，齿燥，鼻如烟煤，胸腹满痛，狂，昏沉，发热多汗，身冷，呃逆。以上急下证。

舌黄，谵语，多言，善忘，协热利，头胀痛，烦躁。以上当下证。

舌淡黄苔，微渴，大便闭，小便黄赤，潮热，齿燥。以上缓下证。

小便不利，大便微利。以上蓄水证。

小便自利，大便黑。以上蓄血证。

他若蓄水、蓄血在胸胁，不当下者，此不赘。

清　法

温证为热证，未有不当清者也。其在表宜汗，使热从汗泄，汗法亦清法也；在里宜下，使热从下泄，下法亦清法也。若在表已得汗而热不退，在里已下而热不解，或本来有热无结，则惟以寒凉直折以清其热而已，故清法可济汗下之不逮，三者之用，可合而亦可分。凡清热之要，视热邪之浅深。热之浅者在营卫，以石膏、黄芩为主，柴、葛为辅；热之深者在胸膈，花粉、知母、蒌仁、栀、豉为主。热在肠胃者，当用下法，不用清法，或下而兼清亦可。热入心包者，黄连、犀角、羚羊为主。至热而直入心脏，则难救矣，用牛黄犹可十中救一，但须用至钱许，少则无济，非若定惊诸方，每用分许即可有效也。当清诸证，详列于下：

身热汗自出，不恶寒反恶热，身重，头面项红肿，周身红肿，发斑，发疹，鼻孔干，唇口燥，烦躁，遗尿，舌苔白。以上热在营卫证。

身热反减，渴，呕，咳，咽干，多言，谵语，胸前红肿，舌苔厚白。以上热在胸膈证。

便血，便脓血。以上热在肠胃证。

狂，沉昏，多睡，舌黑。以上热在心包及心脏证。

和　法

寒热并用之谓和，补泻合剂之谓和，表里双解之谓和，平其亢厉之谓和。所谓寒热并用者，因温邪之热夹有他邪之寒，故用此法以和之也。凡方中有黄连与生姜同用，黄芩与半夏同用，石膏与苍术同用，知母与草果同用者是。所谓补泻合剂者，因温证之邪气实，人之正气虚，故用此法以和之也。凡方中有参、芪、归、芍与硝、黄、枳、朴同用者是。所谓表里双解者，因温邪既有表证，复有里证，故用此法以和之。凡方中有麻、葛、羌、柴与硝、黄、枳、朴、栀、芩合用者是。所谓平其亢厉者，因温邪大势已去，而余邪未解，故用此法以和之，或用下法而小其剂料，缓其时日；或用清法而变其汤剂，易为丸散皆是。凡此和法，虽名为和，实寓有汗、下、清、补之意，而更有所以为和者。热不得清，用清凉药而不效，即当察其热之所附丽。盖无所附丽之热，为虚而无形，如盛夏炎蒸，遇凉即解。有所附丽之热，为实而有物，如痰滞血积之类，不去其物，但清其热，何以效乎？惟视其附丽者为何物，而于清热方中加入何药，则其效始捷。此和法之精微神妙，可以意会而不可以言传者也。至于见证，凡表、里、虚、实、寒、热之相兼者，不可枚举，列其要者于下：

寒热往来，盗汗，口苦，咽干，头眩，舌强，口渴，胸胁满，耳聋，小便黄，呕吐下利而心下痛，口干舌燥而恶寒，大小便闭而寒热，痞满而兼悸，二便自利而舌苔，形体瘦损而舌苔。其有似和而实非和证者，详后"辨似"条。

补　法

温证本不当补，而有屡经汗、下、清解不退者，则必待补而愈。此为病药所伤，当消息其所伤之在阴、在阳，以施补阴、补阳之法。温邪为热证，伤阴者多，然亦有用药太过而伤阳者，则补阴、补阳之法又不可偏废也。凡屡经汗、下、清、和而烦热加甚者，当补其阴。所谓"寒之不寒，责其无水"者是，六味、四物、生脉养营诸方酌用。屡经汗、下、清、和，热退而昏倦、痢利不止者，当补其阳。所谓"养正以却邪"者是，四君、异功、生脉、六君、理中、附子等方酌用。诸证详列于下：

舌干无苔，舌黑无苔，耳聋，目直视，目不明，服清凉药渴不止，服清凉药烦热加甚，服攻下药舌苔芒刺燥裂愈甚，身体枯瘦，用利水药小便愈不通，腰膝痿软，周身骨节痛不可移动，多睡。以上当补阴证。

冷汗，汗出身冷经日不回，小便清而多，大便清谷，呕吐用清热开导药愈甚，自利用清下药愈甚，痞满。以上当补阳证。

外此更有四损、四不足、三复证当补，详见后。

四　损

大劳、大欲、大病、久病后为四损。气血两虚，阴阳并竭，复受温邪，正虚则邪入愈深，邪深则传化难出，汗、下伤正而正脱，补助郁邪而邪锢，多不可治。当此两难之际，于是乎有补泻合用之法，有先补后泻之法、先泻后补之法。凡人参败毒散、黄龙汤、竹叶石膏汤，皆补泻合用之法也；先用补剂，后施汗、下，先补后泻之法也；先用汗、下，后施补剂，先泻后补之法也。当询病之来路，斟酌施治，尤当审现在之证。若纯见热证，亦不可以疑似之间误人。大凡周身俱见大实、大热之证，而一二处微见虚象，则吃紧照顾其虚；周身俱见虚象，而一二处独见实证，则吃紧斡旋其实。此治病之权衡。若夫汗之而表证愈增，如头痛、身痛更甚之类；清、下而里证愈增，如烦渴、痞满更甚之类，则大虚有盛候也，急宜补之无疑。既辨其证，尤当细辨其脉。凡遇脉之浮候盛大者，须谨察其沉候有无力处；六部脉皆盛者，须谨察其一部有独无力处。果得其一部一候之真无力，便可略其诸部诸候之假有余，从而施治，自有如神之妙。夫既询其来路之大概，又察得其轻重之确凭，再加之脉理精详，则烛照无遗矣。其损证之状甚多，当参后"四不足"条看。

四不足

四损由人事，四不足由天禀；四损在暂时，四不足在平素。然四不足亦有由四损而来者，不得谓四损外便无不足也。四不足者，气、血、阴、阳也。气不足者，少气不足以息，语言难出也，感邪虽重，反不成胀满、痞塞，凡遇此证，纵宜宣伐，必以养气为主。血不足者，面色痿黄，唇口刮白也，感邪虽重，面目反无阳色，纵宜攻利，必以养血为主。阳不足者，或四肢厥逆；或肌体恶寒，恒多泄泻，至夜益甚；或口、鼻冷气，受邪虽重，反无发热、苔刺、烦渴等证，纵宜攻利清热，必先之以温补，待其虚回，实证全见，然后以治热之法治之。阴不足者，自然五液枯干，肌肤甲错，感邪虽重，应汗不汗，应厥不厥，纵宜攻利，必先之以养阴，待其气化津回，邪多不治自退。设有未退，酌用清利，攻之若早，其病益甚。以上四不足，合前条四损，总不可正治其邪，必以养正为要，先服养正药，待其实证悉见，方可攻邪。若服攻邪药，虚证复见，仍当调补其虚，养正以达邪，祛邪以安正，互相增减，迭为进退，必使邪尽去而正不伤，方为善治。

三　复

三复者，劳复、食复、自复也。劳复者，大病后因劳而复也。不必大费气力，即梳洗、沐浴亦能致复。复则诸证复起，惟脉不沉实为辨。轻者静养自愈；重者必大补以调其营卫，和其脏腑，待其表里融和方愈。误用攻下、清凉，必致不救，安神养血汤主之。若因饱食过多而复者，舌苔必复黄，轻者损谷自愈，重者消导方愈。若无故自复者，乃伏邪未尽也，当问前见何证，服何药而解，仍用前药以涤其余邪则愈。温邪复证有复至再三者，屡复之后，必兼四损、四不足，宜参前条加减进退法治之。

辨　似

凡病俱以虚、实、寒、热四字为大纲，温证何独不然，但虚、实、寒、热之真者易辨，似者难辨。前所列温热表里诸证，皆实邪、热邪，而实热中亦有虚寒。四损、四不足皆虚邪、寒邪，而虚寒中亦有实热，余于逐条下已细辨之矣。然有实证似虚、虚证似实、热证似寒、寒证似热者，尤不可不细辨也，故复通论而详述之。所谓实证似虚者，即以表证论之：头痛、发热，邪在表也，其脉当浮，证当无汗而反自汗，脉无力，用发表药而身反疼痛，则似虚矣。故人惑于多自汗，而误用桂枝汤者有之；惑于脉无力，而引仲景《太阳篇》"发热恶寒，脉微弱，为无阳"，而误用建中汤者有之；惑于身疼痛，而引仲景"若不瘥，身体疼痛，当温其里"，误用四逆汤者有之。不知温邪之在表，其自汗者，邪热自里蒸出于表，非表虚也；其脉无力者，热主散漫，散漫则脉软，非比寒主收敛而脉紧也；身体反疼者，伏邪自里而渐出于表，非比阳虚不任发表也。此在表之实证似虚者也。又以半表半里论之：寒热往来，胸胁满，邪在半表半里也，其脉当弦，其口当渴，而脉反沉，口不渴，则似寒矣。故人惑于脉沉，而以胸胁满为太阴，口不渴为内寒，而误用理中汤。不知温邪之半表半里，其脉沉者，邪伏于募原而未出表，故脉不浮，非阳虚也；其不渴者，邪未传变，未入胃府，故不能消水，非内寒也。此半表半里之热证似寒者。又以里证论之：口燥咽干不得卧，邪在里，其脉当洪，其身当热，其便当结，而脉反沉微涩弱，身反四肢厥冷，大便自利，则全似虚寒矣。人惑于脉微涩弱，而用参、芪者有之；惑于厥逆，而用桂、附者有之；惑于自利，而用参、术、干姜者有之。不知温邪在里，其脉沉、微、涩、弱者，乃邪热结于肠胃，气不达于营卫也；其身反厥冷者，邪热结于里而不达于外，气结于下而不通于上也；其自利者，乃热结旁流也。此在里之实证似虚、热证似寒者也。总之，温邪为热因，与风寒之寒因大异，故脉证虽有似虚、似寒之时，而一辨其为温证，则属邪盛而反见虚寒之假象，明眼人不当为其所惑也。所谓虚证似实者，即以表证论之：头痛发热身疼痛，自汗脉浮大，邪在表也，而屡用清凉表散，其证不减者，非药力之不专，乃正气不能使药力达表，阴液不能随阳气作汗也，此邪在表时，虚证之似实者也。气虚者，加参、芪于表药中即汗；阴虚者，加润剂于表药中即汗。若不知其气血之两亏而宣表不已，势必暴厥而脱。更以半表半里论之：胸胁满，耳聋，呕吐，如疟状，脉弦，邪在半表半里也，而屡用和解消导，其证更加者，非药力之不到，乃中焦脾胃伤而气不运，肝木伤而火更燥也。此温邪在半表半里时，虚证之似实者也。必合四君、六君于和解药中，合四物于清解药中始能战汗而解。若更消导清解不已，必至胃气绝而死。更以里证论之，舌苔黄黑、裂燥、芒刺，胸、腹、胁、脐硬痛，大小便闭，六脉数大，邪在里也。而屡用攻利药，或总不得利，或利后愈甚，乃正气不能传送肠胃，血液不能滋润肠胃，非药力之不峻也，此温邪传里时虚证之似实者也。气虚者，助胃以资传送；血枯者，养阴以藉濡滑，气行津化，方得通利。若不知其亏竭而恣意攻利，必昏沉痿顿而死。总之，药不中病则伤正气。伤其下，则正气浮越而上逆；伤其中，则正气解散而外张。脉证虽有似实、似热之时，而一询其来路，若已治之太过，则属气从内夺，正气夺则虚，明眼人当不为其所惑也。夫一证而虚实互异，用药稍误而生死攸分，将以何者为辨证之把柄乎？曰：以开卷所列五辨法辨之则了然矣；而更以曾经误治与未经误治，辨其温邪之为实为虚，则得其大纲，而更得其细目，然后似是而非之证，断不能惑矣。余于前各条下，每证已细辨其虚实，而此复重言以通论之者，则以散见诸条，尚恐略过，故复总论其吃紧处也。至若寒极似热，则惟伤寒诸证有之，而为温证之所绝无，故不论及。

遗证附属病后不表里证

发　肿

温证大势已平，寒热已解，而面目肢体浮肿者，有食滞中宫、水停心下、气复未归三种，当分别以施治。食滞中宫者，乃病后脾胃大虚，不能消谷也。病者胃中犹燥，偏欲多食，食停心下、脐上，则水不得上输于肺，肺亦不能通水道于膀胱，故溢于肢体而为肿。其证以心下、脐上有硬处，按之则痛为异，小便或利或不利，当用平胃散加枳实、山楂、麦芽、莱菔、青皮、神曲为主，硬处消则肿自愈，或加苓、泽兼利水亦可。水停心下者，乃脾虚不能消水也，与食滞异者，心腹无硬痛处，而小便必不利也。用苓、泽、车前、木通之类，利其小便而愈。气复未归者，吴又可所谓病后气复血未复，气无所归，故作肿也，不可治肿，调其饮食，节其劳役，静养自愈。其异于停水、食滞者，停水身重而小便不利，气肿身轻而小便自利，食滞腹中有结，气肿腹中自和也。

发　颐

温证愈后有发颐者，乃余热留于营血也，治以解毒、清热、活血、疏散为主，误则成脓不出，而牙关紧，咽喉不利，多不能食而死，毒内陷而复舌燥、神昏亦死，出脓后气虚血脱亦死，故宜早治也。古方以普济消毒饮为主：发在耳后，以柴胡、川芎为主；在项下，以葛根为主；在项后或巅顶，加羌活。此证不可轻补于未溃之前，补早则成脓，尤不可纯用寒凉于将发之际，恐闭遏而毒不得发，故必兼疏散为要。外治，以葱水时时浴之。

发　疮

温证愈后，发疮者极多，余热淫于肌肉也，多服清凉养气血药自愈。

发　痿

温证愈后，四肢不能动移者，热伤筋脉也，吴氏诸养营汤酌用，轻者粥食调理自愈。

皮肤甲错

温证愈后，身体枯瘦，皮肤甲错，热伤其阴也。养阴为主，诸养营汤酌用，亦有粥食调理自回者。

发　蒸

温证愈后，有发骨蒸如痨瘵者，乃余热留于阴分也，不可以其羸瘦而遽用虚损门治法。必察其六腑，有结邪则仍以攻邪为主；次察其筋络，有壅瘀仍以通瘀为主；次察其气道，有痰涎仍以利其痰涎为主。数者俱无，方可清热，或无邪而阴伤，方可纯用养阴之药，或分其余邪之轻重、亏损之多少，而兼用养阴清热药，进退加减以和之更妙。

妇　人

妇人温证悉与男子同，惟当经期则治法略异，以其关乎血室也。凡遇感邪随经期者，治法必兼少阳，以少阳与厥阴表里，厥阴为血室，血一动，则邪必乘虚犯之，此须分经适来因受病而止、经适来受病而自行、经适断而受病三种，则实与虚自见。凡经水适来而受邪遽止者，必有瘀血，再察其腰、胁及少腹，有牵引作痛拒按者，必以清热消瘀为治，小柴胡加赤芍、延胡、桃仁、归尾、丹皮。凡经来而受邪，病发而经自行者，不必治经，但治其邪而病自愈。盖病本未犯血室，故经行如常。仲景所谓"勿犯胃气及上二焦，必自愈者"正指此，非谓总不用药也。凡经适断而受邪者，经行已尽则血海空虚，邪必乘虚而陷，若见腰胁及少腹满痛者，大柴胡汤加桃仁、赤芍，逐其血室之邪始愈。凡妇人受邪，但见昼日明了，至夜谵语，即当询其经期，以杜热入血室之渐。

妊　娠

妊娠感温邪，须治之于早，则热不深入而伤胎。当汗、当清之证，当速治不待言，而当下之证尤不可迟，若因妊娠忌下伤胎之说，因循迟误，则胎受热蒸，其胎必堕。故一见里证，必速下之，以安其胎。盖有病则病受之，《内经》所谓"有故无殒"，于此有历验不诬者。若失下，而至舌黑、腰痛、少腹下坠至急，则其胎将死腹中，且不止于堕矣。此时下亦堕，不下亦堕，然下之胎堕，母犹可救十中二三，不下则母无生理，胎亦不能独存。同一堕胎，而此善于彼，况速下而胎未必死乎。当明言于病家，而后施治下药，虽三承气皆可用，惟芒硝当慎，以其专主伤胎，非大实、大热、大燥，不可试也。

小　儿

小儿受温邪悉与大人同，而时见惊搐类于惊风，误治多死。用大人治邪当汗、当清诸法，减小其剂以治之则愈。惟小儿不能言，而遇当下之证，既不知其谵妄，复难验其舌苔，则当验其唇，唇赤而燥即是下证，此幼科之要诀也。

门下晚学生冯汝玖校字

广温热论方 共七十四方，以本论引用先后为次

九味羌活汤

羌活　防风　白芷　川芎　苍术　细辛　黄芩　生地　甘草　葱白　生姜皮

葳蕤[1]汤

葳蕤　麻黄　杏仁　甘草　石膏　羌活　川芎　菊花　白薇　木香

大羌活汤

羌活　防风　川芎　苍术　白术　黄芩　生地　甘草　独活　防己　知母　细辛

人参败毒散

羌活　独活　柴胡　前胡　枳壳　桔梗　川芎　薄荷　人参　茯苓　甘草　生姜

达原饮 吴氏

黄芩　白芍　知母　槟榔　厚朴　草果　甘草

小柴胡汤

柴胡　黄芩　半夏　人参　甘草　姜　枣

柴胡四物汤

柴胡　黄芩　半夏　人参　甘草　生地　当归　川芎　白芍　姜　枣

参胡三白汤

人参　白术　白芍　柴胡　白茯苓

清脾饮

柴胡　黄芩　白术　草果　厚朴　青皮　茯苓　甘草　生姜

仓廪汤

羌活　独活　柴胡　前胡　枳壳　桔梗　川芎　人参　茯苓　甘草　陈仓米

---

〔1〕葳蕤：现通行名为"葳蕤"。

柴葛解肌汤

柴胡　葛根　羌活　白芷　桔梗　黄芩　白芍　甘草　姜　枣[1]

五苓散

猪苓　赤苓　泽泻　白术　桂枝

大承气汤

大黄　芒硝　厚朴　枳实

小承气汤

大黄　厚朴　枳实

调胃承气汤

大黄　芒硝　甘草

黄龙汤

大黄　芒硝　厚朴　枳实　甘草　人参　当归　姜　枣

人参白虎汤

人参　石膏　知母　甘草　粳米

越婢汤

麻黄　石膏　甘草　姜　枣

阳旦汤

桂枝　白芍　甘草　黄芩　姜　枣

白虎汤

石膏　知母　甘草　粳米

黄芩汤

黄芩　白芍　甘草　大枣

天水散一名益元散，一名碧玉散，即六一散

滑石　甘草

---

〔1〕枣：抄本此下有"去姜、枣，加葱白"数字。

栀子豉汤

栀子_{先煎}　香豉_{后入}

黄连解毒汤_{即金花丸}

黄连　黄芩　黄柏　栀子

导赤散

生地　木通　甘草　竹叶

三黄泻心汤

大黄　黄连　黄芩

猪苓汤

猪苓　茯苓　泽泻　滑石　阿胶

三消饮_{吴氏}

黄芩　白芍　知母　槟榔　厚朴　草果　甘草　羌活　葛根　柴胡
大黄　姜　枣

六君子汤

人参　白术　茯苓　甘草　陈皮　半夏　姜　枣

大柴胡汤

柴胡　黄芩　半夏　枳实　白芍　大黄　姜　枣

清燥养营汤_{吴氏}

知母　花粉　生地　当归　白芍　甘草　陈皮

三黄石膏汤

黄芩　黄连　黄柏　石膏　麻黄　栀子　豆豉

瓜蒂散

甜瓜蒂_{炒黄}　赤小豆

为末，水调服，或以搐鼻。

逍遥散

当归　白芍　白术　茯苓　甘草　柴胡　薄荷　煨姜

葛根葱白汤

葛根　白芍　知母　川芎　葱白　生姜皮

平胃散

苍术　厚朴　陈皮　甘草　姜　枣

小陷胸汤

半夏　黄连　瓜蒌仁

承气养营汤吴氏

大黄　厚朴　枳实　生地　当归　白芍　知母　姜

凉膈散

大黄　芒硝　连翘　山栀　黄芩　甘草　薄荷　竹叶

四苓散

猪苓　茯苓　泽泻　白术

桃仁承气汤

大黄　芒硝　甘草　桃仁　桂枝

茵陈蒿汤

茵陈　山栀　大黄

举斑汤吴氏

升麻　柴胡　白芷　当归　白芍

理中汤

人参　白术　干姜　甘草

二陈汤

陈皮　半夏　茯苓　甘草

葛根黄芩黄连汤

葛根　黄芩　黄连　甘草

大陷胸汤

大黄　芒硝　葶苈　杏仁

大陷胸丸

即前方。为丸，弹子大。

抵当汤

水蛭　虻虫　大黄　桃仁

麻仁丸

麻仁　大黄　厚朴　枳实　白芍　杏仁

蜜丸。

天王补心丹

人参　生地　天冬　麦冬　元参　丹参　茯神　枣仁　远志　五味　当归　柏子仁
桔梗

蜜丸，辰砂为衣，灯心汤下。

蜜煎导

蜜

炼蜜熟如饴，捻微长，二寸许，内谷道中。

猪胆导

猪胆汁一枚

和醋少许，灌谷道中。

四君子汤

人参　白术　茯苓　甘草　姜　枣

异功散

人参　白术　茯苓　甘草　姜　枣　陈皮

附子汤

附子　人参　白术　白芍　茯苓

普济消毒饮

薄荷　连翘　牛蒡　柴胡　桔梗　黄芩　黄连　马勃　人参　元参　橘红　生草
僵蚕　板蓝根

蒌贝养营汤 吴氏

瓜蒌　贝母　花粉　知母　橘红　当归　白芍

柴胡养营汤 吴氏

柴胡　黄芩　陈皮　甘草　知母　花粉　生地　当归　白芍　姜　枣

柴胡清燥汤 吴氏

柴胡　黄芩　陈皮　甘草　知母　花粉　姜　枣

人参养营汤 吴氏

人参　麦冬　五味　熟地　归身　白芍　陈皮　知母　甘草

参附养营汤 吴氏

人参　附子　干姜　生地　当归　白芍

荆防败毒散

防风　荆芥　羌活　独活　柴胡　前胡　枳壳　桔梗　川芎　薄荷　人参　茯苓
甘草

小建中汤

桂枝　白芍　甘草　姜　枣　饴糖

清燥汤

苍术　白术　黄芪　人参　茯苓　甘草　陈皮　麦冬　五味　生地　当归　黄连
黄柏　升麻　柴胡　神曲　猪苓　泽泻

苍术白虎汤

苍术　石膏　知母　粳米　甘草

十枣汤

芫花　大戟　甘遂　大枣十枚

共为末，枣汤下。强人服一钱。

懋修案：所选各方，除必应删汰者十方业经删去，其余方中药味仍有必不可用者，则加□式以别之。

所选各方皆温热病可用之方，而开首大青龙汤、六神通解散之桂、麻、生姜必须删去，而以葛根、黄芩、黄连及柴葛解肌为主方，则得之矣！

前方谨照原本将应删者删去[1]

门下晚学生冯汝玖校字

----

〔1〕所选……删去：此注底本无，今据抄本补。

跋

此书[1]明辨温热与伤寒病反治异，朗若列眉，实足为度世金针。然温热之与瘟疫，则仍混同无别，而其误亦甚大也。因为之改，正其文，命儿子润庠手录之，而于书中"疫"字，未及一一更改，意殊未惬，因再命施生起鹏，用粉笔涂之，以归画一至。各家原序及所自为序，则姑仍其旧名，以存其本来面目。盖必先将吴又可《瘟疫论》改作《温疫论》，再将戴天章之《广瘟疫论》改为《广温热论》，以清两君作书之旨，而称名始各当耳。夫伤寒有寒证、有热证；温热则纯是热证，绝无寒证；至瘟疫则有温疫，亦有寒疫，正与温热病纯热无寒相反，而治法即大不相同。嗟乎，以著书之人尚不自知其误，而况涉猎者之印目朦心，其能不以讹传讹而贻害无穷哉？

光绪四年戊寅七月　陆懋修识

---

〔1〕此书：指戴天章的《广瘟疫论》。

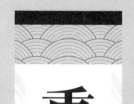

重订广温热论

◎◎ 清·戴天章　原著

◎◎ 民国·何廉臣　重订

提　　要

　　《重订广温热论》2 卷。何廉臣撰于 1911 年。是一部阐述伏气温病的专著。

　　明清之交，吴又可《温疫论》（1642 年）问世。其后，戴北山所著《广瘟疫》（1722 年）乃是《温疫论》的增广发挥本。陆九芝又对《广瘟疫论》删定补充，并改名为《广温热论》。何廉臣将此书悉心重订。原书四卷并为二卷。卷一温热总论。卷二温热验案与验方。

　　何廉臣谓："此书专为伏气温病而设"。该书卷一分 13 篇章论述伏气温病的因、症、脉、治，形成了"一因、二纲、四目"这样一个此前未得系统阐述的比较完整的辨证论治体系。何氏还倡导"握机于病象之先"的积极防治思想，主张应当"必先明九传之理而后能治伏邪"。秉承吴又可《温疫论》开创的学术脉络，而不拘论叶、吴学派之说。篇中妙意精思层见迭出，颇具创见。

　　卷二，详尽介绍了 320 首温热验方的组成、用量与用法。不少方剂是摘引历代名医良方而为何氏临床历验有效者。何廉臣还将自己与业师樊开周的临床实践经验，进行了全面系统深入的总结，把戴北山的"汗、下、清、和、补"五法拓展为发表、攻里、和解、开透、清凉、温燥、消化、补益八法。又结合运用验方的经验，专撰《验方妙用》一篇。书中摘录保留了当代医家鲜活的治病经验，弥足珍贵。

　　总之，《重订广温热论》是一部论述伏气温热学术经验的集大成之作，体现了温病学在清末民初的一次重大发展。

　　《重订广温热论》成书于 1911 年，1914 年绍兴浙东书局出版了铅印本。本次校点以此为底本，以正楷排印本《温热学讲义》为校本。

重订广温热论绪言

考上元县志，戴天章，字麟郊，邑庠生。少师林青雷习举子业，好学强记，所读经史，能通部逆背，如瓶泻水。壮为文，干禄不足，于是求有用之学，自天官、地理、算数、射弋，以及书画琴棋之类，无不探微极要。尤精医理，博览深思，活人无算。谢之金，挥不受，四方淹雅名流至，必下榻请教。课诸子，督以勤苦力学。晚号北山，学者称北山先生。长子瀚，字巨川，雍正元年癸卯[1]一甲第二人，覃恩[2]敕赠文林郎翰林院编修。乾隆辛卯[3]，孙翼子官御史，再遇覃恩，貤赠如其官。乃孙谏议公祖启曰：先大父北山先生，以通儒邃医学，所论著伤寒杂病诸书及《咳论注》、《疟论注》、《广瘟疫论》凡十数种，皆先世父雪村先生行楷细字录存于家。近坊中有《瘟疫明辨》四卷，祖启购阅之，即先大父存存书屋《广瘟疫论》也。虽易其名，未曾改窜其文，不知何误刻为歙县郑某之书。在先大父固不争此，子孙见之，不容不正。因出存存书屋原本，较而刻之，以纠伪传而广先德。观此二则，想见其为人。惜不得见其全书而卒读耳。

己酉[4]春，南京濮凤笙君邮寄《广温热论》抄本一册，嘱予校勘付印。余因诊务忙，仕事多，日不暇给，暂置高阁。嗣为濮君驰书屡促之，不获已勉承其之，将原书一一浏览，始知其书即戴氏《广瘟疫论》，而陆氏九芝为之删订，改定其名曰《广温热论》者也。见其论温热证甚精，论温热病中种种发现之症尤极明晰，洵当今最有实用之书。

故陆氏九芝原序云：北山此书，以温热与伤寒辨，条分缕晰，逐病疏明。伤寒之治，不混于温热；温热之治，不混于伤寒，诚于秦越人四日热病、五日温病之异于二日伤寒者，分疆划界，不得飞越一步矣。然其书明是论温热，而其书名则曰《广瘟疫》，篇中或称"疫疬"，或称"时疫"，或单称"疫"，一若自忘其为论温热者。是伤寒之与温热，北山能辨之；而温热之与瘟疫，北山亦混之矣。余爱其论之精，而惜其名之误，乃于凡所称"时行"、"疫疬"者，悉改之曰"温热"，或曰"伏邪"。其开

---

[1] 雍正元年癸卯：公元1723年。

[2] 覃恩：广布恩泽。旧时多指帝王对臣下普行封赏或赦免。

[3] 乾隆辛卯：即乾隆三十六年，公元1771年。

[4] 己酉：此时当指宣统元年，即1909年。

首云："世之治伤寒者，每误以温热治之；治温热者，又误以伤寒治之。"四语则余所缀也。有此一提，而所以作书之意，乃先于卷端揭清，即为之改题曰《广温热论》，则此书实足为温热病正法眼藏矣。其言如此。

然余细玩原书，见其于湿温、燥热二证，言之甚略，尚少发明，即用药选方，亦多未尽善处。此非余一人之偏见也。试述陆氏九芝原评曰：此书明辨温热与伤寒，朗若列眉，实足为度世金针，而温热与瘟疫，仍混同无别，因为之改正其文，命儿子润庠手录之。然屡次删改而终不能惬意也。次述邴氏味清[1]原评曰：此书各论均有至理，即当在《伤寒论》中选方，乃见大家作用。惜多采后人夹杂之方，未免有悖经旨。且既知不可用辛温，而总不出羌活汤、败毒散之范围，将经方辛凉之法弃而不用，先生殆亦趋时太甚耳。又次述李氏鹤访新评曰：此书未将风温、湿温、春温、冬温等分清，而概称"时行"，未免含混。至列大青龙、九味羌活，沿古治温病之方，则尤疏矣。夫温热病热从内发，岂可用大青龙中麻、桂猛发其汗耶！若九味羌活汤，皆一派辛燥雄烈，夹入生地，引邪入阴，真杂而不精之方也。

合三说以观之，北山此书，虽经陆氏删定，而终不能惬心贵当者，九芝先生自认之。而列方之纯杂互收，邴李二家已发其蒙。故余不揣捣昧，爰为悉心重订，将原书缺者补之、讹者删之，更择古今历代名医之良方而为余所历验不爽者补入其间，务使后之阅者知此书专为伏气温热而设，非为新感温暑而言。辨证精，用药当，庶几与戴氏结撰之精心、陆氏删订之苦心，心心相印，永垂久远，而余心始慊。呜呼！莫为之前，虽美不彰；莫为之后，虽盛不传。世之博雅君子，应亦谅我苦衷乎。

黄帝纪元[2]四千六百九年十月望　何炳元廉臣识于越中之宣化坊

---

〔1〕邴氏味清：清末医生，旗人。尝得《伤寒论》异本，潜心研习，因而精治伤寒。邴氏与江宁府部郎濮云依友善。濮氏潜心求索，医术大进，用仲景方治病，每方只二三味，取效甚速。

〔2〕黄帝纪元：系辛亥革命时期使用的年代记述方法，常用的为《民报》所用的"黄帝纪元"。何廉臣写绪言时，宣统王朝已为武昌首义所推翻，所以采用"黄帝纪元"。孙中山就任临时大总统时通电各省，以黄帝纪年四六〇九年十一月十三日为"中华民国"元年元旦（公元1912年1月1日）。照此推算，何绪言写于1911年11月。

目　　录

重订广温热论卷之一

上元　戴天章麟郊　原著

元和　陆懋修九芝　删定

山阴　何炳元廉臣　重订

男　拯、光华

徒　严绍岐　手录参校

温热总论

世之治伤寒者，每误以温热治之；而治温热者，又误以伤寒治之[1]，此辨之不明也。即明其为温热病矣，而又有新感、伏气之不同。前哲发明新感温热者，如叶氏香岩之论温二十则，陈氏平伯之风温病篇[2]，吴氏鞠通之《温病条辨》，张氏凤逵之《治暑全书》，立说非不精详，然皆为新感温暑而设，非为伏气温热而言。即江本载《薛生白湿温病篇》，亦属暑湿相搏之一种。他如张石顽《伤寒绪论》、周禹载《温热暑疫全书》、陈素中《寒温条辨》[3]，虽辨明伏气温热，惜皆语焉而不详。以予所见，专论伏气温热能各证精详者，自北山此书始。兹先述其总论，存其精而补

---

〔1〕世之治伤寒者，每误以温热治之；而治温热者，又误以伤寒治之：本书开首四句，系陆九芝删订《广瘟疫论》时所加。陆氏指出"其书明是论温热"，故将"作书之意，乃先于卷端揭清"。本书系论温热病属于伏气者之专书。温热病每岁常见者以外感温热居多，伏气为病岁不恒有。如偶遇伏气为病，则本书详明细载，按法施治，自能得心应手，左右逢源。

〔2〕陈氏平伯之风温病篇：陈平伯系清代医家，长于治温热病，对风温证治尤有创见。撰《温热病指南集》一卷（1809 年），后王孟英收采其学术论述，编入《温热经纬》中，即《陈平伯外感温热篇》。

〔3〕陈素中《寒温条辨》：指清初医家陈尧道（字素中）所著《伤寒辨证》（1678 年），辨析伤寒、温病之诊治。由于杨栗山的《寒温条辨》大量汲取了陈素中《伤寒辨证》的内容，故有此说。

其缺，约十有三。

一、论温热四时皆有 新增[1]。盛发于夏秋为多

温热，伏气病也，通称伏邪。病之作，往往因新感而发，所谓新邪引动伏邪也。因风邪引动而发者，曰风温（或曰风火）；因寒邪引动而发者，曰冷温（或曰客寒包火）；因暑邪引动而发者，曰暑温（或曰暑热）；因湿邪引动而发者，曰湿温（或曰湿遏热伏）。若兼秽毒者，曰温毒，其证有二：一为风温时毒，一为湿温时毒，此以兼证别其病名也。其发于春者，曰春温（或曰春时晚发）；发于夏者，曰夏热（或曰热病）；发于秋者，曰秋温（或曰秋时晚发，或曰伏暑）；发于冬者，曰冬温（或曰伏暑冬发），此以时令别其病名也。其病萌于春、盛于夏、极于秋、衰于冬，间亦有盛发于春冬者，然总以盛发于夏秋为多。何则？春冬空气清洁，轻气多而碳气少，故其为病亦清邪多而浊邪少。除新感证外，即有因伏邪而病。纯热无寒者，但为温病而已；兼寒者，但为冷温而已；兼风者，但为风温而已。虽间有时行温毒，然亦以风毒居多。夏秋空气最浊，水土郁蒸之气每被日光吸引而蒸发。发于首夏者，曰霉雨蒸；发于仲秋者，曰桂花蒸。其为病也，皆水土秽气杂合而成，人但以暑湿赅其病之本，贪凉饮冷赅其病之标，而不知夏秋水土郁蒸，湿中有热，热中有湿，浊热黏腻，化生霉菌，故谓之湿温，亦谓之湿热。西医谓之霉毒气，害人最广，变证最繁，较之风温、冷温、暑温三证，尤多而难治。

英医合信[2]氏云：空气干热不伤人，惟湿热最伤人。因低洼地土，或蕴有死水之潜热，或积有腐烂之草木（此即水土秽气化生霉菌之原因），后得六十度热表之日光，接连晒之，其霉毒气乃勃发。故在东南热地，夏秋之交，其毒尤甚。可见湿温湿热，为有形黏腻之邪，西医不为无见。呜呼！人在气交之中，一身生气，终日与秽气相争战，实则与微生物相争战，不知不觉中，伏许多危险之机，可不心惊目惧哉。

二、论温热五种辨法

一辨气 风寒之气从外收敛入内，病无蒸气触人。间有作蒸气者，必待数日后

---

〔1〕新增：说明这段文字是在对戴氏原著进行重订时新增的内容，后同。
〔2〕合信：早期在我国行医的西方传教士。

转入阳明腑证之时。温热及湿温证，其气从中蒸达于外，病即有蒸气触人，轻则盈于床帐，重则蒸然一室。以人身脏腑、气血、津液，得寒气则内敛，得火气则上炎。温热，火气也，人受之，自脏腑蒸出于肌表，气血津液，逢蒸而败，因败而溢。溢出有盛衰，充达有远近，非鼻观精者不能辨之。辨之既明，治之毋惑。知为温热而非伤寒，则凡于头痛、发热诸表证，不得误用辛温发散；于诸里证当清当下者，亦不得迟回瞻顾矣。

二辨色　风寒主收敛，敛则结，面色多绷结光而洁。温热主蒸散，散则缓，面色多松缓而垢晦。人受蒸气，则津液上溢于面，头目之间多垢滞，或如油腻，或如烟熏，望之可憎者，皆温热之色也。一见此色，虽头痛发热，即不得用辛热发散；一见舌黄烦渴诸里证，即宜攻下，不可拘于“下不厌迟”之说。

三辨舌　风寒在表，舌多无苔，即有白苔，亦薄而滑。渐传入里，方由白而黄转燥而黑。温热一见头痛发热，舌上便有白苔，且厚而不滑，或色兼淡黄，或粗如积粉，或兼二三色，或白苔即燥。又有至黑不燥，则以兼湿挟痰之故。然必按之粗涩，或兼有朱点、有罅纹，不可误认为里寒阴结也。治温热者，能先于表证辨之，不用辛温发散，一见里证即用清凉攻下，斯得之矣。

四辨神　风寒之中人，令人心知所苦而神自清，如头痛寒热之类，皆自知之。至传里入胃，始或有神昏谵语之时。缘风寒为病，其气不昏而神清；温热初起，便令人神情异常而不知所苦。大概烦躁者居多，甚或如痴如醉，扰乱惊悸，及问其何所苦，则不自知，即间有神清而能自知者，亦多梦寐不安，闭目若有所见，此即谵语之根也。或亦以始初不急从凉散，迁延时日，故使然耳。

五辨脉　温热之脉，传变后与风寒颇同，初起时与风寒迥别。风寒从皮毛而入，一二日脉多浮，或兼紧、兼缓、兼洪，无不浮者，传里始不见浮脉，然其至数亦清楚而不模糊。温热从中道而出，一二日脉多沉，迨自里出表，脉始不沉而数，或兼弦，或兼大，然总不浮，其至数则模糊而不清楚。凡初起脉沉迟，勿认作阴证，沉者邪在里，迟者邪在脏也。脉象同于阴寒，而气、色、舌、苔、神情，依前诸法辨之，自有不同者，或数而无力，亦勿作虚视。因其热蒸气散，脉自不能鼓指，但当解热，不当补气。受病之因各殊，故同脉而异断。

三、论温热与风寒各异

一辨其气之异 风主疏泄，寒主凝涩，二气虽有不同，然初皆冷而不热，其中人也郁而不宣。方其初受在表，自宜温散，麻黄汤、桂枝汤、葛根汤、苏羌饮等方，皆散寒之剂，非解热之剂也。温热由伏气而成，热而不冷，其伤人也，立蒸而腐败，初起即宜凉解，栀豉汤、葛根芩连汤、麻杏石甘汤、黄芩汤、葳蕤汤、六神通解散等方，皆解热之剂，非散寒之剂也。以解热之剂治风寒，轻则寒中呕利，重则阳陷厥逆；以散寒之剂治温热，轻则衄渴谵妄，重则枯竭亡阴，此气之不可不辨也。

二辨其受之异 风寒从表入里，自皮毛而肌腠，而筋骨，而胸膈胃肠，一层渐深一层，不能越此入彼。故汗不厌早，下不厌迟，为散为和，浅深毫不可紊。以其气皆属冷，必待寒化为热、邪敛入内，方可攻下凉解，否则虚其里气，反引表邪内陷，而成结胸痞利诸证。湿温从膜原而发，温热从血络而发，先踞膜络之中，必内溃而后变九传，由里出表，虽出表而里未必全无邪恋，经过之半表，亦未必不为邪伤。故下不厌早，汗不厌迟，为和为解，浅深必不可拘。以其气皆属热，热能作蒸，不必郁变，而此蒸即带彼热，未出表而误温之，始则引热毒燎原，而为斑衄狂喘，末传则伤真阴，为枯槁、沉昏、厥逆诸危候矣。

郦味清评：此论深有见识。

三辨其传经之异 温热传经与风寒不同。风寒从表入里，故必从太阳而阳明，而少阳，而入胃。若温热则邪从中道而或表或里，惟视入何经之强弱为传变。故伏邪之发，有先表后里者、有先里后表者、有但里不表者、有表而再表者、有里而再里者、有表里偏胜者、有表里分传者、有表里分传而再分传者、有表里三焦齐发者，此为九传。医必先明九传之理由，而后能治伏邪。试言其要：风寒从表入里，必待渐次闭郁而传变，故在表时不必兼见里证，入里后不必复见表证；温热本从里出表，故见表证时，未有不兼见一二里证者，亦未有不兼见一二半表半里证者。且温热属蒸气，表而里，里而表，原是不常，有里证下之而其邪不尽仍可出表者；有谵妄昏沉之后，病愈数日，复见头痛发热，复从汗解者。此所谓表而再表，风寒必无是也。更有下证全具，用下药后，里气通而表亦达，头痛发热，得汗而解，胸闷心烦，暂从疹斑而解，移时复见舌黑心闷，腹痛，讝妄，仍待大下而后愈者。此所谓里而再里，风寒必无是也。若夫表里分传、三焦齐发之证，风寒十无一二，温热十有六七。但据传经之专杂为辨。初起专见一经证者属风寒，初起杂见二三经证者属温热；日久而渐传者属风寒，一日骤传一二经或二三经者属温热。则虽病有变态，而风寒不混于温热，温热不混于风寒，施治自无误矣。

四、论温热伏气与新感不同_{新增}

新感温热，邪从上受，必先由气分陷入血分，里证皆表证侵入于内也；伏气温热，邪从里发，必先由血分转出气分，表证皆里证浮越于外也。新感轻而易治，伏气重而难疗。此其大要也。

谓予不信，请述陆氏九芝评孟英之言曰：仲景所论温热是伏气，天士所论温热是外感，故以"温邪上受，首先犯肺，逆传心包"十二字揭之篇首，以自别异。果如其说，则所称温热者，即俗所谓"小风温"、"小风热"，如目赤颐肿、喉梗牙疼之类，却只须辛凉轻剂，其病立愈。更述薛瘦吟[1]之言曰：凡病内无伏气，纵感风寒暑湿之邪，病必不重，重病皆新邪引发伏邪者也。但伏气有二：伤寒伏气，即春温、夏热病也；伤暑伏气，即秋温、冬温病也。邪伏既久，血气必伤，故治法与伤寒、伤暑正法大异。且其气血亦钝而不灵，故灵其气机，清其血热，为治伏邪第一要义。第其间所伏之邪有微甚、有浅深，人之性质有阴阳、有强弱，故就中又有轻重之分焉。医必识得伏气，方不至见病治病，能握机于病象之先。然非熟于亢害承制之理，亦岂能测未来之病乎？然非谓司天运气也，雨旸寒燠，在在留心，久当自悟耳。

由是观之，同一温热证，而新感之与伏气，病所之浅深不同，病情之轻重不同，病机之安危不同，故其疗法亦因之而不同。

五、论温热即是伏火_{新增}

凡伏气温热，皆是伏火。虽其初感受之气有伤寒、伤暑之不同，而潜伏既久，蕴酿蒸变，逾时而发，无一不同归火化。中医所谓伏火证，即西医所谓内炎症也。王

---

〔1〕薛瘦吟：清末儒医薛福（1769-1864），字瘦吟。陆以湉《冷庐医话》谓其精于医理，雄辩惊座。有《瘦吟医赘》书稿抄本存世。

秉衡曰：风寒暑湿，悉能化火，血气郁蒸，无不生火，所以人之火证独多焉。朱心农曰：东南方天时多热，地气多湿，最多湿温、湿热之证，正伤寒证极少，即云冬月多正伤寒证，亦不尽然。历证以来，恒见大江以南，每逢冬令太温，一遇感冒，表分虽有外寒，内则竟多伏火，悉以伏火治之，丝毫不爽。故魏柳州曰：壮火为万病之贼。嘉约翰[1]曰：炎症为百病之源。中医、西医，其揆一也。虽然，同一伏火，而湿火与燥火，判然不同。以治燥火之法治湿火，则湿愈遏而热愈伏，势必为痞满，为呕呃，为形寒热不扬，为肠鸣泄泻，甚则蒙闭清窍，谵语神昏，自汗肢厥，或口噤不语，或手足拘挛。以治湿火之法治燥火，则以燥济燥，犹拨火使扬，势必为灼热，为消渴，为热盛昏狂，为风动痉厥，甚则鼻煽音哑，舌卷囊缩，阴竭阳越，内闭外脱。是以对症发药，必据湿火、燥火之现症为凭，分际自清，误治自少。

试先论湿火之证治。凡湿火证，发于夏至以前者，为湿温，夏至以后者为湿热，发于霜降立冬后者，为伏暑挟湿，其邪必伏于膜原，《内经》所谓横连膜原是也。

拯华注：膜原即统腹膜空隙之处，外通肌肤，内近胃肠，上连胸膈，下包内肾膀胱，中有夹缝，最易藏邪，邪伏于此，症必胸腹热甚，按之灼手，小便黄赤浊热者，职是之故。故凡湿热内伏之邪，必由膜原达外。

其人中气实而热重于湿者，则发于阳明胃肠；中气虚而湿重于热者，则发于太阴肺脾。初起邪在气分，当分别湿多热多。

湿多者，湿重于热也。其病多发于太阴肺脾，其舌苔必白腻，或白滑而厚，或白苔带灰，兼黏腻浮滑，或白带黑点而黏腻，或兼黑纹而黏腻，甚或舌苔满布，厚如积粉，板贴不松。脉息模糊不清，或沉细似伏，断续不匀；神多沉困嗜睡；症必凛凛恶寒，甚而足冷，头目胀痛昏重，如裹如蒙，身痛不能屈伸，身重不能转侧，肢节肌肉疼而且烦，腿足痛而且酸，胸膈痞满，渴不引饮，或竟不渴，午后寒热，状若阴虚，小便短涩黄热，大便溏而不爽，甚或水泻。治法以轻开肺气为主。肺主一身之气，肺气化则脾湿自化，即有兼邪，亦与之俱化。宜用藿朴陈苓汤，体轻而味辛淡者治之，启上闸，开支河，导湿下行，以为出路，湿去气通，布津于外，自然汗解。

若兼神烦而昏者，此由湿热郁蒸过极，内蒙清窍。前辛淡法去蔻仁、厚朴，加细

〔1〕嘉约翰：早期在中国行医的西方传教士。

辛二三分、白芥子钱许，辛润行水开闭，再加芦根一二两、滑石四五钱，轻清甘淡，泄热导湿，蒙闭即开，屡验不爽。若兼大便不利者，此由湿阻气滞，或夹痰涎。前辛淡法去藿、朴、豆豉，重用栝蒌仁、薤白、小枳实等味，或重用紫菀、苏子、捣郁李仁等品，此皆味辛质滑，流利气机，气机一开，大便自解，即汗亦自出，随症均可加入。

其有湿遏热伏，走入肌肉，发为阴黄，黄而昏暗，如熏黄色，而无烦渴热象，或渐次化热，舌苔黄滑，口干而不多饮。其未化火者，宜苦辛淡温法，如茵陈胃苓汤、茵陈五苓散加除疸丸之类；已化火者，宜苦辛淡清法，如清热渗湿汤、黄连温胆汤、藿香左金汤，重加茵陈及栀、柏、绛矾丸之类。若误以脘痞等症为食滞而消之、下之，则脾阳下陷、湿浊内渍，转成洞泄、胀满诸病矣。其有腹痛痞满，呕吐不纳，舌白或黄，手扪之糙，渴不引饮，大便泄泻，小溲不利，或赤而短，此湿热内结于脾，而成湿霍乱也。如舌苔白腻者，宜辛开湿化法，如蚕矢汤、燃照汤之类；舌苔黄滑者，宜辛开清解法，如藿香左金汤、连朴饮之类；夹食加楂、曲、青皮之类。总之，湿遏热伏，其热从湿中来，只要宣通气分，气分湿走，热自止矣。全在初起一二日，藿、朴、豆豉疏中解表，使湿邪从皮腠而排泄；白蔻、四苓芳淡渗湿，使湿邪从内肾膀胱而排泄；汗利兼行，自然湿开热透，表里双解，而伏邪自去矣。虽然，湿热自内而出，恒结于中焦而成痞满，必有痰食错杂其间，前辛淡法中，痰郁加星香导痰丸，食滞加沉香百消曲。又生莱菔汁最妙，既开湿火之郁闭，亦消痰食之停留，随症均可加入。

热多者，热重于湿也，其病多发于阳明胃肠。热结在里，由中蒸上，此时气分邪热郁遏灼津，尚未郁结血分，其舌苔必黄腻，舌之边尖红紫欠津，或底白罩黄，混浊不清，或纯黄少白，或黄色燥刺，或苔白底绛，或黄中带黑，浮滑黏腻，或白苔渐黄而灰黑。伏邪重者，苔亦厚而且满，板贴不松，脉息数滞不调，症必神烦口渴，渴不引饮，甚则耳聋干呕，面色红黄黑混，口气秽浊，余则前论诸症或现或不现，但必胸腹热满，按之灼手，甚或按之作痛，宜用枳实栀豉合小陷胸汤，加连翘、茵陈之清芬，青子芩、姜水炒木通之苦辛，内通外达，表里两彻，使伏邪从汗利而双解。渐欲化燥，渴甚脉大，气粗而逆者，重加石膏、知母，清肺气而滋化源；惟芦根、灯心尤宜多用（先煎代水），轻清甘淡，泄热化湿，下行从膀胱而解，外达从白痦而解，或斑疹齐发而解。

至于传变，凡胃家湿热，郁蒸肺气，致肺气不能敷布水精外达下行，必见烦渴、多汗、斑疹、停饮、发黄等症。

如热汗时出，大渴引饮，轻者用芦根饮子加花粉、知母之类；重者用白虎汤加鲜竹叶、鲜枇杷叶之类，清肺气，泄胃热；虚者，加西洋参或珠儿参。盖湿热一证，肃肺清胃，如溽暑炎蒸，凉风骤起，顷刻湿收热退，如登清凉界中矣。

其有邪走皮肤发疹、邪走肌肉发斑隐隐不现者，用杏仁、牛蒡、木贼草、栝蒌皮、川贝、银花、连翘、鲜竹叶、通草、紫草、丹皮之类，辛凉开达，轻清透络。最忌辛燥升散，如藿香、厚朴、半夏、升麻、柴胡、川芎、葛根、苏叶、荆芥之类。斑疹已出，热重者，用白虎汤，酌加元参、银花、芦根、紫花地丁，以解毒而宣化之。

其饮停胸膈者，必见胸膈满痛，心烦干呕，渴欲饮水，水入则吐等症。斯时须辨舌苔。如舌苔白腻，则属饮重，热因饮郁而陷，宜辛淡化饮，辛能行水，辛润又不烁津，二陈加芥子最妙；重者加细辛二三分尤妙，再加淡渗如滑石、通草、茯苓、猪苓、泽泻、苡仁之类，或用五苓散加清淡如滑石、淡竹叶、芦根之类。如饮热并重，湿热与气液互结，舌苔黄腻，宜苦辛通降，佐以淡渗如小陷胸汤，加枳实、厚朴、浙苓、广皮之类；半夏泻心汤去参、草、大枣，以姜汁炒芩、连代干姜，均加滑石、通草、竹沥、姜汁等味，清化湿热以通利之。便闭者，必有黏涎浊饮互结胃肠，再加控涎丹四五分以洗涤之。

其有湿热瘀遏肌肉，发为阳黄，黄而鲜明如橘皮色，宜苦辛佐淡渗，茵陈五苓散加栀柏伐木丸以通泄之。

如湿热郁遏肝胆经脉，耳聋干呕者，宜用连茹橘半汤加条芩、胆草、石菖蒲等苦辛开泄；胁痛及欲痉者，重加羚角、石决明、海蛤壳、童便等以咸降之，既能泄肝，又能化湿，两不相悖。

即邪传心经，神昏谵烦，亦须辨舌苔。如舌苔黄腻，仍属气分湿热内蒙包络清窍，与前同一病因。宜用小陷胸汤合半夏泻心汤，去干姜、大枣、参、草，加竹沥、姜汁，或用昌阳泻心汤辛润以达之、苦寒以降之、清淡以泄之，使湿热浊邪无地自容，其闭自开。极重者，再加太乙紫金丹；如昏蒙而厥者，可加厥证返魂丹。

又有神昏谵烦，舌苔黄燥、黑燥而有质地，此胃肠实邪，浊气壅闭，清气因之亦闭，宜小承气汤合小陷胸汤急下其邪，以决壅闭；阴虚者，加鲜生地、元参、芦根、鲜冬瓜子等轻清滑利之品，滋燥养阴足矣。若阴柔滋腻药多，虽用大黄，亦恐不解，是滋阴转致伤阴也。如舌苔黄厚而滑，脉息沉数，中脘按之微痛不硬，大便不解，此黏腻湿热与有形渣滓相抟，按之不硬，多败酱色溏粪，宜用小陷胸汤合朴黄丸或枳实导滞丸等缓化而行；重者，合神芎导水丸或陆氏润字丸等磨荡而行。设使大剂攻下，走而不守，则必宿垢不行，反行稀水，徒伤正气，变成坏证。

若舌苔黄如沉香色，或黄黑而燥，脉沉实而小，甚者沉微似伏，四肢发厥，或渴喜热饮，此皆湿热食滞互结胃肠，里气不通之象，酌用三承气汤。当脐及少腹按痛，邪在小肠；胃脘下口及脐两旁按痛，邪在大肠；热结旁流，按之硬痛，必有燥矢，均宜调胃承气汤咸苦下之。脘腹均按痛，痞满燥实坚悉具，痞满为湿热气结，燥实坚为燥矢，甚则上蒸心包，下烁肝肾，烦躁谵语，舌卷囊缩，宜大承气汤加犀、连急下之。阴伤者，加鲜生地、元参、知母、川柏之类足矣。盖速下其邪，即所以存津液也。

少腹按痛，大便色黑如漆，反觉易行，若其人喜笑若狂，是肠胃蓄血上干包络；小便色黑自利，是膀胱蓄血，均宜桃仁承气汤急下之，或合犀角鲜地黄汤以清包络。发黄、小便不利、腹满者，茵陈蒿汤缓下之。其间有气虚甚而邪实者，宜参黄汤；阴亏甚而邪实者，宜千金生地黄汤去芒硝，或养荣承气汤缓下之。即虚极不任下者，宜用雪羹加鲜生地汁、鲜冬瓜汁、元参、栝蒌仁、蜂蜜、梨汁，稍加姜汁之类，咸滑以去着，辛润以清燥。慎勿当下不下，徒用滋腻，俾邪无出路，转致伤阴；亦勿迟回顾虑，致令失下。虚人尤不可失，失则邪愈盛，正愈衰，后即欲下而不可得矣。

更有湿热化燥伤及肾阴，旦慧夕剧，面少华色。或邪伤肝之经脉，发痉发厥。审其有热无结，则又惟有酌用阿胶鸡子黄汤养阴熄风而已。

其或病中遗滑，湿热袭入精窍，小便涩痛者，导赤散合加味虎杖散，一面养阴通窍，一面化湿泄热，其症自愈；或用猪苓汤合猬鼠矢散亦效。切忌用止涩药以强止之。

至于伏暑，由夏令吸受之暑气与湿气蕴伏膜原，至秋后而发者是也。《内经》曰：夏伤于暑，秋必痎疟。又曰：逆夏气则伤心，秋为痎疟，奉收者少，冬至重病。此即《经》论伏暑晚发之明文也。就余所验，发于处暑以后者，名曰伏暑，病尚易治；发于霜降后冬至前者，名曰伏暑晚发，病最重而难治。其伏邪往往因新邪而发，如叶氏云，伏暑内发，新凉外束，确多是证。初起恶寒发热，午后较重，状似疟疾而不分明；继而但热不寒，热甚于夜，恶心胸闷，口干不喜饮，至晨得汗，身热稍退，而胸腹之热不除，日日如是，往往五七候始解，治法须辨其舌。

舌苔白腻而厚，或中虽黄黑，而边仍白滑，膜原湿遏热伏也。宜用新定达原饮加藿香、青蒿达膜原而解外邪。外邪解而热不罢、汗自出、不恶寒反恶热，即伏邪发现矣，苔必转黄而糙，或黄厚而腻，症必胸腹痞满，按之软而作痛，大便或秘或溏，或虽解不多，或虽多而仍觉不爽，小便必赤涩或黄浊，此由浊热黏腻之伏邪与肠中糟粕相拷，必积有溏酱粪，宜用加味小陷胸汤加陆氏润字丸缓通之，或加枳实导滞丸缓下之。往往服二三钱，大解一次，再服再解，不服不解，如此服五六次，行五六次而伏邪始尽。若里邪已尽而热仍不退者，审其舌无多苔，或苔薄而无质地，即邪少虚多、阴虚火旺矣。则一以育阴养液、肃清余热为主，如甘露饮去熟地，加西洋参、蔗浆、梨汁之类；若虚甚而神气消索，一无实热现象者，甘凉犹不中的，宜用甘平温润之剂，如参麦六味、加减复脉之类频进而垫托之，切勿见其无速效而中途易法，致令不救。余每见伏邪因中无砥柱，内含空虚，乘虚内陷，得育阴垫托，从中下焦血分复还气分，于胸腹、缺盆、肩颈肘臂等部位发白痦而解。若枯白无水，则又为阴涸之象，证多不治。

舌绛干光，或鲜红起刺，症若闷瞀厥逆，日轻夜重，烦躁不宁，左脉弦数者，必邪伏血分，深入阴经也，病多凶变。挽救之法，须审其火重而便通者宜清，石氏犀角地黄汤主之；兼神昏蒙闭者，重加瓜霜紫雪丹以宣心脑之络热；火重而便闭者宜下，拔萃犀角地黄汤主之；兼风动痉厥者，重加羚羊角、龙胆草、清童便以熄肝胆之风火。大势瘥后，一以育阴潜阳为主，三甲复脉汤加减，或以叶氏加减复脉汤育阴垫托，往往有从里达表、舌起白苔、伏邪由汗而解；将欲汗时，脉必浮缓，苔必宣松；汗解后，白舌苔有即退者，有迟一二日始退者，必得苔净、脉静、身凉、舌之两旁再生薄白新苔，方为邪尽。

如伏暑初起，有因秋燥及冬温时气触引而发者，舌多燥白，或望之似润，扪之仍糙，症兼咳吐黏痰、胸部串痛、唇干齿燥，或咽干喉痛，当先以邵氏热郁汤辛凉轻润，以宣解上焦之新邪，余可仍仿前法酌用之。至于伏暑兼寒而化疟，挟滞而化痢，参看温热兼证疗法门可也，兹不赘。以上皆湿火证初中末传变之大要也，余证详本书温热各论中。

次论燥火之证治。《易》曰：火就燥，燥万物者，莫熯乎火。沈尧峰曰：温、热二证，火气兼燥。薛瘦吟曰：温热之邪，皆从燥化，其为病也，多燥而少湿，有热而无寒，故只须以中焦津液为主，而清解络热为要。由是观之，非特风温、暑温、伏暑、温毒之伏火证火易就燥，即冷温、湿温之兼寒兼湿而寒郁之久，必从火化，湿郁之极，必兼燥化也。其病四时皆有，而深秋、初冬为尤甚，其邪必伏于血络。《内经》所谓"内舍于营"是也。大凡肝络郁而相火劫液、液结化燥者，火盛则发于少阳胆经，风动则发于厥阴肝经。心络郁而君火烁阴、阴虚化燥者，上蒸则发于太阴肺经，下烁则发于少阴肾经，而无不累及阳明胃腑者，以胃主一身之津液也。

拯华注：西医云肠胃消化器为一身之津液路。

初起邪在血分，当分别实火、虚燥。

实火 从伏邪入血，血郁化火，火就燥而来，病势较湿火证尤急而重，用药必不可轻。如发自少阳胆经者，必相火炽而营分大热。首犯胃经血分，其舌色必鲜红起刺，或鲜红而舌根强硬，或纯红而有小黑点，或纯红而有深红星，间有红点如虫碎之状者，或纯红而苔黏有裂纹，如人字、川字、爻字不等，或裂纹如直槽者。脉息弦滑而盛躁，或右大而左弦数。神多烦躁，甚或如醉如狂，扰乱惊窜，色必面赤如朱，目白均现红丝。症必壮热而渴，不恶寒反恶热，目眩耳聋，口苦干呕，胸腹热甚，按之灼手，热汗时出，甚或发疹发斑，小便短数赤热，大便燥结。治法宜清解胆火之郁，救胃液之燥，以预防肝经风动。先用犀地桑丹汤清营透络，俾伏邪从斑疹而解，或从战汗而解；若斑疹及战汗出后，伏火犹炽，则用犀连承气汤合更衣丸急下之，使伏火从大便而解。亦有火毒内结，清透之而斑疹不显，反从下后而斑疹始发透者；或有透发不应，只用清火解毒，如犀羚白虎汤加金汁、白颈蚯蚓、甘萝根汁，斑疹反大透，而伏火始解。解后，千金生地黄煎清余火而复胃液；若虚羸少气、气逆欲吐，用竹叶石膏汤去竹叶，加鲜竹茹、鲜茅根、青蔗浆，配姜汁数点，和胃气而复清津。

如发自厥阴肝经者，必肝火炽而内风煽动，最伤胃家津液。其舌色焦紫起刺如杨梅，或舌苔两旁有红紫点，或舌紫而无苔有点，或舌红无苔而胶干，或泛涨而似胶非胶，或无液而干黏带涩，脉多弦紧搏数，神多昏沉蒙闭，或如痴如醉，尸厥不语；症必热深厥深，咽干舌燥，头面动摇，口噤齿齘，腿脚挛急，时发瘛疭，甚或睾丸上升，宗筋下注，少腹里急，阴中拘挛；或肠燥拘急，有似硬梗，按之痛甚，蜷曲难伸，冲任脉失营养，当脐上下左右按之坚硬，动跃震手，虚里穴及心房亦必动跃异常。治法宜急救血液之燥，熄风火之亢，以预防阴竭阳越。急用犀羚二鲜汤或滋液救焚汤，重加瓜霜紫雪丹，先清其神而熄风；继用龙胆泻肝汤或平阳清里汤，咸苦寒降以泻火；终用阿胶鸡子黄汤或三甲复脉汤，滋阴液以镇肝阳。

虚燥 从伏邪伤阴，阴虚生火，火就燥而成，病势较实火证似缓实重，用药必贵乎补。如发于太阴肺经者，必君火被内风相煽，蒸肺津而消胃液，其舌必嫩红而干，或绛底浮白，舌形胖嫩，甚或舌苔红中有白麻点；脉多右浮大无力，左弦数无力，甚则细劲；神多困倦，或反烦躁；症多头晕心悸，咽干喉燥，气喘咳逆，或干咳无痰，即有稀痰，亦黏着喉间，咯吐不爽，或痰中间有红丝红点，睡时不能仰卧，仰卧即气逆而咳，咳则心下煽动，或只能侧卧一边，翻身则咳不休，朝凉暮热，少气薄力。治法宜清金制木、保肺和胃为首要，如清燥救肺汤加岩制川贝、葛氏保和汤加润肺雪梨膏之类以润燥而止咳；若燥回咳减而发热不休者，则以青蒿鳖甲煎合顾氏清金散以退阴分伏热而平其气咳。大势轻减后，当以顾氏保阴煎善其后。

如发自少阴肾经者，必君火与真水不交，水愈亏则火愈旺。其舌多嫩红而燥，或舌心虽黑，无甚苔垢，或舌本枯而不甚赤；脉多右大无力，左弦细数，甚或沉细涩数，或浮大革数；神多虚烦，甚或惊悸，或极疲倦；症多梦遗精滑，或梦与鬼交，潮热盗汗，平旦病减，午后病增，口干舌燥，颧红唇赤，五心烦热，腰酸足冷，甚或骨痿于床，气浮而咳，或气喘而促，或头晕咽痛，大便多秘，或反溏滑，小便短数，溺有余沥，或精随溺而带出。治法宜滋阴润燥、交济心肾为首要，周氏新加六味汤主之，间有可用六味加犀角汤者；若济君火，则加枸杞、元参；若输肺金，则加生脉散[1]；火甚者，加黄柏、龟板，或专用丹溪大补阴丸滋阴潜阳，以苦寒培生气而坚阴，较六味地黄汤更优；如小便清和、无痰气者，只须专意滋肾，张氏左归饮多服为佳。以上皆燥火证实与虚传变之大要也。余证亦详本书温热各论中。

总之，湿火、燥火证治最要分清。惟湿去燥来、燥又夹湿之际，最难调治，稍一偏胜，则非液涸即气滞矣，临证者不可不细参也。

六、论温热本证疗法_{新增}

自吴氏《温病条辨》、王氏《温热经纬》二书行世，而医家始知伤寒自伤寒、温热自温热。然皆言新感温暑居多，而于伏气温热之理由尚未发明尽致。兹将历代前哲言伏气温热之因证脉治一一详述于下。

《黄帝内经》曰：冬伤于寒，春必病温。尺肤热甚，脉盛躁，其脉盛而滑者，病且出也。如病温者，汗出辄复热，而脉仍躁，疾不为汗衰，狂言不能食，病名阴阳交，交者死也，故病温，虚甚死。《经》又曰：冬伤于寒，春生瘅热。热病太阳之脉，色荣颧骨，与厥阴脉争见者，死期不过三日；少阳之脉，色荣颊前，与少阴脉争见者，死期不过三日。热病三日，而气口静、人迎躁者，取之诸阳五十九刺；热病七八日，动喘而弦者，急刺之；热病七日八日，脉微小，病者溲血，口中干，一日半而死，脉代者一日死。热病已得汗出而脉尚躁、喘且复热，勿刺肤，喘甚者死。热病七日八日，脉不躁，躁不散数，后三日中有汗，三日不汗，四日死，未曾汗者，勿腠刺之。热病不知所痛，耳聋不能自收，口干阳热甚，阴颇有寒者，热在骨髓，死不可治。热病已得汗而脉尚躁盛，此阴脉之极也，死；其得汗而脉静者生。热病脉尚躁甚而不得汗者，此阳脉之极也，死；脉盛躁，得汗而静者生。凡热病不可刺者有九：一曰汗不出，大颧发赤，哕者死；二曰泄而腹满甚者死；三曰目不明，热不已者死；四曰老人、婴儿热而腹满者死；五曰汗大出、呕、下血者死；六曰舌本烂、热不已者死；七曰咳而衄、汗不出、出不至足者死；八曰髓热者死；九曰热而痉者死，腰折、瘛疭、齿噤龂也。此九者不可刺也，当泻其热而出其汗，实其阴以补其不足。

廉按：此二句实治温热之总诀。

---

[1] 生脉散：底、校本均作"生麦散"，显系刻误，今据卷二"温热验方"改。

此轩岐之论温热也。

秦越人《难经》曰：湿温、温病、热病，其所苦各不同。湿温之脉，阳浮而弱，阴小而急；温病之脉，行在诸经，不知何经之动，各随其经所在而取之；热病之脉，阴阳俱浮，浮之而滑，沉之散涩。又曰：热病在内者，取其会之气穴也。

廉按：腑会太仓，脏会季肋，筋会阳陵泉，髓会枕骨，血会膈俞，骨会大杼，脉会太渊，气会三焦外一筋直两乳内，此谓八会，为当时治热病者取穴用针之法。

此扁鹊之论温热也。

张长沙《伤寒论》曰：

张石顽云：仲景温病、热病诸例，向来混入伤寒六经例中，致使后世有以黄芩白虎汤误治伤寒者，有以黄芩白虎证误呼伤寒者，良莠混次不分，以致蒙昧千古。今将温热诸条另析此篇，俾学者知《伤寒论》自有温热证治也。

太阳病，发热而渴，不恶寒者，为温病。若发汗已，身灼热者，名曰风温。风温为病，脉阴阳俱浮，自汗出，身重，多眠睡，鼻息必鼾，语言难出。若被下者，小便不利，直视失溲。若被火者，微发黄色，剧则如惊痫，时瘛疭。若火熏之，一逆尚引日，再逆促命期。太阳与少阳合病，自下利者，与黄芩汤；若呕者，黄芩加半夏生姜汤主之。阳明病，脉浮而紧，咽燥口苦，腹满而喘，发热汗出，不恶寒，反恶热，身重；若发汗则躁，心愦愦，反谵语；若加烧针，必怵惕，烦躁不得眠；若下之，则胃中空虚，客气动膈，心中懊憹，舌上苔者，栀子豉汤主之。

廉按：陆氏云"心中懊憹"三句，语意当在汗、下、温针之上。

若脉浮发热、渴欲饮水、小便不利者，猪苓汤主之。阳明病汗出多而渴者，不可与猪苓汤，以汗多胃中燥，猪苓汤复利其小便故也。三阳合病，脉浮大，关上弦，但欲眠睡，目合则汗。三阳合病，腹满身重，难以转侧，口不仁而面垢，谵语遗尿。发汗则谵语，下之则额上生汗，手足逆冷，白虎汤主之。

廉按：陆氏云"白虎汤主之"，语意在汗、下之上。

伤寒脉浮滑，此表有寒，里有热，白虎汤主之。伤寒脉滑而厥者，里有热也，白虎汤主之。伤寒脉浮，发热无汗，其表不解者，不可与白虎汤；渴欲饮水，无表证者，白虎加人参汤主之。伤寒无大热，口燥渴，心烦，背微恶寒者，白虎加人参汤主之。伤寒病，若吐、若汗、若下后，七八日不解，热结在里，表里俱热，时时恶风，舌上干燥而烦，欲饮水数升者，白虎加人参汤主之。服桂枝汤大汗出后，大烦渴不解，脉洪大者，白虎加人参汤主之。

以上三阳发温热例。

师曰：伏气之病，以意候之。今月之内，欲有伏气，假令旧有伏气，当须脉之。若脉微弱者，当喉中痛似伤，非喉痹也。病人云实咽中痛，虽尔，今复下利。少阴病二三日，咽痛者，可与甘草汤，不瘥者，与桔梗汤。少阴病，下利咽痛、胸满心烦者，猪肤汤主之。少阴病，得之二三日以上，心中烦，不得卧，黄连阿胶汤主之。少阴病，下利六七日，咳而呕渴，心烦不得眠者，猪苓汤主之。少阴病，得之二三日，口燥咽干者，急下之，宜大承气汤。

以上少阴发温热例。

廉按：张石顽曰：温热自里达表，故三阳合病最多。发于三阳者易治，发于三阴者难治。然发于三阴者，必有所因，或因冷酒伤脾，或因郁怒伤肝，或因色欲伤肾，皆正气先伤，伏邪乘虚而发。设用甘温调补，岂不助邪转炽？若行苦寒峻攻，真元立致消亡，虽长沙复起，恐难为力矣。

湿家，其人但头汗出，背强，欲得被覆向火，若下之早，则哕，胸满，小便不利，舌上如苔者，以丹田有热，胸中有寒，渴欲得水而不能饮，则口燥烦也。

廉按：丹田有热是伏邪，胸中有寒是新感寒湿，此湿痹之偏于热者，即是湿遏热伏之一证。但头汗出，亦是湿热上蒸。惟背强、欲得被覆向火，确系新感寒湿，然必兼一身尽痛、关节烦疼。若纯是寒湿，误下必下利不止而死矣。实因湿未化燥、热未成实，医者下之太早，故哕而胸满、小便不利矣。张氏石顽主用黄连汤，和解其上下之寒热，却是湿温救误之良法。故余仿其例，引为长沙论湿温之证。

此仲景之论温热也。

王氏《伤寒例》曰：冬令严寒，中而即病者，名曰伤寒，不即病而伏藏于肌肤，至春变为温病，至夏变为热病。热病者，热极重于温也。是以辛苦之人，春夏多温热病，皆由冬时触寒所致，非时行之气也。若更感异气，变为他病者，当依两感证病而治之。

廉按：异气者，谓伏邪将发未发之际，又感别异之时气，引发伏邪而出也。

如脉阴阳俱盛，重感于寒者，变为温疟；阳脉浮滑，阴脉濡弱，更遇于风，变为风温；阳脉洪数，阴脉实大，更遇温热，变为温毒，温毒为病最重也；阳脉濡弱，阴脉弦紧，更遇瘟气，变为温疫。

此叔和之论温热也。

巢氏《病源候论》曰：辛苦之人，春夏必有温热病者，皆由其冬时触冒之所致。有冬月触冒寒毒，伏至春暖始发病者；有冬月天时温暖，人感其气，未即发病，至春又被积寒所折，毒气不得发泄，至夏遇热，温毒始发者，皆由表里受邪，经络损伤，脏腑俱病也。其候多端，姑言其要。

（一）温病发斑候。或已发汗吐下，而表证未罢，毒气不散，故发斑。若温毒发出于肌肤，斑烂隐疹如锦纹也。

（二）温病烦候。此由阴气少、阳气多，故身热而烦；其毒气在于心经而烦者，则令人闷而欲呕；若其胃内有燥粪而烦者，则谵语而绕脐痛也。

（三）温病狂言候。邪盛则四肢实，实则能登高而歌；热盛于身，故弃衣而走；阳盛故妄言骂詈，不避亲戚，大热遍身，狂言而妄闻视也。

（四）温病嗽候。邪热客于胸腑，上焦有热，其人必饮水，水停心下，则上乘于肺，故令嗽。

（五）温病呕候。胃中有热，谷气入胃，与热相并，气热则呕，或吐下后，饮水多，胃虚冷，亦为呕也。

（六）温病哕候。伏热在胃，令人胸满，胸满则气逆，气逆则哕。若大下后，胃气虚冷，亦令致哕。

（七）温病渴候。热气入于肾脏，肾脏恶燥，热盛则肾燥，肾燥则渴引饮。

（八）温病变成黄候。发汗不解，温毒气瘀结在胃，小便不利，故变成黄，身如金色。

（九）温毒咽痛候。热毒在胸，上攻咽喉，故痛，或生疮。

（十）温病毒攻眼候。肝开窍于目，肝气虚，热毒乘虚上冲于目，故赤痛，重者生疮翳也。

（十一）温病衄候。肺主气而开窍于鼻，邪热伤肺，故衄。衄者，血从鼻出也。

（十二）温病吐血候。热毒入深，结于五脏，内有瘀血，故吐血。

（十三）温病下利候。风热入于肠胃，故令洞泄。若挟毒，则下黄赤汁及脓血。

（十四）温病脓血利候。热毒伤于肠胃，故下脓血如鱼脑，或如烂肉汁，此由温毒气盛故也。

（十五）温病大便不通候。脾胃有积热，发汗太过，则津液少，使胃干，结热在内，故大便不通。

（十六）温病小便不通候。遇发汗，津液少，膀胱有结热，故小便不通。

（十七）温病下部疮候。热攻肠胃，毒气既盛，谷气渐衰，故三虫动作，食人五脏，则下部生疮，重者肛烂。

（十八）温病劳复候。因温病新瘥，津液未复，血气尚虚，因劳动早，更生内热，热气还入经络，复成病也。故凡梳头洗浴诸劳事等，皆须慎之。

（十九）温病食复候。凡得温病新瘥，脾胃尚虚，谷气未复，若食犬猪羊肉并肠血，及肥鱼炙脂腻食，此必大下利，下利则不可复救。又禁食饼饵炙脍、枣栗诸生果难消物，若不能消化，停积肠胃，便胀满结实，大小便不通，因更发热，复成病也。

（二十）温病阴阳易候。阴阳易病者，是男子、妇人温病新瘥，未平复而与之交接，因得病者，名为阴阳易也。其男子病新瘥未平复，而妇人与之交接得病者，名阳易；其妇人得病虽瘥未平复，男子与之交接得病者，名阴易。其病之状，身体热，气冲胸，头重不举，眼中生眯，四肢拘急，小腹绞痛，手足拳，皆即死。其亦有不即死者，病苦小腹里急，热上冲胸，头重不欲举，百节解离，经脉缓弱，气血虚，骨髓竭，便慌慌吸吸，气力转少，著床不能摇动，起居仰人，或引岁月方死。

（二十一）温病交接劳复候。病虽瘥，阴阳未和，因早犯房室，令人阴肿缩入腹，腹绞痛，名为交接之劳复也。

（二十二）温病瘥后诸病候。其人先有宿疾，或患虚劳、风冷积聚、寒疝等疾，因温热病发汗吐下之后，热邪虽退，而血气损伤，腑脏皆虚，故因兹而生诸病。

（二十三）热病烦候。此由阳胜于阴，热气独盛，痞结于脏，则三焦隔绝，故身热而烦。

（二十四）热病疱疮候。此由表虚里实，热气盛则发疮，重者，周布遍身。若疮色赤头白，则毒轻；色紫黑，则毒重，其形如登豆，故名登豆疮。

（二十五）热病斑疮候。在表或未发汗，或已发汗吐下后，表证未解，毒气不散，烦热而渴，渴而不能饮，表虚里实，故身体发斑如锦纹。

（二十六）热病热疮候。表有风湿与热气相搏，则身体生疮痒痛而脓汁出，甚者一瘥一剧。

（二十七）热病口疮候。此由脾脏有热，冲于上焦，故口生疮。

（二十八）热病咽喉疮候。上实下虚，热气内盛，熏于咽喉，故生疮。

（二十九）热病大便不通候。病经发汗，汗出多则津液少，津液少则胃干，结热在胃，故大便不通。又有腑脏自生于热者，此由三焦痞隔，脾胃不和，蓄热在内，亦大便不通也。

（三十）热病小便不通候。热在膀胱，流于小肠，热盛则脾胃干，津液少，故小便不通。

（三十一）热病下利候。热气攻于肠胃，胃虚则下赤黄汁，挟毒则成脓血。

（三十二）热病䘌候。热气攻于肠胃则谷气衰，所以三虫动作，食人五脏及下部。重者肛烂见腑脏。

（三十三）热病毒攻眼候。肝开窍于目，肝气虚，热毒乘虚则上冲于目。重者生疮翳及赤白膜也。

（三十四）热病毒攻手足候。凡人五脏六腑井荥腧，皆出于手、足指，今毒气从腑脏而出，循于经络，攻于手足，故手、足指皆肿赤焮痛。

（三十五）热病呕候。胃内有热，则谷气不和，新谷入胃，与热气相搏，胃气不平故呕。或吐下已后，脏虚亦令呕也。

（三十六）热病哕候。伏热在胃，则令人胸满，胸满则气逆，气逆则哕。若大下已后，饮水多，胃内虚冷，亦令哕也。

（三十七）热病口干候。此由五脏有虚热，脾胃不和，津液竭少，故口干。

（三十八）热病衄候。心脏伤热所为也，肺开窍于鼻，邪热与血气并，故衄。衄者，血从鼻出也。

（三十九）热病劳复候。夫热病新瘥，津液未复，血气尚虚，因劳动早，劳则生热，热气乘虚还入经络，故复病也。

（四十）热病后沉滞候。凡病新瘥后，食猪肉及羊血、肥鱼、脂腻等，必大下利，医所不能复治也，必至于死。若食饼饵粢饴、晡炙脍枣栗诸果物脯及坚实难消之物，胃气尚虚弱，不能消化，必结热复病，还以药下之。

此元方之论温热也。

孙氏《千金方》曰：风温之病，脉阴阳俱浮，汗出体重，其息必喘，其形状不仁，默默但欲眠。下之者，则小便难；发其汗者，必谵语；加烧针者，则耳聋难言；但吐下之，则遗矢便利。如此疾者，宜服葳蕤汤。又治温热病方十。

（一）治肝腑脏温病。阴阳毒，颈背双筋牵，先寒后热，腰强急缩，目中生花方（栀子、豆豉、柴胡、鲜生地、大青、芒硝、白术、桂心、生姜、石膏）。

（二）治肝腑脏温病。阴阳毒，先寒后热，颈筋挛牵，面目赤黄，身中强直方（元参、细辛、栀子、黄芩、升麻、芒硝、石膏、竹叶、车前草）。

（三）治心腑脏温病。阴阳毒，战掉不安，惊动方（大青、黄芩、栀子、知母、芒硝、麻黄、元参、石膏、生葛根、生地黄）。

（四）治脾腑脏温病。阴阳毒，头重颈直，皮肉痹，结核隐起方（大青、羚羊角、升麻、射干、芒硝、栀子、寒水石、元参）。

（五）治肺腑脏温病。阴阳毒，咳嗽连续，声不绝，呕逆方（麻黄、栀子、紫菀、大青、元参、葛根、桂心、甘草、杏仁、前胡、石膏）。

（六）治肾腑脏温病。身面如刺，腰中欲折，热毒内伤方（茵陈、栀子、芒硝、苦参、生葛、鲜生地、石膏、葱白、豆豉）。

（七）治温毒攻胃。下黄赤汁及烂肉汁，赤滞下，伏气腹痛，诸热毒方（栀子、豆豉、薤白）。

（八）治温病后劳复。或食或饮，或动作方（栀子、豆豉、石膏、鼠屎）。

（九）治温病后。食太饱不消，劳复脉实者方（栀子、豆豉、鼠屎、大黄）。

（十）治温病后。劳复，气欲绝方（麦冬、甘草、大枣、竹叶、粳米）。

又曰：凡热病新瘥后，食坚实难消之物，胃气尚虚弱，不能消化，必更结热，适以药下之，则胃气虚冷，大利难禁，不下之必死，下之复危，皆难救也。热病及大病之后，多坐此死，不可不慎也。故凡温热病新瘥后，但得食糜粥，宁少食令饥，慎勿饱，不得他有所食，虽思之勿与之也。引日转久，可渐食羊肉白糜若羹汁，雉、兔、鹿肉不可食，猪、狗肉亦然。又当静卧，慎勿早起梳头洗面；非但体劳，亦不可多言语、用心，使意劳烦，凡此皆令人劳复。余劳尚可，女劳则死，当吐舌数寸，或吐涎而死。故温病新瘥未满百日，气力不平复，而犯房室，名为阴阳易之病，皆难治多死。

此思邈之论温热也。

王氏《外台秘要》曰：温热病头痛，骨肉烦疼，口燥心闷，外寒内热，或已下之，余热未尽者，或热病自得利，有虚热烦渴者，宜服《古今录验》知母解肌汤。或已下及自得下，虚热未歇者，除麻黄，重加知母、葛根。病热未除，因而梦泄者，除麻黄，加白薇、人参各二钱，则止。冬温未即病，至春被积寒所折不得发，至夏热，其春寒解，冬温毒始发出。肌中斑烂，瘾疹如锦纹，而咳、心闷，呕吐清汁，眼赤口疮，下部亦生疮，宜服《古今录验》漏芦橘皮汤，得下为佳，下后余证未除，更服葛根橘皮汤。温毒发斑，赤斑者五死一生，黑斑者十死一生，宜服备急黑奴丸。若渴，但与水，须臾当寒，寒讫便汗则解。日移五丈不觉，更服一丸。此疗六日，胸中常大热，口噤，名坏病，医所不疗，服此丸多瘥。若但温毒发斑，宜服《肘后》黑膏，使毒从皮中出则愈。温病有热，饮水暴冷而呃者，宜服《小品》茅根汤，枇杷饮子亦效，茅根橘皮汤尤佳。肺腑脏热，暴气斑点，宜服《删繁》香豉汤。温毒病吐下后，有余热而渴，宜服《深师》芍药汤。

此珪孙[1]之论温热也。

朱氏《类证活人书》云：夏至以前，发热恶寒，头痛身痛，其脉浮紧者，此名温病也。病由冬伤于寒，伏至夏至以前，发为温病，盖因春温暖之气而发也。治法解肌汤最良。热多者，烦渴发热，不恶寒，或虚烦，并竹叶石膏汤次第服之。脉尺寸俱浮，头疼身热，常自汗出，体重，其息必喘，四肢不收，默默但欲眠，此名风温也。

---

〔1〕珪孙：珪，指唐朝宰相王珪，王焘祖父。故称王焘为"珪孙"。

其人素伤于风，因复伤于热，风热相搏，即发风温。主四肢不收，头疼身热，常自汗出不解，治在少阴、厥阴，不可发汗；发汗即谵言独语，内烦躁扰不得卧，若惊痫，目乱无精，疗之者复发其汗，如此死者，医杀之也。治法宜葳蕤汤。若身灼热者，知母干葛汤；渴甚者，栝蒌根汤；脉浮、身重、汗出者，汉防己汤。两胫逆冷，胸腹满，多汗，头目苦痛，妄言，此名湿温也。病由湿热相搏，则发湿温。其脉阳濡而弱，阴小而急，治在太阴，不可发汗；汗出必不能言，耳聋不知痛所在，身青，面色变，名曰重暍，如此死者，医杀之也，白虎加苍术汤主之。初春，病人肌肉发斑，瘾疹如锦纹，而咳，心闷，但呕清汁，此名温毒也。温毒发斑者，冬时触冒疹毒，至春始发。病初在表，或已发汗吐下，而表证未罢，毒气不散，故发斑，黑膏主之。又有冬月温暖，人感乖戾之气，冬未即病，至春或被积寒所折，毒气不得泄，至天气暄热，温毒始发，则肌肉斑烂、瘾疹如锦纹，而咳、心闷，但呕清汁，葛根橘皮汤主之，黄连橘皮汤尤佳。病人先热后寒，尺寸脉俱盛，此名温疟也，白虎加桂枝汤主之。久不愈者，服疟母煎丸，当自愈。夏月发热恶寒，头疼，身体肢节痛重，其脉洪盛者，此名热病也。病由冬伤于寒，因暑气而发为热病，治法桂枝石膏汤主之，栀子升麻汤亦可选用。

此奉议[1]之论温热也。

刘河间《伤寒六书》云：有表而热者，谓之表热；无表而热者，谓之里热。凡表里俱热之证，或半在表，或半在里，汗之不可，吐之又不可，法当和解，用凉膈、天水二散合服，水煎解之；或表热多，里热少，天水一凉膈半；或里热多，表热少，凉膈一天水半，合和解之。若仍不能退其热者，用黄连解毒汤直清里热；热势更甚者，大柴胡合大承气汤下之，双除表里之热，大柴胡合三一承气汤亦佳。下证未全，不可下者，用白虎汤或知母石膏汤。其症初起，有暴发而为热者，病在心肺，宜用《局方》雄黄解毒丸；有里病积热者，病在肾肝，宜用《局方》妙香丸。如上焦热而烦者，宜用牛黄散；但上焦热，无他证者，宜用桔梗汤；中焦有湿热，不能食而热者，脾虚也，宜以藿、朴、白术、陈皮之类治之；中焦有实热，能食而热者，胃实也，宜以栀子黄芩汤或三黄丸之类治之。脏腑热极、大便闭结者，宜用大黄牵牛散；若病久

---

[1]奉议：指朱肱，因官奉议郎直秘阁，故称。

憔悴，寝汗发热，五脏齐损，瘦弱虚烦，肠澼下血，骨蒸痿弱，四肢无力，不能运动者，此久热骨蒸也，病在下焦肝肾，宜养血益阴，热能自退，当归、生地合钱氏地黄丸之类。如热入血室，发狂不认人者，宜用牛黄膏以宣解之；如阳狂奔走骂詈，不避亲疏，此阳有余阴不足，宜用当归承气汤下之；若两胁肋热，或一身夜热，或日晡肌热者，皆为血热也，四顺饮子主之；若小便闭而不通，脐下状如覆碗，痛闷不可忍者，乃肠胃干涸，膻中气不下，三焦气不化也，宜用八正散加沉香、木香，令气通达，小便自通。

此守真之论温热也。

李氏《此事难知》云：冬伤于寒，春必病温者，盖因房室劳伤与辛苦之人腠理开泄，少阴不藏，肾水涸竭而得之。无水则春木无以发生，故为温病。至长夏之时，时强木长，因绝水之源，无以滋化，故为大热病也。邪之所感，浅者其病轻而易治，深者其病重而难治，尤深者其病死而不治。

此东垣之论温热也。

朱氏《脉因证治》云：因房劳辛苦之过，腠理开泄，少阴不藏，触冒冬时杀厉之气、严寒之毒，中而即病，曰伤寒；不即病，寒毒藏于肌肤之间，至春变为温病，至夏变为热病，皆热不得发泄，郁蒸于内，遇感而发，虽曰伤寒，实为热病，死证甚多。一，温病二三日，体热，腹满，头痛，饮食如故，脉直而疾者，八日死。二，温病四五日，头痛，腹满而吐，脉来细劲，十二日死。三，温病八九日，头身不痛，目不赤，身不变而反利，脉来喋喋，按之不弹手，时大，心下坚，十七日死。四，温病汗不出，出不至足者死。五，温病厥汗出，肾脉强急者生，虚缓者死。六，温病下痢，腹中痛甚者死。七，热病七八日，不汗躁狂，口舌暴燥焦黑，脉反细弱或代者死。八，热病得汗，脉躁者死，脉转大者死。九，热病七八日，脉不躁，喘不数，后三日中有汗，不汗者，四日死。十，热病脉涩小疾，腹满膨胀，身热，不得大小便死。十一，热病脉浮大绝，喘而短气，大衄不止，腹中疼死。十二，热病脉浮洪，肠鸣腹满，四肢清，注泄死。十三，热病脉绝动疾，便血，夺形肉，身热甚死。十四，热病脉小疾，咳喘，眩悸，夺形肉，身热死。十五，热病腹胀，便血，脉大，时时小绝，汗出而喘，口干，视不见者死。十六，热病脉转小，身热甚死。十七，热病脉转小，身热甚，咳而便血，目陷妄言，循衣缝，躁扰不卧死。十八，热病呕血，咳而烦满，身黄腹胀，泄不止，脉绝死。十九，热病瘛疭，狂走不能食，腹满，胸痛引腰脊，呕血死。二十，热病不知所痛，不能自收，口干，阳热甚，阴颇有寒者死。二十一，热病在肾，口干渴，舌燥黄赤，日夜饮水不知，腹大胀尚饮，目无精光者死。二十二，热病喘咳唾血，手、足、腹肿，面黄，振栗不言，名肺绝，死，丁日死，后仿此。二十三，热病头痛，呕宿汁，呕逆，吐血，水浆不入口，狂妄，腹大满，名脾绝，死。二十四，热病烦满骨痛，嗌肿不可咽，欲咳不能咳，歌笑而哭，名心绝，死。二十五，热病僵卧，足不安地，呕血，血妄行，遗屎溺，名肝绝，死。二十六，热病喘悸，吐逆，骨痛，短气，目视不明，汗如珠，名肾绝，死。

此丹溪之论温热也。

王氏《溯洄集》云：伤寒以病因而为病名，温病、热病以天时与病形而为病名。伤寒即发于天令寒冷之时，而寒邪在表，闭其腠理，故非辛甘温之剂不足以散之，此仲景桂枝、麻黄等汤之所以必用也。温病、热病后发于天令暄热之时，伏热自内而达于外，郁其腠理，无寒在表，故非辛凉或苦寒或酸苦之剂不足以解之，此仲景桂枝、麻黄等汤独治外者之所以不可用，而后人所处水解散、大黄汤、千金汤、防风通圣散之类兼治内外者之所以可用也。夫即病之伤寒，有恶风恶寒之症者，风寒在表，而表气受伤故也；后发之温病、热病，有恶风恶寒之症者，重有风寒新中，而表气亦受伤故也，若无新中之风寒，则无恶风恶寒之症。故仲景曰：太阳病，发热而渴，不恶寒者，为温病。温病如此，则知热病亦如此。且温病、热病亦有先见表证而后传里者，盖伏热自内达外，热郁腠理不得外泄，遂复还里而成可攻之证，非如伤寒从表而始也。或者不悟此理，乃于春夏温病、热病而求浮紧之脉，不亦疏乎？殊不知紧为寒脉，有寒邪则见之，无寒邪则不见也。其温病、热病或见紧脉者，乃重感不正之暴寒与内伤过度之冷食也，岂其本然哉！夫温病、热病之脉，多在肌肉之分而不甚浮，且右手反盛于左手者，诚由郁热在内故也。其或左手盛或浮者，必有重感之风寒，否则非温病、热病，自是暴感风寒之病耳。凡温病、热病，若无重感，表证虽间见，而里病为多，故少有不渴者。斯时也，法当治里热为主，而解表兼之，亦有治里而表自解者。余每见世人治温热病，虽误攻其里，亦无大害；误发其表，变不可言，此足以明其热之自内达外矣。其间有误攻里而致大害者，乃春夏暴寒所中之新感证，邪纯在表，未入于里故也，不可与温病、热病同论。虽然，伤寒与温病、热病，其攻里之法，若果是以寒除热，固不必求异；其发表之法，断不可不异也。若温病、热病被时行不正之气所发，及重感异气而变者，则又当观其何时何气参酌而治，尤不可例以仲景即病伤寒药通治也。

　　此安道之论温热也。

　　汪氏《证治要诀》云：温与热有轻重之分，故仲景云：若遇温气则为温病，更遇温热，则为温毒。热比温为尤重故也。苟但冬伤于寒，至春而发，不感异气，名曰温病，病稍轻。温病未已，更遇温气，变为温毒，亦可名曰温病，病较重，此伏气之温病也。又有不因冬月伤寒，至春而病温者，此特春温之气，可名曰春温，如冬之伤寒、秋之伤湿、夏之中暑相同，此新感之温病也。以此观之，是春之病温，有三种不同：有冬伤于寒，至春发为温病者；有温病未已，更遇温气则为温病，与重感温气相杂而为温病者；有不因冬伤于寒，不因更遇温气，只于春时感春温之气而病者。若此三者，皆可名为温病，不必各立名色，只要辨其病源之不同而已。

　　此石山之论温热也。

　　王氏《伤寒准绳》云：从立春节后，其中无暴大寒，又不冰雪，而有人壮热为病者，此属春时阳气发于外，冬时伏寒变为温病。按《活人》所云，温病有二：其用升麻解肌汤者，乃正伤寒太阳证，恶寒而不渴者，特以其发于温暖之时，故谓之温病尔；其用竹叶石膏汤者，乃仲景所谓渴不恶寒之温病也。必须细别，勿令误也。然不恶寒而渴之温病，四时皆有之，不独春时而已；发汗不解，身灼热者，为风温，其证脉浮，汗自出，身重多眠，其病不独见于春间。胫冷、腹满、头痛，渴而热者，为湿温。汗少者，白虎加苍术；汗多者，白虎加桂枝。阳脉洪数、阴脉实大者，遇温热变为温毒，初春发斑咳嗽，其病最重。若无汗者，以三黄石膏汤汗之；若有自汗者，宜人参白虎汤主之；烦热错语不得眠者，白虎黄连解毒汤主之，表热又盛者，加葛根；若内实大便不能，宜三黄泻心汤下之，或大柴胡汤加芒硝下之亦可；若斑出如锦纹者，多难治，人参化斑汤，元参、升麻合黑膏，大青四物汤主之。若冬伤于寒，至夏而变为热病者，此则遇时而发。自内达表之病，俗谓晚发是也，又非暴中暑热新病之可比。但新中暑病脉虚，晚发热病脉盛。

此肯堂之论温热也。

方氏《丹溪心法附余》[1]云：温热之病，皆由秋冬之时，外感风寒，内伤饮食，其时天气收藏，不能即发，以致气血怫郁变成积热。至春夏之际，又因外感内伤触动积热，其时天气升，故能发出。其热自内达外，初以表里俱热，宜用凉膈散、双解散之类辛凉之剂两除表里之热；久则表热微而里热甚，又宜用大柴胡汤、三一承气汤之类苦寒之剂以泻之，则热退身凉而病自已也。但凉膈、双解治表里俱实者最妙，如初起表虚者多自汗，二方中宜去麻黄、薄荷；里虚者多泄泻，二方中宜去芒硝、大黄。若表里俱虚而燥热烦渴者，宜用人参白虎汤。今人不谙伏气温热之证，表里俱热，认作即病伤寒之证；表热里和，便用麻黄汤、圣散子，辛温之剂以发表，则内热愈甚，而斑黄狂乱之证起矣；或未用辛凉之剂以发表，则内热愈甚，而斑黄狂乱之证起；或未用辛凉之剂以发表，便用承气汤苦寒之剂以攻里，则表热未去而结胸虚痞之证作矣。故治温热病，全在初起时辨明发表、攻里之先后，方可施治。

此古庵之论温热也。

自上古以迄前明，历代前哲论温热之因、证、脉、治，可谓言之详明矣。奈近今伤寒专家，尚不知伤寒自伤寒、温热自温热，更不知伤寒自表传里、温热自里达表之病理。凡遇伏气温热，率称伤寒，辛温发表，杂药乱投，以致轻者重、重者危、危者莫救。间有明知温热，首用辛凉清解或苦辛开泄者，反诬其将邪遏进，殊不知温热之邪自内而出，病本热结在里，表里俱热，自宜双解表、中、里三者之热为正治，何遏之有哉！兹集诸家名论以表彰之，俾学者知温热本证，自有精当之疗法矣。

七、论温热兼证疗法

温热，伏邪也。凡言兼者，伏邪兼他邪，二邪兼发者也。治法以伏邪为重，他邪为轻，故略治他邪，而新病即解。约而计之，大约有八。

其一兼风，病名风温。初起一二日，见症与伏邪略同，惟鼻塞、鼻鸣、咳嗽、清涕，与伏邪异，脉亦多浮，而与伏邪之不浮不沉而数者亦异。治法惟葛根葱白汤最

---

〔1〕方氏《丹溪心法附余》：指方广（字约之，号古庵）将明代程充重订《丹溪心法》的"附录"删削，并另以诸家方论缀于各门之后，于1536年刊行的《丹溪心法附余》。

合。势重者，防风解毒汤、荷杏石甘汤、缪氏竹叶石膏汤选用；势轻者，桔梗汤、加味栀豉汤选用。咳加前胡、杏仁、苏子；痰多加栝蒌、川贝、竺黄之类。大抵伏邪兼寒，能令病势增重，兼风反令病势易解。以寒主凝涩，则伏邪内郁，郁一分，病势增固一分；风主游扬，则伏邪外疏，疏一分，病势解散一分。虽然，温热属伏火，一兼风邪，风助火势，火假风威，病势最急，尤宜速治，稍缓则津枯液涸、痉厥兼臻，医家、病家，不可不预防也。

其二兼寒，病名冷温。初起一二日，必有头痛、发热、身痛、恶寒诸表证，与伤寒颇同，而以脉辨则不同。伏邪多软数而不浮，兼寒则多浮数、浮弦、浮大，甚至有浮紧者。再以症辨，亦多有不同。伏邪多汗，兼寒则无汗。但受寒者，无烦躁、口苦、口臭症；伏邪兼寒，必有烦躁、口苦、口臭症也。一遇此等，更当辨其受寒与伏邪孰轻孰重。热重寒轻者，烦躁、口臭症多，无汗恶寒必少，则当以荷杏石甘汤、葱豉白虎汤、栀豉芩葛汤选用，或六神通解散尤捷。寒重于热者，恶寒无汗必甚，烦躁必轻，则宜用苏羌饮、葱豉加葛根汤等，先散其外束之新寒。若在冬令，寒束于外，既无汗恶寒，邪郁于内，复见烦躁者，麻杏石甘汤亦可正用。若挟寒湿，九味羌活汤去生地最为得当。此证若治寒遗热，必有斑、黄、狂、衄之变；治热遗寒，复有呕、利、痞、厥之忧，驯至沉困，不可不知。然此皆为初起一二日言之也，若日久则伏邪勃发，表寒不能自存而为热，则惟以治伏邪之法治之而已。

其三兼暑，病名暑温，一名暑热。初起一二日，身大热，背微恶寒，与伤寒略同。但伤寒先恶寒而后发热，虽热甚亦周身恶寒；暑温则先发大热，热极而后背恶寒，继则但热无寒，口大渴、汗大出，且必有面垢齿燥、心烦懊恼、便闭溺涩，或泻不爽等兼症。脉则右洪数，左脉反小，甚则厥深热深、手足逆冷、脉滑而厥。治法宜察病势。势轻者，但先轻宣上焦，如桔梗汤加苦杏仁、青蒿露，或五叶芦根汤加西瓜翠衣、银花露之类；势重者，必肃清上中二焦，如荷杏石甘汤、竹叶石膏汤之类，甚则三黄石膏汤去麻黄，加薄荷、青蒿。若热深肢厥、神识昏迷者，热厥也，即热气闭塞空窍所致，必须辛凉重剂兼芳香开窍，如白虎汤加鲜竹叶、童桑枝、瓜霜紫雪丹之类；挟痰者，加竹沥、竺黄、石菖蒲、川贝、白薇、新定牛黄清心丸、犀珀至宝丹等选用。若肝风内动，手足发痉，必须熄风清火、凉血透络，如犀羚白虎汤重加桑叶、丹皮、菊花、钩藤、童便等之类。若热盛烁肺、络伤咯血者，必须凉血降火、肃清络热，如白虎汤重加鲜竹茹、鲜茅根、童便等之类；血再不止，加鲜生地、犀角汁。若热盛伤气，脉大而芤者，必须清热扶气，白虎加人参汤主之。若喘喝欲脱，汗多脉散者，必须敛津益气，《千金》生脉散主之。惟其间挟酒湿食滞，肌热无汗、胸膈痞满者，最忌白虎法清凉寒润，必须苦辛开泄，小陷胸加枳实合泻心法最效。间有表见身痛，宜参用香薷、秦艽；里见腹满，宜参用苍术、厚朴者，正不必以寒凉逆折其邪也。虽然，伏邪兼风、兼寒四时皆有，至若兼暑一证，惟长夏有之。故温热证总以风温、冷温为最多。

其四兼湿，病名湿温，一名湿热。

其五兼燥，病名温燥，一名燥热，其实即湿火、燥火证也。已详前"温热即是伏火"篇，兹不赘。惟戴氏原论谓伏邪多汗，兼暑更多汗，则表必虚，故发表之味不可妄用；至湿热，最宜分利燥脾，木通为上，滑石次之，猪苓、赤苓、泽泻又次之，盖分利则湿与热皆从清道出，邪有去路。此论真足启迪后学也。

其六兼毒，病名温毒，一名热毒，通称时毒。有风毒、秽毒之别。风毒者，即风温时毒也，症势较各种温热证为尤重，治法当分三种。

（一）温毒疰腮及发颐。初起咽痛、喉肿、耳前后肿、颊肿、面正赤，或喉不痛但外肿，甚则耳聋、口噤难开，俗名大头瘟、虾蟆瘟者是也，加减普济消毒饮主之，或用代赈普济散，一日五六服，或咽下，或含漱最效。荆防败毒散加金汁亦妙。外肿处贴水仙膏，贴后若皮间有小黄疮如黍米者，不可再敷。水仙膏过敷则痛甚而烂，须易三黄二香散敷之。若热毒炽盛、神昏谵语者，必须清凉解毒、芳香宣窍，如伍氏凉血解毒汤、费氏清火解毒汤之类，加瓜霜紫雪丹主之。若热结便闭、神昏痉厥者，必须大剂凉泻，拔萃犀角地黄汤加金汁、元明粉主之。下后可用竹叶地黄汤凉血救液。总之，此证凡用疏散，须防化燥，必佐苦寒甘凉以清火救津也；凡用清凉，须防冰伏，必佐活血疏畅，恐凝滞气血也。

（二）温毒发斑。不因失汗失下，一起脉浮沉俱盛，壮热烦躁，起卧不安，外或头面红肿、咽喉肿痛、吐脓血、面赤如锦纹、身痛如被杖，内则烦闷呕逆、腹痛狂乱、躁渴，或狂言下利。如是而发斑者，点如豆大而圆，色必紫黑而显，胸背腰腹俱稠，毒气弥漫营卫，三焦壅闭，燔灼气血。斯时而任白虎之化斑、犀角大青之解毒，邪毒得凉而愈郁，反致不救。惟下之则内壅一通，邪气因有出路，斑毒亦从而外解矣。治法惟紫草承气汤、拔萃犀角地黄汤二方合用，加金汁、皂角刺最效。病势极重者，症必浑身发臭、不省人事、口开吹气、舌现黑苔黑瓣底。必须用十全苦寒救补汤，生石膏加重四倍，循环急灌，一日夜连投多剂，病人陆续泻出极臭之红黑粪，次日舌中黑瓣渐退，始渐轻减。若下后斑不透，犀角大青汤；已透，热不退，本汤去升麻、黄芩，加西洋参、鲜生地、银胡、地骨皮清润之；发斑已尽，外热已退，内实不大便，间有谵语，只须雪羹调叶氏神犀丹以清泄之。至其辨法，发斑红赤者为胃热，紫为胃伤，黑为胃烂也。大抵鲜红起发者吉，虽大不妨；稠密成片，紫色者，半死半生；杂色青紫者，十死不一生矣。惟斑色紫者，虽为危候，黄连解毒合犀角地黄汤连投数剂，亦可十中救二三；若斑黑色而下陷者，必死。

（三）温毒喉痧。俗称烂喉痧，多发于春冬之际，不分老幼，遍相传染。发则始必恶寒，后但壮热烦渴，斑密肌红，宛如锦纹。咽喉疼痛肿烂，或红肿而痛，或但痛不肿不红，甚则白腐喉烂。微者饮食如常，甚则胸痞咽阻不能食。脉形弦数，或濡数，或沉数，或沉弦不数，或右寸独大，或两寸并沉，或左部兼紧。惟痧有一见即化者，有透后始化者，其证虽一团火热内炽，而表分多风邪外束。医家见其火热甚也，率投以犀、羚、芩、连、栀、柏、膏、知之类，寒凉强遏，辄至隐伏昏闭，或喉烂废食，延挨不治，或便泻内陷，转眼凶危。治法，初起时急进解肌散表，使温毒外达，如刘氏桔梗汤去黄芩，加紫草、丹皮、栝蒌皮、川贝母之类，或加减普济消毒饮去板蓝根，加紫花地丁、野菊叶、大青、苇茎之类。若蝉衣、葛根、皂角刺三味，痧点隐约不透者，可暂用以透达，见痧点后切不可用。如冬天寒甚，痧毒因外寒束缚而不得透出者，暂加蜜炙麻黄，少则三分，多至五分，但取轻扬之性以达毛窍，往往一剂立见，见后切勿再用。且喉痧未有无痰涎者，方中必加生萝卜四两、鲜青果四枚，煎汤代水。其次，即当下夺。燎原之势，非杯水所能灭，所以仅施清滋不为功。下药首推风化硝、生锦纹，其次青泻叶、郁李净仁，又次淡海蜇、生萝卜。其方如陈氏四虎饮、拔萃犀角地黄汤加元明粉、金汁之类最效。其用下之法，略如吴又可治疫之意，必大便行过数次，脉静身凉，苔转薄白，饮食渐复，然后内无留邪，火不复炽矣。然此为病势最重者言之。若进解肌散表后，表邪已解、火炽已盛、痧透脉弦、喉烂舌绛、口渴神烦、二便尚通者，只须重用清化，如陈氏夺命饮、犀羚二鲜汤之类足矣。清泄余火，喻氏清燥救肺汤、陈氏清肺饮、曹氏桑丹泻白散三方加减。善后调理，或养胃阴，如叶氏养胃汤之类；或和胃气，如《金匮》麦门冬汤之类；或清养肺液，如耐修子养阴清肺汤之类；或滋肾凉肝，如桑麻六味汤之类，对症酌用可也。其间外治之法，亦足补方药之不逮，今择外治十要，以补其缺。一要备撑嘴钳。凡牙关紧闭之时，若用金铁之器硬撑其口，必伤其齿，用乌梅、冰片搽擦不开者，则必用撑嘴钳缓缓撑开其口，牙环宽而齿不受伤，最为灵妙。二要备压舌片。凡看喉之际，将舌压住，则喉关内容之形色，一目了然。三要备杏仁核弯刀。凡杏仁核肿大，势必涨塞喉关，药食难下，必用弯刀于杏仁核上放出脓血，则喉关宽而药食可下，且无误伤蒂丁之弊，较中国喉枪、喉刀尤为便利。四要备照喉镜。察看喉关之内容，能隐微毕显，以补助目力所不及。五要备皮肤针。以便射入血清，急解喉痧之毒，微生物奏功最捷，此名血清疗法。据上海工部局报告，凡治喉痧初起，历试辄验。六要提疱以泄毒。用异功散（斑蝥四钱，去翅、足，糯米炒黄，去米不用；血竭、没药、乳香、全蝎、元参各六分，麝香、冰片各三分。共研细末），如蚕豆大，放膏药上，贴患处喉外两旁，一周时起疱，夏日贴二三时即能起疱，不必久贴。起疱后速即挑破，挤出黄水。倘紫色或深黄色，宜用药贴于疱之左右，仍照前挑看，以出淡黄水为度。再用大头蒜捣烂如蚕豆大，敷经渠穴（在大指手腕处、寸口动脉陷中），男左女右，用蚬壳盖上扎住，数时起疱，挑破揩干，以去毒气。七要漱喉以去毒涎。取鲜土牛膝根、叶，捣汁一碗，重汤炖温，不时漱喉，漱毕，即低头流去毒涎，再漱再流，须耐心十余次，毒涎方净。此品为治喉圣药，善能消肿散血、止痛化痰，无论何种喉证，用之皆效，以其能去风痰毒涎也。凡喉证，以去风痰毒涎为第一要义。倘红肿白腐，用紫金锭三钱，热水冲化，俟冷含漱患处，吐出再含再漱。此法不独能去喉腐，且能导吐风痰。八要吹鼻以通气吐痰。凡喉痧，肺气无不窒塞，首用吹鼻一字散（猪牙皂七钱、雄黄二钱生研、藜芦末一钱、蝎尾七枚。共为细末），吹少许入鼻孔，即喷嚏出而吐毒痰。若鼻塞喉闭，必用喉闭塞鼻枣（蟾酥七分、细辛四分、辰砂三分、麝香二分五厘、冰片二分五厘、猪牙皂四分、半夏三分、辛夷四分、巴豆四分去油、牛黄二分、雄黄四分。研极细末，用红枣切破一头，去核，将药少许纳入枣内，用线扎封枣口），左痛塞右鼻，右痛塞左鼻。若小孩鼻小，枣不能塞，或用棉花包药扎塞亦可，但不能令药靠肉，以免肿烂之患。若喉闭势重者，用两枣将两鼻齐塞。治喉痧喉闭气息不通、命在垂危者，有起死回生之功。较之用卧龙丹、紫金丹、开关各法不能得嚏、百无一生者，不若此枣一塞，痰气渐松，人事转醒，洵多神效也。九要吹喉以解毒去腐，退炎止痛。首用烂喉去腐药（用杜牛膝根叶汁之晒干净末一两、苏薄荷末五分、浣花青黛五分、梅花冰片三分。共研匀，瓷瓶密藏，不可泄气受潮。如潮，但可晒干再研，不可火烘），以流去毒涎；接吹锡类散（象牙屑、焙珍珠粉各三分，飞青黛六分，梅花冰片三厘，壁螳窠二十枚，墙上者佳，西牛黄、人指甲（焙），男病用女，女病用男，分别配合，各五厘。将各焙黄之药置地上出火气，研极细粉，装于瓷瓶内，勿使泄气。专治烂喉时证及乳蛾牙疳，口舌腐烂。凡属外淫为患，诸药不效者，吹入患处，濒死可活），以去腐止烂；末用珠黄散（珍珠粉六分，西牛黄三分，京川贝、煅龙骨各四分，煅青果核三枚。共研细末，瓷瓶密藏），以清余毒而生肌。十要刮后颈以散毒。于颈窝处搽真薄荷油少许，用钱一文，如刮痧样往下顺刮，须千余刮，显出块点，用瓷片锋刺破，即以蜞口吮出恶血。无蜞时，则用小吸气筒以吸出之，散毒最效。此治喉痧、喉痹及各种风火喉证之第一妙法也。

至若所谓痧毒者，即湿温时毒也。一名湿温挟痧，又名湿痧，凡夏秋间俗称痧气、痧秽者，多属此证。初起恶寒，继则纯热，头重胀痛，胸脘痞满，恶心欲呕，腹痛闷乱，肤热自汗，肌肉烦疼，四肢倦怠，右脉濡滞，舌白或黄，治法虽均宜芳香化浊，如藿香正气散加减。然当辨其偏于热重者，必兼舌苔黄腻，心烦口渴，宜用枳、橘、栀、豉合小陷胸汤加青蒿、滑石。偏于湿重者，必兼舌苔白腻，口黏不渴，宜用藿朴二陈汤加佩兰叶、苍术、白檀香、白蔻末之类。如肤发黄豆，或如疙瘩块，痒而麻木者，此湿毒从皮肤排泄也，前方加杜赤小豆、土茯苓、连翘、皂角刺透发之；轻则但发白痞，如水晶色，前方合《千金》苇茎汤轻宣之；如湿毒阻滞筋肉，一身尽痛者，前方加羌活、防风、桂枝、秦艽，疏通络脉以发散之；如湿毒阻滞胸膈，气壅而呃者，前方加广皮、淡竹茹、公丁香、柿蒂、沉香汁开降之；如湿毒阻滞清窍，神识如蒙者，前方加太乙紫金丹开泄之，苏合香丸亦效；如湿毒挟食阻滞胃肠，不饥、不食、不便者，前方加小枳实、海南子、炒黑丑疏逐之；如湿毒入络、气郁化胀，便溏溺涩者，前方合二金汤疏泄之，薛氏开郁通络饮合宽膨散，奏效尤捷；如湿毒久羁三焦，气滞胸痹、神昏窍阻、少腹硬满、大便不下者，此必有浊痰黏涎胶结于内也，宜宣清导浊汤去寒水石，加控涎丹、琥珀末、鲜石菖蒲开逐之；如湿毒兼误食生冷，寒凝气阻、三焦俱闭、二便不通者，胃苓汤合半硫丸主之；如湿毒因多服苦寒，浊滞久留下焦，下注直肠而气闭，肛门坠痛、胃不喜食、舌苔腐白者，术附汤合半硫丸挽救之。

其七兼疟。温热二病，有似疟、转疟、兼疟之不同，用药亦有微异。似疟者，乃寒热往来，或一日二三次或一次，而时无定也。温热兼风寒证，初起多有之。转疟者，温热证谵妄烦渴大剧之后，已经大汗大下，仍有余邪不解，复作寒热，转成疟象也，温热证末路多有之。兼疟之证，乃寒暑时邪合病也，其证寒热有常期，疟证全具，但热多寒少，且多躁渴扰乱，热势迅速，或更昏愦，秽气触人为异，秋令多有之。温热证所以似疟者，因伏邪盘踞膜原，欲出表而不能透达，欲陷里而未得空隙，故见半表半里之少阳证也，治法以新定达原饮为主。温热证所以转疟者，因汗下后，邪气已衰，正气来复，出与邪争，故在先阳气独亢、有热无寒者，今则以阴液渐回而寒热相争矣；在先邪气充斥，夜燥热无休止时者，今则邪气渐退，正气渐复而寒热发作有时矣。治法以养正为主，祛邪佐之，补中益气汤、炙甘草汤、柴胡四物汤、参胡三白汤，量余邪之盛衰，视阴阳之盈亏，酌而用之。至若兼疟之证，最为难治。吴又可曰：疟疾二三发，或七八发，忽然昼夜烦热，发渴不恶寒，舌上苔刺，心腹痞满，饮食不进，下证渐具，此伏邪证现而疟证隐也，以伏邪方药治之则生，疟家方药治之则剧。治之如法，脉静身凉。每日或间日寒热复作有常期者，伏邪解而疟邪未尽也，仍以疟法治之。盖伏邪初起，本与疟病不甚相远。伏邪多湿温二气相合；疟多风寒暑湿四气相合，其邪气之杂而不纯，横连膜原，原是一路。但伏邪之火气，发则为亢阳，故宜清宜下之症多；疟之暑气，停则为郁滞，故宜宣利之症多耳。所以伏邪初起，方用新定达原饮，与疟之主方用清脾饮，药品亦多相类，至其传变，则缓急轻重迥乎不同。善悟者，于此而细参之，思过半矣。

其八兼痢。伏邪本多自利证，表证初起即每日解数次稀臭水者是也（详见后"自利"条下）。更有春夏之交，一得伏邪，即兼下利红白而里急后重者，名为兼痢。初起慎勿作痢治。盖痢属里证，今见伏邪之发热、头痛，为表里俱病。先用透伏邪之法解其表，表解而里自和，其痢多有不治而愈者。若用治痢之法先清其里，里气虚而表邪陷，轻者增其烦躁、神昏，重者遂至呕逆、昏愦而危矣。所以古人于时痢初起，专主仓廪汤，一意先解其表，但加陈仓米以和中。俟表证解后，里热证具，方可议清、议下。不但香连、承气之类初宜暂缓，即淡渗分利，亦宜缓投于表证未解之先。若表证已解而里积未除，则宜葛根芩连汤加青、陈、香、曲清消之，甚加枳实导滞丸缓攻之，中路可用白头翁汤苦坚之。大凡痢证夹表，先见身热，即宜缓用苦寒、淡渗、清里之药，用之必增呕逆。此历验不爽者，不特时行证兼痢为然。若温热病而兼痢，多属湿热与积滞互结胃肠，治法总以疏利、推荡、清火为主。惟伏邪火毒太甚，骤发即下纯红纯紫恶血，或兼见舌燥、谵妄诸症者，黄连、大黄、犀角、鲜地又在所急，不可拘此论也。

综而言之，以上八条，其辨明所以为温热兼证，固已不惮逐类详审。然总以前所列五辨为主。五者之中，必有一二确据，方于温热门求治，否则，各按各门施治可也。若反混以时邪治之，为害甚矣。

八、温热夹证疗法

温热，伏邪也。凡言夹者，伏邪夹实、夹虚，二邪夹发者也。如夹痰水、食郁、蓄血等邪属实者，则以夹邪为先，伏邪为后。盖清其夹邪，而伏邪始得透发，透发方能传变，传变乃可解利也。如夹脾虚、肾虚及诸亡血家证，则以治伏邪为主，养正为辅。盖邪留则正益伤，故不可养正遗邪也。如夹哮喘、心胃痛、疝气诸旧病，则但治伏邪，旧病自已，盖旧病乃新邪所迫而发也。约计之则有十。

一，夹痰水。饮入于胃，经蒸变而稠浊者为痰，未经蒸变而清稀者为水。痰与水一物也，痰能作热，水能作冷。温热属伏火证，故夹痰者更增其热，每见昏眩、痞闷，右脉滑盛，治法宜桔梗汤加化橘红、栝蒌、贝母，甚则可加稀涎散先吐膈上之伏痰。如痰迷清窍、神昏如迷、口吐涎沫、胸腹按之不痛者，宜加味导痰汤加牛黄清心丸，或昌阳泻心汤加万氏牛黄丸。若夹水，则脉往往相悖，治法亦有不同，不可不细辨也。温热之脉必数，而有水在胸膈，其脉多缓，甚则迟弦，此脉夹水之辨也。温热之舌，一经传里，则转黄、转燥、转黑。若有水在胸膈，则烦躁、谵妄、沉昏诸症具备，而舌色白润，间有转黄、转黑者，亦必仍有滑苔，或满舌黄黑，半边夹一二条白色；或舌尖舌本俱黄，中间夹一段白色，此舌夹水之辨也。温热胸满，心下硬痛，手不可按，一有水在胸膈，心下虽满痛，按之则软，略加揉按，漉漉有声，甚则肠下抽痛，干呕短气，或腰重足肿、下利溺少，此证夹水之辨也。温热证见夹水脉证，虽有表，不宜纯用辛凉发散，纯用则表不能解，而转见沉困；有里证，不可早用苦寒，早用则必转加昏愦。此水气郁遏热邪，阳气受困，宜于发表清里药中加辛燥利水、利气之品以祛水气，迨水气去、郁遏发，然后议攻、议凉，则无不效者矣。燥湿则半夏、苍术，利水则木通、苓、泽，利气则莱菔子、草果仁、青木香，甚则有可投控涎丹、大陷胸汤者。故温热虽属伏火，往往有投三承气、黄芩、白虎，而偶用温燥药收功，遂至讼清热之非者，不知伏火乃其本气，夹杂乃其间气耳。

二，夹食滞。温热夹食滞者最多，而有食填胸膈、食入肠胃之不同。入肠胃则为阳明积热证，治法备于三承气汤。惟食在胸膈，虽症见恶食吞酸、嗳气腹满、欲吐不吐、呕逆痞闷，而往往有脉沉、手足冷者，误认三阴，投以温剂，却无一毫热渴而烦躁倍增，甚则一二日即死。盖膈间为阴阳升降之路，食填之则气闭，气闭则郁热无所疏泄，误温则热愈郁。热郁于内，故外无发热症；热郁于下，故上无口渴症。伏邪以出表为浅，入里为深。此病一温，则逼邪入里，故并至死而不见热证也。由前五辨法，既辨得为温热证矣。而遇脉沉、手足冷，即当细询其胸膈，若痞塞闷痛，即是夹食。再辨其舌苔白厚而微兼淡黄，亦为食填膈上明证，可于桔梗汤中加枳壳、青皮、莱菔、曲蘖，甚则用吐法以宣之。外治用连豆散敷之，使膈间阳气宣达，然后热证自见，则解表清里无或误矣。

三，夹气郁。温热证夹气郁者，初起时症悉同，而多脉沉、手足冷、呕逆、胸满，颇类夹食。但夹食为有物，为实邪，舌苔厚白而微黄，胸膈满痛不可按，按亦不移。夹气为无物，为虚邪，舌苔白薄，胸膈满痛，半软而可按，先宣通其郁，然后解表清里，自无不效。若不舒郁而徒发表，则里气不能外达，而难于彻汗；遽用清下，则上气不宣，多致痞逆，惟于解表药中加苏梗、青皮、郁金、香附之类以宣其气，则表易解；于清里药中加栝蒌、川贝以舒其郁，则里易和。但川贝母虽为舒郁要药，而力薄性缓，必用至五钱一两方能奏效，若加四磨饮子则尤捷。

四，夹蓄血。伏邪传经之后，蓄血最多，从治攻里，兹不具论。惟本有内伤停瘀，复感伏邪，于初起一二日，病之表证悉具，而脉或芤或涩，颇类阳证阴脉。但须细询其胸腹、胁肋、四肢，有痛不可按而涩者，即为蓄血，确知其非阳证见阴脉，则是表证见里脉矣。治法必兼消瘀，红花、桃仁、归尾、赤芍、元参、元胡、山楂之类，量加一二味。重则加炒川甲一钱，则表邪易解，而芤涩之脉亦易起。若误认芤涩为阴而投温剂，轻则变剧，重则危矣。至于里证发现，宜用吴氏桃仁承气汤加干漆、炒川连，泻火攻血，其蓄血或从呕出，或从泄出，须审其色。红紫而散者可治，色如败衄而凝结成块，多兼血水，此正气已脱，邪不能留也。又或如污泥而黏腻不断、臭秽异常者，此津气已败，与浊腐同下也，证多不治。如胁痛、少腹痛，手不可按，甚至昏迷不省，少顷复苏，乃瘀血上冲，证名血厥，大便或秘或黑，轻则香壳散，重则代抵当丸、拔萃犀角地黄汤加炮川山甲一钱，最破瘀积。若瘀结不散，必发热如狂，咳喘呕逆。若发汗太过，误触瘀血，则或呕或泄，或发呃逆，但活血消瘀，则呕泄呃逆自止。

五，夹脾虚。温热较之风寒，本为难治。以风寒传变有次序，温热传变无常径。风寒表邪，一发即散；伏邪散而复集，且往复再三。风寒传里证，一攻即和；伏邪攻而复合，有下之又下而不和者，此伏邪所以难治也。而脾虚者，则更为难治，盖温热必得汗、清、下而后解，脾虚者，表不能作汗，里不任攻下，或得汗矣，而气随汗脱；得下矣，而气从下脱；即纯用清泄，中气亦不克支持，往往药愈凉而邪愈遏。今时习俗，尤偏于温热伤阴之说，不知中气内虚、热郁灼津之理，每见舌赤，便用大剂清滋，是浊热已遏中焦气分，又用浊药，两浊相合，逼令邪气深入膏肓，深入骨髓，遂成锢结不解之势。又或舌苔黄腻，明系中焦气分被湿热熏蒸，法宜苦辛开化，乃不用开化，而用大剂凉药，如三黄、白虎、三石、玉女煎之类，有阖无开，亦足逼令邪气深伏，邪伏则脾气不得上升，舌苔因之亦伏，转成舌绛无苔；见其舌绛无苔，又用犀角地黄、清宫、增液诸汤，更令邪气深伏。药愈清滋，舌肉愈燥、愈赤、愈黑，甚至音哑、神昏、窍闭，变在须臾。故治此等证，汗不强汗，解表必兼养正，如参苏饮、七味葱白汤之类；下勿轻下，攻里必兼顾本，如三黄枳术丸、黄龙汤之类；凉不纯凉，清中必兼益气生液，如人参白虎汤、竹叶石膏汤、黄连泻心汤、参胡温胆汤、参胡芍药汤之类。其外症似无甚分别，惟脉必虚弱，不任寻按可据。然邪有进退，当其邪焰方张，虽虚而脉亦寻按有力，不可泥也。又必以神情、气色、脉证相参，如面色痿黄，神情倦怠，气息微促，皆脾虚中气不振之象。更须通体合参，如通体皆有余实象，而独见一二虚象，则虚象反为吃紧；通体俱见虚象，而独见一二实证，则实证又为吃紧。是故权衡标本为尤急也。如实证居标，虚证居本，则虚证为重；如虚证居标，实证居本，则实证为重。到此虚实关头，苟不精心诊察，则草菅人命矣。

六，夹肾虚。温热证夹脾虚者为难治矣，夹肾虚者更难治。温热属伏火，肾气虚则手足反冷，温热属实邪，肾气虚则眩晕惊悸、腰膝痿软。肾虚之中，又有阴虚、阳虚之分。温热必待汗、下、清而后解。阳虚者，一经汗、下、清，则脱绝之症随见；阴虚者，一经汗、下、清，则枯竭之症随见，必须时时谛察。凡在表时，见腰痛异常，小便频数，膝胫冷软，精泄如注，当细询其人之平日，如有淋浊、遗泄、阳痿等症，即当于疏表药中加人参、白芍，阳虚兼官桂、杜仲，阴虚兼元参、知母，以照顾本元，免后来意外之虞。若入里当下，必《千金》生地黄汤、陶氏黄龙加减为主。当清气分，人参白虎汤；血分，犀角地黄汤加减为主。或屡清屡下而热更甚，舌上燥而无苔，或有黑苔，愈清而愈长；或有燥苔，愈下而愈裂者，是皆属于肾阴虚。察其阳明，无实证可据，即当治以六味地黄汤，熟地改用生地，加知母、黄柏；或甘露饮，熟地切片，泡汤代水煎药，王太仆所谓"寒之不寒，责其无水，壮水之主，以制阳光"者此也。再不应，则合生脉散以滋水之上源，或用黄连阿胶汤、小甘露饮滋阴泻火。但似此热势燎原，非杯水所能救，故必大作汤液乃有济耳。见机若早，十救二三；涸竭已见，十难救一。或更兼脾胃败证，如呕呃、哕利之类，润药难任，甚或汤药不下，百不救一矣。

七，夹诸亡血。温热证亡血有三：其一，未病之先，素亡血而阴虚，一受伏邪，则邪热乘虚煎熬，亡阴最易。用药解表清里，必步步照顾营血，如七味葱白汤之用生地、麦冬，刘氏双解散之用归身、白芍是也。其二，当病之时，忽然吐衄，女子崩漏，甚至血晕昏厥，热甚危急。病家但知血之可骇，医家亦忽其伏邪，惟汲汲于止血、清凉滋补，多至危殆。不知血由邪逼，惟当清其伏邪，伏邪解，血自止也。惟此证徐，见于伏邪既盛、发热数日后者易知，而猝见于邪郁阴经，并无发热、头痛时者难识。但见微恶寒而大作呕，急当如前用五辨法辨之。若舌有白苔，即属湿温伤络，当以新定达原饮为主，呕加竹茹、广皮，胀加青皮、大腹皮。舌有黄苔，或紫绛色，即属温热伤络，宜用凉膈散加茅根、童便；血大溢者，加大黄、黄连。但治伏邪，血证自已。若脱血太甚而气欲绝者，必用人参、麦、味以固中气，俟伏邪传变归经，然后按经治之。此温热证夹亡血之最危者。其三伏邪大张之后，烦热躁渴之余，而见亡血证，则又温热证之常态，详后血证各条。

八，夹哮喘。哮喘乃肺家所时有，本有寒痰、热痰二证。一受温热，则无非痰火。由其湿热之气从其类而入肺，发其哮喘。遇此，当行前五辨法。有伏邪，但治伏邪而哮喘自除；或于治伏邪药中加栝蒌、川贝、苏子、白前，《千金》苇茎汤合文蛤散尤捷，二邪并解，法更精密。若哮喘势重，则白果定喘汤、苏子降气汤二方亦可借用以治标，惟麻黄必须蜜炙，沉香亦宜磨汁，再加生石膏、海蛤壳以清镇之，庶免辛燥劫液之弊。

九，夹胃痛。温热证有夹胃痛者，于其痛时，先用前五辨法。若有伏邪见症，但治伏邪可也。虽平时因寒而发，于此则但治其热。盖湿温伏于膜原，温热伏于血络，蕴酿蒸变，必从火化。伏邪自里达表而发，其胃痛痼疾者，多属热痛，则但于治伏邪药中加乳香、没药以止痛，延胡、桃仁以活络，速使其伏邪透发而胃痛自已。若误认平常寒胃痛，用桂、附、姜、萸，必致危殆。

十，夹疝气。伏邪夹疝，其肾囊少腹引痛，全是疝证，当如前五辨法。一有伏邪，不必治疝，但于治伏邪药中加橘核、青皮，而疝自消。若依常治疝法，用吴萸、桂、附、茴香诸燥品，轻者变为囊痈，重者变为呃逆、哕、厥，昏沉而莫救矣。

总而言之，温热夹证最多，非刻意精别，用药必致差误。凡遇有内伤宿病之人，更患伏气温热，不得用峻汗、峻攻、峻清之法，必参其人之形气盛衰，伏邪微甚，本病之新久虚实，向来之宜寒宜热、宜补宜泻、宜燥宜润、宜降宜升，或近日服过何药之相安不相安，其间或夹痰水，或夹食滞，或夹积瘀，或夹气郁，或夹气虚，或夹血虚，或夹阳虚，或夹阴虚，务在审证详明，投剂果决，自然随手克应，而无颟顸之弊矣。

九、温热复证疗法

温热复证，有复至再三者，皆由病人不讲卫生、病家不知看护所致。每见屡复之后，多有酿成四损、四不足者。约计其复之病因，则有四。

一为劳复。温热瘥后，元气未复，余邪未清，稍加劳动，其热复作，不必大费气力，即梳洗沐浴、多语更衣之类，亦能致复。复则诸症复起，惟脉不沉实为辨。轻者静养自愈，重者必先察其虚实。虚则调其营卫，和其脏腑，待其表里融和方愈。误用攻下清凉，必致不救，安神养血汤主之。实则主以仲景枳实栀豉汤，撤表邪而清里热。如兼头痛、恶寒，加薄荷、葱白；如兼寒热，寒多加羌活、紫苏，热多加知母、黄芩。一二剂后，必复汗而解，此屡试屡验者。不可妄投补益，以致闭邪增病。虽然劳复之中，有气虚劳复、阴虚劳复、房劳复之分。气虚劳复者，温热瘥后，余邪已尽，止因正气大虚，因劳复热，微兼恶寒，四肢倦怠，无气以动，脉虚右大，舌润无苔，胸膈宽畅者，此真气虚劳复也，宜补中益气汤甘温补之，惟升、柴须蜜炙。如兼汗多恶寒，归芪建中汤最妙；若正气虽虚，尚有余热未清，其人虚羸少气，气逆欲吐者，竹叶石膏汤加姜汁主之，或陈氏六神汤加银胡、地骨皮亦佳。阴虚劳复者，由温热伤阴，肾液已亏，稍加劳动，微挟风寒，其病复作。症仍头痛、发热、恶风、舌燥、口渴、六脉浮数无力者，此真阴虚劳复也，宜七味葱白汤清润而微汗之；或金水六君去半夏，用生地，加川斛、丹皮、豆豉、葱白之类滋养阴液以汗之。如兼呕恶，当留半夏，加竹茹以和胃；如兼咳嗽，加旋覆花、甜杏仁以降气；如兼虚火上冒、目赤颧红、大渴烦躁、呕恶不纳者，亦宜金水六君煎加麦冬、代赭之类养阴镇逆。房劳复者，即女劳复，一名色复，温热瘥后，气血未充，早犯房事，则内损真气、外触邪气而复作也。其症头重不举、目中生花、腰胁痛、小腹里急绞痛、憎寒发热，或阴火上冲、头面烘热、胸中烦闷是也。若卵缩入腹，脉离经者死，舌伸出数寸者亦死。治法必用豭鼠矢汤调下烧裈散；虚极者，宜六味饮加麦冬、豆豉、栀子煎汤调服烧裈散；虚极热盛者，则用陶氏逍遥汤调服；若小腹急痛、脉沉足冷，则用当归四逆加吴茱萸汤调服，外用吴茱萸五钱、食盐二两拌炒，热熨小腹。

二为食复。温热瘥后，胃气尚虚，余邪未尽，若纳谷太骤，则运化不及，余邪假食滞而复作。其症仍发热头痛、烦闷不纳，宜枳实栀子豉汤加山楂肉、麦芽、连翘、莱菔汁等凉疏之；腹痛不大便者，加生锦纹。若温病新瘥，饮酒者必复热，以酒味辛性热，助其余邪热毒故也。必兼烦闷干呕、口燥不纳等症，急用川连、葛花、银花、连翘、枳实、焦栀、乌梅、花粉、枳椇子等清解之。

三为自复。乃伏邪未尽也。当问前见何症，服何药而解，仍用前药以涤其余邪则愈。

四为怒复。温热瘥后，因事触怒，怒气伤肝，相火暴发，因而余热复作。症必身热胸闷，心烦懊恼，气逆喘呼，甚则胁痛呕血。治法宜苏子降香汤加桑叶、丹皮、银胡、地骨皮等平其气以清泄之。若瘀血结聚、少腹急痛者，代抵当汤加杜牛膝主之；香壳散加延胡索、炒川甲尤捷。若不语如痉、形厥如尸者，宜犀角地黄汤加桃仁、归尾、赤芍、白薇、厥证返魂丹等，甘咸以平之，芳香以宣之。虽然怒复有大怒、郁怒之分：大怒者，其志愤激，则气血易于奔迫而无所节制，《经》所谓"怒则伤志"也。脉多浮弦躁盛，症多失血，甚或痛厥，仍宜苏子降香汤加蜜炙延胡、醋炒锦纹、盐水炒川连等以降泄之；血虚火旺者，拔萃犀角地黄汤加白芍、白薇、童便、金汁等以通降之。郁怒者，其志怫戾，则气血易于瘀壅而不克宽舒，《经》所谓"怒则气逆"也。脉多弦涩，甚则沉弦搏坚，症多癥疝，久则成痨成虫。治法，癥疝宜开郁正元散、茴香橘核丸等选用；成痨宜紫菀散、劫痨散、顾氏清金散、杜痨膏等选用；成虫宜当归活血汤、代抵当汤、下瘀血汤等选用，桃仁承气汤合逍遥散加细辛、土狗末，奏功尤捷。

凡大痨、大欲、大病、久病后，气血两虚，阴阳并竭，即为四损，复受伏邪，正虚则邪入愈深，邪深则传化难出，汗下伤正而正脱，补助郁邪而邪锢，多不可治。当此两难之际，于是乎有补泻合用之法，有先补后泻之法、先泻后补之法。如人参白虎汤、黄龙汤、竹叶石膏汤，皆补泻合用之法也；先用补剂，后施汗下，先补后泻之法也；先用汗下，后施补剂，先泻后补之法也。当询病之来路，斟酌施治，尤当审现在之证。若纯见热证，亦不可以疑似之间误人。大凡周身俱见大实大热之证，而一二处微见虚象，则吃紧照顾其虚；周身俱见虚象，而一二处独见实证，则吃紧斡旋其实，此治病之权衡也。若夫汗之而表证愈增，如头痛、身痛更甚之类；清下而里证愈增，如烦渴、痞满更甚之类，则大虚有盛候也，急宜补之无疑。既辨其证，尤当细辨其脉。凡遇脉之浮候盛大者，须谨察其沉候有无力处；六部脉皆盛者，须谨察其一部有独无力处。果得其一部一候之真无力，便可略其诸部诸候之假有余，从而施治，自有如神之妙。夫既询其来路之大概，又察得其轻重之确凭，再加之脉理精详，则烛照无遗矣。至其损证之状甚多，当参后"四不足"条看。

若四不足与四损，亦各不相同。四损由人事，四不足由天禀；四损在暂时，四不足在平素。然四不足亦有由四损而来者，不得谓四损外便无不足也。四不足者，气、血、阴、阳也。气不足者，少气不足以息、语言难出也，感邪虽重，反不成胀满痞塞，凡遇此证，纵宜宣伐，必以养气为主。血不足者，面色痿黄、唇口刮白也，感邪虽重，面目反无阳色，纵宜攻利，必以养血为主。阳不足者，或四肢厥逆，或肌体恶寒，恒多泄泻，至夜益甚，或口鼻冷气，受邪虽重，反无发热、苔刺、烦渴等症，纵宜攻利清热，必先之以温补，待其虚回，实证全见，然后以治热之法治之。阴不足者，自然五液枯干，肌肤甲错，感邪虽重，应汗不汗，应厥不厥，纵宜攻利，必先之以养阴，待其气化津回，邪多不治自退。设有未退，酌用清利攻之，若早攻之，其病益甚。以上四不足合前条四损，每见温热证屡复后兼此虚损症候者，总不可正治其邪，必以养正为要，先服养正药，待其实证悉见，方可攻邪。若服攻邪，虚证复见，仍当调补其虚，养正以达邪，祛邪以安正，互相增减，迭为进退，必使邪尽去而正不伤，方为善治。

总而言之，劳复、食复、自复、怒复四证，实则易治，虚则难治，一复可治，再复不治。以余所验，诸劳多复，御女者死；诸食多复，犯酒最剧；诸气多复，大怒尤甚。至于屡复之后，已酿成四损、四不足者，急则一旬半月即亡，缓则迁延时日而毙，即有医疗得法、调养适宜、幸或全愈者，体亦柔脆，最易重感，全在医者善于劝戒、病者自知保重耳。

十、温热遗证疗法 新增

温热二病，凡有遗证者，皆由余邪未尽，或由失于调理，或由不知禁忌所致。今举其要，约二十有四。

一，瘥后发肿。温热证大势已平、伏邪已解而面目肢体浮肿者，有食滞中宫、水停心下、气复未归三种，当分别以施治。食滞中宫者，乃病后脾胃大虚、不能消谷也。病者胃中犹燥，偏欲多食，食停心下脐上，则水不得上输于肺，肺亦不能通水道于膀胱，故溢于肢体而为肿。其症以心下脐上有硬处、按之则痛为异，小便或利或不利，当用平胃散加枳实、山楂、麦芽、莱菔、青皮、神曲为主，硬处消则肿自愈，或加苓、泽兼利水亦可。水停心下者，乃脾虚不能消水也，与食滞异者，心腹无硬痛处，而小便必不利也，须实脾利水，宜白术、米仁、浙苓皮、泽泻、车前、木通之类利其小便而愈，或苡仁、糯米煮粥食亦佳。气复未归者，温热大伤阴气之后，由阴精损及阳气。愈后阳气暴复、阴尚亏欠之至，切忌消利。吴又可所谓"病后气复血未复，气无所归，故暂浮肿，不可治肿，调其饮食，节其劳役，静养自愈"。吴鞠通则曰："余见世人每遇浮肿，便与淡渗利小便方法，岂不畏津液消亡而成三消证，快利津液为肺痈肺痿证，与阴虚咳嗽、身热之痨损证哉！"余治是证，悉用复脉汤重加甘草，只补其未足之阴，以配其已复之阳，而肿自消。千治千得，无少差谬，敢以告后之治温热气复者。暑温、湿温不在此例。至其辨法，气肿异于停水、食滞者，停水身重而小便不利，气肿身轻而小便自利；食滞腹中有结，气肿腹中自和也。

二，瘥后皮肤甲错。温热愈后，身体枯瘦、皮肤甲错者，乃热伤其阴、阴液不能滋润皮肤也。治法以养阴为主，吴氏人参养荣汤、清燥养荣汤酌用，叶氏加减复脉汤尤效。亦有粥食调理自回者。

三，瘥后发疮。温热新瘥，发疮者最多，乃余热淫于肌肉也。若照寻常疮症温托妄施，断不能救，惟多服清凉解毒兼养气血药自愈。

四，瘥后发痿。四肢不能动移者，热伤筋脉也，吴氏诸养营汤酌用，轻者，粥食调理自愈。

五，瘥后发蒸。蒸蒸骨热如痨瘵者，乃余热留于阴分也，不可以其羸瘦而遽用虚损门治法。必察其六腑有结邪，则仍以攻邪为主；次察其筋络有壅瘀，仍以通瘀为主也；次察其气道有痰涎，仍以祛其痰涎为主；数者俱无，方可清热。或无邪而阴伤，方可纯用养阴之药；或分其余邪之轻重、亏损之多少，而兼用养阴清热药进退加减以和之更妙。

六，瘥后耳聋。温热证身凉后，尚有耳鸣、耳聋等症者，其因有三：一因余邪留于胆经，宜温胆汤加柴胡、菖蒲、钩藤、池菊、通草、荷叶之类以清解少阳之郁；二因痰火上升，阻闭清窍，其耳亦聋，宜导痰汤去半夏、南星，加栝蒌皮、京川贝、枇杷叶、杜兜铃、通草、鲜石菖蒲之类，以轻宣肺气之郁；三因肾虚精脱则耳鸣而聋，宜常服耳聋左慈丸或磁朱丸等，以滋阴镇逆。此二证不关少阳，皆禁用柴胡升提。外治惟耳聋神丹丝棉包裹，纳入耳中多效。

七，瘥后发颐。俗名遗毒，乃余邪留滞络中而成毒也。因汗下清解未尽，其邪结于少阳、阳明二经。发于两颐者，阳明部位也；发于耳之左右者，少阳部位也。治法以解毒清热、活血疏散为主。误则成脓不出而牙关紧、咽喉不利，多不能食而死；毒内陷而复舌燥神昏，亦死；出脓后气虚血脱，亦死，故宜早治也。古方以普济消毒饮为主，发在耳后，以柴胡、川芎为主；在项下，以葛根、白芷为主；在项后或巅顶，加羌活、薄荷。时方以连翘败毒散为主，如二活、荆防、连翘、赤芍、牛蒡、桔梗、土贝、蒺藜、薄荷、银花、甘草之类。如元气虚者，须兼归、芪补托；溃脓后，当大补气血为主。然发于阳明者易治，发于少阳者难治。总之，此证初起，速宜消散，缓则成脓，不可轻补于未溃之前，补早则必成脓。尤不可纯用寒凉于将发之际，恐闭遏而毒不得发，故必兼疏散为要。外治以葱水时时浴之。

八，瘥后额热。凡温热证热退后，独额热未除，目神似觉呆钝，此胃中余滞未清。额属阳明，故独热，宜清疏之，二陈汤加连翘、黄芩、山楂、神曲之类清之和之。

九，瘥后咳嗽。凡温热证热退之后尚有咳嗽未除，此余热在肺也。宜滋养肺胃之阴，其嗽自止，如南沙参、麦冬、地骨皮、知母、川贝、川斛、花粉、茯苓、甜杏仁、桑皮、蔗汁、梨汁之类，或加生地、玉竹之类。总之，新感风寒而症见咳嗽，其病为轻，以其邪传入肺，肺主皮毛，邪从外达也。温热多内伤虚证，见咳则重。五脏传乘，肺受火刑，水源涸竭，每多死证。

十，瘥后自汗、盗汗。虽皆属虚候，然温热瘥后，多由余热未清、心阳内炽，以致熏蒸燔灼、津液外泄而汗出，慎勿骤补峻补，苦坚清养为宜。苦坚，如当归六黄汤加减，以育阴泻火固表；清养，如西洋参、生地、麦冬、黄连、甘草、小麦、百合、竹叶、茯苓、莲子心之类，择而为剂可也。

十一，瘥后惊悸。凡温热新瘥，触事易惊、梦寐不安者，余热夹痰也。痰与气搏，震荡心宫，故惊悸，宜用竹茹、黄连、石菖蒲、半夏、胆星、栀子、知母、茯苓、旋覆花、橘红等清余热而消痰。

十二，瘥后怔忡。乃水衰火旺、心肾不交也。宜补水养心，朱砂安神丸最妙，半夏秫米汤合交泰丸尤捷。

十三，瘥后不寐。凡温热证热退之后夜不欲寐者，胃不和也，温胆汤加秫米和之；惊悸不寐者，心气虚也，前方合酸枣仁汤去川芎清敛之；虚烦不寐者，余火扰动也，黄连阿胶汤清滋之；终夜清醒、目不能瞑，或目瞑则惊悸梦惕者，余邪内留肝胆，胆气未舒，肝魂不安也，宜酒浸郁李仁、炒枣仁、猪胆皮、黄连、焦山栀、淡竹茹、冬桑叶等滑以去着、苦以泄热。

十四，瘥后妄言。凡温热病，每有热退身凉之后，其人如痴，神思不清，言语谬妄，或倦语不思食者，此心神虚散不复所致，但当调养气血，兼治其心可也。神复，妄言自止，吴氏安神养血汤主之，薛氏参麦茯神汤亦主之。但痰火余邪内伏包络亦有此症，当用鲜菖蒲、天竺黄、川贝母、连翘、钩藤、丹皮、淡竹叶、竹茹、辰砂之类以凉开热痰，则神自清而不妄言矣。若犹不应，加万氏牛黄清心丸清宣之。如余热未净、多言错语者，宜导赤散加麦冬、莲子心、朱砂染灯心等熄余焰而清心神。

十五，瘥后语謇。凡温热证热退之后，其舌转动不灵而语言謇[1]涩者，因心脾肾三经之脉皆萦绕于舌，心肾虚则舌不灵动，痰阻脾络、肝风内扰，则语言謇涩不清。总是虚风痰火为病，宜导痰汤加菊花、钩藤、白蒺藜、皂角炭、石菖蒲、姜汁、竹沥等熄虚风而清痰火。若因痰热滞于肺络者，宜顾氏清金散加石菖蒲、竹沥清肃之；如因余热耗伤肺阴者，宜清燥救肺汤加严制川贝、雅梨汁清养之；若声颤无力、语不接续、似謇非謇者，阴气大虚，元气无根也，宜镇元饮合集灵膏峻补之。

十六，瘥后昏沉。凡温热证新瘥后十余日或半月渐至昏沉者，皆缘发汗未尽、

---

〔1〕謇：底本原作"蹇"，今据现代汉语文义改，后同。

余邪在于心包^[1]故也。或兼潮热，或兼寒热似疟，宜连翘、栀子、豆豉、麦冬、菖蒲、淡竹叶、钩藤、丹参之类清解之。然有痰火内伏胞络者，亦见昏沉，其人终日昏睡不醒，或昏语呻吟，或独语如见鬼，宜用东白薇、天竺黄、京川贝、广郁金、石菖蒲、皂角刺、鲜竹叶、细芽茶、朱砂染灯心、厥证返魂丹等轻清以开达之；甚或万氏牛黄清心丸、叶氏神犀丹皆可采用。

十七，瘥后喜唾。即多吐涎沫是也。审其胃虚而有余热者，宜用乌梅北枣丸嚼化之；土虚不能摄水者，六君子汤加益智仁摄之。若其稠饮自下焦漾漾而起、溢出口中者，此肾气不纳、浊阴上泛也，宜都气饮加胡桃、补骨脂以纳之，或少加淡附片以收之，或佐白术以制之。

十八，瘥后不食。当辨不欲食、食亦不化两端。不欲食者，病在胃，宜养以甘凉，《金匮》麦门冬汤主之，叶氏养胃汤亦主之。食不化，病在脾，当补以温运，香砂理中汤主之，六君子汤亦主之。虽然，不欲食一症宜分伤食与停食两项：伤食者，饮食自倍，肠胃乃伤，病在不及消化；停食，不论食之多少，或当食而怒，或当食而病，在气结而不能化也。治伤食宜偏重于食，或吐、或下、或消；若停食，则偏重在气，惟理气而兼之以消，吐下之法不可用也，医者须分别治之。

十九，瘥后不便。凡温热证后大便不行者，热闭、虚闭居多，风闭、气闭者少。热闭者，热搏津液，肠胃燥结及肠胃素有积热者多有此疾。其症面赤腹热，大腹胀闷，四肢反冷，或口舌生疮是也，大黄饮子最妙，三黄枳术丸、枳实导滞丸、陆氏润字丸等亦可酌用。虚闭有二：一阴虚，一阳虚也。凡下焦阳虚，则阳气不行，不能传送，而阴凝于下；下焦阴虚，则精血枯燥，津液不到，而肠脏干槁。治阳虚者，但益其火则阴凝自化，苁蓉润肠丸主之，老年者，黄芪汤送服半硫丸。治阴虚者，但壮其水，则泾渭自通，六味地黄汤加淡苁蓉、白蜜主之，益血润肠丸、五仁丸等亦效。风闭者，风胜则干也，由风热搏激肺脏，传于大肠，津液燥涩，传化则难；或其人素有风病者，亦多风闭；或肠胃积热，久而风从内生，亦能成闭，东垣润肠丸主之，加味皂角丸亦主之。气闭者，气内滞而污物不行也，其脉沉，其人多噫，心腹痞闷，胁肋膨胀，若用攻药通之，虽或暂通，而其闭益甚矣；或迫之使通，因而下血者，惟当顺

---

〔1〕心包：底本原作"心胞"。

气，气顺则便自通矣，苏子降气加枳壳、杏仁主之，重则六磨汤主之。

二十，瘥后腹热。凡温热证身大凉，独腹热未除，此脾火内甚也，养阴药中加生白芍自除。但此证惟伏暑晚发最多，多属肠胃积热，雪羹送服陆氏润字丸最妙。

二十一，瘥后下血。凡温热新瘥，或十日或半月忽然下血者，由于伏火未净、热伤阴络而血下溢也，治以清营凉血和络之法，如生地、丹皮、地榆、川断、槐米、白芍、苡仁、黑荆芥、白茅根、脏连丸治之自愈。阴虚火旺者，脏连、六味丸尤捷。

二十二，瘥后遗精。因火动者多，宜清余热，固精封髓丹主之，三才封髓丹加黄连亦主之。以此证黄连、黄柏二味最是要药也。

二十三，瘥后调理。当分补虚、清热二项。补虚有二法：一补脾，一补胃。如其人中气虚者，病退后必纳谷少、运化迟，或大便不实，或恶心吐涎，宜六君子加减以和中；形寒畏冷，宜黄芪建中汤温补之。凡此证，脉皆缓大，舌皆白嫩可辨。如其人阴分虚者，必有余邪未尽、舌燥口渴、二便艰涩、脉兼微数等症，宜小甘露饮、叶氏养胃汤等清养之。清热亦有二法，初病时之热为实热，宜用苦寒药清之；大病后之热为虚热，宜用甘寒药清之，二者有霄壤之殊。凡人身天真之气全在胃口，津液不足即是虚，生津液即是补虚，故以生津之药合甘寒泻热之药而治感后之虚热，如麦冬、生地、丹皮、北沙参、西洋参、鲜石斛、梨汁、蔗浆、竹沥、茅根之类皆为合法，仲景、河间主用竹叶石膏汤、天水散以清虚热，亦取甘寒之义也。设误投参、芪、苓、术补脾之药为补，宁不并邪热而补之乎！至于饮食之补，但取其气，不取其味，如五谷之气以养之，五菜之气以充之，每食之间，便觉津津汗透，将身中蕴蓄之邪热以渐运出于毛孔，何其快哉！人皆不知此理，急于用肥甘之味以补之，暂时虽精采健旺可喜，不思油腻阻滞经络，邪热不能外出，久久充养完固，愈无出期矣。前哲庞氏安常有鉴于此，如所云，"凡病新瘥，只宜先进白稀粥，次进浓者，又次进糜粥，亦须少少与之，不得早吃肉食"，旨哉言乎！

二十四，瘥后禁忌。温热大病后，正气未复，凡饮食起居，俱不可不慎也。如酒肴、甘脆、肥鲜、生冷等物，皆不可犯，只宜糜粥自养，少食而频，则易运化，不可过饱，及他有所食，虽思之勿与也。且其气血必虚，凡费心费力、过喜过怒、多言多动，皆可因劳而复病也。因劳而动其既虚之血气，生其未尽之余热，热邪退而病差，热邪生而病复。凡病皆然，温热证为尤甚，病者务宜自重。

十一、论温热证辨似要义

凡病，俱以虚、实、寒、热四字为大纲，温热证何独不然？但虚实寒热之真者易辨，似者难辨。后所列温热各论、表里诸证，皆实邪热邪，而实热中亦有虚寒。前论遗证中，四损、四不足皆虚邪、寒邪，而虚寒中亦有实热，余于逐条下已细辨之矣。然有实证似虚、虚证似实、热证似寒、寒证似热者，尤不可不细辨也，故复通论而详述之。

所谓实证似虚者，即以表证论之：头痛发热，邪在表也，其脉当浮，症当无汗，而反自汗、脉无力，用发表药而身反疼痛，则似虚矣。故人惑于多自汗而误用桂枝汤者有之；惑于脉无力而引仲景《太阳篇》"发热恶寒、脉微弱为无阳"，而误用小建中汤者有之；惑于身疼痛而引仲景"若不瘥、身体疼痛、当温其里"，误用四逆汤者有之。不知伏邪之在表，其自汗者，邪热自里蒸出于表，非表虚也；其脉无力者，热主散漫，散漫则脉软，非比寒主收敛而脉紧也；身体反疼者，伏邪自里而渐出于表，非比阳虚不任发表也。此在表之实证似虚者也。

又以半表半里论之：寒热往来，胸胁满，邪在半表半里也，其脉当弦，其口当渴，而脉反沉、口不渴，则似寒矣。故人惑于脉沉，而以胸胁满为太阴、口不渴为内寒，而误用理中汤。不知伏邪之半表半里，其脉沉者，邪伏于膜原而未出表，故脉不浮，非阳虚也；其不渴者，邪未传变，未入胃腑，故不能消水，非内寒也。此半表半里之热证似寒者也。

又以里证论之：口燥、咽干、不得卧，邪在里，其脉当洪，其身当热，其便当结，而脉反沉微涩弱，身反四肢厥冷，大便自利，则全似虚寒矣。人惑于脉微涩弱而用参芪者有之；惑于厥逆而用桂附者有之；惑于自利而用参术干姜者有之。不知伏邪在里，其脉沉微涩弱者，乃邪热结于肠胃、气不达于营卫也；其身反厥冷者，邪热结于里而不达于外，气结于下而不通于上也；其自利者，乃热结旁流也。此在里之实证似虚、热证似寒者也。

总之，温热为伏火，与风寒之寒因大异。故脉证虽有似虚、似寒之时，而一一辨其为温热证，则属邪盛而反见虚寒之假象，明眼人不当为其所惑也。

所谓虚证似实者，即以表证论之：头痛、发热、身疼痛、自汗、脉浮大，邪在表也。而屡用清凉表散，其症不减者，非药力之不专，乃正气不能使药力达表，阴液不能随阳气作汗也。此伏邪在表时，虚证之似实者也。气虚者，加参、芪于表药中即汗；阴虚者，加润剂于表药中即汗。若不知其气血之两亏而宣表不已，势必暴厥而脱。

更以半表半里论之：胸胁满、耳聋、呕吐如疟状，脉弦，邪在半表半里也。而屡用和解消导，其症更加者，非药力之不到，乃中焦脾胃伤而气不运，肝阴伤而火更燥也。此伏邪在半表半里时，虚证之似实者也。必合四君、六君于和解药中，合四物于清解药中，始能战汗而解。若更消导清解不已，必至胃气绝而死。

更以里证论之：舌苔黄黑、裂燥、芒刺，胸、腹、胁、脐硬痛，大小便闭，六脉数大，邪在里也。而屡用攻利药，或总不得利，或利后愈甚，乃正气不能传送肠胃，血液不能滋润肠胃，非药力之不峻也。此伏邪传里时，虚证之似实者也。气虚者，助胃以资传送；血枯者，养阴以藉濡滑，气行津化，方得通利。若不知其亏竭，而恣意攻利，必昏沉痿顿而死。

总之，药不中病则伤正气。伤其下，则正气浮越而上逆；伤其中，则正气虚散而外越。脉症虽有似实、似热之时，而一询其来路，若已治之太过，则属气从内夺，正气夺则虚，明眼人当不为其所惑也。

夫一证而虚实互异，用药稍误而生死攸分，将以何者为辨证之把柄乎！曰：以开卷所列五辨法辨之，则了然矣。而更以曾经误治与未经误治辨其伏邪之为实、为虚、为实中夹虚、为虚中夹实，则得其大纲而更得其细目，然后似是而非之证断不能惑矣。余于各论条下，每证细辨其虚实，而此先详言以通论之者，则以散见诸条，尚恐略过，故首先总论其吃紧处也。至若寒极似热，则惟伤寒诸证有之，而为温热证之所绝无，故不论及。

十二、论妇人温热

妇人病温热证，悉与男子同，惟当妊娠及经期前后，则治法略异，以其关乎血室、子宫也。兹特先提其要，而分病论治。

一，妊娠感伏邪。必须治之于早，则热不深入而伤胎。当汗当清之证，固当速治不待言，尤以速清为首要，如黄芩、白虎、栀豉、芩葛等汤，皆宜酌用，石膏、大青汤尤捷。而当下之证，尤不可迟，若因妊娠忌下伤胎之说因循迟误，则胎受热蒸，其胎必堕。故一见里证，必用拔萃犀角地黄汤速清下之，以安其胎。胎既因邪不安，去邪即是安胎，但宜加清养血分药，如生地、白芍、白薇、茅根之类，盖有病则病受之，《内经》所谓"有故无殒亦无殒"也，于此有历验不诬者。若失下而至舌黑、腰痛、少腹下堕至急、左尺脉伏，则其胎将死腹中，且不止于堕矣。此时下亦堕，不下亦堕。然下之而胎堕，母犹可救十中二三；不下则母无生理，胎亦不能独有。同一堕胎，而此善于彼，况速下而胎未必死乎，当明言于病家而后施治。下药虽犀连承气汤、玉烛散、拔萃犀角地黄汤等皆可采用，惟芒硝当慎，以其专主伤胎，非大实、大热、大燥，不可轻试也。

二，产后发热。每多胎前伏邪、娩后陡发者。其症不寒，兼头疼鼻塞，其脉亦有不即显露者。惟舌苔颇有可征，或厚白而腻，或黄腻黄燥，或有赤点，或微苔舌赤，或口苦，或口渴，或胸闷，或溲热，惟胸腹必按之热甚，此皆温热之伏邪内蕴。世人不察，仍循俗例，饮以姜糖酒、生化汤之类，每见有酿成郁冒、痉厥、大便难三大证者。盖血虚则厥，阳孤则冒，液枯则大便难。郁冒者，则脉多洪大而芤，痉者、厥者，脉则弦数，三者不同，其为亡血伤津则一，叶氏皆谓之肝风内动。余每用阿胶鸡子黄汤、桑麻六味汤、三甲复脉汤、加味猪肤汤、大小定风珠六方，斟酌浅深次第而施治，盖此六方皆能增液润筋守神故也。若尚未见此三大重证，但病温热伏邪者，仍宜速去其邪，兼护其虚。无粮之师，贵在速战，又不可拘于产后宜温不宜凉之说，徐洄溪所谓产后热盛，虽犀角、石膏，对症亦不禁用者是也。其有败血乘伏火上攻，冲心则喜笑怒骂，甚欲逾墙上屋者，十难救一；冲胃则饱闷呕恶、腹满胀痛者，五死五生；冲肺则面赤气喘、痰涎壅盛，甚则神昏口噤者，十全一二。此三证不论虚实，急用热童便灌之。实证必有腹痛拒按情形，轻者用当归、丹参、炙草和血，加桃仁、童便、白薇、黑神丸等导瘀下行，以镇冲逆。气血虚极者，必兼心虚气短，头眩多汗，须于前方加沙参、枣仁、熟地、玉竹滋养之；重者用回生丹最妙，叶氏神犀丹、犀珀至宝丹、无极丸亦可参用。亦有不因败血上冲而神昏谵语，甚则癫狂者，此属痰迷，沈氏六神汤最效，新定牛黄清心丸亦可用。至于用药，不可过轻，须用多备少服法，中病即已。热势退而伏邪轻，即复其虚。若畏产后虚怯，用药过轻，延至三四日后，反不能胜药矣。

三，热入血室。其症旦明夕昧，夜更神昏，低声呓语，如见鬼状，甚有当面与言若罔闻知，而户外之事反能闻之见之者。盖因温热烁血，血液耗尽。肝为藏血之脏，最恶血燥，肝血既燥，又加水竭金枯，肾水不足以涵濡，肺金不足以灌溉，肝遂不能自藏其魂而飞扬外越，名曰离魂。离魂则出入无时，故户外之事，皆能闻且见之也。又有病者自觉己身化作两人并卧者，亦离魂所致。仲景治初病热入血室，尝用小柴胡汤领邪外出，余尝以青蒿易柴胡，加生地、当归、元参、麦冬养血救阴，山栀、泽泻导血室之邪下行膀胱，以为出路。有瘀少腹按痛者，加赤芍、桃仁、鳖甲、龟板化瘀滋阴，但必分经适来因受病而止、经适来受病而自行、经适断而受病三种，则实与虚自见。如经水适来，因热邪陷入而抟结不行者，必有瘀血，再察其腰胁及少腹，有牵引作痛拒按者，必以清热消瘀为治。便通者，小柴胡汤去参、枣，加鲜生地、桃仁、楂肉、丹皮或犀角之类；便闭者，用桃仁承气汤加穿山甲、䗪虫等下之，尤须加生地、当归、元参、麦冬养血滋阴以固其本。如因邪热传营，逼血妄行，致经未当期而至者，必有身热、烦躁、不卧等症，宜清热以安营，如白虎加生地黄汤、羚地清营汤，甚则犀角地黄汤加黄连、琥珀，皆可随症酌用。如经水适断而受邪者，经行已尽则血海空虚，邪必乘虚而陷，宜养营以清热，宜生地四物汤去川芎，加白薇、丹皮、桑叶、银胡、地骨皮等轻清濡润之。若兼心跳肢厥、昏厥如尸者，四逆散合白薇汤主之；若兼神识如狂者，牛黄散最妙；若兼腰胁及少腹满痛者，大柴胡汤加桃仁、赤芍，逐其血室之邪始愈；若延久不愈，上逆心包，胸中痹痛，即陶氏所谓血结胸也，桂枝红花汤加海蛤壳、桃仁辛润温通之；若下结血室、少腹胀痛者，新加绛覆汤再加乌贼骨、茜根、延胡索、川楝子等辛润通络以逐之；如伏邪病发而经水自行者，不必治经水，但治其伏邪而病自愈，盖病本未犯血室，故经行如常。仲景所谓"勿犯胃气"，及"上二焦必自愈"者正指此，非谓总不用药也。总之，妇人温热，但见昼日明了，至夜谵语，即当询其经期，以杜热入血室之渐。

十三、论小儿温热 新增

小儿温热证，悉与大人同，惟时见痉厥，类于惊风，误治多死。兹特先论其证治。

一，风温致痉。皆由医者不明风寒风热，见儿头痛发热，不问何邪，概曰风寒夹食，辄与辛燥升散，杂以苦温消导，往往阴液被伤，肝风内动，鼓痰上升，血不荣筋，筋急拘挛，致成痉瘝。一见痉瘝，便称惊风，乱投冰、麝、金石苦寒慓悍毒药，以为开窍镇惊，清热祛风，家传秘法，家藏丸丹，多系如此。又或将"惊"字误作"筋"字之讹，挑筋刺血，强推强拿，其在富贵之家，酿祸尤速。治法先以辛凉开肺，继以甘寒化热，佐以润剂降痰，尤必辨其轻重。轻者，用辛凉轻剂，桑菊饮加钩藤、桑枝、竹沥、竺黄、鲜石菖蒲之类；重者，用甘寒复咸寒法，如白虎汤加天麻、羚角、栝蒌、川贝之类，取效最捷。昏厥不语者，速加瓜霜紫雪丹开之；阴液亏极者，必兼色瘁窍干、无涕无泪等症，再加梨汁、蔗汁、鲜生地、鲜石斛，甘凉以润之。

二，暑热致痉。症必面赤齿燥、四肢厥冷、手足抽搐、神昏若惊，轻则吴氏清络饮加菊花、钩藤，重则犀羚镇痉汤加瓜霜紫雪，神清以后，用竹叶地黄汤清凉血分，以善其后。

三，燥火致痉。皆由温热化燥、液涸动风，症必鼻窍无涕、目干无泪、面色枯憔、神昏痉厥，势最危急，速用犀羚白虎汤加瓜霜紫雪丹挽救之，或竹叶石膏汤去半夏，重加川贝、竹沥、竺黄、安宫牛黄丸等，亦多获效。病减后余热，或用叶氏养胃汤清养胃阴，或用竹叶地黄汤清凉血分。此皆似惊非惊，为小儿温热证中之最重者也。

其次时瘄，一名时痧，发于冬春者多，夏秋亦间有之。其病恒发于小儿，且易传染。其症身热烦闷，咳呛鼻塞，面目有水红光，咽痛气急，指尖时冷，所见皆肺经证。因于风热者轻，因于温毒者重。热一二日见点者轻，三五日见点者重。见点要周身匀朗，色鲜润，形高突，颗粒分明者为吉。如初起见点后，一日三潮，潮则热势盛而烦躁加，逾时方退，三日共作九潮，痧已齐透，然后徐徐回退，此为时瘄之顺证，亦为风热之轻证，宜疏风解热为先，不可骤用寒凉，必兼辛散为要，加味翘荷汤主之。若初起壮热无汗，烦躁神蒙，见点细碎平塌，其色晦滞淡白、模糊一片，既出不潮，倏然隐没，亦有闭闷而不能发出，喘急昏闷者，此为时痧之逆证，亦为风热之险证，宜急急开达为要，新加麻杏石甘汤主之。

若温毒时痧，则较风热为尤重。其痧有二三日而方透者，有四五日而终未透者，或身肢虽达而头面不透、咳声不扬、喘逆气粗、闷伏危殆者；又有一现即回、旋增喘促、狂躁闷乱、谓之隐早者；更有痧虽外达，而焮红紫滞，或目封，或眦赤，谵语神昏，便闭腹痛，或便泄无度。种种热盛毒深之象，多由近来种牛痘盛行，胎毒未得尽泄，借此温毒以泄其蕴毒，故以寻常痧门旧方法治之必无济，宜先以瓜霜紫雪丹芳透于前，继以犀、羚、芩、连、丹皮、鲜地、石膏、人中黄大剂清凉解毒，始得转重为轻、易危为安。痧透后，痰多气急咳嗽，甚则声哑喉痛者，此痧毒不能尽发，郁于气分也，宜《千金》苇茎汤合陈氏清肺汤宣通肺气。如伏邪未清、内伤阴分而发热不止者，宜甘凉养阴，如沙参、地骨皮、麦冬、玉竹、云苓、霍斛、生地、白芍、丹皮、甘草之类，以救肺胃之阴液。

至痧与痘辨法，凡时痧之出，三日而始尽，每日出二次，子时出者巳时散，午时出者亥时散，经三日而出六次，出透稠密无缝，方为吉兆。《痘疹定论》所谓"痧喜稠密，痘喜疏朗"是也。当其发热之初，咳嗽喷嚏，鼻流清涕，两眼胞肿，眼泪汪汪，面肿腮赤，初出顶平，即有清水，但摸不得指。惟天花痘初出，虽极细密，必顶有宝盖为辨。若痧出时，切忌荤腥生冷，冒犯风寒，皆能使皮肤闭塞、温毒抑郁而内攻也。余每治时痧，始用防风解毒汤发之，缪氏竹叶石膏汤清之，未透则芦根、葛根、茅根为必用之药，既透则清燥救肺汤加减。凡时痧症，上中下三焦均受邪侵，其出没有潮数，见点三日方齐，每日三潮，三日九潮，潮后渐渐退没，则痧毒尽透。若未潮足而早回，及痧一出而隐没太早，则邪伏于内，咳喘龈烂，喉哑咽痛，毒火上扰也；腹胀赤利，邪火下注也；身热神昏欲寐，痧毒闭伏于中也。宜急急提透痧疹、清热解毒为治，如犀角、连翘、牛蒡、射干、元参、杏仁、楂肉、人中黄、银花、紫草、通草、瓜霜、紫雪丹之类，必使痧毒外散，方有生机。此等方法，恒多奏效，特表出之。

又次天花。除寒湿阴毒外，每多因温毒而发，其证有顺、逆、险三者之分，且其逆证、险证尤多于顺证。其顺证之天花痘，仍照常发热三日，放标三日，起长二日，灌浆三日，收靥三日，始于见形，终于结痂，凡十四五日之间而已。如一二日初出如粟，血点淡红润色，于口鼻年寿之间先发两三点；二三日根窠圆混，气满血附，长发饱满；四五日大圆光泽，大小不一；五六日气会血附，红活鲜明；六七日气化浆行，光洁饱满；七八日气旺血附，神全色润；八九日浆足根化，而无他证；十一二日血尽毒解，气调浆足而敛；十三四日气血归本，浆老结痂；十四五日气血收功，痂落瘢明。是以不必穷治，穷治反凶。

至于逆险之证，必系温毒热盛，壮火食气，气失其运，火邪妄行空窍，郁遏处则冷，冲突处则热，飞殃脏腑，种种恶候。如火邪烁肺，则鼻衄血，咽痛声哑；淫于大肠，则暴泻如注；逆传于心，则烦躁癫狂，弄舌黑刺；移于小肠，则溺膏溲血；肆虐于脾，则唇裂肌燥、目胞红肿；淫于胃，则消渴饮冷、口秽喷人；顺乘于肝，则液沸泪热；乘于胆，则泪血；返于肾，则必洒墨涂朱、进裂泡涌、空窍失血、神昏躁乱。煎熬及此，则亦无脏不销、无腑不燥矣。似此枭毒烈焰之证，必现恶形、恶色，一见点而烁津耗液、损气涸血、诸般肆虐，此种温毒天花，攻解万不可缓，且解缓而攻速，更万不可以凉解姑试之，以贻溃脏腑。治法惟费氏必胜汤，最力大而效速；其次余氏清温败毒饮、梁氏十全苦寒救补汤，均可酌用。毒势稍轻者，清凉攻毒散、紫草承气汤亦效，费建中所谓"毒出郁伏而重者，重与之攻，而轻与之散"是也。其间惟陷证、闷证，尤逆而险。若初起痘稠密、晕红紫而顶陷下，紫陷也，甚则晕脚干枯，中有黑脐而成黑陷，此毒热炽盛，蔽其气、凝其血而陷也，清毒活血汤重加犀角，倍芩、连、芪、紫。然当其紫陷时，不过一二剂，痘立起；及至黑陷，则受毒已深，虽用此方，必须加三妙，而庶可十救一二。惟血陷与紫陷相类，但血陷虽红，然必淡而不紫。紫陷属热，气粗身热；血陷属虚，气少身凉，其证不可不辨。紫陷以清毒活血汤为主，毒在气者，宜加洋参、石膏以清之；毒在血者，宜加犀角、大黄、地龙、猪尾血以破之；毒之枯燥劫胃者，宜金汁、人中黄、鸡矢白，藉浊阴之性，以制阳毒而攻破之。血陷以参桂鹿茸汤为主。倦食、手足厥冷，加木香、丁香、肉桂；寒战咬牙，加肉桂、附子；泄泻、脓浆难成，去归加炒白术、丁香、肉桂、酒炒白芍、煨诃子、肉果，其治亦迥乎不同。

至于闷痘，为痘科第一险证。身热二三日，痘欲出未出，或烦闷、惊搐、谵语，皆由毒气踞内，不得出外，须审其证而分别治之。如痘影红紫，声亮气粗，手足热，脉洪数，此毒气壅盛，不能骤发，而惊搐烦躁者，宜费氏清解散宣之。如痘影形色同前，但声重鼻塞，或流涕，脉洪数，此内毒本盛，外为风邪所束，郁滞不得出，而惊搐烦躁者，宜费氏苏解散发之。虽然，闷痘一证，方书但言白闷、紫闷，从无辨救之法。因思闷痘者，缘毒邪壅蔽，闷而不发，其症最急，是为逆中之逆。虽用紫雪之芳透，必胜汤之攻毒，亦多不救。然有似闷而非真闷，即属闷而缓者，是为险中之逆，此闭证也。若能明究其故而开其闭，庶可转危就安。但闭证之由不一，有因火毒炽盛而闭者，有因痰垢凝塞而闭者，有因虫蚀内攻而闭者，有因挟食挟血而闭者，有因真元亏极而闭者，略举其要言之。如一发热，即报点如丹，身热如烙，渐干焦紫黑，烦躁闷乱，唇焦口臭，或唇口肿满，是温毒之火盛也，虽冬月亦须大剂清凉攻毒散，石膏非数两不应。或发热时，便头项不举，痰喘气急，或目闭神昏，眩晕颠仆，闷乱搐搦，是温毒之挟痰也，亟当进飞马金丹，使上吐下泄以救之。或一发热即烦闷呕吐，舌下常流清水，或时沉默喜睡，或时躁扰不宁，或腹痛狐疑，或频频叫喊，验其舌下筋青，或下唇有黑白细点，是温毒之挟虫也，宜先与椒梅丸诱入虫口，即以紫草承气汤下之。或初发时，便壮热神昏，腹痛谵语，舌刺如芒，或气粗便秘，狂叫闷乱，是温毒之挟食也，急投枳实导滞汤及三承气汤选用。或素因跌仆内伤，瘀血阻滞，一病温毒天花，即谵语神昏、喘胀衄血者，代抵当汤、桃仁承气汤选用。或有身无大热，见点细白如瘔，气怯无力，目闭无神，面色及唇反鲜泽娇艳，光彩倍常，是气虚无阳，肺胃之精华涣散于外也。然温毒天花殊不多见，惟豢养柔脆、四损及四不足者，间或有之。若非峻用人参一二两、生黄芪两许，佐以升麻、鹿茸续续灌下，乌能回元气于无何有之乡，将白陷之天花痘而振起之耶？故凡证之属实而闭者，竭力图之，尚可全十之半；属虚而闭者，不过十救一二而已。总之，自来天花痘诸书，皆详于已出之后，略于未出之先；深言出速而稠密之危，不言留中而不出之祸。不知已出之毒，外寇也；未出之毒，内寇也。出速而稠密者，外攻也；留中而不出者，内攻也。故天花痘已出而死者，多在旬日之外；天花痘不出而死者，多在六日之内。徒知御外寇而不知逐内寇，皆由诸前哲之为计疏也。然其失计安在？惟在痘未出而急于解毒、缓于逐毒也，不知未出之毒不可解，但当汲汲逐之出外也。予深悟其理，为未出以前诸证设法：实热者，宣发其壅滞以逐毒出外；虚热者，清补其气血以逐毒出外，上焦则透而逐之，中焦则疏而逐之，下焦则攻而逐。总以速祛其毒火而已，速祛其毒火有出路而已。此皆小儿温热证中之最重要、最繁博者也。其余可仿大人温热各症例按症施治，但必须减小其剂，酌用峻品，分数次服，以消息之。因小儿多不肯服药，若药性既缓，分量又轻，再不多饮，必难奏效矣。

惟小儿不能自言病状，辨证最难。兹特举九种诊断法，以为诊察小儿温热之一助。

一，辨神气。凡小儿热壮者神必昏，热盛者气必粗。若口鼻气粗、疾出疾入者，是为实热，邪气有余也；口鼻气微、徐出徐入者，是为虚热，正气不足也。总之，小儿温热，神气清明，热虽重可救；神气昏愦，热虽轻必变。

二，辨眉目。凡小儿眉底现红色，眼上胞露紫筋，眼下胞现青色，皆为肝热之现象，须防火旺生风、风动痉厥之危候。

三，辨瞳神。凡小儿目瞪神呆，即为热聚脑体之征。见此症者，其势多险。故《伤寒论》于"目不了了、睛不和者，用大承气汤急下之"。盖热伤于脑，正与此同。若属痰者，必呼吸喘促、喉有痰声可辨。

四，辨唇齿。凡小儿温热，唇赤而燥，即是下证；唇肿齿焦，亦是热极；唇红如丹，即发渴候；红甚焦黑，其病必危。他如上唇生疮，虫食其脏；下唇生疮，虫食其肛。至于齿为肾之余，龈为胃之络，温热耗肾液者，龈色必黄，黄如酱瓣，宜救肾。耗胃津者，龈色必紫，紫如干漆，宜安胃。齿光燥如石者，胃热也；枯骨色者，肾液枯也。若上半截润者，是水不上承，为心火上炎也。咬牙啮齿者，温热化风为痉病；但咬不啮者，热甚而牙关紧急也。齿垢，由肾热蒸胃，浊气所结，其色如灰糕，则枯败而津气俱亡，肾胃两竭，为无治。齿缝流血者，胃火冲激则痛，如不痛，则出于牙根，肾火上炎也。齿焦者，肾水枯，无垢则胃液竭，有垢则火虽盛而液尚未竭也。龄齿者，眠睡而齿相磨切也，血气既虚，而风热又客于牙车筋脉之间，故睡后而邪动，引其筋脉，故上下齿磨切有声，谓之龄齿。

五，辨鼻。年寿在鼻梁，为气之门户。如赤光外侵，肺液已受热伤，则气不流行，血必凝滞，多有脓血之症。山根为胃之脉络，凡小儿温热夹食，胃气抑郁，每见青黑之纹横载于山根。鼻孔为肺窍，干燥热也，流浊涕亦热。鼻准属脾，红燥脾热，惨黄脾败。鼻色青，主吐乳，又主腹中痛，若肢冷者多死。鼻色燥黑如烟煤者，阳毒热极也。鼻色赤者，主肺热，又主风热。鼻鼾难言者，风温；鼻鸣干燥者，风燥。鼻孔扇张，出气多，入气少者，肺绝也，不治。虽然，鼻扇有虚实新久之分，不可概言肺绝。若初病即鼻扇，多由邪热风火壅塞肺气使然；若久病，鼻扇喘汗，为肺绝。

六，辨手络，即虎口纹。看法起于滑氏伯仁。歌曰：小儿三岁下，虎口看三关。紫热红伤寒，青惊白是疳。淡红淡黄者，斯为无病看。又谓：纹见下节风关为轻，纹见中节气关为重，纹见上节命关为危，直透三关为大危。然此说不可尽拘，惟手络不宜暴露，是为要诀，以过露为血燥生风候也。

七，辨手足冷。凡小儿热深肢厥，肝阳上升太过者，则头热而足冷，有余于上，不足于下也。纵气上升而过，则横气必收紧。故腹热而手冷，有余于纵，不足于横也。然必其头独热，其腹亦独热，与寒证异。

八，辨粪溺。粪如红酱，人皆知为湿热之症候；粪色青，人每指为寒证之的据。不知一病温热，多系肝家有火，胆汁生多，多则泻出，西医言之颇详。即《伤寒论》内自利清水，色纯青，用大承气汤一条，亦明指粪青有热证。惟其汁黏而秽气重，尿亦短少深赤，以此为辨。余则溺红为热，黄亦为热，淡黄色者为虚热，浑白如米泔者为湿热。此八者，皆辨小儿温热之要诀也。

九，按胸腹。尤为幼科之首要。以胸腹者，五脏六腑之宫城，阴阳气血之发源。若欲知其脏腑何如，则莫如诊胸腹。诊法当分上、中、下三停：自胸至膈为上停，自上脘至脐上为中停，自脐至少腹为下停。先用通诊法：轻手循抚，遍按胸膈至少腹，知皮肤之润燥，以辨寒热；中手寻扪，问痛不痛者，以察食滞之有无；重手推按，更问痛否，以察脏腑之虚实、沉积之何如，即诊脉中浮、中、沉之法也。次用分诊法：先诊胸膈，凡胸高起，按之气喘者为肺胀，或肺包膜积水，或肺气管停痰。膈间高起者，非气聚即积水也，即是龟胸，俗名心突，又名鸡胸胀，皆是此症。尤宜诊左边虚里穴，若跳动甚者，虽积热不可攻伐，以其先天不足也。凡虚里动气有三候：浅按便得，深按却不得者，气虚之候；轻按洪大，重按虚细者，血虚之候；有形而动者，积聚之候。故虚里之动，可以辨病机之轻重。按之应手，动而不紧，缓而不急者，宗气积于包络中也，是为常。视之不见，按之渐动，如应如不应者为吉。若胸中气衰，其动高逾乳，至中府、云门者凶；若其动洪大而弹手，与细按而绝然不应者，皆脉之宗气绝也，病必凶。总之，小儿脉候难凭，惟揣虚里穴确有可据。凡虚里动跃，多属血虚风动之候或阴虚火旺之证，药宜甘润镇摄，切忌苦辛消克。次诊上、中、下三脘，以指抚之，平而无涩滞者，胃中平和而无宿滞也。按中脘虽痞硬，漉漉有声而不如石者，是积水也。若痛而拒按，必挟食积，虽热盛神昏，必先苦辛开泄，切忌苦寒直降也。诊腹之要，以脐为先。如脐之上下左右胀大如著，动跃震手者，冲任脉动也，凡温热伤阴、阴虚火动之证，多有此候，病最难治。见于泄泻、痢疾后者，病多不治。若小儿素禀母体气郁，一病温热夹食，肠中必有积热，热盛则冲脉动。动而低者，热毒轻；动而高者，热毒重；兼虚里亦动甚者死。惟积热渐下，冲任脉动渐微，及下净而冲任脉不动者生。其次诊大腹。脉候有热，而腹候无热者，是表热，而其热易去也；按腹而热如烧手掌者，是伏热，而其热不易去也。小儿温热，其轻重难以脉辨，而诊腹可以决定矣。若心下动而其热烙手者，尤不可忽。若满腹痛，则有食痛、瘀痛、积水痛之分：食痛者，痛在心下及脐上，硬痛拒按，按之则痛益甚；瘀痛者，痛在脐旁小腹，按痛处则有块应手；积水痛者，腹痛牵引两胁，按之则软，漉漉有声，时吐水汁，吐则痛减。若水肿胀满证，由腹按之至脐，脐随手移左右，重手按之离乎脊，失脐根者必死，脐大突者亦死。若绕脐而痛，乃燥粪结于肠中，欲出不出之候。

至于三指诊面法，如云：小儿半岁后有病，以名、中、食三指曲按额前、眉上、发际之下。若三指俱热，是感受风热，鼻塞气粗；三指俱冷，是感受风寒，脏冷吐泻；若食、中二指热，是上热下冷；名、中二指热，是温热夹惊之候；食指热，是胸膈气满、乳食不消之类。虽历载幼科诸书，但其说有应有不应，务须参以上八法及按胸腹诸法，以求确当，庶免草菅儿命之诮矣。

重订广温热论卷之二

温热验方总目〔1〕

栀豉汤　　葛根芩连汤　　麻杏石甘汤　　黄芩汤　　荩蕤汤　六神通解散

以上六方见"温热与风寒各异"章。

藿朴夏苓汤　茵陈胃苓汤　茵陈五苓散　除疟丸　清热渗湿汤　黄连温胆汤　藿香左金汤　绛矾丸　蚕矢汤　燃照汤　连朴饮　星香导痰丸　沉香百消曲　枳实栀豉合小陷胸加味　芦根饮子加味　加减白虎汤　加减银翘散　二陈汤加味　五苓散加味　加味小陷胸汤　加减半夏泻心汤　控涎丹　伐木丸　加味连茹橘半汤　小陷胸合半夏泻心汤加减　昌阳泻心汤　太乙紫金丹　厥证返魂丹　承气陷胸汤　小陷胸汤合朴黄丸　枳实导滞汤〔2〕　神芎导水丸　陆氏润字丸　调胃承气汤　犀连承气汤　桃仁承气汤　犀角地黄汤　茵陈蒿汤　《千金》生地黄汤　养荣承气汤　雪羹加味煎　阿胶鸡子黄汤　导赤散合加味虎杖散　猪苓汤合瑕鼠矢散　新定达原饮　加减甘露饮　参麦六味汤　加减复脉汤　石氏犀地汤　瓜霜紫雪丹　拔萃犀角地黄汤　叶氏加减复脉汤　三甲复脉汤　邵氏热郁汤　犀地桑丹汤　更衣丸　犀羚白虎汤加味〔3〕　《千金》生地黄煎　加减竹叶石膏汤　加减犀羚二鲜汤　滋液救焚汤　龙胆泻肝汤　平阳清里汤　清燥救肺汤　葛氏保和汤　润肺雪梨膏　青蒿鳖甲煎　顾氏清

---

〔1〕温热验方总目：目下所列验方，数量、方名与其后所列有多处出入，为保留原貌，校点本仅对篇末"又按"所载的数字及错字作了更正，至于增补删削的验方则不作改动。

〔2〕枳实导滞汤：原书篇末"编者识"中载："……枳实导枳丸，误丸为汤"，即指此。

〔3〕邵氏热郁汤　犀地桑丹汤　更衣丸　犀羚白虎汤加味：原书篇末"编者识"中载："其邵氏热郁汤　犀地桑　更衣丸　犀羚白虎汤加味四方，应列入第二页首行，今误列第四页首行。"据此将此四方移至此处。

金散 顾氏保阴煎 新加六味汤 六味加犀角汤 生脉散 大补阴丸 张氏左归饮

以上七十三方见[1]"温热即是伏火"章。

黄芩加半夏生姜汤 白虎加人参汤 甘草汤 桔梗汤 猪肤汤 黄连阿胶汤 大承气汤 黄连汤 《千金》泻肝汤 《千金》清肝饮 《千金》清心汤 《千金》清脾饮 《千金》清肺汤 《千金》清肾汤 《千金》清胃饮 《千金》麦冬汤 《千金》栀豉加石膏鼠矢汤 《千金》栀豉加鼠矢大黄汤 知母解肌汤 漏芦橘皮汤 《肘后》黑膏 《小品》茅根汤 枇杷叶饮子[2] 茅根橘皮汤 《删繁》香豉汤 《深师》芍药汤 解肌汤 知母干葛汤 栝蒌根汤 汉防己汤 白虎加苍术汤 葛根橘皮汤 黄连橘皮汤 白虎加桂枝汤 疟母煎丸 桂枝石膏汤 栀子升麻汤 凉膈合天水散 大柴胡合大承气汤 大柴胡合三一承气汤 知母石膏汤 雄黄解毒丸 《局方》妙香丸 牛黄散 刘氏桔梗汤 栀子黄芩汤 三黄丸 大黄牵牛散 归地六味丸 牛黄膏 当归承气汤 四顺饮子 加味八正散 水解散 大黄汤 防风通圣散 升麻解肌汤 三黄石膏汤 白虎合黄连解毒汤 三黄泻心汤 大柴胡汤加芒硝 人参化斑汤 元参升麻合黑膏 大青四物汤 凉膈散

以上六十五方[3]见"温热本证疗法"章。

葛根葱白汤 防风解毒汤 荷杏石甘汤[4] 缪氏竹叶石膏汤 加味栀豉汤 葱豉白虎汤 栀豉芩葛汤 苏羌饮 葱豉加葛根汤 九味羌活汤 新定牛黄清心丸 犀珀至宝丹 加减普济消毒饮 代赈普济散 荆防败毒散加金汁 水仙膏 三黄二香散 凉血解毒汤 清火解毒汤 拔萃犀角地黄汤加金汁元明粉方 叶氏竹叶地黄汤 紫草承气汤 十全苦寒救补汤 犀角大青汤 叶氏神犀丹 黄连解毒合犀角地黄汤 陈氏四虎饮 陈氏夺命饮 犀羚二鲜汤 陈氏清肺饮[5] 桑丹泻白散 叶氏养胃汤 麦门冬汤 养阴清肺汤 桑麻六味汤 藿香正气散 藿朴二陈汤 苏合香丸 二金汤 开郁通络饮 宽膨散 宣清导浊汤 加味控涎丹 胃苓汤合半硫丸 术

---

[1] 以上七十三方：实际所列为七十四方。至于篇末"又按"中所云"三应改之"，当仍有误。

[2] 枇杷叶饮子：底本、校本总目均作"枇杷饮子"，而据所列处方当为枇杷叶，故径改之。

[3] 以上六十五方：据篇末"又按"载："五应改六"，系因篇后所列验方中，增补了"备急黑奴丸"方，故云。

[4] 荷杏石甘汤：底本、校本总目均作"荷杏石膏汤"，据篇末"又按"径改。

[5] 陈氏清肺饮：底本、校本总目均作"陈氏清肺汤"。据篇末"又按"径改。

附汤合半硫丸　补中益气汤　炙甘草汤　柴胡四物汤　参胡三白汤　清脾饮　仓廪汤　葛根芩连汤　白头翁汤

以上五十三方[1]见"温热兼证疗法"章。

稀涎散　加味导痰汤[2]　牛黄清心丸　万氏牛黄丸　大陷胸汤　连豆散　吴氏桃仁承气汤　香壳散　代抵当丸　三黄枳术丸　陶氏黄龙汤　黄连泻心汤　参胡温胆汤　参胡芍药汤　知柏六味汤　甘露饮　千金生地黄汤　小甘露饮　七味葱白汤　刘氏双解散　《千金》苇茎合文蛤汤[3]　白果定喘汤　苏子降气汤

以上二十三方[4]见"温热夹证疗法"章。

安神养血汤　枳实栀豉汤　归芪建中汤　陈氏六神汤　金水六君煎　烧裈散　陶氏逍遥汤　当归四逆汤　苏子降香汤　开郁正元散　茴香橘核丸[5]　紫菀散　劫痨散　顾氏清金散　杜瘵膏　当归活血汤　下瘀血汤　桃仁承气合逍遥散加味

以上十八方[6]见"温热复证疗法"章。

加味平胃散　苡仁糯米粥　复脉汤　人参养荣汤　清燥养荣汤　加减复脉汤　加味温胆汤　加减导痰汤　耳聋左慈丸　磁朱丸　耳聋神丹　普济消毒饮　连翘败毒散　加味二陈汤　当归六黄汤　朱砂安神丸　半夏秫米汤合交泰丸　温胆汤合酸枣仁汤　加味导赤散　加味导痰汤　贞元饮[7]　乌梅北枣丸　六君子汤　加味都气饮[8]　香砂理中汤　大黄饮子　苁蓉润肠丸　黄芪汤　苁蜜地黄汤　益血润肠丸　五仁丸[9]　东垣润肠丸　加味皂角丸　苏子降气加枳杏汤　六磨饮子　脏连丸　脏连六味丸　固精封髓丹　三才封髓丹　黄芪建中汤　河间天水散

[1]以上五十三方：据篇末"又按"载，"三应改四"。系因篇后所列验方中，增补了《千金》苇茎汤之故"，但若去掉重复的"葛根芩连汤"，实际上仍只五十三方。

[2]加味导痰汤：底本、校本均作"加味导痰丸"，据篇末"又按"径改。

[3]《千金》苇茎合文蛤汤：底本、校本均作"《千金》苇茎汤合文蛤散"，据篇末"又按"径改。

[4]以上二十三方：据原书篇末"又按"载，"三应改四"，经核对，原书篇后所列验方，漏一"四磨饮子"，增补了"参苏饮"，去掉重复的《千金》地黄汤，故实际验方共有二十四首。

[5]茴香橘核丸：底本、校本总目均作"茴香橘核汤"，据篇末"又按"径改。

[6]以上十八方：据篇末"又按"载，"八应改七"，系指"顾氏清金散"与前重复，当不计，故实际为"十七方"。

[7]贞元饮：原书总目作"镇元饮"，据篇末"又按"径改之。

[8]加味都气饮：底本、校本总目均作"加味补气饮"，据篇末"又按"径改。

[9]五仁丸：底本、校本总目均作"五神丸"，据篇末"又按"径改。

以上四十二方[1]见"温热遗证疗法"章。

石膏大青汤　玉烛散　桑麻六味汤　加味猪肤汤　小定风珠　大定风珠　黑神丸　回生丹　无极丸　沈氏六神汤　加减小柴胡汤　白虎加生地黄汤　羚地清营汤　加减四物汤　四逆散合白薇汤　加味大柴胡汤　加味桂枝红花汤　新加绛覆汤

以上十八方[2]见"妇人温热"章。

新加桑菊饮　羚麻白虎汤　吴氏清络饮[3]　犀羚镇痉汤　犀羚白虎汤　安宫牛黄丸　加味翘荷汤　新加麻杏石甘汤　《千金》苇茎合陈氏清肺汤　防风解毒汤　费氏必胜汤　清温败毒饮　清凉攻毒散　紫草承气汤　清毒活血汤　三妙血　参归鹿茸汤[4]　费氏清解散[5]　费氏苏解散　椒梅丸　枳实导滞汤　参芪茸升汤

以上二十二方[6]见"小儿温热"章。

总按：以上温热验方，统计三百二十剂。其邵氏热郁汤、犀地桑丹汤、更衣丸、犀羚白虎汤加味四方，应列入第二页首行，今误列第四页首行。第一页枳实导滞丸误丸为汤，阅者注意。至于每方分量，虽皆从临病实验而定，然不过使后学略有端倪耳。总之，医家用药，必当随证之轻重缓急、年之幼小壮老，临时酌量为要。

编者识

又按：总目重复十方，如葛根芩连汤、生地黄汤、顾氏清金散、复脉汤、加减复脉汤、加味二陈汤、加味导痰汤、桑麻六味汤、防风解毒汤、紫草承气汤，补

---

〔1〕以上四十二方：据总目篇末"又按"载，"四十二方，多一'二'字"，说明实际仅四十方，系因删去重复的"复脉汤"、"加减复脉汤"、"加味二陈汤"与"加味导痰汤"四方，增补"参麦茯神汤"与"集灵膏"二方。

〔2〕以上十八方：这一章的验方方名，与总目所列略有出入，即删去重复的"桑麻六味汤"，增补了"生化汤"，但总数仍为十八方。

〔3〕吴氏清络饮：底本、校本总目均作"胡氏清络饮"，据篇末"又按"径改。

〔4〕参归鹿茸汤：底本、校本总目均作"参桂鹿茸汤"，据篇末"又按"径改，然篇后所列验方未见本方。

〔5〕费氏清解散：经核对，底本、校本该篇后所列验方中，本方均阙如。

〔6〕以上二十二方：据篇末"又按"所云，"二应改六"，系因篇中删减了重复的"防风解毒汤"与"紫草承气汤"，增补了"周氏五味消毒饮"、"飞马金丹"、"导赤泻心汤"、"加减服蛮煎"、"来复丹"与"参茸养阳汤"，但漏列了"费氏清解散"和"参归鹿茸汤"，因此实际上本章应为二十四方。

十七方，统计三百二十七剂[1]。总目中七十三方，"三"应改"六"；六十五方，"五"应改"六"；五十三方，"三"应改"四"；二十三方，"三"应改"四"；十八方，"八"应改"七"；四十二方，多一"二"字；二十二方，"二"应改"六"。总按统计三百二十剂，二十下应加一"七"字。第三页六行[2]，荷杏石甘汤，"甘"误作"膏"；十四行，陈氏清肺饮，"饮"误作"汤"。第四页三行，加味导痰汤，"汤"误作"丸"；八行苇茎合文蛤汤，"汤"误作"散"，又多一"汤"字；十二行，茴香橘核丸，"丸"误作"汤"。第五页一行贞元饮，"贞"误作"镇"；二行加味都气饮，"都"误作"补"；四行五仁丸，"仁"误作"神"；十五行吴氏清络饮，"吴"误作"胡"；十六行《千金》苇茎合陈氏清肺饮，"饮"误作"汤"；十九行参归鹿茸汤，"归"误作"桂"。

温热验方

温热验方列下：

栀豉汤

焦山栀三钱　淡豆豉三钱

葛根芩连汤

生葛根钱半　青子芩钱半　小川连八分　炙草六分

麻杏石甘汤

青麻黄六分　光杏仁三钱　生石膏四钱　炙草五分

黄芩汤

青子芩三钱　生白芍钱半　生甘草八分　红枣两枚

---

〔1〕统计三百二十七剂：据校点者统计，仅三百二十二剂，与原书所计略有出入。

〔2〕第三页六行：自此以下所列页码与行款，与新点校本出入较大，但为保持原书面貌，不作更改，仅在相应条目下一一予以注解。

葳蕤汤

生玉竹钱半　青麻黄五分　光杏仁一钱　川芎六分　青木香八分　东白薇一钱　独活八分 炙草五分

按：此方为冬温咳嗽、咽干痰结、发热自利之专药，即春时伏气发温，更感于风之证，亦不出此，妙在麻黄配石膏，则有分解寒热互结之功。倘病势较轻，去麻黄、石膏[1]、独活、川芎、杏仁等味，加葱白、香豉之类足矣。如果热势郁结急须开泄者，麻黄、石膏又所必需，在用方者临病之权衡耳。

六神通解散

青麻黄五分　生石膏五钱　杜苍术八分　黄芩钱半　飞滑石三钱　生甘草五分　淡香豉三钱　葱白三枚

藿朴夏苓汤

杜藿香二钱　真川朴一钱　姜半夏钱半　赤苓三钱　光杏仁三钱　生苡仁四钱　白蔻末六分　猪苓钱半　淡香豉三钱　建泽泻钱半

茵陈胃苓汤

杜苍术一钱　真川朴一钱　炒广皮钱半　浙苓三钱　生晒术钱半　川桂枝五分　建泽泻钱半　猪苓钱半　炙甘草五分

先用西茵陈八钱煎汤代水。

茵陈五苓散

西茵陈三钱　生晒术钱半　川桂枝六分　浙苓三钱　建泽泻二钱　猪苓二钱

除疸丸

阿硫黄三两　净青矾一两

以上两味，水泛为丸，姜半夏粉一两为衣。每服一钱或钱半，一日两次。为治黄疸之第一良方。

---

〔1〕去麻黄、石膏：此处按语讨论方剂加减时，提及去石膏，而处方中并未列石膏，查《千金》葳蕤汤中有"石膏三两"，显系刊刻时遗漏。

清热渗湿汤

焦川柏钱半　制苍术一钱　小川连八分　泽泻钱半　生晒术一钱　淡竹叶钱半　生甘梢五分　赤苓三钱

黄连温胆汤

小川连八分　小枳实钱半　姜半夏钱半　赤苓三钱　新会皮钱半　生甘草五分

鲜刮淡竹茹五钱，煎汤代水。

藿香左金汤

杜藿香三钱　吴茱萸二分　小川连六分　广皮二钱　姜半夏钱半　炒枳壳钱半　炒车前钱半　赤苓三钱　六一散四钱　细木通一钱　建泽泻二钱　猪苓钱半

先用鲜刮淡竹茹五钱、炒香鲜枇杷叶一两，井水、河水各一碗，煎至一碗，分两次服。服后毋多饮茶，多饮茶则连药吐出，不得药力矣，切宜忍耐。

按：夏秋霍乱，多因湿遏热伏，兼饮食过饱而发，亦有触秽恶而发者。此方化滞通痞以止呕，分利小便以止泻，为夏秋热霍乱证正治法。惟黄连、吴茱萸分两，随湿热轻重配合为要。凡治泄泻转筋、痞痛鸣肠、烦渴吐蛔、眶陷失音、手足厥冷、爪紫、脉伏或微者，即用此汤和阴阳、治呕泻，投之辄效。

附　加减法：舌赤营热，加广郁金三钱、苏丹参三钱，去茱萸、半夏；热闭昏烦，加行军散二分、鲜石菖蒲汁四匙；气冲呃逆，加母丁香五分、柿蒂三十个；脘腹痛甚，加炒延胡钱半、紫金片四分；若转筋甚，加酒炒木瓜钱半、生苡仁六钱，原方去竹茹、枇杷叶，用丝瓜络、宽筋草各一两，煎汤代水；若泻止，呕数日不止，加绢包旋覆花三钱、代赭石四钱，原方去二苓、滑、泽、车前、木通；若渴甚烦热，加生石膏六钱、西瓜汁一瓢，原方去萸、夏、藿、枳、二苓、滑、通；若吐蛔多，加乌梅肉五分、胡连六分、炒川椒二分。

绛矾丸

皂矾五钱，面裹烧红　杜苍术五钱　真川朴八钱　广皮六钱　炒焦甘草三钱

煮红枣肉为小丸，姜半夏粉一两为衣。每服钱半或二钱，一日两次，淡姜汤送下。

蚕矢汤

晚蚕砂五钱　生苡仁四钱　大豆卷四钱　通草一钱　陈木瓜三钱　仙露夏一钱　焦山栀钱半　黄芩一钱　吴茱萸三分，拌炒　小川连二钱

地浆或阴阳水煎，稍凉徐服。

按：此方分量悉遵原方，专治霍乱转筋、肢冷腹痛、口渴烦躁、目陷脉伏、湿阻热郁之时行急证。

燃照汤

飞滑石四钱　真川朴一钱　焦山栀二钱　黄芩钱半　制半夏一钱　淡香豉三钱　省头草钱半

水煎去滓，研冲白蔻仁八分，温服。苔腻而厚浊者，去白蔻仁，加草果仁一钱。

连朴饮

小川连一钱　真川朴二钱　石菖蒲一钱　香豉三钱　制半夏一钱　焦山栀三钱　水芦根二两

煎汤代水。

星香导痰丸

制南星三两　制半夏三两　香附子三两　陈皮五两

上四味同研末，姜汁皂角膏糊丸梧桐子大。每服三钱，开水送下。

按：丹溪翁云，此家传秘方，治痰嗽气逆屡验。

沉香百消曲

五灵脂一斤　制香附一斤　黑丑二两　白丑二两　上沉香一两

制法仿六神曲，每块一钱。

按：此曲善能消水消食，消痞消痰，消气消滞，消瘀消痫，消蛊消膈，并痰迷心窍等证俱治，其功甚捷。

加味枳实栀豉合小陷胸汤[1]

小枳实钱半　焦山栀三钱　淡豆豉三钱　连翘三钱　栝蒌仁五钱　姜半夏二钱　小川

---

[1] 加味枳实栀豉合小陷胸汤："总目"中作"枳实栀豉合小陷胸汤加味"。

连八分　条芩二钱　西茵陈二钱　姜水炒木通一钱

先用活水芦根二两、灯心一钱煎汤代水。

加味芦根饮子[1]

水芦根二两　鲜竹茹五钱　南花粉三钱　知母三钱　生粳米三钱，鲜荷叶包　生姜皮五分

加减白虎汤

生石膏八钱　白知母四钱　生甘草八分　鲜竹叶五十片

先用西瓜翠衣四两、鲜枇杷叶一两，去毛净，剪去大筋，煎汤代水。

加减银翘散

光杏仁钱半　牛蒡子钱半　木贼草八分　银花钱半　栝蒌皮钱半　川贝母三钱　老紫草三钱　连翘三钱　粉丹皮钱半　鲜竹叶三十片

加味二陈汤[2]

姜半夏三钱　浙茯苓四钱　北细辛三分　广皮二钱　白芥子八分　生苡仁六钱　飞滑石四钱　猪苓二钱　建泽泻二钱　炙甘草六分

先用丝通草三钱煎汤代水。

加味五苓散[3]

生晒术钱半　浙茯苓四钱　川桂枝六分，拌　滑石六钱　建泽泻二钱　水芦根一两　淡竹叶钱半　猪苓钱半

加味小陷胸汤

栝蒌仁五钱　姜半夏二钱　小川连一钱　枳实二钱　真川朴一钱　带皮苓四钱　新会皮二钱

加减半夏泻心汤

姜半夏三钱　小川连一钱　青子芩二钱，均用姜水炒　飞滑石四钱　丝通草钱半　淡竹沥一瓢　姜汁四滴

控涎丹

白芥子　甘遂　大戟各一两

---

〔1〕加味芦根饮子："总目"作"芦根饮子加味"。

〔2〕加味二陈汤："总目"作"二陈汤加味"。

〔3〕加味五苓散："总目"作"五苓散加味"。

研末，姜汁糊丸。每服十丸，重则服三十丸，淡姜汤送下。

伐木丸

制苍术一斤　黄酒曲二两，同苍术炒赤色　皂矾半斤，醋拌晒干，入阳城罐火煅

醋糊丸，梧子大。每服三四十丸，好酒、米汤任下，日二三服。

按：《张三丰仙传方》云：此乃上清金蓬头祖师所传，治黄肿如土色，其效如神。李时珍云：绛矾丸不及此方之妙。

加味连茹橘半汤

小川连一钱　青子芩二钱　龙胆草一钱　广皮钱半　仙露夏钱半　鲜石菖蒲根叶钱半

先用鲜竹茹五钱、鲜茅根一两煎汤代水。

加减小陷胸合半夏泻心汤[1]

栝蒌仁五钱　仙露夏二钱　小川连一钱　条芩二钱　淡竹沥一瓢　生姜汁四滴

昌阳泻心汤

鲜石菖蒲钱半　条芩一钱　仙露夏一钱　苏叶四分　小川连六分　真川朴八分　紫菀三钱

先用鲜竹茹五钱、鲜枇杷叶一两，去毛，抽筋，活水芦根二两煎汤代水。

按：此方除痰泄热、宣气通津，专治暑秽夹痰，酿成霍乱，胸痞心烦、神昏谵语，或渴或呃，或呕酸吐苦，汤水碍下，小便秘涩等症。

太乙紫金丹

山慈姑二两　川文蛤二两　苏合油两半　大戟两半　白檀香两半　安息香两半　千金霜一两　琥珀五钱　明雄黄五钱　当门子三钱　梅冰三钱

上十一味，各研极细，再合研匀，浓糯米饮杵丸，每重钱许，外以飞金为衣。

按：薛一瓢先生云，此丹比苏合丸而无热，较至宝丹而不凉，兼玉枢丹之解毒，备二方之开闭，专治霍乱痧胀、岚瘴中恶、水土不服、喉风中毒、蛇犬虫伤、五绝暴厥、癫狂痫疽、鬼胎魔魅及暑湿温疫之邪弥漫熏蒸、神明昏乱、危急诸证。

厥证返魂丹

飞辰砂　明雄黄　生玳瑁　麝香　白芥子各二钱半

---

[1] 加减小陷胸合半夏泻心汤："总目"作"小陷胸汤合半夏泻心汤加减"。

上药同研如粉，于磁器中熔安息香，和丸如绿豆大。

按：此丹专治尸厥不语，或冲恶不语。每服五丸，用童便化下。小儿热风痉厥只服一丸。

承气陷胸汤

小枳实钱半　真川朴八分　生锦纹三钱　川连一钱　栝蒌仁六钱　仙露夏三钱

先用活水芦根、鲜冬瓜子各二两煎汤代水。阴虚者加鲜生地一两、元参五钱。

小陷胸汤合朴黄丸

栝蒌仁六钱　仙露夏三钱　朴黄丸三钱　川连八分

上药煎成，用绢筛滤清服。

朴黄丸

真川朴、陈皮各十二两　制锦纹一斤四两　木香四两

上用荷叶水泛为丸，如绿豆大。每服三钱，开水下。小儿二钱。

枳实导滞丸

小枳实　六神曲各五钱　制锦纹一两　小川连三钱　青子芩、生晒术各三钱　浙茯苓三钱　建泽泻二钱

神芎导水丸

生锦纹　青子芩各二两　炒黑丑　飞滑石各四两　小川连　苏薄荷　川芎各五钱

上为细末，滴水为丸，如小豆大。温水下十丸至十五丸，每服加十丸，日三服，冷水下亦得。

按：此丸泻湿热、消酒食、清头目、利咽喉，能令胃肠结滞宣通、气和而愈，屡用辄效。

陆氏润字丸

酒炒锦纹一两　制半夏　前胡　山楂肉　天花粉　广陈皮　白术　枳实　槟榔各一钱二分五厘

每药须略炒或晒干为末，姜汁打神曲为丸，如梧子大。每服二三钱。

按：此丸善治湿热食积、胸满不食、腹痛便闭及夏秋赤白痢等证，最稳最灵（方

载陆养愚《三世医验》中）。

调胃承气汤

生锦纹一钱　元明粉钱半　炙甘草六分

犀连承气汤

白犀角一钱　小川连一钱　生锦纹三钱　枳实钱半　元明粉三钱　真川朴五分

桃仁承气汤

原桃仁三钱　生锦纹二钱　元明粉钱半　桂枝三分　生甘草六分

按：此汤乃仲景原方，吴又可去桂枝、甘草二味，加当归、赤芍、丹皮各二钱，亦名桃仁承气汤；吴鞠通去元明粉、桂枝、甘草三味，加细生地六钱、丹皮四钱、泽兰二钱、人中白二钱，名加减桃仁承气汤。同一治蓄血证，凉血通瘀之功，较原方尤胜。

犀角地黄汤

白犀角一钱　鲜生地一两　粉丹皮三钱　赤芍二钱

茵陈蒿汤

西茵陈五钱　焦山栀四钱　生锦纹二钱

《千金》生地黄汤

鲜生地二两　生锦纹一钱　生甘草八分　红枣四枚　芒硝一钱

养荣承气汤

鲜生地一两　油当归三钱　生白芍二钱　知母三钱　生锦纹一钱　小枳实钱半　真川朴五分

雪羹加味煎

淡海蜇四两　大荸荠六个　鲜地汁二瓢　元参三钱　栝蒌仁五钱　雅梨汁一瓢　净白蜜二匙　姜汁二滴

先用鲜冬瓜皮子一个，同海蜇、荸荠煎汤代水。

阿胶鸡子黄汤

真阿胶钱半　左牡蛎五钱　大生地四钱　白芍三钱　女贞子三钱　黄甘菊二钱　鸡子

黄一枚　童便一盅

按：此方甘咸静镇、善熄肝风，专治肝风上翔、头眩心悸、耳鸣躁扰、狂厥等症。

导赤散合加味虎杖散

鲜生地一两　淡竹叶钱半　生甘梢八分　木通一钱　杜牛膝一两　芫蔚子三钱　琥珀末五分　麝香一分

猪苓汤合瑕鼠矢散

飞滑石四钱　真阿胶一钱　建泽泻二钱　猪苓二钱　两头尖一钱　赤茯苓钱半　韭菜白一钱

新定达原饮

真川朴八分　花槟榔钱半　草果仁五分　枳壳钱半　焦山栀三钱　淡豆豉三钱　青子芩二钱　桔梗钱半　鲜荷叶包六一散三钱　知母三钱

先用活水芦根二两、北细辛三分煎汤代水。

加减甘露饮

细生地四钱　西洋参钱半　淡天冬钱半　麦冬二钱　青子芩一钱　西茵陈钱半　雅梨汁一瓢　蔗浆一瓢

先用炒香鲜枇杷叶一两、鲜茅根二两煎汤代水。

参麦六味汤

潞党参三钱　提麦冬三钱　大熟地四钱　淮药二钱　山萸肉钱半　浙茯苓三钱　粉丹皮钱半　泽泻钱半

加减复脉汤

炙甘草六钱　大生地六钱　生白芍六钱　麦冬五钱　真阿胶三钱　大麻仁三钱

脉虚大欲散者，加人参二钱。

石氏犀地汤

白犀角一钱　鲜生地一两　青连翘三钱　银花二钱　广郁金三钱　雅梨汁一瓢　淡竹沥一瓢　姜汁二滴　鲜石菖蒲根叶钱半

先用活水芦根二两、灯心一钱煎汤代水。

按：此方凉血开闭、泄热化湿，凉而不过，润而不腻，用药最为空灵。善治邪传包络，化燥伤阴、神昏谵妄、舌赤无苔等证，屡用辄效。如或不应，再用瓜霜紫雪丹或新定牛黄清心丸透热宣窍，功力尤胜。

瓜霜紫雪丹

白犀角　羚羊角　青木香　上沉香各五钱　寒水石　石膏　灵磁石　飞滑石各五两　元参　升麻各一两六钱　朱砂五钱　生甘草八钱　公丁香二钱　麝香一钱二分　金箔一两　西瓜硝八钱　冰片三钱

制法照《局方》紫雪。

按：此方以西瓜硝八两为君，又加冰片三钱，方载方省庵喉科"较《局方》紫雪尤胜"，专治邪火毒火穿经入脏，狂越躁乱，发斑发黄，瘴毒疫疠，蛊毒鬼魅，口疮脚气，小儿惊痫火痘，咽痛喉风，重腭痰核，舌疔紫疱等症。善能消解，其效如神。

拔萃犀角地黄汤

白犀角一钱　鲜生地两半　生锦纹三钱　川连一钱　青子芩二钱

叶氏加减复脉汤

炙甘草一钱　大生地钱半　真阿胶钱半　麦冬三钱　吉林参五分　生苡仁四钱　北沙参四钱　燕窝一钱　枇杷叶三钱，去毛蜜炙　南枣两枚

咳血加白及一钱，夜热加地骨皮四钱，便溏、舌燥去生地。

三甲复脉汤

生龟板六钱　生鳖甲五钱　生牡蛎六钱　生地四钱　真阿胶钱半　炙甘草一钱　生白芍三钱　麦冬三钱　大麻仁三钱

邵氏热郁汤

苏薄荷八分　青连翘钱半　栝蒌皮钱半　焦栀三钱　广郁金三钱　青子芩钱半　生甘草六分　桔梗一钱　鲜竹叶三十片　青蒿露一两，冲

犀地桑丹汤

白犀角八分　鲜生地八钱　冬桑叶三钱　丹皮二钱　生山栀三钱　青连翘三钱　老紫

草三钱　子芩钱半　青蒿脑钱半　元参心二钱　池菊花三钱　知母三钱

先用活水芦根二两、鲜茅根二两、嫩桑枝一两、鲜竹叶五十片，煎汤代水。

更衣丸

芦荟七钱　飞辰砂五钱

上药滴酒和丸，辰砂为衣，每服二钱，代代花五朵泡汤送下。

按：此丸专治肝火烁液、液枯肠燥、大便秘结等症，奏功甚捷。

犀羚白虎汤加味方

白犀角一钱　羚角片钱半　生石膏八钱　知母四钱　生甘草八分　陈仓米三钱　荷叶包白头蚯蚓三只　陈金汁一两　甘罗根汁一瓢，和匀同冲

上药先将犀、羚二味用水四碗，煎成二碗，代水煎药。

按：此方凉血解毒、清热存津，不特透发斑疹，即火风发痉亦甚效。

《千金》生地黄煎

生玉竹三钱　天花粉二钱　地骨皮三钱　茯神三钱　生石膏四钱　白知母三钱　鲜生地汁、麦冬汁各二瓢　鲜竹沥一瓢　生姜汁四滴　净白蜜半钱

上药用水两碗，将前六味煎成一碗，去渣，加地、冬等四汁及白蜜再煎数沸。冬月煎膏尤妙。

按：此方生液凉血、清火撤热兼擅其长，善治积热烦渴、日晡转剧、喘咳面赤、能食便秘等证。若加西洋参钱半，乃治虚热之良剂。

加减竹叶石膏汤

西洋参一钱　生石膏三钱　生甘草八分　麦冬钱半　仙露夏一钱　青蔗浆一钱　生姜汁两滴，和匀同冲

先用鲜刮淡竹茹三钱、鲜茅根一两、鲜稻穗三枝煎汤代水。

加减犀羚二鲜汤

鲜生地一两　鲜金钗三钱　生石膏一两　川连一钱　甘中黄一钱　人中白五分　陈金汁一两　元参五钱　新银花三钱　青连翘三钱　东白薇五钱　池菊三钱

先用白犀角一钱、羚羊角钱半、鲜茅根一两，同石膏用水四碗煎成两碗，去渣，

再煎前药至一碗，冲入金汁服。

滋液救焚汤

白犀角一钱　鲜生地一两　玄精石一钱　麦冬二钱　西洋参钱半　大麻仁三钱　生甘草八分　阿胶一钱　柏子仁二钱　紫石英三钱　西牛黄一分，调服

龙胆泻肝汤

龙胆草八分　生山栀钱半　青子芩二钱　银胡一钱　鲜生地五分　车前子钱半　生甘梢八分　归须八分　建泽泻钱半　细木通八分

按：此方专治胁痛，口苦耳聋，耳肿筋痿，阴湿、阴痒、阴肿，血淋，溲血等证。凡属肝肾实火者均效。

平阳清里汤

生石膏六钱　生甘草六分　青子芩钱半　知母三钱　小川连八分　生川柏六钱

先用白犀角六分、羚角一钱煎汤代水。

清燥救肺汤

霜桑叶三钱　甜杏仁三钱　黑芝麻一钱　阿胶八分　西洋参一钱　生石膏二钱　生甘草八分　麦冬钱半，蜜炙　枇杷叶三钱

痰多，加栝蒌仁四钱、岩制川贝三分；血枯，加大生地三钱、白木耳五分；火旺生风，加犀角五分、羚角一钱。

岩制川贝：川贝母一斤，研细末，浸以竹沥三次、海粉汁二次，再加柿霜三两二钱，春冬加麻黄末一两六钱，夏秋加皂角刺一两六钱研末，作成锭，每重一钱。

按：此药历经实验，凡属肝火烁肺、液郁为痰、久嗽不出，不拘火痰、燥痰、黏痰、胶痰，投无不效。惟寒嗽稀痰、湿嗽糊痰，均不可服。

葛氏保和汤

甜杏仁三钱　生苡仁三钱　真阿胶八分　川贝三钱　天花粉二钱　炙百部钱半　淡天冬一钱　知母二钱　杜兜铃一钱　炙甘草五分　薄荷梗五分　麦冬二钱　款冬花三钱　苏百合一钱　甜桔梗五分　紫菀钱半　白归身五分　紫苏旁枝五分

按：葛可久原方云，此方治痨嗽肺痿，服之决效。

附 加减法：血盛加藕节五个、茅根一两，煎汤代水；痰盛加栝蒌仁四钱、淡竹沥一瓢；喘盛加苏子八分、白前二钱；热盛加生桑皮三钱、地骨皮五钱。

润肺雪梨膏

雪梨六十只，取汁二十杯　生地　茅根　藕肉各取汁十杯　萝卜　麦冬各取汁五杯

将六汁煎炼，入蜜一斤、饴糖八两、姜汁半杯，再熬如稀糊，则成膏矣。每服一瓢，开水化服，一日三次。

青蒿鳖甲煎

青蒿脑钱半　生鳖甲四钱　霜桑叶二钱　丹皮二钱　鲜生地四钱　白知母三钱　地骨皮五钱　银胡钱半

顾氏清金散

生桑皮三钱　地骨皮四钱　生甘草八分　麦冬二钱　苏百合三钱　款冬花三钱　生苡仁五钱　川贝三钱　生藕汁一杯　清童便一杯，同冲

先用枇杷叶一两，去毛净，鲜茅根一两煎汤代水。

按：此方清肺润燥、降气消痰，专治阴虚咳嗽，痰中带血，或咳血。顾松园[1]治肺痨初起，自制此方，随症加减，屡用辄效。

顾氏保阴煎

大熟地四钱　大生地三钱　淡天冬二钱　麦冬三钱　生玉竹三钱　炙鳖甲四钱　炙龟板四钱　山药三钱　浙茯苓三钱　淮牛膝二钱　龙眼肉十朵

骨蒸有汗，加地骨皮五钱、煅牡蛎四钱；无汗，加粉丹皮钱半、全青蒿一钱。腰膝痛，加甘杞子三钱、川杜仲二钱。盗汗，加炒枣仁三钱、五味子三分。咳嗽，加苏百合三钱、款冬花三钱、蜜炙枇杷叶三钱。痰多，加川贝三钱、竹沥一瓢。咳血，加藕汁、童便各一杯冲。食少，加炒米仁五钱、炒谷芽三钱。肺脏无热，右寸脉虚弱无力，加高丽参一钱、炙绵芪钱半。

按：此方甘咸滋肾、甘淡养胃，专治真阴虚衰、相火炽盛，发热在于午子前后，或但皮里骨蒸，五心常热，鼻中干燥，唇红颧赤，口苦舌干，耳鸣目眩，腰膝酸软，

---

〔1〕顾松园：即清初医家顾靖远，字松园，号花洲。江苏苏州人。康熙年间太医院御医。辑有《顾氏医镜》（一名《顾松园医镜》）十六卷，刊于1718年。另撰《医要》若干卷，未见刊行。

四肢无力，倦怠思卧，大便燥结，小便黄赤，六脉弦数，或虚数无力。若病日久，饮食少思，大便溏泄，午后洒渐发寒，少顷发热，热至鸡鸣寅卯时分，盗汗出而身凉，均以此方加减治之。

新加六味汤一名经验加味地黄汤

大生地三钱　大熟地四钱　浙茯苓三钱　麦冬二钱　山萸肉钱半　淮山药三钱　粉丹皮钱半　泽泻钱半

咳嗽，加苏百合三钱、蜜炙枇杷叶三钱；痰血，加梨汁、童便各一杯；热盛，加生桑皮三钱、地骨皮五钱。

六味加犀角汤

大熟地四钱　山萸肉钱半　浙茯苓三钱　泽泻钱半　淮山药三钱　粉丹皮钱半　白犀角一钱

生脉散

别直参钱半　原麦冬五钱　北五味五分

大补阴丸

川柏　知母各四两，俱用盐酒炒　熟地　炙龟板各六两

共研细末，用猪脊髓一条蒸熟，炼蜜为丸。每服三钱，空心淡盐汤下。

张氏左归饮

大熟地三钱　山萸肉一钱　甘杞子二钱　山药钱半　粉丹皮钱半　炙甘草一钱

肺热而烦者，加辰砂染麦冬二钱、女贞子三钱；肺热而咳者，加苏百合二钱、川贝母三钱；血虚生热者，加阿胶一钱、生白芍三钱；咳血、吐血、便血，加鲜生地五钱、白木耳八分。

黄芩加半夏生姜汤

青子芩二钱　生白芍钱半　生甘草五分　红枣两枚　姜半夏钱半　鲜生姜两片

白虎加人参汤

生石膏四钱　白知母三钱　生甘草八分　粳米三钱　西洋参钱半

甘草汤

生甘草　炙甘草各一钱　泉水　童便各一碗,煮取一碗服

桔梗汤

白桔梗钱半　生甘草一钱

猪肤汤

猪肉皮一两,刮去白膏　白蜜一两　炒米粉五钱

黄连阿胶汤

小川连钱半　真阿胶钱半　青子芩一钱　白芍一钱　鸡子黄两枚

大承气汤

生锦纹三钱　元明粉三钱　小枳实钱半　川朴一钱

黄连汤

小川连八分　姜半夏一钱　川桂枝五分　干姜四分　潞党参五分　炙甘草四分　大红枣四枚

《千金》泻肝汤

生山栀三钱　淡香豉二钱　鲜生地五钱　大青一钱　生石膏六钱　元明粉钱半　川柴胡六分　桂枝二分

《千金》清肝饮

生山栀钱半　青子芩三钱　生石膏四钱　元参二钱　元明粉钱半　鲜竹叶三十片　车前草两株　细辛二分

《千金》清心汤

鲜生地一两　生山栀二钱　青子芩二钱　大青一钱　生石膏四钱　白知母三钱　元明粉一钱　元参钱半

《千金》清脾汤

羚羊角八分　寒水石钱半　元明粉一钱　大青一钱　焦山栀三钱　元参钱半　射干八分　升麻三分

《千金》清肺汤

青麻黄五分　生石膏四钱　光杏仁二钱　前胡钱半　焦山栀三钱　生甘草五分　紫菀钱半　大青一钱

《千金》清肾汤

西茵陈二钱　焦山栀三钱　元明粉一钱　苦参五分　鲜生地五钱　生葛根一钱　淡豆豉三钱　石膏四钱　鲜葱白两枚

《千金》清胃饮

生山栀三钱　淡香豉三钱　干薤白钱半

烧酒洗三次，捣烂。

《千金》麦冬汤

提麦冬三钱　炙甘草一钱　生粳米三钱，荷叶包煎　大红枣四钱　鲜竹叶二十四片

《千金》栀豉加石膏鼠矢汤

焦山栀三钱　淡豆豉三钱　生石膏六钱　两头尖五十粒，包煎

《千金》栀豉加鼠矢大黄汤

焦山栀三钱　淡香豉三钱　生锦纹一钱　两头尖五十粒，包煎

知母解肌汤

白知母三钱　生石膏六钱　生葛根一钱　麻黄五分　生甘草五分

漏芦橘皮汤

漏芦钱半　新会皮钱半　光杏仁三钱　麻黄五分　煨甘遂八分　青子芩二钱

《肘后》黑膏

鲜生地二两　淡香豉五钱　猪板油五钱　腰黄三分　麝香一分，冲

（补）[1]　备急黑奴丸

釜底墨一两　梁上尘二两　灶突墨一两　麻黄三两　生锦纹二钱　元明粉一两　青子芩一两

上七味研细，用蜜和如弹子大，新汲井水磨汁一碗服之。若渴，但与井水，须臾

---

〔1〕（补）："总目"中未列此方，故曰"补"，后同。

当寒，寒讫便汗则解。

《小品》茅根汤

鲜茅根一两　生葛根二钱

枇杷叶饮子

枇杷叶二两，去毛净，剪去大筋　鲜茅根一两

茅根橘皮汤

鲜茅根一两　新会皮三钱　生葛根一钱　官桂五分

《删繁》香豉汤

淡香豉三钱　生山栀三钱　生石膏六钱　大青一钱　元明粉钱半　升麻一钱　葱白五个

《深师》芍药汤

生白芍钱半　小川连四分　青子芩二钱　官桂三分　栝蒌仁四钱　生甘草三分

解肌汤

生葛根钱半　青子芩二钱　生白芍一钱　官桂三分　青麻黄三分　生甘草三分

知母干葛汤

白知母三钱　生石膏六钱　青子芩二钱　防风一钱　生玉竹钱半　光杏仁二钱　广木香五分　川芎五分　制南星八分　西潞党五分　炙甘草二分　麻黄四分　羌活三分　升麻二分　生葛根八分

栝蒌根汤

栝蒌根三钱　生石膏四钱　生葛根一钱　防风五分　南沙参钱半　生甘草五分

汉防己汤

汉防己钱半　生芪皮一钱　生晒术一钱　炙草三分　鲜生姜两片　大红枣两枚

白虎加苍术汤

生石膏六钱　白知母三钱　杜苍术一钱　生甘草六分　生粳米三钱，荷叶包

葛根橘皮汤

生葛根钱半　新会皮二钱　光杏仁钱半　知母钱半　青子芩钱半　生甘草五分　青麻

黄三分

黄连橘皮汤

小川连一钱　新会皮三钱　光杏仁钱半　枳实八分　生葛根一钱　真川朴八分　生甘草五分　麻黄三分

白虎加桂枝汤

生石膏六钱　白知母四钱　川桂枝八分　生甘草六分　生粳米三钱，荷叶包

疟母煎丸

鳖甲胶十二分　黄芩　乌扇　鼠妇　干姜　大黄　肉桂　紫葳　厚朴各三分　葶苈　石韦　桃仁　半夏各二分　人参　瞿麦各一分　牡丹皮　芍药　虻虫各五分　阿胶、蜂巢各四分　朴硝十二分　柴胡六钱　䗪螂六分

上药研细，以鳖甲胶化烊，捣丸如桐子大。

桂枝石膏汤

川桂枝六分　生石膏六钱　青子芩二钱　升麻三分　生山栀二钱　白药子一钱　生甘草五分　葛根五分

栀子升麻汤

生山栀二钱　生石膏六钱　鲜生地六钱　升麻五分　川柴胡八分

凉膈合天水散

元明粉钱半　生锦纹一钱　青子芩二钱　薄荷一钱　焦山栀三钱　天水散四钱　鲜竹叶三十片　连翘三钱

大柴胡合大承气汤

川柴胡八分　生锦纹三钱　元明粉三钱　枳实钱半　青子芩二钱　姜半夏钱半　真川朴一钱　赤芍钱半　鲜生姜二片　大红枣二枚

大柴胡合三一承气汤

川柴胡八分　生锦纹二钱　元明粉二钱　枳实钱半　青子芩二钱　姜半夏钱半　真川朴八分　赤芍一钱　生甘草六分

知母石膏汤

白知母四钱　生石膏四钱　生甘草五分

雄黄解毒丸

腰黄一两　广郁金一两　巴霜五钱

上药共研细末，先用银花一两煎浓汤，捣为丸，如桐子大，朱砂为衣，再用白蜡擂明。每服五七丸，清茶下，吐出痰涎立醒；如未吐，再服。倘人事昏愦、心头温者，急急研末灌之。

《局方》妙香丸

巴豆霜三分　西牛黄三钱　头梅冰一钱　麝香一钱　轻粉三钱　硇砂五分　辰砂九钱金箔十张

上药研匀，炼黄蜡六钱，入白蜜三分，同炼匀为丸，金箔为衣，每重一分。

按：此丸药力甚大，取效甚速，轻服一丸，重服三丸，屡试辄验。姑述其证治如下：如治潮热积热，伤寒结胸发黄，狂走躁热，口干面赤，大小便不通，大黄炙甘草汤下三丸；毒痢下血，黄连汤调轻粉少许下；如患酒毒、食毒、茶毒、气毒、风痰、伏癖、吐逆等证，并用轻粉、龙脑，米饮下；中毒吐血、闷乱烦躁欲死者，用人乳下，立愈；小儿百病惊痫、涎潮搐搦，用龙脑、轻粉，蜜汤下一丸；诸积食积，颊赤烦躁，睡卧不宁，惊哭泻痢，并用金银薄荷汤下；如男妇因病伤寒时疾，阴阳气交，结伏毒气，胃中喘燥，眼赤潮发，经七八日至半月日未安，医所不明证候，脉息交乱者，可服三丸，亦可用龙脑、轻粉米饮调下。如要药即行，用针刺一孔，冷水浸少时服之，其效更速。

牛黄散

焦山栀三钱　炒黑丑一钱　生锦纹五分　广郁金钱半　生甘草五分

刘氏桔梗汤

苦桔梗钱半　生甘草一钱　苏薄荷一钱　片芩一钱　焦山栀一钱　青连翘二钱　鲜竹叶三十片

栀子黄芩汤

焦山栀五钱　青子芩三钱

三黄丸

青子芩一两　小川连八钱　生锦纹五钱

上药研细，水泛为丸，朱砂为衣。轻服钱半至二钱，重服三钱至五钱。

大黄牵牛散

生锦纹二两　炒黑丑五钱

上为细末，每服三钱。四肢厥冷，用酒调下；无厥冷而手足烦热者，蜜汤调下。

归地六味丸

白归身三两　大生地四两　大熟地四两　萸肉两半　淮山药三两　浙茯苓三两　粉丹皮两半　泽泻两半

牛黄膏

西牛黄二钱　广郁金三钱　粉丹皮三钱　梅冰一钱　飞辰砂三钱　生甘草一钱

上为细末，用雪水调下一钱。

当归承气汤

全当归三钱　生锦纹三钱　元明粉钱半　生甘草五分　鲜生姜两片　大红枣两枚

四顺饮子

生锦纹钱半　白归身一钱　生甘草八分　白芍一钱

加味八正散

生锦纹一钱　车前子三钱　焦山栀三钱　瞿麦三钱　飞滑石四钱　生甘梢八分　细木通一钱　扁蓄二钱　灯心八分　沉香汁两匙　木香汁两匙，同冲

水解散

焦山栀三钱　淡豆豉三钱　生葛根钱半　大青钱半　鲜生地五钱　生石膏四钱　风化硝一钱，雪水煎

按：此方辛凉达邪、甘咸救液、表里双解，专清阳明气血之热，善治伏气温病、天行热病热结在里、表里俱热、阴气先伤、阳气独发等症，最稳而灵。

大黄汤

生锦纹钱半　小川连一钱　生山栀二钱　川柏八分　淡香豉五钱　鲜葱白三枚

按：此方三黄汤之变法，能除六经之热，专治伏气温病、天行热病头痛壮热、四肢烦疼、二便俱秘、不得饮食等症。王氏《外台秘要》云：此许推然方，神良。

防风通圣散

防风钱半　全当归五分　生白芍五分　川芎三分　苏薄荷五分　青连翘五分　青子芩五分麻黄三分　生锦纹三分　元明粉三分　生石膏五分　白术三分　荆芥穗五分　飞滑石一钱白桔梗八分　生姜一片　焦山栀五分　生甘草五分

按：此方发表攻里、清上导下，气血兼顾，面面周到，河间制此，善治四时春温夏热、秋燥冬寒。凡邪在三阳、表里不解者，以两许为剂，加鲜葱白两茎、淡豆豉三钱煎服之，候汗下兼行，表里即解。形气强者，两半为剂；形气弱者，五钱为剂。若初服因汗少不解，则为表实，倍加麻黄以汗之；因便硬不解，则为里实，倍加硝黄以下之；连进二服，必令汗出下利而解，其法甚捷，莫不应手取效，从无寒中痞结之变。顾松园于本方去麻黄、川芎、当归、白术、生姜等五味，加原麦冬五分，名加减防风通圣散，云表里三焦，分消其势，治伏火初起之良方也。外科以此方治里有实热、疥疮满身者。余每加鲜生地、白菊花、银花各一两，绿豆一合煎汤代水煎药，饮之殊效。

升麻解肌汤

升麻一钱　生葛根钱半　生白芍一钱　生甘八分

三黄石膏汤

小川连一钱　青子芩二钱　生川柏一钱　知母钱半　生石膏三钱　生山栀一钱　元参一钱生甘七分

按：此方从王氏《类方准绳》[1]录出，若《外台秘要》方，无元参、知母、甘草三味，有淡豆豉三钱、麻黄五分，一专清里，一表里双解，功用不同。顾松园于《秘要》方去麻黄，加知母五钱、生甘草八分、苏薄荷钱半，名加减三黄石膏汤，专

---

[1] 王氏《类方准绳》：即《杂病证治类方》，系王肯堂《六科证治准绳》中有关杂病证治的方药编。

治热病壮热无汗、烦躁、鼻干、面红目赤、唇焦舌干齿燥，大渴饮水、狂叫欲走等症，投之辄效。杨玉衡[1]于《秘要》方中去麻黄，加酒炒白僵蚕三钱、蝉衣十只、苏薄荷二钱、知母二钱，名增损三黄石膏汤，云此方内外分消其势，热郁腠理，先见表证为尤宜，专治温病主方，表里三焦大热、五心烦热、两目如火、鼻干面赤、舌黄唇焦、身如涂朱、燥渴引饮、神昏谵语，服之皆愈。

白虎合黄连解毒汤

生石膏八钱　白知母三钱　生甘草八分　粳米三钱　小川连一钱　青子芩二钱　生山栀三钱　川柏八分

三黄泻心汤

生锦纹二钱　小川连一钱　青子芩钱半

大柴胡加芒硝汤

川柴胡一钱　青子芩二钱　姜半夏钱半　枳实一钱　生锦纹二钱　元明粉钱半　赤芍一钱　生姜两片　大红枣一枚

人参化斑汤

西洋参钱半　生石膏三钱　生玉竹钱半　知母钱半　生甘草五分　陈仓米三钱，荷叶包

元参升麻合黑膏

元参钱半　升麻五分　生甘草五分　雄草一分　鲜生地一两，捣　淡豆豉三钱　熟猪油一匙　麝香五厘

大青四物汤

大青叶三钱　淡豆豉三钱　陈阿胶八分　生甘草六分

凉膈散

青子芩二钱　生山栀二钱　苏薄荷二钱　连翘二钱　生锦纹三钱　生甘草一钱　鲜竹叶三十片

先用元明粉三钱、提净白蜜一两煎汤代水。

---

　　[1]杨玉衡：即清代医家杨栗山（1706—？），名璿，字玉衡。中州夏邑（今河南）人。推崇吴又可学说，著《伤寒温疫条辨》（又名《寒温条辨》），刊于1784年。

按：《局方》凉膈散即调胃承气加疏风清火之品，专泻上中二焦之火，善治心火上盛、中焦燥实、烦躁口渴、目赤头眩、口疮唇裂、吐血衄血、大小便秘、诸风瘈疭、发斑发狂，及小儿惊风、痘疮黑陷等症。杨玉衡于本方加酒炒白僵蚕三钱、全蝉衣十二只、广姜黄七分、小川连二钱，名加味凉膈散；小便赤数加滑石四钱、炒车前二钱；胸满加枳实二钱、川朴一钱；呕渴加生石膏六钱、知母四钱。统用提净生白蜜一两、陈老酒一瓢、元明粉三钱、鲜竹叶五十片，加水四碗，煎成两碗，代水煎药。云：凡余治温病，用增损双解散及加味凉膈散而愈者，不计其数。若大头瘟、瓜瓤瘟等危在旦夕，数年来赖以救活者，已百余人，真神方也。丹溪于本方中加小川连一钱，名清心汤，专治火郁上焦、大热面赤、舌黄唇焦、大便不通等症。河间于本方去硝黄，加桔梗钱半，名刘氏桔梗汤，专治风温暑风热郁上焦之证。余思愚[1]极赞其妙，又加生石膏六钱，专治热疫初起之重症，最稳而灵。

葛根葱白汤

生葛根钱半　白知母三钱　生白芍一钱　川芎八分　鲜葱白两枚　鲜生姜一片

防风解毒汤

防风八分　荆芥穗八分　生石膏一钱　知母八分　苏薄荷七分　炒牛蒡一钱　青连翘一钱通草八分　淡竹叶八分　生枳壳七分　生甘草三分　桔梗八分

按：风温温毒、痧疹初发，最忌误用辛热、骤用寒凉。治以此汤，辛凉开达、宣气疏肺，使痧疹发透，则毒解矣。

荷杏石甘汤

苏薄荷一钱　光杏仁三钱　生石膏四钱　知母三钱　生甘草六分　北细辛三分　鲜竹叶三十片

缪氏竹叶石膏汤

生石膏五钱　苏薄荷一钱　荆芥穗一钱　蝉衣一钱　炒牛蒡钱半　生葛根钱半　白知母一钱　麦冬一钱　生甘草一钱　元参二钱　西河柳叶五钱　鲜竹叶三十片　冬米一撮

按：温毒痧疹，热壅于肺，逆传于心包络，喘咳烦闷、躁乱狂越者，非西河柳不

---

[1]余思愚：底本原文如此，当为清代医家余霖（字师愚）。创清瘟败毒饮，著有《疫疹一得》，刊于1794年。

能解。仲淳用此汤解肌发汗、清营透毒、表里并治，最有效力，切勿拘执吴鞠通西河柳温散之说，因循贻误也。

加味栀豉汤

焦山栀三钱　淡香豉三钱　生甘草六分　桔梗一钱　生枳壳一钱　苏薄荷一钱　枇杷叶三钱　葱白两枚

葱豉白虎汤

鲜葱白三枚　淡香豉三钱　生石膏四钱　知母三钱　北细辛三分　生甘草五分　生粳米三钱, 荷叶包

栀豉芩葛汤

焦山栀三钱　淡香豉三钱　生葛根钱半　片芩一钱　小川连三分　粉丹皮一钱　苦桔梗一钱　生甘五分

刘氏苏羌饮[1]

紫苏叶钱半　羌活八分　新会皮钱半　防风一钱　淡香豉三钱　鲜生姜一钱　鲜葱白两枚

按：此方纯以辛胜，即是汗药，专治深秋入冬、暴冷折阳、外感风寒、头疼发热、身痛呕恶等证，一剂即效。惟伤风证肺病居多，宜去羌活、生姜，加光杏仁二钱、前胡钱半、桔梗一钱。叶天士治正伤寒证每用此方，以代麻桂二汤。

葱豉加葛根汤

鲜葱白两枚　淡香豉三钱　生葛根钱半

冬令恶寒甚而无汗者，如服此方不应，加青麻黄五分。此王焘《外台》法也，投之辄效。

九味羌活汤

羌活八分　防风八分　川芎六分　白芷八分　北细辛三分　杜苍术七分　青子芩一钱　当归一钱　炙甘草五分　鲜生姜两片　鲜葱白两枚

---

〔1〕刘氏苏羌饮：底本、校本"总目"均作"苏羌饮"。

五叶芦根汤[1]

藿香叶一钱　薄荷叶一钱　佩兰叶一钱　荷叶一钱

先用枇杷叶一两、水芦根一两、鲜冬瓜二两煎汤代水。

新定牛黄清心丸

西牛黄　明雄黄　黄连　黄芩　山栀　犀角　郁金　朱砂各一两　真珠五钱　冰片麝香各二钱五分

研末，炼蜜丸，每重一钱，金箔为衣，蜡匮，去蜡用。

按：此方治热病邪入心包昏狂谵妄，较万氏牛黄丸力量尤大，重症用此，轻症仍用万方。

犀珀至宝丹

白犀角五钱　羚羊角五钱　广郁金三钱　琥珀三钱　炒川甲二钱　连翘心三钱　石菖蒲三钱　蟾酥五分　飞辰砂五钱　真玳瑁五钱　当门子一钱　血竭三钱　藏红花五钱　桂枝尖二钱　粉丹皮三钱

上药研细，猪心血为丸，金箔为衣，每丸计重五分。大人每服一丸，小儿每服半丸，婴孩每服半丸之半丸。

按：此丹大剂通瘀、直达心窍，又能上清脑络、下降浊阴，专治一切时邪内陷血分、瘀塞心房、不省人事、昏厥如尸、目瞪口呆、四肢厥冷等症；又治妇人热结血室及产后瘀血冲心，小儿痘疹内陷、急惊暴厥，中风中恶等症，用之得当，奏功极速。

加减普济消毒饮

青连翘钱半　苏薄荷一钱　炒牛蒡钱半　马勃四分　荆芥穗一钱　白僵蚕一钱　大青叶钱半　元参一钱　新银花钱半　苦桔梗一钱　生甘草八分

先用活水芦根二两煎汤代水。

代赈普济散

苦桔梗　升麻　浮萍　银花　连翘　元参各十两　牛蒡子　荆芥穗各八两　蝉衣黄芩　大青叶　白僵蚕各六两　苏薄荷　人中黄　马勃　射干　制锦纹以上各四两

---

[1] 五叶芦根汤：总目漏此方名，故其篇末"又按"言："五十三方，三应改四"。

上药各为粗末，秤和匀，以滚水煎三五沸，去渣热服。

按：此方载在《吴鞠通医案》，通治风温温毒、喉痹项肿面肿、斑疹麻痘、杨梅疮毒、疙瘩瘰痧。凡上中二焦及肌腠一切风热等证，外则身热恶风寒无汗，内则懊侬烦郁、咳呛不寐，二便不畅。势重者，昼夜服至十二包，至轻者服四包，量病增减。大人每包五钱，小儿减半。如喉痹滴水难下咽者，噙一口，仰面浸患处，少顷有稀涎吐出，再噙再吐，至四五次，喉自能开。或绞取汁，从鼻孔灌之，毒尽则愈。如服至八九次，外不怕冷，内则大便不通，腹中满痛，每包加酒炒大黄一钱、牙皂三分，研入同煎。

荆防败毒散加金汁方[1]

荆芥穗钱半　防风一钱　川柴胡八分　前胡八分　新银花钱半　青连翘钱半　苦桔梗一钱　羌活六分　生甘草六分　独活六分　炒牛蒡一钱　川芎六分　苏木八分　白芷八分　漏芦一钱　归尾八分

坚肿不消，加皂角刺八分、穿山甲一钱；大便燥结，加酒制锦纹。

水仙膏

水仙花根不拘多少

剥去老赤皮与根须，入石臼捣如膏，敷肿处，中留一孔，出热气，干则易之，以肌肤上生黍米大小黄疮为度。

三黄二香散

小川连一两　生锦纹一两　明乳香五钱　川柏一两　净没药五钱

上为极细末，初用细茶汁调敷，干则易之，继则用香油调敷。

伍氏凉血解毒汤[2]

鲜生地一两　老紫草三钱　青连翘三钱　桔梗钱半　白僵蚕钱半　藏红花五分　生甘草六分

先用紫花地丁八钱、新银花五钱煎汤代水。

血热，加白犀角八分、丹皮二钱；火盛，加羚角钱半、生石膏八钱、小川连一

---

[1]荆防败毒散加金汁方："总目"中少末字"方"。

[2]伍氏凉血解毒汤："总目"中无"伍氏"二字。

钱；有斑，加金汁一两、元参三钱；头面不起，加川芎一钱，鸡冠血十滴，冲；咽喉痛，加元参三钱、山豆根八分、射干钱半、西藏橄榄八分；狂乱躁扰，加瓜霜紫雪丹五分，冲；毒重血凝，加猪尾血十滴、梅冰五厘，同冲。

费氏清火解毒汤[1]

白犀角一钱　生锦纹钱半　粉丹皮三钱　赤芍钱半　老紫草三钱　青连翘三钱　净楂肉三钱　木通一钱　小青皮八分　天花粉钱半　生石膏八钱　红花五分

拔萃犀角地黄汤加金汁元明粉方

白犀角一钱　鲜生地一两　生锦纹三钱　川连一钱　青子芩三钱　元明粉三钱　金汁一两，冲

叶氏竹叶地黄汤

鲜生地五钱　粉丹皮钱半　淡天冬一钱　麦冬一钱　连翘心五分　元参心钱半　鲜卷心竹叶三十片

紫草承气汤

老紫草三钱　生锦纹三钱　小枳实钱半　川朴六分

十全苦寒救补汤

生石膏八钱　青子芩六钱　生锦纹三钱　川连三钱　白犀角二钱　真川朴一钱　小枳实钱半　芒硝三钱　生川柏四钱　白知母六钱

上药不拘时刻及剂散，频频急投，以挽回之。

按：此方系茂名梁玉瑜传。云：余于辛卯七月道出清江浦，见船户数人同染瘟病，浑身发臭，不省人事，就地医者，俱云不治，置之岸上，徐俟其死。余目击心悯，姑往诊视，皆口开吹气、人事不省，舌则黑苔黑瓣底。其亲人向余求救，不忍袖手，即用此方。惟生石膏加重四倍，循环急灌，一日夜连投多剂，病人陆续泻出极臭之红黑粪甚多，次日即神识稍清，舌中黑瓣亦渐退。复连服数剂，三日皆全愈。以一方活四十九人，是时该处居民均视余方谓仙方云。

---

〔1〕费氏清火解毒汤："总目"中无"费氏"二字。

犀角大青汤

白犀角一钱　生石膏一两　小川连一钱　大青钱半　焦山栀钱半　人中黄钱半　青子芩钱半　川柏一钱　元参钱半　生甘草五分　升麻五分

叶氏神犀丹

白犀角六两,磨汁　鲜石菖蒲六两,捣汁　鲜银花一斤,捣汁　鲜生地二斤八两,捣汁　青连翘十两　人中黄四两　飞青黛九两　青子芩六两　淡香豉八两　元参七两　老紫草四两　天花粉四两

上药各生晒研细，切勿见火，以各汁和捣为丸，切勿加蜜。如难丸，可将香豉煮烂。每丹重三钱，凉开水调服，小儿减半。

按：此丹由苏州温疫盛行，告危甚速，苏抚嘱叶天士先生撰方救世，专治温热暑疫耗液伤营，痉厥昏谵、斑疹、舌色光绛，或圆硬，或黑苔，皆以此丹救之。若初病即神情躁乱、舌赤口干，是热邪直入营分。酷热之时，阴虚之体，及新产妇人，尤易患此，急须用此挽回，不可拘泥日数，迟疑贻害。兼治痘瘄毒重，夹带紫斑及痘后余毒、口糜目赤、神烦痿疭等症，屡效。

黄连解毒合犀角地黄汤

小川连二钱　青子芩钱半　焦山栀钱半　川柏钱半　鲜生地一两　白犀角一钱　粉丹皮二钱　赤芍钱半

陈氏四虎饮

白犀角一钱　生锦纹三钱　生石膏一两　川连钱半　鲜生地一两　白知母四钱　上青黛五分　元参三钱　苏马勃八分

先用西藏橄榄一钱、生萝卜四两煎汤代水。

陈氏夺命饮

小川连一钱　鲜生地一两　粉丹皮二钱　赤芍钱半　鲜沙参三钱　青连翘三钱　甘中黄钱半　元参三钱　上青黛五分　土贝母钱半　苏马勃五分　金汁一两

先用白犀角一钱、羚角片钱半、生石膏二两煎汤代水。

犀羚二鲜汤

鲜生地一两　鲜沙参四钱　焦山栀三钱　象贝钱半　小川连一钱　甘中黄一钱　人中白五分　金汁一两　新银花三钱　青连翘三钱　苏马勃五分　元参三钱

先用白犀角一钱、羚角片钱半、生石膏二两煎汤代水。

陈氏清肺饮

冬桑叶钱半　鲜沙参三钱　川贝母三钱　广皮钱半　青连翘钱半　苦桔梗一钱　生甘草八分

先用羚角一钱，鲜枇杷叶一两，去毛抽筋，煎汤代水。

桑丹泻白散

冬桑叶二钱　生桑皮三钱　地骨皮三钱　丹皮二钱　光杏仁三钱　滁菊花二钱　川贝母三钱　银花钱半　生甘草八分

叶氏养胃汤

生玉竹三钱　生扁豆三钱　北沙参三钱　麦冬三钱　冬桑叶二钱　生甘草一钱

麦门冬汤

大麦冬五钱　仙露夏三钱　潞党参二钱　红枣四枚　炙甘草一钱　生粳米四钱，荷叶包

按：此方大生津液，上输于肺，妙在佐半夏一味以降气，从胃中降冲气下行，使火不上干之法。或去粳米，加白蜜，更滋润。善治燥痰咳嗽及冲气上逆，挟痰血而干肺者，皆效。加乌贼骨丸五钱，能治妇人气竭肝伤、液燥气冲、经闭不通者，屡验。

养阴清肺汤

鲜生地一两　北沙参四钱　川贝母四钱　元参八钱　大麦冬六钱　生白芍三钱　生甘草二钱　丹皮四钱　苏薄荷二钱

喉间肿甚者，加生石膏四钱；大便燥结、数日不通者，加青麟丸二钱、元明粉二钱；胸下胀闷者，加神曲二钱、焦山楂二钱；小便短赤者，加细木通一钱、泽泻二钱、知母二钱；燥渴者，加天冬三钱、马兜铃一钱；面赤身热或舌苔黄色者，加银花四钱、连翘三钱。

桑麻六味汤

冬桑叶二钱　黑芝麻三钱　大熟地四钱　萸肉八分　浙茯苓三钱　淮山药三钱　粉丹皮钱半　泽泻钱半

藿香正气散

杜藿香钱半　真川朴一钱　姜半夏钱半　广皮钱半　带皮苓三钱　生晒术七分　苦桔梗八分　白芷一钱　紫苏一钱　炙甘草五分　春砂仁八分，研冲

藿朴二陈汤

杜藿香二钱　真川朴一钱　姜半夏钱半　广皮钱半　佩兰叶钱半　生苡仁四钱　带皮苓四钱　泽泻钱半　白蔻末八分，拌　飞滑石六钱　紫金片二分，开水烊冲

（补）　《千金》苇茎汤

生苡仁六钱　原桃仁三钱　冬瓜子五钱　苇茎二钱

苏合香丸

苏合香五钱　安息香一两　公丁香一两　沉香一两　青木香一两　白檀香一两　制香附一两　荜拨二两　薰陆香二钱　飞朱砂一两　白犀角一两　梅冰二钱　当门子二钱

上为细末，入安息香膏，炼蜜和剂，丸如芡实大。每四丸空心用，沸汤化下，温酒下亦得。

按：此辟邪驱秽之圣方，专治传尸骨蒸、瘀瘵肺痿、疰忤鬼气、卒心痛、霍乱吐泻、时气瘴疟、赤白暴痢、瘀血经闭、疷癖疔肿、惊痫、小儿吐乳、大人狐迷等症。

二金汤

焦鸡金五钱　薄川朴三钱　大腹绒三钱　猪苓三钱

先用海金沙五钱、丝通草三钱煎汤代水。

开郁通络饮

香团皮钱半　广郁金三钱　炒延胡钱半　远志八分　真新绛钱半　陈木瓜钱半　蛴螂虫二钱　通草一钱　佛手片五分

先用丝瓜络一枚、路路通十枚、生苡仁八钱煎汤代水。

按：薛瘦吟《医赘》云，鼓胀证，湿邪入络居多，消滞利水，徒伤气分，焉能奏

功？用此方出入加减，自能奏效。至消滞，莫如红曲、鸡内金；达下，莫如车前子；降气，莫如苏子、川贝。

宽膨散

活癞虾蟆十只

将腹皮剖开，用五灵脂、砂仁末各半分量，垫满腹中，用酒捣黄泥包裹，炭火上煅燥，研极细末。每服一钱，一日三次，绿萼梅五分泡汤送下。专治气胀、气膨，小儿疳积腹大，妇人胸痞脘痛等症，屡奏捷效。

宣清导浊汤

赤苓五钱　猪苓五钱　炒香皂荚子钱半

先用寒水石六钱、晚蚕砂四钱煎汤代水。

加味控涎丹

白芥子一两　煨甘遂一两　大戟一两　巴霜一钱　炒黑丑二两　炒葶苈一两　芫花五钱

上药研细，姜汁糊丸，金箔为衣，如梧桐子大。每服五丸，淡姜汤送下。

按：此丹名医危亦林《得效方》，善治积水停饮，化胀化臌大效。

胃苓汤合半硫丸方[1]

杜苍术一钱　真川朴一钱　炒冬术钱半　广皮钱半　安边桂五分　浙茯苓三钱　建泽泻钱半　猪苓钱半　炙甘草一钱　半硫丸钱半，包煎

术附汤合半硫丸方

生茅术三钱　厚附块钱半　真川朴一钱　广皮三钱　高丽参二钱　黑炮姜一钱　半硫丸二钱，包煎

补中益气汤

潞党参三钱　嫩绵芪二钱　江西术钱半　炙草八分　白归身钱半　新会皮钱半　川柴胡五分　升麻三分

炙甘草汤一名复脉汤

炙甘草二钱　潞党参钱半　大生地八钱　麦冬五钱　胡麻仁三钱　真阿胶钱半　川桂

---

〔1〕方：底本、校本原文如此，但"总目"中却无"方"字。下文术附汤合半硫丸方同此。

枝八分　黑枣四枚　鲜生姜六分

酒水各半煎。

柴胡四物汤

川柴胡钱半　姜半夏钱半　青子芩钱半　川芎五分　潞党参钱半　白归身钱半　细生
地钱半　白芍一钱　炙甘草五分　鲜生姜两片　大红枣两枚

参胡三白汤

潞党参二钱　川柴胡一钱　生于术钱半　炙草六分　浙茯苓钱半　炒白芍钱半　鲜生
姜两片　红枣四枚

清脾饮

川柴胡钱半　青子芩钱半　姜半夏一钱　川朴八分　草果仁五分　生于术八分　小青
皮七分　炙草六分　鲜生姜两片　大红枣两枚

仓廪汤

西潞党钱半　浙茯苓三钱　川柴胡八分　前胡八分　苦桔梗一钱　炙甘草六分　炒枳
壳钱半　羌活五分　独活五分　川芎六分　鲜生姜两片

白头翁汤

白头翁三钱　小川连一钱　生川柏八分　秦皮六分

稀涎散

猪牙皂角四条，去皮弦子，酥炙　白矾一两，半生半枯

上药各研细末，和入巴霜三分，共研极匀。每用五分，开水一茶盅调服。牙环紧
闭者，每用一分，吹入鼻中即吐。

按：喉科过玉书[1]于原方去巴霜，加杜牛膝根汁末一两、白僵蚕五钱，其炙牙
皂用一两，枯白矾用五钱，名加味稀涎散，一名导痰开关散，治喉证，连吹数管，吐
出稠痰，重者吹数次。若中风痰升，开水调服钱许，令吐痰涎，然后续进他药。又
云：喉证之痰，多属风痰，稠而难吐，且不能化，宜先用通关散取嚏，以通肺窍，再

---

[1]过玉书：即清末喉科医家过铸，字玉书，江苏无锡人。著有《喉痧至论》（1898 年）、《治
疗汇要》（1898 年）、《过氏医案》（1901 年）等书。

用导痰开关散，以去风痰，俾痰毒去尽，则证日轻矣。

加味导痰汤

制南星一钱　小枳实钱半　仙露夏三钱　赤苓三钱　赖橘红一钱　炙甘草六分　滁菊花三钱　钩藤三钱　皂角炭五分　石菖蒲钱半　鲜竹沥一瓢　姜汁四滴

按：此方吴坤安制，专治痰阻肺络、肝风内扰为病。若张路玉加味导痰汤，于导痰汤原方加白术、黄芩、黄连、栝蒌仁、桔梗、竹沥、姜汁等味，专治温热痰饮、眩晕气塞等症。若陆九芝加味导痰汤，于导痰汤原方加苏子、白芥子、莱菔子三味，专治痰壅气喘、胸膈痞满等症。又于导痰汤原方加羌活、天麻、蝎尾、雄黄末，名十味导痰汤，治痰湿上盛、头目不清等症。又于导痰汤原方加羌活、防风、白术、姜汁、竹沥，名祛风导痰汤，专治类中风筋脉颤掉。

牛黄清心丸

西牛黄　羚羊角　浙茯苓　生于术　桂枝尖　归须　炙甘草各三钱　麝香　雄黄各二钱　潞党参　白犀角各五钱　梅冰钱半

上十二味，各取净末，配匀，蜜和成剂，分作五十丸，金箔为衣，待干，蜡护。临用开化，沸汤、姜汤任下。

按：此方张路玉从《局方》裁定，专治气虚血郁、痰涎壅盛、昏愦不省、语言蹇涩、瘫痪不遂、一切痰气闭塞等症。

万氏牛黄丸

小川连五钱　青子芩三钱　焦山栀三钱　辰砂钱半　广郁金三钱　西牛黄三分

按：喻嘉言曰：牛黄清心丸古有数方，其义各别。若治温邪内陷包络神昏者，惟万氏之方为妙，调入犀角、羚羊角、金汁、甘中黄、连翘、薄荷等汤剂中，定建奇功。

大陷胸汤

煨甘遂一钱　生锦纹六分　元明粉一钱

连豆散

小川连一钱　巴豆霜一分

上研细末，用酒和成饼，填入脐心，以艾炷不拘壮数灸其上，候腹中有声为度。灸毕，汤浸，用帛拭净，恐生疮。

按：此名结胸灸法，载在《丹溪心法附余》，善治各种结胸症，张景岳极赞其妙。

四磨饮子

老东参五分　台乌药一钱　海南子一钱　沉香一钱

上药用薄荷汤将四味原料磨汁，和入开水半汤碗服。

吴氏桃仁承气汤

原桃仁三钱　生锦纹二钱　元明粉钱半　归须钱半　粉丹皮二钱　赤芍钱半

香壳散

制香附三钱　炒枳壳二钱　藏红花五分　归尾三钱　炒青皮一钱　新会皮一钱　台乌药一钱　赤芍一钱　醋炒莪术一钱　炙甘草五分

上药共研为散，每用五钱，水煎去渣，冲童便半盏，空心温服。若症势极重，加白薇五钱、炒延胡钱半、炒川甲一钱，用原桃仁五钱、青糖五钱、陈酒一瓢，加水四碗煎成两碗，代水煎药。

代抵当丸

酒炒锦纹四两　桃仁三十枚　炒川甲、醋炒莪术、元明粉、归尾、细生地各一两　安边桂三钱

上药研末蜜丸。蓄血在上部者，丸如芥子，黄昏去枕仰卧，以津咽之，令停喉以搜逐瘀积；在中部食远，下部空心，俱丸如梧子，百劳水煎汤下之。如血老成积，攻之不动，去归、地，倍莪术、安边桂。

（补）　参苏饮

潞党参八分　紫苏叶一钱　姜半夏一钱　广皮八分　浙茯苓一钱　生葛根五分　炒枳壳五分　桔梗五分　前胡五分　炙甘草三分　广木香三分　生姜一片

按：本方治虚人感冒偏于气分者。若去党参、前胡、木香，加川芎、柴胡，名芎苏散，治三时感冒偏于血分者。

三黄枳术丸

青子芩一两　小川连五钱　生锦纹八钱　神曲、白术、小枳实、新会皮各五钱　鲜荷叶一枚

煎水和为丸。

陶氏黄龙汤

生锦纹三钱　元明粉二钱　真川朴一钱　枳实一钱　潞党参钱半　全当归二钱　炙甘草一钱　生姜两片　大红枣一颗

肠鸣，去元明粉，加仙露夏钱半、浙茯苓钱半；血秘，去甘草，加原桃仁钱半、鲜生地汁两瓢冲；气闭，去当归，加油木香八分；风秘，去红枣，加羌活八分；年老气虚，去元明粉、枳、朴，大黄减半。

按：此方为失下证循衣撮空、虚极热盛、不下必死者立法。

黄连泻心汤

小川连一钱　青子芩二钱　黑炮姜五分　炙草五分　潞党参一钱　大红枣两颗　仙露夏一钱

参胡温胆汤

潞党参钱半　川柴胡一钱　淡竹茹二钱　广皮钱半　仙露夏钱半　浙茯苓钱半　小枳实钱半　炙草五分

参胡芍药汤

潞党参钱半　川柴胡一钱　生白芍钱半　炙草六分　青子芩一钱　大红枣两颗

知柏六味汤

白知母三钱　生川柏一钱　细生地四钱　萸肉八分　浙茯苓钱半　淮山药钱半　粉丹皮钱半　泽泻一钱

甘露饮

大生地三钱　霍石斛三钱　淡天冬钱半　麦冬二钱　生甘草八分　西茵陈一钱　青子芩一钱　枳壳八分　枇杷叶三钱

先用熟地六钱切丝，泡取汁两碗，代水煎药。

小甘露饮

霍石斛二钱　西茵陈一钱　鲜生地四钱　黄芩一钱　甘桔梗一钱　焦栀子一钱　升麻三分

七味葱白汤

淡豆豉三钱　生葛根钱半　细生地钱半　麦冬一钱　鲜生姜两片　连须葱白三枚

百劳水四汤碗，煎药。

刘氏双解散

防风　桔梗　黄芩各一钱　荆芥　苏薄荷　青麻黄　川芎　焦栀　连翘　大黄　芒硝　白术　甘草　当归　白芍各五分　生石膏四钱　飞滑石三钱

按：杨玉衡曰，河间立双解散解郁散结、清热导滞，以两解温病表里之热毒，以发明温病与伤寒异治之秘奥，其见高出千古。惟麻黄性烈大热，太泄肺气；川芎香窜，走泄真元；白术气浮，填塞胃口，皆非温病所宜。故余易以僵蚕、蝉衣透邪解毒，黄连、姜黄清火通血，佐归、芍凉血散郁以退蒸，则心肝和而风火自熄矣，因名增损双解散，专治温毒流注，无所不至，上干则头痛目眩耳聋，下流则腰痛足肿，注于皮肤则斑疹疮疡，壅于肠胃则毒利脓血，伤于阳明则腮脸肿痛，结于太阴则腹满呕吐，结于少阴则喉痹咽痛，结于厥阴则舌卷囊缩等症，投无不效。

《千金》苇茎合文蛤汤

生苡仁六钱　原桃仁九粒　海蛤壳六钱　麻黄五分　生石膏四钱　光杏仁三钱　炙甘草五分

先用苇茎五钱、鲜冬瓜子二两煎汤代水。

白果定喘汤

光杏仁三钱　真川朴八分　姜半夏钱半　麻黄八分　款冬花三钱　炙桑皮三钱　青子芩钱半　苏子一钱　炙甘草六分　盐水炒白果七枚

按：此方解表清里、降气豁痰，治寒包热邪、哮喘痰嗽、遇冷即发等症，颇效。

苏子降气汤

姜半夏钱半　赖橘红一钱　真川朴八分　苏子二钱　沉香片五分　炙甘草一钱　全当归钱半　前胡钱半　鲜生姜三片　大红枣两颗

安神养血汤

辰茯神四钱　炒枣仁三钱　大生地三钱　归身二钱　生白芍三钱　远志肉一钱　新会皮一钱　桔梗一钱　炙甘草八分

枳实栀豉汤

小枳实钱半　焦山栀三钱　淡豆豉三钱

归芪建中汤

白归身二钱　炙绵芪钱半　生白芍三钱　桂枝六分　炙甘草一钱　大麦糖三钱　嫩闽姜一钱　红枣四颗

陈氏六神汤

潞党参三钱　江西术钱半　浙茯苓二钱　炙草六分　淮山药二钱　炒扁豆三钱　鲜生姜两片　红枣两枚

按：温病发热，有解表已复热、攻里热已复热、利小便愈后复热、养阴滋清热亦不除者。张明季谓：元气无所归者，阳浮则热矣，六神汤主之。

金水六君煎

白归身三钱　大熟地六钱　姜半夏钱半　浙苓钱半　新会皮钱半　炙甘草八分　金橘饼一个　蜜枣两枚

烧裈散

治男子病，裈裆近阴处剪取一块烧灰，调入药服，或白汤下亦可。妇人病，取男子裈裆，如前一般。

陶氏逍遥汤

潞党参钱半　白归身三钱　细生地三钱　知母钱半　烧裈散一钱　生甘梢一钱　细木通一钱　滑石三钱　两头尖一钱　韭菜根一钱　小青皮八分

先用青竹皮一两，煎汤代水。

当归四逆汤

全当归钱半　川桂枝八分　生白芍一钱　甘草五分　北细辛三分　丝通草一钱　生姜两片　大枣两枚

苏子降香汤

炙苏子钱半　紫降香一钱　制香附钱半　川贝四钱　广郁金三钱　焦山栀三钱　淡竹茹二钱　白前二钱　旋覆花三钱，包煎　葱须三分，冲

开郁正元散

白术　陈皮　青皮　香附　山楂　海粉　桔梗　茯苓　砂仁　延胡　麦芽　甘草　神曲各五钱

每用一两，生姜三片，水煎。

按：此散健脾消食、化痰理气，专治痰饮食积、搏结气血而成瘕聚。

茴香橘核丸

小茴香五钱　炒橘核三两　炒延胡两半　青皮八钱　炒桃仁三两　川楝子两半　两头尖五钱　归须两半　杜牛膝两半　炒川甲一两　柏子仁三两

葱白汁捣丸，朱砂为衣，每服钱半，淡盐汤送下。

紫菀散

紫菀茸　潞党参各二两　麦门冬　桔梗　茯苓　阿胶　川贝母各一两　五味子　炙甘草各五钱

上药为散，每服四五钱，水煎去滓服。

劫痨散

细生地三钱　生白芍三钱　白归身二钱　阿胶钱半　潞党参钱半　炙绵芪钱半　五味子三分　炙草一钱　仙露夏钱半

以上各药为散，每服三四钱，温汤调下，空心服。

杜瘵膏

老枇杷叶五十六片，刷毛净，棉包，浓煎去渣　红莲子四两，煮熟，去衣心，连原汤研成膏　雅梨汁一饭碗　藕节汁一茶杯　梨藕渣均与枇杷叶同煎　大红枣八两，煮熟，去皮核，连原汤研成膏　炼白蜜一两　川贝母一两　生苡仁四两，二味并去心，煮熟，连原汤研成膏

同入锅内，熬稠，入瓷瓶，重汤煮一炷香。每用一匙，开水调服，日三五次。冬月可多制，夏月须逐日制小料。

按：此琼玉膏之变法，药味清和，常服无弊。专治骨蒸痨热、腰酸肢软、羸瘦遗泄、咳痰吐血一切阴虚火动之证，久服免成瘵疾，屡收奇效，勿以平淡而忽之。

当归活血汤

全当归三钱　川桂枝钱半　原桃仁二钱　赤芍八分　炒枳壳八分　黑炮姜四分　藏红花二分　炙草五分　赤茯苓一钱　鳖血柴胡八分　鲜生地一两, 酒浸捣烂

上除生地，水煎去滓，入地黄再煎数沸，加陈酒一瓢。服之不应，加穿山甲五分；又不应，加附子三分；有实热难用附子者，须与大黄钱许同用。

下瘀血汤

原桃仁三钱　生锦纹钱半, 醋酒各半炒　蟅虫十只

桃仁承气合逍遥散加味方[1]

原桃仁三钱　生锦纹钱半　风化硝一钱　官桂五分　全当归三钱　赤茯苓三钱　生晒术八分　赤芍二钱　川柴胡五分　苏薄荷四分　北细辛三分　炙草五分。炒蝼蛄十只研末包煎

加味平胃散

杜苍术八分　真川朴八分　新会皮钱半　炙草八分　小枳实钱半　净楂肉三钱　六和曲三钱　青皮八分　炒麦芽一钱　莱菔子钱半, 拌　炒砂仁一钱

苡仁糯米粥

生苡仁一两　炒糯米五钱

加水两碗，煮成粥服。

人参养荣汤

潞党参三钱　炙绵芪三钱　白归身钱半　熟地二钱　生晒术钱半　浙茯苓钱半　生白芍钱半　官桂五分　远志肉八分　五味子九粒　炒广皮一钱　炙草八分

清燥养荣汤

白知母三钱　天花粉三钱　白归身二钱　白芍钱半　生地汁二杯　新会皮钱半　炙甘草五分

上药加灯心一帚煎服。

---

〔1〕桃仁承气合逍遥散加味方：底本、校本原文如此，但"总目"中却均无末字"方"。

按：吴氏养荣汤共有五方。一为本方；二为蒌贝养荣汤，即于本方去生地、炙草、新会皮，加栝蒌仁四钱、川贝三钱、苏子钱半、赖橘红八分；三为柴胡养荣汤，即于本方加柴胡八分、青子芩钱半；四为人参养荣汤，即于本方去花粉，加潞党参二钱、麦冬二钱、北五味廿一粒；五为参附养荣汤，即于本方去花粉、知母、新会皮、炙甘草，加人参一钱、淡附片七分、淡干姜一钱。

加味温胆汤

淡竹茹二钱　仙露夏二钱　浙茯苓三钱　广皮钱半　川柴胡五分　双钩藤钱半　池菊花钱半　通草一钱　小枳实钱半　炙甘草六分　鲜荷叶一角　鲜石菖蒲根叶一钱，挫熟生冲

加减导痰汤

小枳实钱半　浙茯苓三钱　新会皮钱半　炙草五分　栝蒌皮钱半　杜兜铃一钱　川贝母三钱，去心，对劈　鲜石菖蒲根叶搓熟生冲

先用枇杷叶一两，去毛抽筋，丝通草三钱煎汤代水。

耳聋左慈丸

熟地黄八两　山萸肉、淮山药各四两　丹皮　建泽泻　浙茯苓各三两　煅磁石二两石菖蒲两半　北五味五钱

炼蜜为丸，每服三钱，淡盐汤送下。

磁朱丸

煅磁石二两　飞辰砂二两　六神曲三两

上药共研细末，更以六神曲一两，水和作饼，煮浮，入前药，炼蜜为丸。每服钱半至三钱，淡盐汤送下。

按：柯韵伯云，此丸治聋、癫、狂、痫如神。

耳聋神丹一名通耳神丹

鼠脑一个　青龙齿一分　冰片一分　麝香一分　朱砂一分　明乳香半分　樟脑半分

上药各研细末，用人乳为丸如桐子大，外用丝棉裹之，塞耳深处，至不可受而止。塞三日取出，耳聪，永不再聋。

普济消毒饮

川柴胡一钱　苏薄荷一钱　炒牛蒡钱半　白芷八分　板蓝根钱半　白僵蚕八分　苏马勃五分　升麻五分　小川连三分　青子芩八分。均用酒炒　广橘红八分　生甘草八分　白桔梗一钱　元参钱半

水煎，食远徐服。或炼蜜为丸，每重一钱，嚼化尤妙。

按：李东垣制此饮，专治大头天行，初觉憎寒体重，次传头面肿盛，口不能开，气喘舌燥，咽喉不利等证，全活甚众。

连翘败毒散

青连翘三钱　苏薄荷一钱　炒牛蒡钱半　荆芥一钱　苦桔梗一钱　生甘草八分　白蒺藜钱半　银花二钱　羌活八分　独活八分　防风八分　赤芍钱半　象贝母钱半

便秘加酒炒生锦纹一钱。

当归六黄汤

全当归一钱　小川连六分　青子芩钱半　川柏五分　大生地钱半　大熟地钱半　绵芪皮二钱

朱砂安神丸

飞辰砂、小川连各五钱　生地黄三钱　当归　甘草各二钱

共研细末，酒泡蒸饼，丸如麻子大，朱砂为衣。每服钱半至三钱，淡盐汤送下。

半夏秫米汤合交泰丸

仙露夏三钱　北秫米六钱　交泰丸七分　辰砂五分

交泰丸

安边桂一钱　小川连六钱

陈酒糊丸，朱砂为衣。每服七分，淡盐汤送下。

按：韩飞霞制此方，善治怔忡不寐，能交心神于顷刻。汪春圃合《灵枢》半夏秫米汤，治阴亏阳盛，脉左寸浮洪，两尺沉细，每日晡后发热微渴，心胸间怔忡如筑，至晚辄生懊恼，欲骂欲哭，昼夜不能寐，诸药不效，一剂即得酣睡。毛慎夫仿交泰丸法，用北沙参三钱、细生地三钱、麦冬钱半、归身钱半、远志八分、生白芍钱半、

辰茯神三钱、炙甘草五分、川连二分、肉桂一分，以甘澜水先煮秫米一两去渣，将汤煎药，治心肾不交，昼夜不寐，交睡则惊恐非常，如坠如脱，叫呼不宁，时悲时笑等症，尝用之而奏效。余定其方名曰心肾交泰汤。

温胆汤合酸枣仁汤[1]

仙露夏三钱　新会皮钱半　炒枳壳一钱　知母钱半　辰茯神四钱　炒枣仁三钱　炙甘草六分

先用鲜刮淡竹茹五钱、北秫米一两煎汤代水。

（补）　参麦茯神汤

西洋参钱半　辰茯神三钱　鲜石斛三钱　麦冬二钱　甜石莲钱半　生谷芽钱半　生甘草六分　木瓜八分

按：温热诸证经开泄下夺后，恶候虽平，而正亦大伤，见证多气液两虚、元神大亏之象，故宜清补。若用腻滞阴药，反伤胃气。如其症中虚泄泻，则宜香砂理中汤，守补温运。同一调补善后，最宜分清界限。

加味导赤散

鲜生地五钱　淡竹叶钱半　生甘梢八分　木通八分　原麦冬二钱　莲子心三分　辰砂染灯心二十一支

贞元饮

大熟地八钱　白归身三钱　炙甘草二钱

按：此治燥渴易饥，气短似喘，呼吸促急，提不能升，咽不能降，气道噎塞，势剧垂危者。常人但知为气急，其病在上，而不知元海无根、亏损肝肾，此子午不交气脱证也。妇人血海常亏者，最多此证，宜急用此饮，以济之缓之。

集灵膏

天冬　麦冬　生地　熟地各十两　党参　甘杞子各六两　淮牛膝四两　冰糖一斤，熬膏

血虚便难，加归身四两；脾弱便溏，加白术八两；带下遗精，去牛膝，加川柏一两、砂仁一两；大便易滑，亦去牛膝，加炒扁豆、炒苡仁各一斤。

---

[1] 温胆汤合酸枣仁汤：原书此处方名"温胆"之后无"汤"字，据"总目"径加之。

按：王孟英曰，峻滋肝肾之阴，无出此方之右者。凡少年气弱倦怠、津液亏少、虚火上炎、身弱咳嗽者，急宜服之。

乌梅北枣丸

乌梅肉十个　大黑枣五枚

俱去核，共杵为泥，加炼蜜丸弹子大，每用一丸，噙化。

六君子汤

潞党参三钱　生晒术二钱　浙茯苓三钱　广皮一钱　姜半夏钱半　炙甘草八分　闽姜两片
大红枣四枚

加味都气饮

大熟地四钱　山萸肉一钱　浙茯苓三钱　淮药三钱　北五味五分　补骨脂三钱　胡桃
肉两枚，盐水炒　粉丹皮一钱　建泽泻钱半　淡附片五分

香砂理中汤

广木香八分　春砂仁八分　潞党参二钱　白术二钱　淡干姜八分　炙甘草八分

大黄饮子

生锦纹二钱　鲜生地钱半　焦山栀钱半　枳壳钱半　光杏仁钱半　青子芩一钱　西洋
参七分　升麻五分　炙甘草五分　鲜生姜两片　淡香豉一钱　乌梅一枚

苁蓉润肠丸

淡苁蓉二两　上沉香一两

为末，用麻子仁汁打糊为丸，梧子大。每服七十丸，空心服。

黄芪汤

嫩绵芪钱半　新会皮钱半　麻仁五钱，研　白蜜一匙

苁蜜地黄汤

淡苁蓉三钱　大熟地四钱　山萸肉一钱　山药钱半　浙茯苓钱半　粉丹皮钱半　建泽
泻钱半　白蜜一瓢

益血润肠丸

大熟地六两　甜杏仁　大麻仁各三两，杵膏　炒枳壳　赖橘红各二两半　真阿胶　肉苁

蓉各一两半　苏子　荆芥各一两　当归三两

为末，以前三味膏同杵千余下，加炼蜜为丸，如桐子大。每服五六十丸，空心白汤下。

五仁丸

柏子仁半两　松子仁　原桃仁　甜杏仁各一两　郁李净仁一两　广皮四两

先将五仁另研如膏，入陈皮末研匀，炼蜜丸梧子大。每服五十丸，空心米饮下。

东垣润肠丸

当归梢　羌活　生锦纹各半两　大麻仁　原桃仁各一两

上为丸，梧桐子大。每服三五十丸，白汤下。

加味皂角丸

皂角一两, 炙去子　炒枳壳一两　麻仁　甜杏仁各一两　防风　广皮各八钱

为末，蜜丸，梧桐子大。每服七十丸，米饮下。

苏子降气加枳杏汤

姜半夏一钱　新会皮一钱　炙苏子钱半　前胡一钱　白归身一钱　真川朴一钱　沉香片五分　枳实钱半　光杏仁钱半　炙甘草五分　鲜生姜两片

六磨饮子一名六磨汤

上沉香　广木香　尖槟榔　乌药　枳实　生锦纹各一钱

用开水各磨汁二匙，仍和入开水一汤碗服。

脏连丸

川连八两

用雄猪直肠一段，长一尺二寸，洗净，将川连末入内，两头丝扎紧，陈酒二斤半，煮干，捣丸。每服一钱，开水送下。

按：《景岳全书》治痔漏下血、肛门重坠，去川连，用炒槐米八两入猪肠内，米醋煮烂捣丸，名猪脏丸。余用黑木耳一两、炒槐米两半、川连两半，同入猪肠内，用酒、醋各半斤煮烂捣丸，名加味脏连丸；用荸荠、红枣各四颗，煎汤送下，奏功尤捷。

脏连六味丸

川连两半　熟地炭二两　山萸肉　炒丹皮　白矾一钱嵌柿饼煅炭各一两　淮药　赤
苓　泽泻各五钱

同入猪肠内，酒二斤，煮烂捣丸，每服三钱，淡盐汤下。

固精封髓丹

黄鱼胶一斤，蛤粉炒松　沙苑子五两，牡蛎粉炒松　真川柏三两　春砂仁一两　炙甘草七钱
秋石五钱　淮山药一两半

煮烂捣丸，淡盐汤送下三钱。

三才封髓丹

潞党参两半　熟地炭二两　天冬一两　焦川柏三两　春砂仁两半　炙甘草八钱

糯米浆糊丸，每服三钱。

黄芪建中汤

嫩绵芪钱半　生白芍三钱　川桂枝八分　炙草八分　嫩闽姜一钱　大麦糖三钱　大红
枣四枚

河间天水散一名六一散

飞滑石六两　炙甘草一两

为细末，每服三钱，温水或新汲水调下，日三次。暑湿内侵、风寒外袭者，淡豆
豉三钱，葱白两个，水一盏，煮汁调下即解，甚者两服必愈。催生下乳，温水擂胡麻
浆调下，并可下死胎，解斑蝥毒。加辰砂少许，名益元散；加黄丹少许，名红玉散；
加青黛少许，名碧玉散；加薄荷叶末少许，名鸡苏散。

石膏大青汤

生石膏四钱　白知母一钱　青子芩钱半　大青二钱　焦山栀二钱　前胡钱半　鲜葱白四枚

按：此方既可散热，又能安胎，为妊妇温热病之良剂。

玉烛散

鲜生地五钱　白归身钱半　生白芍三钱　川芎六分　生锦纹一钱　风化硝八分　生甘
草六分

（补）　生化汤

全当归三钱　原桃仁钱半　黑炮姜三分　川芎八分　炙甘草六分

或加益母草三钱、童便一盅冲。

加味猪肤汤

净猪肤八钱　炒米粉三钱　白蜜一瓢　童便一瓢,同冲　松子仁三钱　柏子仁三钱

先煎猪肤、松、柏,去渣,和入三味。

按:此方治液枯便难之良剂,不仅产后一症也。

小定风珠

生龟板六钱　伏淡菜三钱

鸡子黄一个,先放罐底。先将三味煎,去渣,入阿胶再煎,胶烊,冲童便一杯。

大定风珠

大生地三钱　生白芍三钱　生牡蛎四钱　麻仁二钱　生龟板四钱　生鳖甲四钱　炙甘草二钱　麦冬三钱　五味子一钱

鸡子黄一枚先放罐底,先将前药煎去渣,入阿胶再煎,胶烊即倾出,分三次服。喘息加吉林参一钱;自汗加化龙骨三钱、芪皮二钱、淮小麦三钱;心悸加辰茯神四钱,琥珀末四分,冲。

黑神丸一名保产黑神丹

陈京墨二锭。无根水磨成浓汁,倾入瓷盘中,晒燥刮下,研细,每料约用净墨粉四钱、陈百草霜二钱,须近山人家,烧各种野草者佳,烧独种柴草者勿用,必要灶门上积烟,切勿误用锅底煤　明天麻二钱　淮小麦粉二钱　赤金箔五十张

上药各研极细,称准分量再研匀,即将淮麦粉一钱打糊为丸,金箔为衣,约重一分,外用蜡壳封固。症轻者服一丸,重者服二三丸,童便一盅,陈酒一瓢研送。

按:黑神丸以陈京墨为主,而以消瘀镇心之药佐之,为产后安神定魄、去瘀生新之要方。凡产后血晕血崩、头痛眼花、心神慌乱、瘀冲血厥、肝风发痉等症,用豆淋酒（黑大豆五钱,炒热,陈酒浸半刻,去豆用酒）一盅、热童便一杯,调入此丸,屡验如神。

回生丹一名回生保产至宝丹

制锦纹二斤　苏木三两　大黑豆三升，各煎汁三碗　杜红花三两，煎汁三碗

先将大黄末二斤入净沙锅内，以好米醋三斤，文武火煎，以长木箸不住手搅之，成膏，再加醋三斤熬，熬后又加醋三斤，次第加毕；然后下豆汁三碗，再熬；次下苏木汁；又次下红花汁。熬成膏后，取入瓦盆盛之。大黄锅焦亦铲下入药同磨。

高丽参三两　全当归　制香附　川芎　茯苓　陈酒　炒延胡　制苍术　炒蒲黄　熟地　桃仁各一两　羌活　白芍　三棱　淮牛膝　化橘红　炙甘草　山萸肉地榆　五灵脂各五钱　广木香　高良姜各四钱　木瓜　炒青皮　炒白术各三钱　明乳香　净没药各二钱　台乌药二两五钱

上药二十七味，一方加益母草二两，冬葵子、马鞭草各五钱，并前黑豆壳共晒干为末，入石臼内，下大黄膏拌匀，再下炼蜜一斤，共捣千杵。取起为丸，每丸重三钱，阴干须二十天，可日晒，不可火烘，待干后，约重二钱零，外用蜡壳护之。

按：此丹治临产、产后百病之要方。孕妇难产，用川芎三分、归须一钱，煎汤调下；子死腹中，藏红花五分、淮牛膝钱半，煎汤调下；胞衣不出，淮牛膝三钱，煎汤调下；恶露不行，藏红花五分、青糖一钱，煎汤调下；儿枕块痛，净楂肉钱半、青糖一钱，煎汤调下；败血流经，桂枝五分、陈酒一杯，煎汤调下；瘀血不尽，益母草三钱、青糖二钱，煎汤调下；血迷血晕，童便、豆淋酒各一杯调下；目闭不语，鲜石菖蒲叶一钱，泡汤调下；狂言妄语，辰茯神三钱、琥珀末三分，泡汤调下。若用以催生，胞浆已破方可服，未破切不可服。至要至要！

无极丸

生锦纹一斤

分作四份：一份用童便两碗、食盐二钱浸一日，切晒；一份用醇酒一碗浸一日，切晒，再以巴豆三十五粒同炒，豆黄，去豆不用；一份用杜红花四两，泡水一碗，浸一日，切晒；一份用当归四两，入淡醋一碗，同浸一日，去归切晒。为末，炼蜜丸梧子大，每服五十丸，空心温酒下。取下恶物为验，未下再服。

按：此丸武当高士孙碧云传，为通瘀重剂，专治妇人经水不通，赤白带下，崩

漏不止，肠风下血，五淋，产后积血，恶露不行，发狂谵语，癥瘕腹痛，男子五痨七伤，小儿骨蒸潮热等症，其效甚速。

沈氏六神汤

赖橘红一钱　杜胆星一钱　旋覆花三钱，绢包煎　辰茯神三钱　鲜石菖蒲叶一钱　戈制半夏五分

按：此汤消痰通络，治产后痰迷、神昏谵语、恶露不断，甚或半身不遂、口眼歪斜、舌謇不语、癫狂昏厥等症极效。故产后理血不应，六神汤为要药。

加减小柴胡汤

鳖血柴胡钱半　条芩钱半　仙露夏钱半　桃仁三钱　鲜生地五钱　黑犀角八分　净楂肉三钱　丹皮二钱　炙甘草六分　鲜生姜一片

按：小柴胡汤，在经主气，在脏主血，故能治热入血室。舒驰远[1]于原方只用柴胡、桃仁两味，加当归、青皮、炒川甲各二钱，羚角、万年霜各三钱，党参、红花各一钱，较本方尤力大而效速。

白虎加生地黄汤

生石膏四钱　白知母三钱　生甘草八分　粳米三钱　鲜生地一两　热童便一杯，冲

羚地清营汤

羚角片钱半　鲜生地五钱　青连翘三钱　银花二钱　焦山栀三钱　生蒲黄钱半　生藕汁　热童便各一瓢，冲

加减四物汤

鲜生地五钱　生白芍三钱　东白薇三钱　归身钱半　冬桑叶二钱　粉丹皮二钱　地骨皮三钱　银胡钱半

四逆散合白薇汤

鳖血柴胡钱半　赤芍二钱　小枳实钱半　归须钱半　东白薇五钱　西洋参一钱　生甘梢八分　绛通一钱

---

〔1〕舒驰远：即清代医家舒绍，字驰远。江西进贤人。对《伤寒论》研究甚深，推崇喻嘉言的《尚论篇》，但认为遗义尚多，固予以补订集注，书名《再重订伤寒集注》，刊于1770年。另著有《辨脉篇》一卷，刊于1739年。

加味大柴胡汤

鳖血柴胡钱半　醋炒锦纹一钱　酒炒青子芩一钱　小枳实钱半　姜半夏一钱　原桃仁三钱　赤芍二钱　鲜生姜一片　大红枣两枚

加味桂枝红花汤

川桂枝五分　藏红花五分　原桃仁三钱　炙草四分　海蛤壳五钱　鲜生姜二片　大红枣二枚　童便一杯

新加绛覆汤

旋覆花三钱,包煎　真新绛钱半　原桃仁钱半　柏子仁三钱　青葱管五寸,切碎,冲　归须钱半　乌贼骨三钱　炒延胡一钱　川楝子一钱　茜根八分

新加桑菊饮

冬桑叶二钱　滁菊花一钱　青连翘钱半　薄荷八分　光杏仁二钱　苦桔梗一钱　生甘草八分　钩藤钱半　天竺黄钱半　鲜石菖蒲叶一钱　竹沥五匙,同冲

先用活水芦根五钱、嫩桑枝一尺煎汤代水。

羚麻白虎汤

羚角片一钱　明天麻一钱　生石膏四钱　知母三钱　栝蒌仁四钱　川贝母三钱　生甘草六分　生粳米三钱,鲜荷叶包煎

其羚角、石膏必须先煎代水。

吴氏清络饮

鲜银花二钱　丝瓜皮二钱　西瓜翠衣二钱　鲜竹叶心二钱　鲜荷叶边二钱

犀羚镇痉汤

鲜生地八钱　青连翘三钱　元参心二钱　银花二钱　滁菊花三钱　甘中黄一钱　生甘梢六分　莲心二分

先用犀角八分、羚角钱半煎汤代水。

犀羚白虎汤

生石膏六钱　白知母四钱　滁菊花三钱　钩藤钱半　生甘草六分　生粳米三钱,荷叶包煎

先用犀角一钱、羚角片钱半煎汤代水。

安宫牛黄丸

西牛黄　广郁金　白犀角　小川连　飞辰砂各一两　梅冰　麝香各二钱五分　真珠五钱　焦山栀　飞雄黄　青子芩各一两

共为极细末，炼蜜为丸，每丸重一钱，金箔为衣，蜡护。脉虚者，人参汤下；实者，银花、薄荷汤下，每服一丸。兼治飞尸卒厥、五痫中恶、大人小儿痉厥之因于热者。大人病重体实者，日再服，甚至日三服；小儿服半丸，不知，再服半丸。

按：安宫牛黄丸最凉，瓜霜紫雪丹次之，犀珀至宝丹、牛黄清心丸、新定牛黄清心丸、万氏牛黄清心丸又次之。芳香开窍，辛凉透络，主治略同而各有所长，临用对证斟酌可也。

加味翘荷汤

青连翘钱半　苏薄荷钱半　炒牛蒡钱半　桔梗钱半　焦栀皮钱半　绿豆皮二钱　生甘草六分　蝉衣十只　苇茎一钱　老紫草钱半

新加麻杏石甘汤

炙麻黄八分　光杏仁二钱　生石膏四钱　连翘钱半　牛蒡子钱半　苏薄荷八分　象贝母钱半　枯芩钱半　苦桔梗八分　生甘草四分　丝通草一钱

先用犀角尖八分、活水芦根一两煎汤代水。

《千金》苇茎合陈氏清肺汤

光杏仁三钱　生苡仁四钱　栝蒌仁四钱　川贝三钱　冬桑叶钱半　青连翘钱半　冬瓜子三钱　苇茎一钱　赖橘红八分　生甘草八分　竹衣纸一钱　桔梗八分

先用生萝卜四两，鲜枇杷叶一两，去毛抽筋，煎汤代水。

费氏必胜汤

生锦纹八分至三钱　原桃仁一钱至三钱　鲜地龙五支　藏红花五分至八分　小青皮五分至钱半　生葛根一钱　荆芥一钱至三钱　净楂肉三钱至五钱　细木通一钱　蝉衣一钱至二钱　赤芍钱半至二钱

先用活水芦根三两、紫花地丁两半煎汤代水。

按：孙际康[1]《治痘说要》云：枭毒烈焰之痘证，恶形恶色，一见点而烁血耗气，诸般肆虐。此等之疫痘，攻解万不可缓，且解缓而攻速，更万不可以凉解姑试之，以贻溃脏腑。费建中[2]制此汤加减，其胆极大，其心极小。治见点血凝气滞、窠粒不松、色滞不活、经络锢蔽、诸般痛楚，或贯珠攒簇、紫暗斑块、毒火伏而不透者，极效。

清瘟败毒饮

生石膏大剂六两至八两，中剂二两至四两，小剂八钱至一两　鲜生地大剂八钱至一两，中剂四钱至五钱，小剂三钱至四钱　乌犀角大剂二钱至四钱，中剂二钱至三钱，小剂一钱至二钱　真川连大剂三钱至四钱，中剂二钱至三钱，小剂一钱至钱半　青子芩二钱至三钱　生山栀三钱至五钱　生甘草八分　青连翘三钱至六钱　白知母三钱至六钱　苦桔梗二钱　赤芍二钱至三钱　粉丹皮二钱至三钱　元参三钱

先用鲜竹叶五十片加水六碗，煮石膏数百沸后下诸药，犀角磨汁冲服。头面肿大，加紫花地丁五钱，酒浸生锦纹钱半；疒腮颈肿，加银花二钱、上青黛五分；红丝绕目、眼光昏瞀，加羚角钱半、龙胆草八分、滁菊花三钱、藏红花五分；耳后肿痛，加大青叶钱半、紫花地丁四钱；嗒舌[3]弄舌，加木通一钱、童便一杯（冲）；舌上白点如珍珠，加蔷薇根五钱、金汁一两（冲）；舌上发疔、或红或紫，甚则流脓出血、舌上成坑，加银花露、金汁各一两（冲），外以锡类散或珠黄散掺之；舌苔如腻粉、言语不清，加梨汁、竹沥、西瓜汁、蕉根汁各一瓢（冲）。舌衄、齿衄、鼻衄，加鲜茅根五十支，陈京墨汁、童便各一盅（冲）；气粗呃逆，加鲜竹茹五钱、鲜枇杷叶一两（去毛抽筋），煎汤代水，冲沉香、青皮、广郁金、小枳实汁各一匙；气喘胸满，去地、芍、甘、桔，加栝蒌仁六钱、旋覆花三钱，再用萝卜、淡海蜇各四两，活水芦根三两，煎汤代水；咽喉肿痛，加山豆根八分、金汁一两（冲），再以生萝卜四两、西藏橄榄二钱、安南子五颗煎汤代水，外以锡类散吹之，吹后漱口净，以玉霜梅含之；筋脉抽惕，甚则循衣摸床撮空，加羚角钱半、滁菊花三钱、龙胆草八分，再

---

〔1〕孙际康：孙丰年，字际康。江苏江宁人。乾隆年间名医，精于儿科痘疹。

〔2〕费建中：费启泰（1590—1677），字建中，浙江吴兴人。明末清初医家。著有《救偏琐言》五卷，刊于1659年。

〔3〕嗒舌：嗒（音tà，踏），神情懊丧。嗒舌形容舌头无力难受的状态。

以嫩桑枝二两、丝瓜络一个煎汤代水。若气实者宜兼通腑，加生锦纹三钱、风化硝二钱、小枳实二钱；血虚者兼养阴，加鲜金钗三钱、熟地露一两、童便一杯（同冲）；骨节烦疼、腰如被杖，加黄柏钱半、木通一钱。口秽喷人，加鲜佩兰钱半、野蔷薇露、金汁各一两（冲）；里急后重，或下恶垢，或下紫血，似痢非痢，加元明粉四钱、青泻叶一钱、净白蜜一两，煎汤代水。小便混赤短涩，甚则血淋，加滑石四钱、琥珀末四分（冲），再以鲜茅根五十支、鲜车前草两株、杜牛膝五钱煎汤代水。

按：此十二经泻火之大剂。凡一切温毒热疫表里俱热、狂躁心烦、口干咽痛、大热干呕、错语不眠、吐血衄血、热甚发斑、头痛如劈、烦乱谵妄、身热肢冷、舌刺唇焦、上呕下泄、六脉沉细而数，即用大剂；沉而数者，即用中剂；浮大而数者，即用小剂。如斑一出，即加大青叶二钱，少佐升麻四五分，引毒外透。此内化外解、浊降清升之法，治一得一，治十得十，此余师愚《疫证一得》之言也。若六脉细数沉伏，面色青惨，昏愦如迷，四肢逆冷，头汗如雨，其痛如劈，腹内搅肠，欲吐不吐，欲泄不泄，男则仰卧，女则覆卧，摇头鼓颔，由热毒深入厥阴、血瘀气闭所致，此为闷疫，毙不终朝，清瘟败毒饮不可轻试。治法宜急刺少商、曲池、委中三穴，以泄营分之毒；灌以瓜霜紫雪八分至一钱清透伏邪，使其外达；更以新加绛覆汤加局方来复丹钱半至二钱通其阴络，庶可挽回。

清凉攻毒散

生石膏五钱至一两　小川连一钱至三钱　牛蒡子钱半　荆芥穗四分　小青皮七分　细木通四分　丹皮一钱　鲜生地五钱至一两　紫花地丁三钱　犀角汁三分，冲　藏红花四分　酒洗生锦纹一钱　灯心草一分

清毒活血汤

老紫草钱半　青连翘钱半　炒牛蒡一钱　木通七分　鲜生地钱半　净楂肉一钱　酒炒青子芩五分　潞党参五分　生绵芪钱半　酒炒小川连三分　当归须八分　苦桔梗六分　酒洗赤芍药五分　前胡一钱　生甘草三分　鲜生姜一片

按：本方去参，名清毒和血汤，治毒滞血凝、不能行浆。如形气壮实者，去参、芪；治痘不如期灌浆、板硬干黄，或灰滞黑暗，倍紫草、芩、连，去参、芪；治毒炽

血凝、痘晕红紫，或带干枯、兼有焦黑者，均效。

三妙血

白雄鸡冠血　猪尾血　蚯蚓血各一匙　陈酒一盅，冲服

按：鸡冠血性温提浆，升表治上；猪尾血性动活血，入里治下，二血有上下表里之分。鲜地龙血，性凉活血，善通经络，能引诸药直破恶毒所聚之处。治痘五六朝，根赤转紫，而顶有孔，如针刺、如嵌顶，必身热苔黄、口渴便秘，盖毒火盛而蔽其气瘀其血，浆必不化，宜此方合解毒药，如加减普济消毒饮、周氏五味消毒饮之类。若痘根色紫，甚至转黑，而顶下陷者为毒陷，宜三妙血合紫雪等药，加金汁；如身热便秘、顶嵌根紫，或发水泡而间有半浆者，将无浆之泡挑去，用此方入流气败毒之药，如银花败毒散、人参败毒散之类。

（补）　周氏五味消毒饮

鲜杜银花三钱　鲜野菊花钱半　鲜蒲公英钱半　紫花地丁二钱　紫贝天葵钱半

费氏苏解散

荆芥　防风　川芎　细木通　苏叶　白芷各七分　生葛根　山楂各八分　桔梗六分前胡一钱　老紫草　连翘心　升麻　炒牛蒡　羌活各五分　甘草二分　蝉蜕十二只　生姜三片

水煎温服。

按：张逊玉[1]《种痘新书》云，上二方为初热见点之要药，痘出齐后莫用。

椒梅丸

炒川椒三钱　乌梅炭　炒川连各一钱

为末，饴糖丸，如黍米大，量儿大小分二三服。服后，须臾得入虫口。治痘为虫闷，不得发出，最效。次与紫草承气汤下之。

（补）　飞马金丹

巴豆霜　广木香　赖橘红各三钱　五灵脂　广郁金　生打上雄黄　制锦纹各一两飞辰砂五钱　明乳香　净没药　山慈姑　百草霜各二钱

---

〔1〕张逊玉：即清代儿科医家张琰，字逊玉。山东宁阳人。《种痘新书》系张琰晚年之作，共十二卷，刊于乾隆六年（1741年）。现有乾隆二十四年（1759年）聚锦堂刻本及其他清刻本。

各称另研，净末分两，再合研一时许，令匀，米醋法丸，金箔为衣如绿豆大，隔纸晒干，紧贮瓷器，置高燥处。二十几岁以上者，每服十二丸，禀强者加三丸。老幼随减，三两岁者七丸或五丸，七八十岁者九丸，温开水送下，半日或一二时许，非吐必泻。孕妇遇急症，七丸为度。

按：温热伏邪及病霍乱痧胀者，临时每多夹水、夹食、夹饮、蓄血之故，与邪互并，结于胸胁，如食结胸、水结胸、血结胸，每因伏邪与夹邪互结，痛不可按，或时昏冒，因虽不同，而其结痛拒按、闭塞不容喘息之状则同。若不细察详问，鲜不认为本病应得之候，不先行探吐去之，则所受之邪为其羁留伏匿，不得透达，必致夭殇。宜即与飞马金丹一服，自能随所结之上下而施其吐下之功，得夹邪一解，正气自伸。按法调治本证，为较易耳。故此丹治水食痰血寒热诸邪结于胸膈，高突痛胀、不可抑按、不得呼吸、欲吐不得吐、欲泻不得泻者。凡外感内伤、飞尸猝中、暴厥自经、跌压诸证见有此状者，无论大小，均可服之。

枳实导滞汤

小枳实钱半　制川朴一钱　酒洗生锦纹八分　仙露夏钱半　净楂肉三钱　青连翘钱半
川连四分　海南子钱半　老紫草三钱　细木通八分　炙草五分

按：孙际康曰：此等证昧者最多，以急于治痘而忽于里滞，不知胃主肌肉，胃不宣化，肌肉无自而松，即极力凉解，反成冰伏。此方开者开、降者降，不升发而自升发矣。故治有形之物与无形之毒留滞于中，令气血不能流通者，极效。

参芪茸升汤

别直参五钱　炙绵芪一两　鹿茸片三分　升麻一钱

煎成，冲陈酒一杯。

按：痘之生死，判于浆之有无。有浆，毒从外散，故生；无浆，毒留内攻，故死。至其脓浆之不成，其病有二：一毒气炽盛，则血燥而枯；一元气虚弱，则血寒而缩，俱不能运化而成脓。脓不成则浆不行，而五陷之证作矣。如痘稠密、晕红紫而顶陷下，紫陷也。甚则晕脚干枯，中有黑脐而成黑陷，此毒热炽盛蔽其气、凝其血而陷也。宜急以聂氏清毒活血汤、伍氏凉血解毒汤二方为主。然当其紫陷时，不过一二剂，痘立起，及至黑陷，则受毒已深，虽用此等大剂，亦不过十救一二。又如痘出稠密、色淡白、根无红晕而顶陷者，白陷也。甚则迟一二日转为灰陷，此血气虚寒，不能运化毒气以成浆，故陷也。宜乘白陷之时大补气血，急以聂氏参归鹿茸汤、张氏参芪茸升汤二方为主，连进一二剂，犹可望生。又有一种痘，颗粒通红，成血泡而不成浆，此气虚不能统血，血反上居气位，治宜参芪保元汤大补其气，气充则毒化而成浆。血泡失治，则气愈虚而为血陷，治法亦不外此二方。以上五陷之证辨明，则初起泛浆、长浆、催浆、足浆之法，可类推矣。

（补）　导赤泻心汤

治热陷心经神昏及胃热蒸脑、撮空见鬼。

小川连一钱　青子芩钱半　生山栀钱半　知母钱半　西洋参一钱　辰茯神二钱　益元散三钱　麦冬一钱

先用犀角八分、灯心七分煎汤代水。

（补）　加减服蛮煎

治温热病舌绛神昏最效。

鲜生地五钱　鲜金钗二钱　原麦冬一钱　知母二钱　粉丹皮二钱　辰茯神二钱　细木通一钱　广皮一钱　鲜石菖蒲叶一钱，搓热冲　犀角汁一瓢　西黄一分，冲

（补）　来复丹

治上盛下虚，暑湿入络，肢厥神迷，便泻溺涩，极效。

玄精石　倭硫黄　牙硝各一两　赖橘红　小青皮　五灵脂各二钱

醋糊丸，每服二钱，或三十丸，空心醋汤下。善能交通阴阳。

（增）　参茸养阳汤

治遗精、足痿、气促自汗。如嫌茸价太贵，易鹿角胶一钱。

大山参一钱　鹿茸片二分　甘杞子三钱　归身二钱　小茴香五分　生雄羊内肾一对　盐水炒胡桃肉一枚

按：此方柔剂养阳，填精血，补督任，非桂附刚燥气烈劫阴者比。

验方妙用 樊开周[1] 同何廉臣实验法

温热病，首用辛凉以解表，次用苦寒以清里，终用甘寒以救液，此治温热本证初中末之三法也。然有兼证、夹证、复证、遗证及妇人、小儿种种之不同，不得不多备方法以施治，庶免医家道少之患。

兹特分列八法，详言以发明之。

一、发表法

凡能发汗、发瘄、发疹、发斑、发丹、发痧、发瘰、发痘等方，皆谓之发表法。温热病首贵透解其伏邪，而伏邪初发，必有着落，方着落在皮肉肌膝时，非发表则邪无出路，故发表法为治温热病之一大法也。其大要不专在乎发汗，而在乎开其郁闭、宣其气血。郁闭在表，辛凉芳淡以发之；郁闭在半表半里，苦辛和解以发之。阳亢者，饮水以济其液；阴虚者，生津以润其燥。气滞者，宣其气机；血凝者，通其络瘀。庶几有瘄者则发瘄，有疹斑者则发疹斑，有瘰者则发瘰，有痘者则发痘，必察其表无一毫阻滞，始为发表法之完善。此温热病发表之法，大不同于风寒也。谨述发表验方，胪举于下：

（甲）温热发汗。虽宜辛凉开达，而初起欲其发越，必须注重辛散，佐以轻清，庶免凉遏之弊。方伏邪传变出表时，轻者亦可得表药而汗散，重者虽大剂麻葛羌防亦无汗，但须清其络热，宜其气机，以治温热，或开其湿郁，达其膜原，以治湿温。必待伏邪尽发，表里全彻，然后或战汗，或狂汗而解。亦有不用表药而自汗淋漓、邪终不解者。盖自汗缘里热郁蒸而出，乃邪汗，非正汗也，仍宜开达其伏邪为要。风温风热，如邵氏热郁汤（邵步青[2]《四时病机》方）、栀豉芩葛汤（陆九芝《不谢方》）之类。湿温湿热，如连朴饮（孟英《霍乱论》方）、新定达原饮（樊开周先师验方）之类，随症酌用可也。至其发汗诸方，辛凉轻剂如葱豉加葛根汤（王焘《外

---

〔1〕樊开周：何廉臣的老师。何早年曾随樊氏临证三年。

〔2〕邵步青：清医家，名登瀛，字步青，江苏吴县人，曾学医于薛生白，名噪吴中。《四时病机》刊于1765年，共十四卷。另著《温毒病论》一卷（一说六卷）、《女科歌诀》六卷。

台》方）、葛根葱白汤（《和剂局方》）、刘氏桔梗汤（《河间六书》方）、加味栀豉汤（樊先师验方）之类；辛凉重剂如麻杏石甘汤（仲景《伤寒论》方），《千金》清肺汤、《千金》荽蕤汤（孙思邈《千金》方），葛根橘皮汤（《外台》方），知母解肌汤、知母干葛汤（朱肱《活人书》方），荷杏石甘汤（《叶天士医案》方），加减三黄石膏汤（《顾松园医镜》方），增损三黄石膏汤（杨玉衡《寒温条辨》方），葱豉白虎汤（赵晴初医案方）之类，此皆辛以散风、凉以泄热，为治温热内发、风寒外搏之要方。其间有风寒搏束过甚而温热伏邪不能外达者，则葱豉加葛根麻黄汤（《外台》方）、苏羌饮（刘草窗《广嗣全书》方）之类，亦可暂用以疏散。亦有风寒遏伏太甚，而湿热伏邪不克外溃者，则藿香正气散（《和剂局方》）、九味羌活汤（张洁古方）之类，正可暂用以开达，初不必嫌其辛温化燥也。其芳淡轻剂如葱豉汤调天水散（《河间六书》方）、茵陈五苓散（《金匮要略》方）、藿朴夏苓汤（石芾楠《医原》方）、藿朴二陈汤（樊师验方）之类；芳淡重剂如六神通解散（《局方》），茵陈胃苓汤（万密斋《幼科发挥》方），加味五苓散、加味二陈汤（石氏《医原》方）之类，此皆芳香辟秽、辛淡化湿，为治湿温湿热、湿重挟秽之初方。若湿开热透、热重于湿者，则宜苦辛开泄，治在上中二焦，不在发表之例。外此，又有不求汗而自汗解者四。如里热闭甚，用三黄泻心汤（长沙《伤寒论》方）、许氏大黄汤（《外台》方）、大柴胡合大承气汤（《河间六书》方）之类，以疏通其里结，一不已而再，再不已而三，直待里邪逐尽、表里通彻，多有战汗而解者，此其一。又如里热燥甚，病者思得凉水，久而不得，忽得痛饮，饮盏落枕而汗大出即解者，此其二。又如平素气虚，屡用汗药而不得汗，后加人参于解表药中，如参苏饮、人参败毒散（《局方》）之类，覆杯即汗者，此其三。又如阴虚及夺血液枯之人，用纯表药全然无汗，后用润燥生津药于轻解方中，如七味葱白汤（《外台》方）、加减萎蕤汤（一名加减葱豉汤、《张氏医通》方）之类，而汗出如水者，此其四。谨摘诸汗症列下：

发热恶寒，无汗，头项痛，背痛，肩背痛，腰痛，膝胫痛，周身肢节痛。

（乙）温热发㾦。每见于夏秋湿温伏暑之证，春冬风温兼湿证亦间有之。初由湿郁皮腠、汗出不彻之故，白如水晶色者多，但当轻宣肺气、开泄卫分，如五叶芦根汤

（薛生白《湿热条辨》方）最稳而灵。若久延而伤及气液，白如枯骨样者多凶，急用甘润药以滋气液，如麦门冬汤（《金匮要略》方）、清燥救肺汤（喻嘉言新方）之类挽回万一。切忌苦燥温升、耗气液而速其毙。谨摘发痦症如下：

色白点细，形如肌粟，摸之触手而微痒，抓破微有水，状如水晶珠而明润者吉，热势壮则外见，热势缓则隐伏，出无定期，甚至连发三五次，若干白如枯骨色者大凶。脉必微弱或细数，神倦气怯，黏汗自出。

（丙）温热发疹。红点高起，与痦痧一类，系孙络中血热之病。惟痦多发于小儿，痧疹不拘男妇大小皆有。每见于春夏之间，发于风温风热者十之七八，温毒暑热者十之二三。然亦必夹斑带疹。疹虽宜见，而不宜多见。身热二三日而发者轻，四五日而发者重，斑疹杂出者尤重。治虽宜疏风散热为先，亦当辨其风与热孰轻孰重。风重而热郁者，辛散佐以清透，防风解毒汤（晋三《古方选注》方）最当；热重而风轻者，清透佐以辛散，加减银翘散（石氏《医原》方）、加减普济消毒饮（鞠通《温病条辨》方）二方为妙。若温毒夹斑带疹，色赤如丹，甚或紫红，胃经血热上蒸心包也，急宜缪氏竹叶石膏汤（《古方选注》方），甚则犀角大青汤（邵步青《温毒病论》方）肃清胃热、凉透血络，使斑疹发透，则温毒自解。若因循失治，则血热之毒逆传心包肝络，而变神昏痉厥之危证矣，此时急救之法，惟有用拔萃犀角地黄汤（《温毒病论》方）或犀连承气汤（吕震《伤寒寻源》方）凉血攻毒、急下存阴而已。谨摘发疹症列下：

琐碎小粒，高出于肤，怕风咳嗽，咽阻喉痛，胸闷心烦或气喘，壮热无汗。

以上风温发疹之候。

舌绛如朱，夹斑带疹，疹色紫红或深红，紧束有根，环口燥裂，大渴引饮，心神烦躁，便秘溺涩。

以上温毒发疹之候。

（丁）温热发斑。或布于胸腹，或现于四肢，平而成片，与丹一类。发于温毒病最多，其次大热病亦恒见之。系经络血热之毒窜入肌表而外越。经血热则色红，热毒重则色深红，热毒尤重则色娇红，艳如胭脂，统名红斑；络血热则色紫，名曰紫斑；络血热而毒瘀，则色黑，名曰黑斑；甚则色青如蓝，名曰蓝斑；更有云头隐隐、伏而不现于皮肤者，曰伏斑；内发于肠胃咽膈之间，肌肤间不得而见者，曰内斑；至若隐隐而微，胸腹略见数点而色淡红者，曰阴斑；甚或淡红似白者，曰白斑，统名虚斑。多发于湿热大病后，凉泻太过，经脉血涸，元气虚寒之候。故凡见斑，首要辨明其形色。如斑一出，松浮洒于皮面，起发稀朗，红如朱点纸，黑如墨涂肤，此毒之松活外现者，虽紫黑成片可生。若形干而滞，或枯而晦，稠密成片，紧束有根，如履透针，如矢贯的，此毒之有根锢结者，纵不紫黑青亦死。凡斑皆胃家血热，色红而鲜润者顺，色紫而晦滞者凶，紫黑蓝而枯晦者死，以其胃烂也。故红斑九生一死，紫斑五死五生，黑斑九死一生，若杂蓝斑黑烂者，必死。治法，红斑主凉血透热，轻剂如五味解毒饮加紫草连翘（周澹然[1]《温证指归》方）、犀地桑丹汤（吴坤安《感证宝筏》方）之类；重剂如加味犀羚白虎汤（樊师验方）、加减犀羚二鲜汤（廉臣验方）之类。紫斑主凉血解毒，如犀角大青汤（邵氏《温毒病论》方）、小剂清温败毒饮（余师愚《疫证一得》方）、增损双解散（杨玉衡《寒温条辨》方）之类。黑斑蓝斑，主凉血攻毒，如拔萃犀角地黄汤加金汁、元明粉（《温毒病论》方），十全苦寒救补汤（梁玉瑜[2]《舌鉴辨正》方），加味凉膈散、增损三黄石膏汤加锦纹（《寒温条辨》方）之类。伏斑内斑，主宣气凉血、解毒透斑，如元参、升麻合黑膏（王肯堂《证治类方》），犀角大青汤加紫草、皂角刺，甚则清温败毒饮加紫草、升麻、紫雪之类。阴斑白斑，主温补血气，如复脉汤（长沙《伤寒论》方）、人参养荣汤（《证治类方》）之类；甚则主扶阳暖血，如参附养荣汤（吴又可《温疫论》方）、归芪建中汤（《叶氏医案》方）之类。总之，凡见发斑，不可专以斑治，须察脉之浮沉、病之虚实，而分别用药可也。谨摘发斑症如下：

面红目赤，汗出津津，口燥大渴，热盛胸闷，发斑纯红、深红、胭脂红不等。若唇口焦燥、舌紫或黄、胸膈烦闷、呕恶不纳、热壮神昏、便秘溺赤、遍体紫斑者重；若神昏谵语，或不语如尸厥，口开吹气，臭秽喷人，或咯血鼻衄，足冷耳聋，舌苔焦黑起瓣 或见黑晕，遍体黑斑或蓝斑如翠者死。

---

〔1〕周澹然：清代医家周魁，字杓元，号澹然子。江苏江宁人。撰有《温病指归》一书，刊于1799 年。

〔2〕梁玉瑜：清代官吏。名特岩，广东茂名人。家传医学二百多年，故亦通医。《舌鉴辨正》一书系梁氏与陶保廉论医的记录，刊于 1894 年。

以上温毒及大热病发汗不出，或虽汗不解，发斑轻重之候。

表无大热，脉似沉缓，神识不清，或郑声作笑，舌甚灰黑，或黄苔而中心黑晕。

以上伏斑之候。

口燥目赤，手足指冷，烦躁气急，不欲见火，恶闻人声，耳热面赤，或寒噤喷嚏，昏不知人，谵语带笑，六脉似躁非躁，舌紫苔黄或黄腻带灰。

以上内斑之候。

斑点隐隐而微，色现淡红，甚或㿠白，手足逆冷，似寐非寐，神识乍清乍昧，舌胎淡红或紫，舌形胖嫩圆大或舌胎白滑，或黑胎胖滑。

以上虚斑之候。

（戊）温热发丹。多见于小儿，俗名赤游丹是也，与红斑一类。丹与斑皆出于肤，平而成片，皆里热血毒之证。治法惟大剂凉血解毒，乃克胜任，参用发斑诸方可也。至辨法，凡有丹、斑、痧、疹者，脘必闷，四者之齐与不齐，以脘闷之解与未解为辨。且热必壮，四者之解与不解，以汗出之透与未透为辨。

（己）温热发痧。由于风温者，则为时痧，亦名风痧，俗称红斑痧，病虽传染而症轻。由于温毒者，则为疫痧，亦名喉痧，俗称烂喉痧，病多传染而症重。风痧初起，必须疏达，如荆防败毒散（雷少逸《时病论》方）、连翘败毒散（《伤寒指掌》方）二方，均加青松针一两煎汤代水，投无不效。即或宜兼清散，总以"散"字为重，防风解毒汤加青松针最效，切忌骤用寒凉。喉痧初起，自须轻散解毒，如加减普济消毒饮（《温病条辨》方）、代赈普济散（《鞠通医案》[1]方）二方最当。迨表分之痧毒发透，内蕴之伏火方张，势轻者清化，如陈氏清肺饮、夺命饮、犀羚二鲜汤（陈继宣[2]《疫痧草》方）三方酌用。势重者寒泻，如陈氏四虎饮（《疫痧草》方），拔萃犀角地黄汤加金汁、元明粉（《温毒病论》方）二方酌用，方能泻火泄热，热一尽而病自愈。若仍执辛散之方，则火得风而愈炽，炎势燎原，杀人最暴。谨摘发痧症列下：

头痛怕风，身热恶寒，痧现无汗，一身筋骨大痛，咽阻喉痛而不腐，胸痞心烦，

---

[1]《鞠通医案》：即《吴鞠通先生医案》，4卷，撰于嘉庆三年（1798年）。

[2]陈继宣：即清代医家陈耕道，江苏常熟人。长于治喉痧证，所著《疫痧草》一书，刊于1801年。

舌苔白腻。

以上风痧之候。

始恶寒，后但壮热烦渴，痧密肌红，宛如锦纹；咽喉疼肿，或但痛不肿不红，甚则白腐喉烂，胸痞咽阻不能食。挟湿则舌苔滑腻，或渴甚而苔仍白滑，或黄滑而腻或黄燥；内陷则舌赤或鲜绛，神昏谵语，灼热无汗，痧隐成片，或厥或痉，口秽喷人，音哑气急，鼻煽呃逆者凶。

以上皆喉痧初中末之候。

（庚）温热发瘄。与痧一类，吴地曰痧子，浙江曰瘄子，恒发于小儿，年长亦间有之。由风温而发者，则为常瘄，宜散风解热为先，加味翘荷汤、防风解毒汤二方最良，使瘄毒发透即愈；由温毒而发者，则为时瘄，与治温毒发疹发痧例同，从痧疹中对症选方可也。惟闷瘄一症最险，宜急急开肺透瘄、清热解毒，如新加麻杏石甘汤（《感证宝筏》方）、《千金》苇茎合陈氏清肺饮加瓜霜紫雪（《疫痧草》方），速使瘄毒外达，方有生机。气液两亏者，陈氏清肺饮合黑膏加西洋参、毛燕，清补而提透之。谨述发瘄症列下：

身热烦闷，咳嗽鼻塞，面目有水红光，咽痛气急，指尖时冷，瘄出周身匀朗，色鲜润，形高突，颗粒分明。一二日见点者轻，三五日见点者稍重。既出后一日三潮，潮则热盛烦躁，逾时方退，三日九潮，瘄已齐透，然后徐徐回退。

以上常瘄顺证之候。

瘄发易隐易回，热壮无汗，喘咳胸闷，咽痛喉哑，齿燥龈烂，神昏欲寐；或兼腹胀赤痢，甚或瘄虽外达，艳红紫滞，目封眦赤，狂躁闷乱，便秘腹痛，或便泄无度者凶；更或见点细碎平塌，瘄色灰滞淡白，模糊一片，既出不潮，忽然隐默，喘急昏闷者死。

以上时瘄逆险之候。

（辛）温热发痘。因风温而发者多顺证，因温毒而发者多逆证险证。其病多发于小儿，壮年亦偶有之。顺证多不必用药，即有必须用药者，亦必先观形察色，辨别其气血虚实为首要。如体肥白而嫩、声音微细、目少精神、痘形多凹而色淡红者，气弱血虚也，宜急急补托以催其起胀灌浆，如补中益气汤重用归芪（李东垣《内外伤辨惑论》方）加白雄鸡冠血最良，其次参苏饮加生芪、川芎、龙眼肉亦可酌用。必察其浆充痘起，庶易于结痂收功。又如体苍瘦而坚实、声音粗壮、目有精彩、痘有斑晕而色紫黑者，气实血滞也，宜宣气活血、解肌透毒为先，如荆防败毒散（雷少逸《时病论》方）重用大黑豆、杜赤小豆、绿豆各一两（名稀痘三豆汤，越人扁鹊方）煎汤代水最效，或聂氏清解散（聂久吾《痘门方旨》[1]方）亦佳。迨痘已发齐，脓浆灌足，自宜活血清毒，如聂氏清毒活血汤（《痘门方旨》方）、伍氏凉血解毒汤（叶天士《幼科要略》方）二方，酌用可也。若逆证多陷，紫陷以清毒活血汤重加犀角、猪尾血为主，黑陷以费氏必胜汤（费建中《救偏琐言》方）加瓜霜紫雪丹为主。险证多闷痘症，紫闷最急，症多毒盛火闭，首用瓜霜紫雪丹钱许，大剂芳透；继用局方妙香丸三五粒，峻剂开达；次用费氏必胜汤，大剂清凉攻毒，外以针刺少商、曲池、委中三穴以泄血毒，庶可十救一二。但闷多夹证，夹食为食闭、夹痰为痰闭、夹瘀为血闭，因夹而闭、因闭而闷者甚多，急进飞马金丹（沈樾亭《验方传信》方），使上吐下泻，开通气道血路，得夹邪一解，然后察其病势之轻重对症发药。势轻者，但须活血解毒，如聂氏清毒活血汤、伍氏凉血解毒汤、小剂清温败毒饮之类；势重者，必须凉血攻毒，如清凉攻毒散（王晋三《古方选注》方）、费氏必胜汤、清火解毒汤（《救偏琐言》方）之类。惟温毒挟虫而闷者，宜先与椒梅丸诱入虫口，继以紫草承气汤（《张氏医通》方）下之。更有真元大虚而闷者，宜急以参归鹿茸汤（《痘门方旨》方）、参芪茸升汤（《张氏医通》方）二方挽救之。然温热病中，百不一见。若闷而缓者，名曰轻性闷痘，火毒内壅，聂氏清解散凉透之；风冷外束，聂氏苏解散疏达之。谨述发痘症列下：

　　一二日初出如粟，痘色淡红而润，口鼻年寿间先发两三点，二三日根窠圆混长发饱满，四五日大圆光泽大小不一，五六日红活鲜明，六七日光洁饱满，七八日神全色润，八九日浆足根化而无他症，十一二日浆足而敛，十三四日浆老结痂，十四五日痂落瘢明。

　　以上天花痘顺证之候。

〔1〕聂久吾《痘门方旨》：聂久吾（1572—？），明代儿科医家，名尚恒，又字惟贞。江西清江人。万历年间出任福建汀州府宁化县事。晚年归乡，以著述自娱。撰有《活动心法大全》九卷、《痘门方旨》八卷、《痘科慈航》三卷，刻有《奇效医术》二卷。

鼻煤衄血，咽痛声哑，烦躁颠狂，弄舌黑刺，唇裂肌燥，目胞红肿，消渴饮冷，口秽喷人，泪热出血，暴泻如注，溺膏溲血，痘则洒墨涂朱、迸裂泡涌。

以上逆险证之候。

痘稠密，晕红紫，顶陷下，甚则晕脚干枯，中有黑脐而陷，气粗身热，神昏躁乱，甚或血厥如尸，闷乱搐搦。

以上紫陷黑陷之候。

身热三日，痘欲出不出，痘影红紫，声亮气粗，手足心热，惊搐烦躁，或声重鼻塞流涕。

以上轻性闷痘之候。

一发热即报点如丹，身热如烙，痘渐干焦紫黑，烦躁闷乱，唇焦口臭，或唇口肿满。

以上重性闷痘毒盛火闭之候。

初发时便大热神昏，腹痛谵语，舌刺如芒，气粗便闭，狂叫闷乱。

以上闷痘夹食之候。

发热时便头项不举，痰嗽气急，目闭神昏，眩晕颠仆，闷乱搐搦。

以上闷痘夹痰之候。

一发热见点即谵语神昏，喘胀衄血，烦闷躁扰，胸痹作痛，舌色紫暗。

以上闷痘夹瘀之候。

一发热即烦闷呕吐，舌下常流清水，或时沉默喜唾，或时躁扰不宁，或腹痛狐疑，或频频叫喊，舌下筋青，或下唇有黑白细点。

以上闷痘夹虫之候。

身热二三日，痘欲出未出，一见点细白如痞，身无大热，气怯无力，目闭无神，面唇反鲜泽娇艳，光彩倍常。

以上重性闷痘真元亏极之候。

二、攻里法

凡能降气、驱痰、导滞、逐水、通瘀、退黄、下胀、追虫等方，皆谓之攻里法。

攻里法者，解其在里之结邪也。结邪为病，所关甚大，病之为痞为满，为喘为肿，为闷为闭，为痛为胀，直无一不涉于结。如《内经》所云：结阴者便血，结阳者肿，一阴一阳结谓之喉痹，二阳结谓之消，三阳结谓之膈。与夫《伤寒论》中，小结胸在心下，按之则痛；大结胸心下痛，按之石硬，心中结痛，心下支结，少腹急结，热结在里，热结膀胱，热入血室，其血必结及食结胸、水结胸、血结胸、寒实结胸、热实结胸者，不一而足。故里病总以解结为治，结一解而病无不去，岂但大便闭结、大肠胶闭、协热下利、热结旁流四者之邪结在里而必须攻以解结哉！试述攻里之方，历陈如下：

温热结邪，总属伏火，自宜以苦寒泻火为正治，三黄泻心汤（《伤寒论》方）为主，许氏大黄汤（《外台》方）尤效。但必辨其为毒火，宜急下，如紫草承气汤，清凉攻毒散（《古方选注》方），费氏必胜汤、清火解毒汤（《救偏琐言》方），陈氏四虎饮（《疫痧草》），十全苦寒救补汤（《舌鉴辨正》方），拔萃犀角地黄汤加金汁、元明粉（《温毒病论》方）之类，对症酌用。风火宜疏下，如局方凉膈散，加味凉膈散（《寒温条辨》方），清心汤（《丹溪心法》方）之类。湿火宜缓下，如茵陈蒿汤（《金匮》方），加味小陷胸汤（《医原》方），小陷胸汤合朴黄丸（程国彭《医学心悟》方），三黄枳术丸（东垣《脾胃论》方），神芎导水丸之类。燥火宜润下，如《千金》生地黄汤（孙思邈《千金要方》），养荣承气汤（吴又可《温疫论》方），当归承气汤、四顺饮子（《河间六书》方），东垣润肠丸，五仁丸（尤在泾《金匮翼》方），雪羹加味煎（樊师验方）之类。痰火宜降下，如小陷胸合加减半夏泻心汤（《医原》方），承气陷胸汤（《温病条辨》方），漏芦橘皮汤（《外台》方），牛黄散（《河间六书》方）加雪羹（《古方选注》方），加味皂角丸（《金匮翼》方），凉膈散加葶苈子、甘遂、白芥子、姜汁、竹沥（《医通》方）之类。食积化火宜清下，如枳实导滞汤（聂氏验方），枳实导滞丸（《脾胃论》方），朴黄丸（《医学心悟》方），陆氏润字丸（陆养愚《三世医验》方）之类。瘀血化火宜通下，如桃仁承气汤、下瘀血汤（张仲景方），加味大柴胡汤（叶天士《温病论》方），吴氏桃仁承气汤（《温疫论》方），代抵当丸（《寒温条辨》方），无极丸（李时珍《本草纲目》方），回生至宝丹（华氏妇科验方），桃仁承气合逍遥散加味之类。水火互结宜导下，如大陷胸汤（《伤寒论》方），控涎丹（《和剂局方》）之类。水火互结而又夹虫者，宜导下兼杀虫，如加味控涎丹（丹波廉夫《观聚方要补》方），雄黄解毒丸（《喉科秘旨》方）之类。此外，体虚及久病，或屡汗屡清后，下证虽具而不任峻攻，如气虚失下者，宜润下兼补气，如黄芪汤（《金匮翼》方），补中益气汤加元明粉、白蜜（高鼓峰《己任编》方）之类。血虚失下者，宜润下兼益血，如玉烛散（《金鉴·妇科心法》方）、益血润肠丸（《金匮翼》方）之类。气血两亏而又不得不下者，宜气血双补兼以攻下，邪正合治，陶氏黄龙汤（《温疫论》方）主之，三一承气汤加人参（《医通》方）亦主之。阳虚失下者，宜温润法以代下，苁蓉润肠丸（《金匮翼》方）最当，半硫丸（《和剂局方》）亦可暂用。阴虚失下者，宜滋润法以代下，苁蜜地黄汤（《验方新编》方）最稳，《千金》生地黄煎（《千金要方》）亦效。

次必辨其三焦部位。结邪在胸中及肺，法宜肺肠合治，急降其气以下之，如枇杷叶饮子（《外台》方）重加栝蒌皮三钱，畅肺宽胸，川贝母八钱至一两，解结降气，投无不效。其次，苏子降气加枳杏汤，重则六磨饮子（《金匮翼》方）、叶氏菀杏汤（紫菀八钱、光杏仁三钱、栝蒌仁五钱、广郁金三钱、小枳实钱半、苦桔梗一钱）之类，效亦甚捷。结邪在胸中及心，法宜心胃并治，凉通其血以下之，如《千金》生地黄汤，《千金》清心汤，拔萃犀角地黄汤（《温毒病论》方），犀连承气汤（《伤寒寻源》方），或加紫雪，或加牛黄丸之类。结邪在胸膈，宜开胸膈以下之，轻则加味小陷胸汤，重则承气陷胸汤。结邪在胸胁连及右胁肝胆者，宜达其膜以下之，如大柴胡汤（《伤寒论》方）、大柴胡合三一承气汤（《河间六书》方）、《千金》泻肝汤（《千金要方》）之类；或通其络以下之，如四顺饮子、又可桃仁承气汤、费氏清火解毒汤之类。结邪在胸脘，连及左胁脾部者，宜疏其气以下之，如《千金》清脾饮、枳实导滞丸、三黄枳术丸之类。结邪在脐上胃脘者，宜和其中以下之，如调胃承气汤（《伤寒论》方）、三一承气汤（《河间六书》方）之类。结邪在当脐及脐下小肠者，宜宽其肠以下之，如小承气汤（《伤寒论》方）、小承气汤加黄连（《感证宝筏》方）之类。结邪在胸膈大腹，三焦俱结，痞满燥实坚悉具者，宜急攻三焦以下之，如大承气汤（《伤寒论》方）、陷胸承气汤、陈氏四虎饮、十全苦寒救补汤之类。结邪在小腹，连及两腰肾部者，宜急清其肾以下之，如千金清肾汤，栀豉加鼠矢大黄汤（《千金要方》），加味八正散（《河间六书》方）之类。此皆攻里诸方法之大要也。外治如蜜煎导法、猪胆导法、灌肠法，亦足补助汤饮丸散之不逮。至其攻里法之轻重缓急，总以见症为主，详列如下：

发热汗多，鼻如烟煤，舌干，舌卷，舌短，舌黑焦燥，舌生芒刺，齿燥牙宣，胸腹满痛，谵语发狂，甚或昏厥，身冷呃逆，大便秘结，小便短涩、甚或不通，手足发痉。

以上温热证急下之候。

头胀痛，烦躁，谵语，多言，善忘，舌黄苔燥，协热下利，或热结旁流，小便短赤。

以上温热证当下之候。

潮热口渴，齿燥，腋下汗，胸腹热盛，舌黄苔糙，大肠胶闭，矢气臭，小便黄赤。

以上温热证缓下之候。

以上诸症，缓下者不下，则必渐重而为当下证；当下者缓下，则必加重而为急下证；急下者失下，则虽下之多不通，而结热自下逆上，胀满直至心下，上透膈膜，至胸满如石，咽喉锯响，目直视反白，或睛盲瞳散，耳聋，九窍不通，虽有神丹，亦莫能救矣。

大热无汗，目赤头眩，面红唇焦，口疮唇裂，舌苔黄燥，大小便秘，甚则鼻衄吐血，手足发痉，发斑发狂，神昏谵语。

以上温热证风火内盛之候。

咳逆无痰，即有痰亦黏而难出，鼻孔干，甚或咽痛喉哑，耳鸣如聋，胸膈烦闷。

以上温热证燥火熏肺之候。

痰多咳嗽，喉有水鸡声，鼻孔扇张，气出入多热，胸膈痞满，喘胀闷乱，舌苔芒刺，便秘，甚则胸腹坚如铁石，胀闷而死。

以上温热证痰火壅肺之候（即凉膈散加味证）。

发热自汗，胸痞腹满，按之灼手，大肠胶闭，矢气极臭或下黄黑稠黏，少而不爽，小便黄赤短、涩，舌苔黄腻而糙。

以上湿火挟食、蕴结胃肠之候。

面目俱赤，渴喜凉饮，胸腹热甚，坚满拒按，大便闭结，小便赤涩，神昏肢厥，甚则通体皆厥，舌苔老黄，或焦黑起芒刺，或焦苔黑瓣底，口开吹气，秽浊喷人，甚或浑身发臭，昏厥如尸，舌卷囊缩，或口噤齿龂，手足挛急，卧不着席。

以上毒火内灼上、中、下三焦之候。

口干不渴，从心下至小腹硬满而痛不可按，揉之漉漉有声，胸腹热盛，但头汗出，肌表微热，大便热结旁流，少而不畅，或协热下利，虽利而重滞难出，小便不利，甚或癃闭，舌苔黄腻而厚。

以上温热证水火互结之候（即蓄水夹结粪证）。

口干舌燥，漱水不欲咽，胸中痹痛，少腹硬满，甚或胀疼，身体重滞，腹背拘束不遂，发躁如狂，谵语善忘，小便自利，粪虽硬，大便反易而色黑，或大便但下血水，见粪者生不见者死 舌色紫暗而润。

以上温热证蓄血化火之候。

总按：以上温热里证，以夹痰杂食为最多，蓄水蓄血次之。以毒火燥火为最急而险，风火次之，湿火又次之。

三、和解法

凡属表里双解、温凉并用、苦辛分消、补泻兼施、平其复遗、调其气血等方，皆谓之和解法。和法者，双方并治，分解其兼证夹证之复方及调理复证遗证之小方、缓方也。温热伏邪，初起自内出外，每多因新感风寒暑湿而发。惟温病之发，因风寒者居多；热病之发，兼暑湿者为甚。兼风兼暑，其性阳，其气轻扬，伏邪反因而易溃；兼寒兼湿，其性阴，其气抑遏，伏邪每滞而难达。故一宜表里双解，一宜温凉并用。其病每多夹并而传变，如夹食、夹痰、夹水、夹瘀之类，与伏邪互并，结于胸胁脘腹之膜络中，致伏邪因之郁结不得透发，不透发安能外解?凡用双解法不效，即当察其所夹为何物，而于双解法中加入消食、消痰、消水、消瘀等药，效始能捷，病始能去，故治宜苦辛分消。更有气血两虚、阴阳并亏，如吴又可所谓四损四不足者，复受温热伏邪，往往有正气内溃而邪入愈深者，亦有阴气先伤而阳气独发者，《内经》所云"病温虚甚死"，即此类也，故治宜补泻兼施。且有病人不讲卫生，病家不知看护，每见劳复、食复、自复、怒复者；亦有余邪未净，或由失于调理，或由故犯禁忌而见遗证迭出者。故治宜平其复遗、调其气血，为温热病中期末期之善后要法。凡此和解之法，虽名为和，实寓有汗下温清消化补益之意。此皆和解法之精微神妙、变化无穷者也，试历述其方略。

（甲）表里双解。约法有三：一为解肌清里，如白虎加桂枝汤（《伤寒论》方），知母解肌汤、葛根橘皮汤、三黄石膏汤（《外台》方），石膏大青汤（《千金》方），加减三黄石膏汤（《顾氏医镜》方），增损三黄石膏汤（《寒温条辨》方），新加麻杏石甘汤（《感症宝筏》方），栀豉芩葛汤（陆氏《不谢方》）之类。一为发汗、利溺，如六神通解散（《局方》），凉膈去硝黄合天水散、六一葱豉汤（《河间六书》方），五叶芦根汤（《湿热条辨》方），燃照汤（王氏《霍乱论》方），藿朴夏苓汤（《医原》方），新定达原饮（樊氏验方）之类。一为发表攻里，如《删繁》香豉汤、许氏大黄汤、备急黑奴丸（《外台》方），凉膈散（《局方》），防风通圣散、双解散（刘河间方），加减防风通圣散（《顾氏医镜》方），增损双解散、加味凉膈散（《寒温条辨》方）之类。轻重不一，缓急攸殊，临时对症酌用可也。以余所验，凡治温热病初起，不问兼风兼寒，脉浮脉紧，恶风恶寒，而外热势盛，法当偏重于表者，通用双解散加葱豉，或凉膈散去硝黄加葱豉，以和解内外之热邪，使表里齐解，奏功最捷。若汗后不恶寒但恶热，自汗，谵语，不大便，咽干，腹满，而内热势盛，法当偏重于里者，急用许氏大黄汤，下而和解之，或用局方凉膈散、加味凉膈散，大剂以退其热，毋使热盛危剧，亦妙。汗下后，余热未尽，烦不得眠，口干渴而身微热者，《小品》茅根汤（《外台》方）合益元散，清利以和解之，甚则用加味导赤散（王孟英方），其功尤捷。

（乙）温凉并用之谓和者。以寒非温不散、湿非温不化，而热则非凉不清，火则非凉不泻也。古今名医，如宋《和剂局方》主用六神通解散，金刘河间主用防风通圣散，前清张路玉主用凉膈合天水散，尤在泾主用大黄饮子，其方皆发表攻里、宣上导下、气血兼顾、面面周到，使风寒湿热从表里三焦一齐通解，诚为和解之捷法。然此惟体实证实、杂感风寒暑湿者适宜，若但病湿温湿热，当从三焦分治。上焦宜芳淡开泄，如五叶芦根汤、加味二陈汤、加味五苓散、藿朴二陈汤、藿朴夏苓汤之类。中焦宜苦降辛通，如枳实栀豉汤、白虎加苍术汤（仲景《伤寒论》方），黄连温胆汤（《观聚方要补》[1]方），藿香左金汤、连朴饮（《霍乱论》方）之类。下焦宜苦寒淡渗，如茵陈五苓散（《金匮要略》方）、龙胆泻肝汤（《局方》）、加味八珍散（刘河间方）、清热渗湿汤（《医门法律》方）、宣清导浊汤（《叶天士医案》方）之类。惟素禀阴虚而挟湿热者，膏粱辈每多患此，治法与寻常湿热迥殊。若用风药胜湿，虚火易于僭上；淡渗利水，阴津易于脱亡；专于燥湿，必致真阴耗竭；纯用滋阴，反助痰湿上壅。务使润燥合宜、刚柔协济、轻清和解，始克渐渐奏功，如元米煎（用炒香江西术钱半，第二次米泔水泡术，约六句钟，去术，煎饮。薛生白方），参麦冬瓜汤（北沙参五钱、原麦冬钱半、黄草川斛三钱、炒香枇杷叶三钱、鲜冬瓜皮子各一两，煎汤代水），加味导赤散（王孟英方），加减甘露饮之类，养阴逐湿，两擅其长。樊师喜用童便四草汤（鲜茅草根、鲜车前草各一两，鲜三白草三钱，鲜荸荠草二钱，莹白童便一杯，广郁金磨汁四匙，和匀，作两次分冲）亦稳而灵。

（丙）苦辛分消，亦谓之和解者。因温热结邪在里，非苦辛开泄不足以解其里结，非分消其夹邪不足以解其伏邪也。其间却有轻重缓急之分。夹邪重而病势急者，当先进飞马金丹（沈樾亭[2]《验方传信》方）吐泻兼施以去其夹邪，然后再治温热本病。夹邪轻而病势缓者，当察其所夹何邪，参用消药以和解，如枳实栀豉汤合陆氏润字丸、小陷胸汤合朴黄丸之分消痰食；加味小陷胸汤、加减半夏泻心汤、加味连茹橘半汤、加味枳实栀豉合小陷胸汤之分消痰火；昌阳泻心汤、小陷胸合加减半夏泻心汤之分消湿热痰火；漏芦橘皮汤、加味小陷胸汤合控涎丹之分消痰水；加减小柴胡汤、增损小柴胡汤、四逆散合白薇汤之分消瘀热，对症酌用，历验不爽。他如沉香百消曲，善能消食消痰、消水消瘀，其功甚捷，随症均可佐使。惟病后液枯气逆、肝火上冲者，膏粱辈最多此证，最难消解，治以五汁四磨饮（西瓜汁、甘蔗汁、雅梨汁、

─────────────

〔1〕《观聚方要补》：日人丹波元简纂。初刊于1819年，该书是在其父丹波元德纂集的八十卷稿基础上，删繁就简、补充缺漏编成的。

〔2〕沈樾亭：即沈卓士（1721-1772），字悦庭，樾亭为其号。江苏苏州人，清代医家。善治肝病。所撰《治肝补脾论》一篇，被收入《吴医汇讲》中。

鲜生地汁、金汁各一瓢，广郁金、广木香、上沉香、乌药各磨汁一茶匙，冲入开水一半，和匀即饮。薛生白方）最妙，以诸汁滋胃液，辛香散逆气，凡治阴虚气滞者，均可仿此用药以和解之。

（丁）补泻兼施者。因其人平素体虚，或宿有内伤，复感温热伏邪，不得不邪正并治、标本兼顾，于是乎有补泻合用之法，有先泻后补之法，有寓泻于补之法。如参苏饮、人参败毒散、仓廪汤（喻氏《医门法律》方）之类，益气与发表并用；七味葱白汤、《小品》茅根汤（《外台》方）、加减葳蕤汤之类，滋阴与解肌并用；人参白虎汤、竹叶石膏汤、加减竹叶石膏汤（廉臣验方）之类，益气与清热并用；黄连阿胶汤（仲景方）、《千金》生地黄煎、犀角地黄汤（《千金要方》）之类，滋阴与泻火并用；水解散（《外台》方）、陶氏黄龙汤（《温疫论》方）之类，补正与逐邪并用；补中益气汤、调中益气汤（补中益气汤加片芩、神曲）之类，益气与透邪并用；三黄枳术丸、枳实导滞丸（东垣方）之类，益气与消导并用；黄芪汤，益气与润肠并用；益血润肠丸，养血与润下并用；养荣承气汤，养血与通便并用；猪苓汤（仲景方）、加味导赤散，滋阴与利溺并用；陶氏逍遥汤，清补阴气与通逐败精并用；导赤合加味虎杖散、猪苓汤合獭鼠矢散，滋阴利溺与通逐败精并用，此皆补泻合用之法也。又如本病阴虚火旺，复感风温风热，则风助火势而劫阴愈剧，急宜辛凉散风以治标，葱豉汤加童便最稳，重则荷杏石甘汤以速祛其邪；次用五汁四磨饮、《千金》生地黄煎之类，滋阴降火以治本。若复感暑湿湿热，则湿火交煎而阴气愈伤，急宜养阴逐湿以治标，猪苓汤、加味导赤散二方最稳，重则童便四草汤亦可酌用；次用参麦冬瓜汤、加减甘露饮之类，滋阴清里以善后。又如本病阳虚气滞，复感湿温湿热，则中气愈郁而湿遏热伏，急宜芳淡泄湿，加味二陈汤最当；其次加味五苓散亦可参用以透邪；次用香砂理苓汤（即香砂理中汤合五苓散）疏中益气、辛淡化湿以治本；茵陈胃苓汤，法亦标本兼顾，此皆先泻后补之法也。若内伤肺痨，病当中期之候，一遇风温或湿热，则外感与内伤交灼，标邪与本病纠结，风则引其喘，湿则助其痰，热则增咳而动血，若不细加诊察，每认本病变重，仍与蛮补，如以芪、术滞其气，胶、地腻其血，甚至白芍、五味敛其邪，势急者，譬如双斧伐枯树，立刻倾折；势缓者，亦如鼹鼠入牛角，愈深入而难出矣。此时急救之法，虽宜补虚治本为主，亦必兼轻理标症，如葛氏保和汤（《十药神书》方）之用薄荷、紫苏，养阴清肺汤（耐修子《白喉抉微》[1]方）之用薄荷、桔梗之类，皆能轻解风温。又如加减甘露饮（樊师验方）之用茵陈、芩、枳，沙参麦冬汤（王孟英验方）之重用冬瓜皮、子之类，皆能清理湿热，此皆寓泻于补之法也。总之，内伤兼外感，其病虚中夹实、实中夹虚，调治固要轻灵，亦必先明本体之气虚血虚或气血并虚，精虚神虚或精神并虚，继必辨其为房劳伤、思郁伤、医药伤、饮食伤，然后参详感邪之轻重，急则先治标以去邪，邪去正自安；缓则但治本以养正，正足邪乃去。

（戊）平其复遗、调其气血者。因伏邪之大势已去而余邪未解，即用小方、缓方平治复证、遗证以和解之，戴北山所谓"平其亢厉"是也。或用发表攻里消化，而小其剂料，参以调养；或用清凉补益而变其汤方，易为膏散丸丹者皆是。方法甚多，已详载总论复证、遗证篇，兹不赘。惟怒复而夙有饮痛，胸胀脘闷，诸法不效，一瓢用千金五香汤（千金霜一钱，煎汤，磨上沉香、广木香、母丁香、白檀香、紫降香各一匙服）迭泻水饮而痊，余历验不爽，故特表彰之。至其见症，表里三焦，寒热杂发，湿火互结，食痰水瘀，内外夹发，气虚血郁，血虚气滞，变证多端，未能一一曲尽，聊陈大要如下：

寒热往来，盗汗，口苦，喜呕，咽干，头眩 舌胎白厚微兼淡黄，烦渴，胸胁满痛，耳聋，小便黄，呕吐，下利而心下痛，口干、舌强而恶寒，大小便闭而寒热，胸膈痞满而悸，二便自利而舌胎黏腻，形体虚怯而舌胎滑厚。

以上宜和解之症，引此数端，余可类推，方法大备，总以对症发药为要。

四、开透法

凡能芳香开窍、辛凉透络、强壮心机、兴奋神经等方，皆谓之开透法。惟一则去实透邪，一则补虚提陷为异耳。此为治温热伏邪内陷神昏、蒙闭厥脱等危症之要法，急救非此不可。此等危症，虽由于心肺包络及胃肝内肾冲督等之结邪，而无不关于脑与脑系（脑系，西医曰脑筋，东医曰神经）。盖以脑为元神之府，心为藏神之脏，心

---

[1] 耐修子《白喉抉微》：耐修子，清代医家。《白喉抉微》，即《白喉治法忌表抉微》、《白喉治法抉微》、《白喉治表抉微》），撰于1891年。主张白喉只可滋阴，不可发表，推崇养阴清肺法。现存初刊本及数十种刊本。

之神明，所得乎脑而虚灵不昧，开智识而省人事，具众理而应万机。但为邪热所蒸，痰湿所迷，瘀热所蔽，血毒所攻，则心灵有时而昏，甚至昏狂、昏颠、昏蒙、昏闭、昏痉、昏厥，而全不省人事矣。厥而不返，亦必内闭而外脱矣。何则？人之神在心，而心之灵以气，苟脑气衰弱、肺气虚脱，则心脏必麻痹而死。故东西医生理学以心肺脑为人身三大要经，洵精确不磨也。治宜先其所因，解其所结，补其所虚，提其所陷，以复心主之神明，此开透法之所以出死入生、而为最紧要最珍贵之良法也。试为胪举其方略：

（甲）开窍透络者。叶天士所谓清络热必兼芳香、开里窍以清神识是也。里窍即神所出入之清窍，属心与脑。因神以心为宅，以囟为门（《六书精蕴》说），而其所出入之窍得以外见者，惟目。因心脉上连目系，而目系上通于脑，故瞳神散大者，心神虚散；目不了了者，脑被火烁；目眶陷下者，脑气虚脱；目瞪直视者，脑髓无气；瞳神停而不轮，舌强不语者，脑与心神气俱脱，故昏厥如尸。王清任《医林改错》曰"脑髓中一时无气，不但无灵机，必死一时"，洵足发明厥闭之精义也。络者，络脉（即西医所云回血管），有阴络阳络之分：阳络即胃之大络；阴络即肺、脾、心包、肝、肾、冲、督之内络也。内络之间，尤多孙络（即西医所云微丝血管），介于脉络之间，为交通经络之细血管。其在脏腑者，则以心包络与肝冲为最多。以心包主血，亦主脉，横通四布；肝主藏血，亦主四合回管，上通脑而后贯督；冲为血海，导气而上，导血而下，丽于胃而通于胞中者也。观此，则邪热内陷入络，不仅心包一证，即药之清透络热者，亦各有所主不同，然总以犀、羚、西黄、龙脑、蟾酥、玳瑁、西瓜硝等为最有效用，而麝香尤为开窍透络、壮脑提神之主药。故凡治邪热内陷、里络壅闭、堵其神气出入之窍而神识昏迷者，不问蒙闭痉厥，首推瓜霜紫雪（方省庵方）、犀珀至宝丹（廉臣验方）二方为前锋；安宫牛黄丸（鞠通《条辨》方）、新定牛黄清心丸（王孟英方）、《局方》紫雪（《医通》更定方）次之；牛黄膏（《河间六书》方）、厥证返魂丹（《准绳类方》）又次之；而以《局方》妙香丸、《局方》来复丹为后劲。总之，热陷神昏，必先辨其陷入之浅深，别其轻重以定方。如热初蒸及心之经，心烦多言，间有糊涂语，其邪虽陷，尚浅而轻，但须丹溪清心汤去硝黄，以泄卫透营可也。迨陷入心包，妄言妄见，疑鬼疑神，其邪陷渐深而重，先以茶竹灯心汤

（细芽茶五分、卷心竹叶三十片、灯心两小帚）调下万氏牛黄丸一颗至二颗，每多奏效。若服后犹不清醒，反昏厥不语、全不省人事者，则邪热直陷心脏，极深而重，急用新定牛黄清心丸或安宫牛黄丸，甚或瓜霜紫雪丹调入石氏犀地汤剂中，以开透之，犹可十全一二。若用加减服蛮煎（祝春渠[1]《歌方集论》方）调入厥证返魂丹四五丸，亦可幸全十中之一。如或不应，必致内闭外脱而毙。此热陷浅深之次第、用药轻重之方法也。然昏沉虽系热深，却有夹痰浊、夹湿秽、夹胃实、夹血结、夹毒攻、夹冲逆之分，而无不关系于神经。其分布于心、肺、胃三经者，即第十对迷走神经，主心、肺、胃之智觉运动。凡结邪在此神经，其人智觉即昏迷，即肝、肾、冲、督亦有交感神经反射之作用。由是推之，肺主气，气闭而神昏迷者，由于痰浊迷漫神经也，故曰痰迷，亦曰痰厥。治宜先用卧龙丹（西黄、金箔各四分，梅冰、荆芥、闹羊花各二钱，麝香、辰砂各五分，猪牙皂角钱半，细辛一钱，灯心灰二钱五分，共研细末）搐鼻取嚏，以通肺窍；次用导痰开关散（过玉书《治疗汇要》方）开水调服一钱，以吐稠痰。若痰虽吐而神犹不醒，急用犀角三汁饮（犀角汁五匙、生萝卜汁半碗、梨汁三瓢、雪水三碗煎沸，和入三汁，即服）调入炼雄丹（明雄黄一分，牙硝六分，研细，同入铜勺内，微火熔化拨匀，俟如水时，急滤清者于碗内，俟其将凝，即印成锭）三厘或五厘，徐徐冷灌，一日三服，每见有吐出清痰黏涎数碗而神识全清。终以枇杷叶饮子（《外台》方）调入岩制川贝（顾松园方）一二方，去余痰以肃清肺气，或用二陈汤善其后，此治痰厥重症之方法也。若势轻者，加味导痰汤（《感证宝筏》方）亦效。其夹湿秽而神昏迷者，由于湿热郁蒸过极，迷蒙神经也，故曰湿蒙，治以芳香辟秽、辛淡开闭，藿朴夏苓汤去蔻、朴，加细辛三分、白芥子八分、芦根一两、滑石五钱，煎汤代水，乘热即饮，蒙闭即开，屡验不爽。甚则调入太乙紫金丹一丸，投无不效。若热势稍重者，宜以清凉透热，芳烈宣窍、清芳透邪汤（鲜石菖蒲叶钱半，泽兰叶二钱，薄荷叶八分，青蒿脑钱半，鲜茅根四十支，水芦根一两，解毒万病丹一锭，即紫金锭加雄黄、琥珀各五钱。徐洄溪验方）亦屡投辄验。樊师每用藿朴二陈汤，亦屡验。或去本方中紫金片，磨冲苏合香丸一颗，尤效。若夹胃实而神昏迷

---

[1]祝春渠：即祝源，春渠乃其字。浙江海盐人。著有《人身谱》一卷（1874年）、《歌方集论》四卷（1891年）。

者，多属胃热蒸脑、脑筋起炎，神即昏蒙、头摇目瞪矣；延及脊脑筋亦发炎，则手足发痉，甚则角弓反张矣。盖胃为五脏六腑之海，其清气上注于目，其悍气上冲于头，循咽喉上走空窍，循眼系入络脑，脑为元神之府，所以胃热蒸脑，无不发现神经诸病也。此为温热病最多之候，方法已详载攻里篇，兹不赘。其夹血结而神昏迷者，蓄血迷乱神经也。蓄血在上焦者，属心包络，症必脉细肢厥、胸痹痛厥，故曰血结胸，法宜横开旁达，加味桂枝红花汤（叶氏《温热论》方）、四逆散合白薇汤（廉臣验方）二方最效，甚则调入厥证返魂丹五粒，屡验。蓄血在中焦者，属脾络，症必脘痛串胁，脉涩肢厥。胀痛在左胁者居多，故名脾胀，和血逐邪汤（鳖血柴胡、荆芥穗、制香附、嫩苏梗、秦艽各钱半，川朴、枳壳各一钱，抚芎八分，益母草、泽兰各三钱，绛通一钱，生姜皮二分。沈月光验方）甚效，五枝松针汤（紫苏旁枝钱半，川桂枝五分，樟树嫩枝、桃树嫩枝各五寸，酒炒嫩桑枝二尺，青松针八钱，煎汤代水。廉臣验方）亦验。重则加鳖甲煎丸（张仲景方）四五钱，或加宽膨散（叶氏验方）一钱，奏功最捷。蓄血在下焦者，属肝络冲脉，症必左脉弦涩、手足厥冷、大便溏黑、小便自利、神昏如狂，治宜宣气解结、透络通瘀，叶氏加减小柴胡汤（天士论温二十则方）、舒氏增损小柴胡汤（驰远《伤寒集注》方）、四逆散合白薇汤三方酌用。延久必变肝胀血蛊，治宜开郁通络，如新加绛覆汤（徐氏《医学举要》[1]方）、开郁通络饮（薛瘦吟《医赘》方）、开郁正元散（《金鉴·妇科心法》方）、当归活血汤（《医通》方）、代抵当丸（《寒温条辨》方）、无极丸（《本草纲目》方）、回生至宝丹（华氏妇科验方）、桃仁承气合逍遥散加味（王馥原[2]验方）之类，临时对症选用可也。若夹毒攻而神昏迷者，血毒攻心也，名曰血闭，其证有三：一为温毒烁血、血毒攻心，法宜峻下，已详前攻里篇；一为产后结瘀、血毒攻心，回生至宝丹最灵，黑神丸（泂溪验方）最稳而效；一为溺毒入血、血毒攻心，甚或血毒上脑，其证极危，急宜通窍开闭、利溺逐毒，导赤泻心汤（陶节庵《伤寒六书》方）调入犀珀至宝丹，或导赤散合加味虎杖散（廉臣验方）调入局方来复丹二三钱，尚可幸全一二。此皆治实证之开透法也。若夹冲逆而神昏痉厥者，证属阴虚火亢，法宜镇

---

〔1〕《医学举要》：又名《注礼堂医学举要》。四卷。清戴绪安辑于 1886 年。

〔2〕王馥原：字清源。晚清绍兴医家，学验俱丰，尤长于妇科，有"越中圣手"之誉，弟子甚众。著《医方简义》六卷，刊于 1883 年。

摄，不在此例。

（乙）强心提神法。为温热病已经汗下清透后，内伤气血精神，而其人由倦而渐昏，由昏而渐沉，乃大虚将脱之危症，急宜强壮心机、兴奋神经，不得不于开透法中筹一特开生面之峻补提陷法，庶几九死者尚可一生。此与普通调补法迥殊，其法有四：一为强壮心脑，如参归鹿茸汤（聂久吾方）冲入葡萄酒（东西医用以壮脑提神，近已盛行）一瓢、人参养荣汤（《和剂局方》）冲入鹿茸酒一瓢、补中益气汤加鹿茸血片三分（程祖植《医学新报》方）之类，能治脑气衰弱、心神虚散者，惟此三方，最力大而效速，为急救大虚昏沉之峻剂。二为急救阴阳，如陶氏回阳急救汤（黑附块、安边桂、川姜各五分，别直参、湖广术、辰茯神各一钱，姜半夏、炒橘白各七分，炙甘草五分，五味子三分，麝香三厘，冲）最妙。凡治温热病凉泻太过、克伐元阳而阳虚神散者多效。此为节庵老名医得意之方，妙在参、附、桂与麝香同用。世俗皆知麝香为散气通窍之药，而不知其实为壮脑补神之要药。阅过丁氏《实验化学新本草》及曹氏《麝香辨》者，皆深悉之，惜吾医界多茫茫耳！次如冯氏全真一气汤（别直参二钱、提麦冬五钱、北五味三分、大熟地五七钱至一两、江西术三钱、淡附片一钱、酒蒸怀牛膝二钱）亦佳。凡治湿热证劫伤太甚，阴损及阳而神沉不语者颇验。此为楚瞻《锦囊》中得意之方，功在于一派滋养阴液之中，得参附气化，俾上能散津于肺，下能输精于肾，且附子得牛膝引火下行，不为食气之壮火，而为生气之少火，大有云腾致雨之妙，故救阴最速。陶冯二方，虽同为急救阴阳之良剂，而一则注重阳气，一则注重阴气，临症用方时，务宜注意。三为复脉振神，如复脉汤冲入参桂养荣酒一瓢，奏功最速；其次《千金》生脉散煎汤，冲鹿茸酒一瓢，亦灵。二方之效，效在酒能提神，激刺血液之循环，以强壮心肌而复经脉之运行，庶几脉无息止而神亦因之清醒矣。四为开闭固脱，其证有二。一内闭而外脱。内闭者，络闭；外脱者，气脱。叶天士云：平时心虚有痰，外热一陷，里络就闭，人即昏厥发痉。若不急开其闭，或开闭不得其法，必致心气与肺气不相顺接，而其人肤冷汗出、躁扰不卧、脉细而急疾，便为气脱之证矣。此时急救之法，急宜开其内闭，固其外脱，如叶氏加减复脉汤，去苡仁、枇杷叶，加绵芪皮钱半、北五味廿粒，调入牛黄清心丸，甚则陶氏回阳急救汤调入叶氏神犀丹，尚可幸全十中之一二。一外闭而内脱。外闭者，邪束阳郁之谓也；内脱者，阳盛阴涸之谓也。多由温热病兼风兼寒之候，不先祛风散寒以解表，早用苦寒直降，致表不解而邪陷入内。此时，仍以轻扬发表者解其外而外不闭，如邵氏热郁汤、五叶芦根汤之类；以撤热存阴者救其内而内不脱，如竹叶石膏汤、加减竹叶石膏汤之类，皆可酌用以奏功。一方并治，如外台三黄石膏汤、杨氏增损三黄石膏汤之类。若胸腹胀满、痛而拒按、大便不通者，急宜下之，法详攻里篇。此皆补虚提陷之法也，与开透法虽迥异，而用意则同，惟治外闭内脱则不在此例，谨述宜于开透及提陷诸症如下：

心神不安，睡多梦语，醒时自清，甚则心神渐烦而多言，然所言皆日用常行之事，无糊涂语，夜间或有一二谵语，然犹清白语居多，舌红苔黏，小便黄赤，里热重而表热反轻，胸闷不舒。

以上邪热初蒸心经之候。

神昏谵语，言多，妄见妄闻，甚至疑鬼疑神，人所未见未闻，然对面呼之犹省人语，舌色绛而尚有黏腻似苔非苔，望之若干，手扪之尚有津液，两目大小眦赤，唇红耳聋，心中热痛，拒按而软，四肢厥冷，指甲青紫，大便溏黑极臭，或下鲜血，小便黄赤涩痛。

以上邪陷心包、热深厥深之候。

神昏不语，不省人事，如痴如醉，形若尸厥，面有笑容，目瞪直视，舌硬或卷短，舌苔红中有黑点、黑中有红点，身冷肢厥，胸中独热按之灼手，神气虽醒似睡，时作鼾睡声，齿龈结瓣，紫如干漆。

以上邪热深入心脏之候。

按：此等见证，虽脏气将绝之候，若囊不缩、面不青、息不高、喉颡不直、鼻不扇、耳不焦、不鱼目、不鸦口，尚有一线生机，大剂急救，频频灌服，药能下咽至胃者，犹可幸全十中之一；如目珠不轮、瞳神散大、舌色淡灰无神、遗溺自汗者，必死不治。

终日神昏嗜睡，似寐非寐，或烦躁狂言，或错语呻吟，或独语如见鬼，或喉中有水鸡声，不语如尸厥，口吐黏涎，胸虽满痛，按之则软，鼻煽气急，舌绛而润，扪之黏腻，或舌虽欲伸出口而抵齿难骤伸者，甚或闷乱搐搦，状如惊痫。

以上热陷痰迷之候。

胸膈痞满，心烦懊恼，两眼欲闭，神昏谵语，舌苔白滑甚或黄腻，小便短涩黄热，大便溏而不爽，面色油腻，口气秽浊，耳聋干呕。

以上热陷湿蒙之候。

神昏如醉，呼之即觉，与之言亦知人事，若任其自睡而心放，即神昏谵语，甚或昏厥不语，身重胸痛，四肢厥逆，粪虽硬而大便反易，色紫黑，小便自利，舌色紫暗而润。

以上热陷血厥之候。

神昏如狂，或如惊痫，嬉笑怒骂，见人欲啮，舌紫而暗，口噤难开，或手足发痉。

以上邪热结瘀、血毒攻心之候。

头痛而晕，视力朦眬，耳鸣耳聋，恶心呕吐，呼气带有溺臭，间或猝发癫痫状，甚或神昏痉厥，不省人事，循衣摸床撮空，舌苔起腐，间有黑点。

以上溺毒入血、血毒上脑之候。

神由倦而渐昏，由昏而渐沉，或郑声错语，或独语如见鬼，声颤无力，语不接续，如痴如迷，喜向里睡，似寐非寐，似寤非寤，呼之不应，四肢厥冷，面色苍白，眼珠现青白色，冷汗自出，气少息促，二便清利，循衣摸床撮空，舌色淡晦少神，或阔大胖嫩，或淡红圆厚。

以上汗下清消后，大虚将脱之候。

按：诊治以上诸症，不论其脉，速用强壮心脑、急救阴阳、复脉振神等方，对症发药，庶可幸全一二，稍缓则不及救矣，医家病家，幸毋迟疑贻误。

神昏谵语，甚则昏厥发痉，不语如尸，或妄笑如痴，目闭舌强，欲伸而不得伸，气短息促，扬手踯足，躁不得卧，手足厥逆，冷汗自出，在男子则囊缩，在妇人则乳缩，舌苔焦紫起刺，或色绛而胖嫩。

以上邪陷正虚、内闭外脱之候。

目眦赤，或眼白现红丝，鼻孔干，唇红燥，耳聋心烦，渴喜凉饮，舌苔黄黑而燥，起刺如锋，小便黄赤涩痛，大便黄黑稠黏，或溏泻而极臭，或下鲜血，下时肛门热痛，胸至少腹热甚，按之灼手，一身肌表反不发热，虽热亦微，恶寒无汗，反欲拥被向火，甚则四肢厥冷，指甲青紫。

以上热深阳郁、外闭内脱之候。

五、清凉法

温热郁于气分为伏热，郁于血分为伏火，通称伏邪。热与火，未有不当清凉者也。当其伏邪外溃在表，法宜辛凉开达，使热从表泄，则发表法亦清凉法也；伏邪内结在里，法宜苦寒通降，使火从下泄，则攻里法亦清凉法也；伏邪在半表半里，法宜双方和解，使热从表泄、火从里泄，则和解法亦清凉法也。若在表已得汗而热不退，在里已下而热不解，在半表里已和解而热犹不净，或本来有热无结，则惟以清凉直折以肃清其火而已，故清凉法可济发表、攻里、和解之不逮。四者之用，可合而亦可分，温热病当清凉者，十之六七，则清凉法不可不细讲也。凡用清凉方法，必先辨其为伏热，为伏火。热属气分，为虚而无形（俗称浮游火），如盛夏酷暑炎蒸，虽挥汗淋漓，一遇凉风而即解，故人身之热，气清即退。至其清热之法，首用辛凉；继用轻清者，所以清肃气分之浮热也；终用甘寒者，所以清滋气分之燥热也。火属血分，为实而有物（俗称实火），其所附丽者，非痰即滞，非滞即瘀，非瘀即虫，但清其火，不去其物，何以奏效？必视其附丽者为何物，而于清火诸方加入取消痰、滞、瘀、积、虫等药，效始能捷。如燔柴炙炭，势若燎原，虽沃以水，犹有沸腾之恐慌，必撤去柴炭而火始熄。故凡清火之法，虽以苦寒直降为大宗，而历代医方，往往有清火兼消痰法、清火兼导滞法、清火兼通瘀法、清火兼杀虫法者，皆所以清化火之所附丽者也。若无所附丽之伏火，但为血郁所化者，自以清其络热、宣其气机为第一要义。而有时苦寒复甘寒法者，甘苦化阴，以存胃肠之津液，使苦寒不致化燥。苦寒复酸寒法者，酸苦泄肝，善通孙络之积血（《汇报》云：酸味能通微丝血管之积血），使络热转出气分而解。苦寒复咸寒法者，咸苦达下，一则清利内肾之溺毒，一则清镇冲气之上逆，一则清通外肾之败精也。总而言之，凡温热病宜于辛凉开达者，早用苦寒直降，即为误遏，冰伏其邪而内陷；宜于苦寒直降者，但用轻清甘寒，只能清热，不能退火。虽然，火散则为热，热聚则为火，火与热只在聚散之间，故清热与泻火可分而亦可合，但其先后缓急之间，所用方法，界限必须分清耳。试为胪举其方略：

（子）辛凉开达。其法有二：一为宣气达卫，使伏邪从气分而化、卫分而解。兼风者，透风于热外，刘氏桔梗汤、加味栀豉汤二方最灵而稳；挟湿者，渗湿于热下，五叶芦根汤、藿朴夏苓汤二方亦轻而灵。俾风湿不与热相搏，从或汗或痦而外解，则伏热势孤，自易肃清。一为透营泄卫，使伏邪从营分而透，转气分而解。毒盛者，清营解毒，加减银翘散（《医原》方）最妙，羚地清营汤（《验方传信》方）、犀角大青汤、凉血解毒汤、犀地桑丹汤（樊师验方）四方亦可选用；挟秽者，透营辟秽，清芳透邪汤（《徐洄溪医案》方）、加味翘荷汤磨冲太乙紫金丹二方最灵，即一起舌绛咽干，甚有脉伏肢冷之假象，亦不外此二方加减；次与五味消毒饮加紫金片清解余秽，俾毒与秽从疹斑而解，或从战汗而解。间有邪盛正虚，不能一战而解者，法宜益胃透邪，七味葱白汤加西洋参、鲜茅根，服后停一二日，再战汗而解。但战汗出后，肺气空虚，其人虽倦卧不语、肤冷一昼夜，却非脱证，待气还，自温暖如常矣。余方详载"发表篇"，参看可也。

（丑）轻清化气。王孟英所谓展气化以轻清，如栀、芩、蒌、苇等味是也。又谓伏气温病自里出表，先从血分而后达气分，初起多舌润无苔，但诊其脉，软而或弦，或弦而微数，口未渴而心烦恶热，夜甚无寐，或斑点隐隐，即宜投以清解营热之药。迨伏邪从气分而化，苔始渐布，然后再清其气分可也。然其气分之所以不清者，湿热居多，痰热次之。病之为肿为喘，为痞为闷，为懊憹，为咳嗽，为呃逆，为四肢倦懈，为小便黄赤，为便溏不爽，皆由于此，总以轻清化气为首要。其清气分湿热，如叶氏新加栀豉汤（光杏仁十粒、生苡仁三钱、飞滑石钱半、白通草一钱、浙芩皮三钱、淡香豉钱半、焦栀皮一钱、鲜枇杷叶三钱）、加减芦根饮（活水芦根一两，光杏仁、冬瓜子、生苡仁、鲜枇杷叶各三钱，白蔻仁三分，冲。以上皆天士验方），芦根通橘汤（活水芦根一两、川通草一钱、广橘皮一钱、鲜枇杷叶五钱、生姜皮五分、淡竹茹钱半。此《外台》偶方），六花苇茎汤（旋覆花三钱，滁菊花钱半，川朴花八分，豆蔻花、佛手花各五分，代代花二分，苇茎一钱，生苡仁、冬瓜子各四钱。廉臣验方）之类；其轻清气分痰热，如陈氏清肺饮（《疫痧草》方），蒌杏橘贝汤（栝蒌皮钱半，光杏仁三钱，蜜炙橘红一钱，川贝母三钱，桔梗一钱，鲜枇杷叶三钱，冬瓜子三钱，冬桑叶钱半。叶天士验方）、新加桑菊饮（廉臣验方）、枇杷叶饮子（《外台》方）加岩制川贝（《顾氏医镜》方）之类，此皆能清化肺气、通调水道、下输膀胱，俾气分伏热，上能从咯痰而出，下能从小便而出。吴茭山曰：凡气中有热者，当用清凉薄剂。吴鞠通曰："治上焦如羽，非轻不举"。王孟英曰："用药极轻清极平淡者，取效更捷。"皆属此类。

（寅）甘寒救液。其法有二：一为清养气液，如《金匮》麦门冬汤，《千金》麦冬汤，清燥救肺汤（喻嘉言验方），叶氏养胃汤、沙参杏仁汤（南沙参、甜杏仁、川贝各三钱，鲜枇杷叶四钱，雅梨汁、青蔗浆各一瓢，冲）、润肺雪梨膏（以上皆叶天士验方），参燕麦冬汤（吉林参一钱、龙芽燕八分、麦冬三钱、奎冰四钱。江笔花《医镜》[1]方）之类。一为清养血液，如千金生地黄煎，清燥养荣汤（吴氏《温疫论》方），叶氏竹叶地黄汤、叶氏加减复脉汤（皆天士验方），顾氏八汁饮（甘蔗汁、藕汁、梨汁、芦根汁、西瓜汁、鲜生地汁、鲜茅根汁各一酒杯，鲜荷叶汁三匙。晓澜验方）之类。此皆温热大病后劫伤气津血液善后调养之良方。总之，温热诸病，未经汗下和解而化燥者，火盛则燥也，当用苦寒清火为主；已经汗下和解而化燥者，液涸则燥也，当以甘寒滋燥为主，此其大要也。

（卯）苦寒直降。即叶天士所谓苦寒直清里热也，黄芩汤（《伤寒论》方）、栀子黄芩汤（《河间六书》方）二方最轻；黄连解毒汤（《外台》方）较重；《准绳》三黄石膏汤（《内科准绳类方》）尤重，当察伏火之浅深轻重，对证选用。凡温热病之宜于苦寒者，切忌早用甘寒，盖因苦寒为清，甘寒为滋。自时医以鲜地、鲜斛、元参、麦冬等之清滋法认作清泄法，于是热益壮、神益昏，其弊由甘寒清滋之药得大热煎熬，其膏液即化为胶涎结于脘中，反致伏火不得从里而清泄，从此为闭为厥，为痉为癫，甚则为内闭外脱、变证蜂起者，多由于此。

（辰）清火兼消痰者，因伏火熏蒸津液，液郁为痰，故兼用化痰药以分消之。法宜苦辛开泄，如小陷胸汤、黄芩加半夏生姜汤（皆《伤寒论》方），石膏大青汤（《千金》方），黄连温胆汤《观聚方要补》方），连朴饮、昌阳泻心汤（王氏《霍乱论》方），加味小陷胸汤、加减半夏泻心汤、加味连茹橘半汤（皆《医原》方）之

---

〔1〕《医镜》：此处指《笔花医镜》，4卷，清江涵暾（笔花）撰，成书于道光四年（1824年）。

类，皆可选用。其法与苦寒清泄有别，清泄是直降，一意肃清伏火；开泄是横疏，兼能清化痰浊，分际最宜斟酌。叶天士所谓"舌白不燥，或黄白相兼，或灰白不渴，慎不可乱投苦泄。虽有脘中痞痛，宜从苦辛开泄"是也。

（巳）清火兼导滞者。因温热病最多夹食一症也。王孟英曰：凡治温热病，必察胸脘，如拒按者，即舌绛神昏，亦宜开化，其方如枳实导滞汤、三黄枳术丸、枳实导滞丸、陆氏润字丸之类，皆可酌用。栀朴枳实汤（仲景方）冲生萝卜汁，方亦灵稳。

（午）清火兼通瘀者。因伏火郁蒸血液，血被煎熬而成瘀，或其人素有瘀伤，不得不兼通瘀法以分消之，如黄连解毒合犀角地黄汤、加减小柴胡汤、增损小柴胡汤、四逆散合白薇汤之分消瘀热，皆可对证酌用。此即叶天士所谓宿血在胸膈中，舌色必紫而暗，扪之潮湿，当加散血之品于清火法中，如琥珀、丹参、桃仁、丹皮等。否则，瘀血与伏火相搏，阻遏正气，遂变如狂发狂之症也。

（未）清火兼杀虫者。因伏火在胃，胃热如沸，蛔动不安，因而脘痛烦躁、昏乱欲死者，名曰蛔厥。但清其胃，略兼杀虫之药，蛔厥自愈，清中安蛔汤（姜汁炒川连二钱，黄柏钱半，枳实二钱，乌梅三个，川椒三十粒。《伤寒广要》方）、犀角黄连汤（犀角一钱，小川连钱半，青木香五分，乌梅三个。《外台》方）二方最效。惟有下证者，宜用三黄泻心汤加青木香、枣儿槟榔、胡连等攻下之。

（申）清络宣气者。所以清其血热、灵其气机，使无形者令其转旋，有形者令其流畅也。盖因温热伏邪，内舍于营，盘踞络中，其血必郁而热，其气亦钝而不灵。凡春夏温病晚发，秋冬伏暑晚发，邪伏深沉者，类多如此。此即王孟英所谓邪伏深沉，不能一齐外出，虽治之得法，而苔退舌淡之后逾一二日，舌复干绛，苔复黄燥，正如抽蕉剥茧，层出不穷，不比外感温暑，由卫及气，自营而血也，且每见有变为痈肿者。徐洄溪云：凡伏邪留于隧络，深则入于脏腑骨髓之中，无从发泄，往往上为发颐肺痈，中为肝痈痞积，下为肠痈便毒。发于皮肉则为斑疹疮疡，留于关节则为痛痹拘挛，注于足胫则为鹤膝足痿。此等证候，皆络瘀为之也。精气旺则不发，至血气偶虚，或有所感触，虽数年之久，亦有复发者。其病俱属有形，煎丸之力，太轻则不能攻邪，太重则反伤其正。当用外治之法以透毒散瘀，内服丸散以消其痰火、化其毒涎，或从咯吐而出，或从二便而出；而以轻清宣透、芳香通灵之煎剂，以托其未透之伏邪，内外之症皆然，医者均所当知也。观此二则辩论络中结邪之病理，发明殆尽，但其间用药最难。此等络瘀之伏火，非芩连所能清，非参芪所能托，惟有用轻清灵通之剂，渐渐拨醒其气机、宣通其络瘀，庶邪气去而正气不与之俱去。若一涉呆钝，则非火闭即气脱，非气脱即液涸矣。选药制方可不慎之又慎欤！以余所验，清宣肺络，首推清宣瘀热汤（活水芦笋、鲜枇杷叶各一两，旋覆花三钱包煎，真新绛一钱，青葱管二寸，广郁金磨汁四匙冲。常熟《曹仁伯医案》验方）最灵，其次六花绛覆汤（滁菊花二钱，新银花钱半，藏红花三分，豆蔻花、佛手花各五分，旋覆花三钱，真新绛一钱，青葱管三寸，冲）、五皮绛覆汤（白蔻皮六分，陈香橼皮五分，雅梨皮三钱，丹皮钱半，紫荆皮钱半，旋覆花三钱，新绛一钱，青葱管三寸，冲。以上皆廉臣验方），方亦轻稳。惟胸痹气急痰多者，宜用蒌薤绛覆汤（栝蒌皮二钱，干薤白三枚，桂枝二分，仙半夏钱半，浙苓三钱，旋覆花五钱，新绛钱半，青葱管五寸，春砂壳七分。徐守愚医案验方）。清宣包络，首推石氏犀地汤、加减服蛮煎二方；其次晋三犀角地黄汤（犀角汁四匙，鲜生地汁二瓢，同冲，青连翘三钱，生甘草八分。王氏《古方选注》方）、加味清宫汤（元参心二钱，连翘心一钱，竹叶卷心二钱，莲子心五分，犀角汁四匙，竹沥、梨汁各一瓢，鲜石菖蒲汁五匙，和匀同冲。吴氏《温病条辨》方），方亦清灵。清宣肝络，首推二仁绛覆汤（桃仁九粒，柏子仁钱半，归须钱半，新绛一钱，旋覆花三钱，青葱管三寸，冲。天士验方）、新加绛覆汤二方为主。气滞挟湿者，四七绛覆汤（仙露夏钱半，川朴花八分，紫苏旁枝一钱，赤苓三钱，白前二钱，旋覆花三钱，新绛一钱，青葱管五寸冲。徐守愚医案验方）化湿宣络。血虚气郁者，首推四物绛覆汤（细生地三钱，归须一钱，赤芍钱半，抚芎五分，新绛一钱，旋覆花三钱，青葱管三寸，冲）；其次鱼胶绛覆汤（墨鱼骨三钱，真阿胶二钱，真新绛钱半，旋覆花三钱，青葱管三寸）养血濡络。或用活血通络汤（归须三钱，川芎钱半，酒炒白芍一钱，秦艽钱半，冬桑叶三钱，鸡血藤胶一钱，广橘络二钱。雷少逸《时病论》方）荣筋舒络。络伤血溢者，羚地清营汤清络止血（以上各方均沈樾亭《验方传信》方），孙氏五胆墨（熊胆汁、牛胆汁、猪胆汁、青鱼胆汁各一分，羊胆汁二分，当门子五厘，陈京墨研粉六钱，和捣成锭，每重三分，金箔为衣。孙文垣历验秘方）尤为神妙；又次四汁绛覆汤（鲜生地汁一瓢，生藕汁两瓢，童便五瓢，陈京墨汁五匙同冲，真新绛八分，旋覆花三钱，葱须二分。廉臣验方）亦灵而稳。络瘀化胀者，三虫二甲汤（䗪螂虫一对，青糖一钱拌炒，䗪虫五只，酒炒九香虫三只，生鳖甲五钱，炒川甲一钱，桃仁钱半，蜜炙延胡钱半，归须二钱，五灵脂钱半，净楂肉三钱。叶天士验方）、开郁通络饮二方最灵。络燥发痉者，犀羚镇痉汤（陆定圃验方）、羚麻白虎汤（邡味清验方）、犀羚白虎汤（王孟英验方）三方最效，轻则新加桑菊饮亦验。若阳邪亢极、厥深热深之候，其人昏厥四逆、自利酱粪，虽急当清络宣气、救逆存阴，如羚地清营汤、犀地桑丹汤、四汁紫金锭（西瓜汁、芦根汁、生萝卜汁各五瓢，甘蔗汁一杯，紫金锭五分，磨汁，冲。徐洄溪验方）之类，方虽神效，然须防热去寒起，每见服后神识虽清而虚烦自利、手足仍冷、口燥渴饮者，即转机而用既济汤（吉林参五分，原麦冬钱半，生甘草五分，仙露夏一钱，淡附片五分，鲜竹叶廿片，荷叶包生粳米三钱。宋·王硕《易简方》），其应如神。须知阳极似阴，其人根气必虚也。甚则有用当归四逆汤（仲景方）调入犀珀至宝丹（廉臣验方），或用五枝绛覆汤（川桂枝五分，西河柳嫩枝三钱，紫苏旁枝钱半，嫩桑枝二尺，桃树嫩枝一尺，真新绛钱半，旋覆花三钱，青葱管五寸。沈云臣验方）调入局方来复丹，皆能通阴回阳，而令神清厥回者。然一经肢温阳回，即当易辙，不可过剂，以耗其津液，此为根气下虚者而设。若根气不虚，但因火郁络中而四逆痿疭者，治宜仲景四逆散（川柴胡八分，小枳实钱半，赤芍钱半，生甘草五分）加双钩藤、天仙藤、络石藤各三钱，嫩桑枝二尺，桔梗一钱，发越肝络之伏风，使转出气分而解。又如肢冷甲青、唇黑便秘者，当参厥应下之一法，治宜仲景大柴胡合绛覆汤通泄肝络之伏邪转出肠络而解，亦为正宗治法。惟肝络血郁、延累包络、手足厥阴同病、神昏肢冷、血厥如尸者，宜用通窍活血汤（赤芍、川芎各一钱，桃仁三钱，藏红花五分，青葱管五寸，鲜姜汁二滴，红枣二枚，当门子五厘。王勋臣《医林改错》方）调入珠黄散一服（珠粉、西黄、辰砂各二分，川贝末六分。周澹然《温证指归》方），服后每见有咯出紫血及黏涎而神清厥回者。清宣脑络，瓜霜紫雪丹、济生羚犀汤（羚角一钱，犀角八分，生石膏四钱，生甘草六分，旋覆花三钱，紫菀、前胡各钱半，细辛三分。《严氏济生方》）二方最灵；其次，犀羚镇痉汤亦有殊功。此皆清络宣气之精要者也，余详开透法中夹血结一节。

（酉）苦寒复甘寒法者。陈修园谓之苦甘化阴法，吴鞠通谓之甘苦合化阴气法。因伏火烁津耗液，或其人素禀液虚，虽治当苦寒清火，亦必参以甘寒生津，此为清气血两燔之正法。轻则如白虎加生地黄汤（王孟英方）、清燥养荣汤（吴又可方）、加减白虎汤（廉臣验方）之类，重则如《千金》生地黄煎、《准绳》三黄石膏汤、白虎合黄连解毒汤（《准绳类方》）之类。若汗出或疹斑出后热仍不解者，胃津亡也，当以甘寒为主，略参苦泄以坚阴，如白虎加人参汤（仲景方）、人参化斑汤（《准绳类方》）、加味芦根饮子（廉臣验方）之类，皆可酌用，新定五汁饮（鲜生地汁、鲜金钗汁各三瓢，鲜芦根汁、雅梨汁、甘蔗汁各二瓢，重汤炖温服。廉臣验方）尤为灵效。此为甘寒参苦寒法。总之，苦寒复甘寒者，注重在清降实火；甘寒参苦寒者，注重在清滋虚热。先后虚实之间，临证制方，不可不细辨也。

（戌）苦寒复酸寒法者。苦以清胃、酸以泄肝也。如黄芩汤（仲景方）之芩、芍并用，犀角黄连汤（《外台》方）之连、梅并用，清中安蛔汤（汪琥《伤寒论注》方）之连、柏、乌梅并用，清毒活血汤（聂久吾方）之芩、连、木通与赤芍、山楂并用，连梅安胃汤（川连六分，川楝子一钱，生白芍钱半，乌梅肉三分，归须八分，赖橘红五分，炒川椒一分。叶天士验方）之黄连、川楝与乌梅、白芍并用，皆《内经》所谓酸苦泄热也。若胃阴已亏者，宜用吴氏连梅汤（小川连一钱，乌梅肉一钱，连心麦冬三钱，细生地三钱，阿胶二钱。鞠通验方）酸苦复甘寒法。若胃阳已虚者，宜用王氏安胃汤（米炒潞党参钱半，淡干姜八分，小川连五分，乌梅肉五分，炒枳实八分，炒川椒二分。晋三新制验方）酸苦复辛甘法。他如张氏猪脏丸（《景岳全书》方）、加味脏连丸（廉臣验方），一则槐米与醋同煮，一则槐连与醋同煮，则为苦以坚肠、酸以泄肝法；脏连六味丸，则为酸苦泄热、酸甘化阴法；人参乌梅汤（西洋参钱半，乌梅肉三分，木瓜八分，炙甘草五分，淮山药三钱，带心石莲子一钱。吴氏《温病条辨》方）则为酸甘化阴、微苦泄热法。总之，同一酸苦泄热，而立法各有不同，功用各擅其长，临时对证选用可也。

（亥）苦寒复咸寒法者。取其咸苦达下也。其法有四：一清利内肾溺毒，如陈氏夺命饮、犀羚二鲜汤（皆《疫痧草》方）效力最大。小便饮子（童子小便、鲜生地汁、生藕汁各一杯，生川柏浸汁两瓢。庞安常《伤寒总病论》方）、红白散（辰砂一钱，人中白、元明粉各五分，开水泡，去渣服。龚居中《寿世仙丹》方）、导赤散冲四汁饮（细木通钱半，生甘梢八分，淡竹叶二钱，开水一碗，煎成冲入鲜生地汁、生藕汁、鲜茅根汁、童便各一杯。廉臣验方）、童便四草汤，四方亦屡奏捷效。一清镇冲气上逆，资液救焚汤（《医门法律》方）、平阳清里汤（梁氏《舌鉴辨正》方）、加减犀羚二鲜汤（廉臣验方）三方最有效力。黄连阿胶汤（仲景方）冲入童便一杯、三甲白薇汤（生鳖甲、生打左牡蛎、生龟甲心各六钱，东白薇五钱，西洋参钱半，归须一钱，生甘梢八分，金银器各一具，煎汤代水。廉臣验方）二方亦极灵验。一清通外肾败精，首推《千金》栀豉加石膏鼠矢汤、陶氏逍遥汤（陶节庵《伤寒全生集》方）二方，其次导赤散合加味虎杖散、猪苓汤合瘕鼠矢散（皆廉臣验方），皆可酌用。若子宫蓄有败精，每与血浊互结，其症小腹胀痛，牵引腰腹，攻刺难忍，二便不通，不能坐卧，立哭呻吟，宜急治之。缓则自下胀上，十死不救，急用鼠麝通精丸（雄鼠粉、王不留行各一两，炒黑丑、五灵脂、炒川甲、桃仁各五钱，杜牛膝汁粉三钱，麝香三分，研匀令细，生韭汁泛丸如麻子大，每服一钱。廉臣验方）一钱或钱半，煎牵牛楝实汤（炒黑丑三钱，盐水炒川楝子钱半，炒川甲一钱，小茴香三分。李濒湖验方）送下，往往一服而减，三服而平。一清滋任脉阴精，丹溪大补阴丸最妙，滋肾益阴煎（炙龟板、大熟地各四钱，川柏八分，知母二钱，生甘梢八分，春砂仁六分。《金鉴·妇科心法》方）亦灵。他如滋肾六味汤（知母钱半，川柏六分，熟地三钱，山萸肉八分，丹皮、泽泻、赤苓各钱半，淮药四钱，炙龟板三钱，蒙自桂二分，童便一杯，冲）、救阴滋任汤（大黑豆三钱，熟地二钱，麦冬、冬桑叶、丹皮、山药、南沙参各钱半，猪脊髓一条，青盐二分。皆廉臣验方），亦多奏效。以上一十二节，皆述清凉法之条目。至于热之浅者在营卫，以石膏、黄芩为主，柴、葛为辅；热之深者在胸膈，以花粉、知母、蒌仁、栀子、豆豉为主；热在肠胃者，当用下法，不用清法，或下法兼清亦可。热入心包者，黄连、犀角、羚羊角为主；热直入心脏，则难救矣，用牛黄犹可十中救一，须用至钱许，少则无济，非若小儿惊风诸方，每用分许即可有效，如戴北山原书云云者。此但言其大要耳，今将当清凉诸症详列于下：

身热汗自出，不恶寒反恶热，身重，头、面、项红肿，周身红肿，眼白黄，目珠胀，鼻孔干，唇燥，烦躁，轻发疹瘔，重发丹斑，舌苔白而底绛，或两边白苔而中红，或身热反减，恶热反甚，咳嗽有痰，上气喘急，口渴或呕，四畔舌色紫绛中见粉白苔。

以上热在营卫之候。

咽干喉痛，胸胁满痛，甚或胸前红肿按之热甚，小便色黄，舌苔厚白而糙，或黄腻而燥，或见朱点，或有裂纹，或黄白相兼，或灰白。

以上热在胸膈、气分抑郁之候。

谵语发狂，或沉昏嗜睡，或烦扰不寐，四肢厥逆，指甲青紫，大便溏黑极臭，小便赤涩或痛，舌绛无苔，或舌上略有黏苔。

以上热陷心包及心、血分灼烁之候（余详"开透法"诸症中）。

晕厥不语，两手发痉，状如惊痫，时瘈疭，头独摇；甚或遗尿直视，筋惕肉瞤，循衣摸床撮空，舌苔起腐，间有黑点，或起黑晕黑瓣。

以上邪热攻脑，或溺毒上脑之候。

便血，便脓血，谵语多言，腹满痛，唇裂，齿燥，舌苔黄燥。

以上热在胃肠之候（余详"攻里法"诸症中）。

日轻夜重，朝凉暮热，面少华色，口干消渴，气上冲心，心中痛热，饥不欲食，食则吐蛔，四肢厥逆，烦躁不寐，小便涩痛，甚或癃闭，腰酸足冷，大便或秘或溏，甚或泻水。舌绛无苔，干黏带涩，或紫中兼有黑点。

以上热陷肝肾之候。

朝凉暮热，冲任脉动，少腹里急，阴中拘挛，甚或舌卷囊缩，小便涩痛，男则遗精腰痛，女则带下如注。舌色焦紫起刺如杨梅，或舌紫无胎而有点，或舌红无苔而胶干，或舌红中有白糜点。

以上热陷冲任之候。

六、温燥法

温热为伏火证，本不当用温燥。然初起客寒包火、搏束过甚，致伏邪不能外达，不得不暂用温散法，如刘氏苏羌饮、局方芎苏散之类。亦有湿遏热伏、抑郁太甚，致伏邪不能外出，不得不暂用辛燥法，如藿香正气散、九味羌活汤之类。一经寒散热越、湿开热透，即当转用他法以速清其伏邪，此在表兼寒兼湿之当用温燥法也。更有初起夹水气证，在表时不宜纯用辛凉发散，若纯用辛凉，则表必不解而转见沉困；有里证不可遽用苦寒，若早用苦寒，则里热内陷必转加昏蒙。此水气郁遏伏邪，阳气受困，宜于发表清里药中加温燥之品以祛水气，如藿香、厚朴、半夏、苍术、草果、豆蔻、广皮、赤苓等品，皆可对症酌用。迨水气去、郁遏开，然后议攻议凉，则无不效者矣。又有夹冷食伤胃，往往有脉沉肢冷者，若胸膈痞满、舌苔白厚，盖为食填膈上之明证，即当用温化燥削，如加味平胃散（戴北山验方）、沉香百消曲（《道藏》方）、绛矾丸（《张氏医通》方）之类；甚则用吐法以宣之，如椒盐汤、生萝卜汁等，使膈开而阳气宣达，然后伏邪外溃，或当解表，或当清里，自无误治矣。此在里夹水、夹食之当用温燥法也。此等兼证夹证，每用温燥药见功者，遂相讼清热泻火之非，归咎于冰伏凉遏之弊。不知温热乃其本气，兼夹乃其间气也，岂可拘执兼证夹证之用温燥法见功，遂并其温热本证之当用清凉而一概抹煞也耶？更有并无兼证夹证而邪深入里，失于攻下而热深厥深，反欲拥被向火，凛凛恶寒，身冷肢厥，而二三处独见火证，如目大小眦赤，舌苔黄黑燥，小便黄赤涩痛，大便稀黄极臭，或下利鲜血，此皆热深阳郁之象，当以温燥通郁为主，佐以辛凉透热，如新定达原饮、加减藿朴夏苓汤之类，使里气通而郁阳发，反大热而烦渴，即转机而用清用下，以收全功者甚多。至若本系温热伏邪，因其人平素阳虚，或年已衰老，医用发表攻里太过，至汗出不止，呕利俱作，四肢微厥，脉微恶寒者，不得不暂用温燥扶阳，如胃苓汤合半硫丸之温运脾阳、术附汤合半硫丸（皆吴氏《温病条辨》方）之温固命阳。但须知虽属阳虚，却从热证来，而阴必亏，半硫桂附亦不可过用，当佐以护阴药为妙，如归芪建中汤、参附养营汤之类，皆可酌用。总之，此证温补略缓及温补不到，必死；或过用温补，阳虽回而阴竭亦死，此处不可不斟酌至当也。又如湿温湿热方伏于膜原，未经传变之时，胸膈必多痰滞，有见其烦躁而过用知、膏、芩、连者，有因其作渴而遽用生地、麦冬者，有病者自认火证而恣啖冷水、西瓜、梨、荠太早者，皆能抑郁阳气、壅闭伏火。火遏于中下二焦，停痰滞于上焦，每见恶寒胸痞，甚则烦躁昏谵，宜先以宣导痰滞为主，如加味二陈汤、藿朴二陈汤、吴氏导痰汤、三子导痰汤之类。痰滞通则伏火之证发现，随其传变以施凉解攻利之剂，乃有效也。以上温补、温化二法，特救药误、食误，非治温热正病耳。总之，温热诸证中，惟湿温一证，其病情半阴半阳，其病原水火互结，其病状反覆变迁，不可穷极。在上焦如伤寒，在下焦如内伤，在中焦或如外感，或如内伤。至其变证，则有湿痹、水气、咳嗽、痰饮、黄汗、黄疸、肿胀、疟疾、痢疾、淋证、带证、便血、疝气、痔疮、痈脓等证，其间宜清凉芳烈者固多，宜温化燥渗者亦不少，方法已详"温热即是伏火篇"。若夫病后调理，凡属湿温、湿热，当以扶阳为法，温健胃阳，如香砂理中汤、六君子汤之类；温升脾阳，如补中益气汤、参胡三白汤之类。然亦有病后化燥，有当用甘凉濡润者，或有用酸甘化阴者，全在临症者活法机变也。谨述宜温燥诸症，条列于下：

头痛身热，恶寒无汗，甚或肩背腰痛，或膝胫痛，口虽不渴，间有烦躁口苦，便溏不爽，小便黄热，舌苔滑白或两边白中淡黄。

以上温热兼寒、新凉外束之候。

凛凛恶寒，甚或足冷，头目胀痛昏重，如裹如蒙，身痛不能屈伸，身重不能转侧，肢节肌肉疼而且烦，腿足痛而且酸，沉困嗜睡，胸膈痞满，渴不引饮或竟不渴，午后先寒后热状若湿疟，舌苔白腻或白滑而厚，或白苔带灰兼黏腻浮滑，或白带黑点而黏腻，或兼黑纹而黏腻，甚或舌苔满布，厚如积粉，板贴不松。

以上温热兼湿、湿遏热伏之候。

胸脘满痛，按之则软，略加揉按，漉漉有声，甚则肠下抽痛，干呕短气，或腰重足肿，下利溺少，甚或沉困昏愦，舌苔滑白，间有转黄转黑而胖滑，或满舌黄黑，半边夹一二条白色，或舌尖舌本俱黄，中间夹一段白色。

以上温热夹水、停积胸脘之候。

恶食吞酸，嗳气腹满，欲吐不吐，呕逆痞闷，甚或脉沉肢冷，舌苔白厚，微兼淡黄。

以上温热夹冷食填塞膈脘之候。

气少息促，声颤无力，语不接续，喜向里睡，汗出恶寒，呕利俱作，四肢微厥，甚或两足冷甚，舌色淡红圆厚，或淡晦少神，或舌青胖嫩。

以上温热夹虚、凉泻太过之候。

头目昏眩，胸膈痞闷，按之不痛，口吐涎沫，懊憹烦躁，甚或神昏如迷，舌苔白滑、黄滑不等，以上温热夹痰、凉遏太过之候。

七、消化法

消者，去其壅也；化者，导其滞也。凡人气血所以壅滞者，必有所因，先其所因而坚者削之，此即消化之法也。虽然，凡用消化方药必须按其部分，而君臣佐使驾驭有方，使不得移，则病处当之，不至诛伐无过。不明乎此而妄用克削，则病处未消而元气已伤，其害不可胜言。况其所以积滞者，有食积、痰积、水积、瘀积、虫积之不同，种种见症，不一而足。务在明辨证候，按法而消化之。以余所验，温热伏邪，临时每多夹食、夹痰、夹水、夹瘀、夹虫之故，必为消化，乃得其平。

（甲）消食诸方。如加味平胃散、沉香百消曲、绛矾丸之类，皆可酌用，而以枳实导滞汤、枳实栀豉汤加竹沥、萝卜汁二方，奏功尤速。

（乙）消痰诸方。如加味二陈汤、藿朴二陈汤、加减导痰汤、加味小陷胸汤、加减半夏泻心汤、雪羹加生萝卜汁、星香导痰丸之类，皆可选用。而以节斋化痰丸（淡天冬、青子芩、瓜蒌霜、青海粉、赖橘红各一两，苦桔梗、制香附、青连翘各五钱，上青黛、风化硝各三钱，研细，加姜汁蜜丸。王节斋《明医杂著》方）、岩制川贝二方，效用最紧。若痰塞咽喉，可用导痰开关散、雄黄解毒丸等吐之。痰壅胸膈，则以降痰奔马汤（雪梨汁一杯，生姜汁四滴，蜂蜜半杯，薄荷细末一钱，和匀，器盛，重汤煮一时之久，任意与食，降痰如奔马，善治痰气壅塞，故名。陈飞霞《幼幼集成》方）调下珍珠滚痰丸（半夏五十粒，巴豆三十粒，去壳，同半夏煮，待半夏熟烂，取出巴豆，止用半夏烘干为细末，米糊为丸，如菜子大，朱砂为衣，晒干，用萝卜汁吞服七丸，大人倍之。吴庚生按：此方治痰极有效，癫痫、痰厥及喉闭之属有痰者均可用。赵恕轩《串雅内编》方），服之立效。痰迷清窍，当以昌阳泻心汤、沈氏六神汤二方随症加减。症轻加万氏牛黄丸及珠黄散等，症重加牛黄清心丸、新定牛黄清心丸、安宫牛黄丸、集成太极丸（天竺黄、杜胆星各五钱，酒炒生锦纹二钱，直僵蚕三钱，麝香、梅冰各二分，蜜丸如芡实大，朱砂为衣，小儿每服一丸，大人五丸。陈氏《幼幼集成》方）等宣化之。痰积胃肠，宜以五仁橘皮汤（光杏仁四钱，生苡仁、瓜蒌仁各五钱，蔻仁八分，拌捣，郁李净仁三钱，蜜炙赖橘红钱半。廉臣验方）、加味小陷胸汤为主，酌加节斋化痰丸或集成金粟丹等（九制杜胆星、明天麻、明乳香各二两，炒竹节、白附子、净全蝎、代赭石、直僵蚕各一两，赤金箔五十张，真麝香二分，梅花冰片三分，蜜丸，皂角子大，贴以金箔，每用一丸，姜汤化服。此方比抱龙、金液、保命、至宝、定命等方，功倍十百，善治咳嗽上气、喘急不定、嗽声不转、眼翻手搐、昏沉不醒等症，一服即全。因九制胆星，虽真牛黄莫能及此，惟虚寒之痰、无根之气、绝脱之证不可用。陈氏《幼幼集成》方）消逐之。症势极重者，必用张氏新加凉膈散合礞石滚痰丸（青子芩、酒蒸大黄各八两，火硝煅礞石一两，上沉香五钱，水丸，量大小用之。王汝言《养生主论》方）消化而峻逐之。痰滞经络，宜以竹沥五汁饮（淡竹沥一杯，生姜汁一匙，生萝卜汁、鲜桑枝汁、生雅梨汁各三羹瓢，荆沥、陈酒各一瓢，和匀，重汤煮一时之久，温服。廉臣验方）为主。轻加指迷茯苓丸（浙茯苓二两，半夏一两，生研澄粉，炒枳壳半两，风化硝二钱半，姜汁和丸，如桐子大，每服三十丸。徐洄溪《兰台轨范》通治方），重加圣济大活络丹（白花蛇、乌梢蛇、威灵仙、两头尖如无可用竹节白附子代之、草乌、煨天麻、净全蝎、制首乌、炙龟板、麻黄、贯仲、炙甘草、羌活、官桂、藿香、乌药、川连、熟地、酒蒸大黄、广木香、沉香，以上各二两。细辛、赤芍、净没药、公丁香、明乳香、白僵蚕、姜制南星、青皮、骨碎补、白豆蔻、安息香、酒熬黑附块、炒黄芩、浙茯苓、制香附、元参、白术，以上各一两。防风二两半，葛根、炙虎胫骨、当归各一两半，血竭七钱，炙地龙、犀角、麝香、松脂各五钱，牛黄、片脑各一钱半，人参三两，共五十味，为末，蜜丸如桂圆核大，金箔为衣，陈酒送下。徐洄溪《兰台轨范》通治方云：顽痰恶风，热毒瘀血，入于经络，非此方不能透达。凡治肢体大症，必备之药也。

注：谢城方甲云：近人所制人参再造丸，一名回生再造丸，即此方减去草乌、贯仲、黄芩、香附、骨碎补、麝香、没药、乳香八味，加入黄芪、琥珀、白芷、桑寄生、川芎、厚朴、天竺黄、草果、红花、穿山甲、姜黄、萆薢十二味，治证并同宣化而消散之）。

（丙）消水诸方。分消上焦之积水，葶苈橘皮汤、叶氏加减芦根饮、叶氏新加栀豉汤三方酌用；分消中焦之积水，宜以茵陈胃苓汤、藿朴胃苓汤二方为主，或加三因控涎丹，或加神芎导水丸，随其轻重而选用之；分消下焦之积水，茵陈五苓散、加味八珍散二方为主。势重者，或用加味控涎丹，或合大陷胸汤，使积水从二便而逐去之。舟车神祐丸（炒黑丑四两，酒炒锦纹二两，煨甘遂、煨大戟、醋炒芫花、炒青皮、广橘红各一两，广木香五分，轻粉一钱，水法丸。刘河间方）尤能捷效。

（丁）消瘀诸方。轻剂如沉香百消曲、香壳散（《医通》方）、失笑散（五灵脂、生蒲黄各一两，研末，每服二钱至三钱。武氏《济阴纲目》方）、七厘散（真血竭一两，粉口儿茶二钱四分，明乳香、净没药、杜红花各钱半，飞辰砂一钱二分，冰、麝各一分二厘，研细，每服七厘。《增广新编验方》方）、九分散（明乳香、净没药各一两，麻黄、烧酒浸马前子各五钱，研细，每服九分。《新编验方》）之类。重剂如飞马金丹、无极丸、郁金丸（广郁金、海南子、明乳香、净没药、飞雄黄、朱砂、巴霜各四钱，合研极匀细，米醋飞面糊为丸如绿豆大，大人每服九十一丸，小儿五丸三丸，孕妇忌服。服时宜先备冷粥，见所下既多而不止者，即饮一二杯止之。见沈樾亭《验方传信》）、《局方》聚宝丹（广木香、上沉香、春砂仁各三钱，麝香八分，炒延胡、明乳香、净没药各三钱，血竭钱半，共研细末，糯米粉糊丸弹子大，朱砂为衣。《顾松园医镜》方）之类皆可随症佐入于清解剂中，屡投辄效，尤以童便、陈酒、生藕汁、活虻虫浆等四味效用最多，随症均可加入，确为普通消瘀之良药。至于专门消瘀，当分部位：消一身经络之瘀，羌防行痹汤（羌活、防风各一钱，威灵仙、全当归各三钱，川断、秦艽各二钱，明乳香、净没药、杜红花各五分，先用嫩桑枝三两、青松针一两煎汤代水。头痛加白菊花一钱、川芎六分；背痛加片姜黄八分；肩背痛加桔梗钱半；腰膝脚痛加淮牛膝、川草薢各三钱；筋络拘挛加络石藤、煅羊胫骨各三钱；红肿疼痛加鲜生地五钱、酒炒青子芩钱半。《顾氏医镜》方）、身痛逐瘀汤（羌活、秦艽、川芎、杜红花、制香附各一钱，全当归三钱，五灵脂、淮牛膝、酒炒地龙各二钱，原桃仁、净没药各钱半，炙甘草一钱。王清任《医林改错》方）二方最灵。消上焦血府之瘀，血府逐瘀汤（生枳壳二钱，苦桔梗钱半，炙甘草一钱，川芎八分，全当归、鲜生地各三钱，原桃仁、赤芍各钱半，鳖血柴胡、淮牛膝各钱半，藏红花三分。《医林改错》方）、加味桂枝红花汤二方最验。消中焦膈下之瘀，膈下逐瘀汤（当归、原桃仁各三钱，五灵脂、赤芍、丹皮、乌药各二钱，制香附、炒枳壳各钱半，蜜炙延胡、川芎、炙甘草各一钱，藏红花五分。《医林改错》方）、鞠通桃仁承气汤、拔萃犀角地黄汤加琥珀、五灵脂、䗪虫、蒲黄等，奏功皆捷。消下焦少腹之瘀，少腹逐瘀汤（当归尾、生蒲黄各三钱，五灵脂、赤芍、净没药各二钱，蜜炙延胡、川芎、官桂各一钱，酒炒小茴香七粒，黑炮姜二分。《医林改错》方）、叶氏加减小柴胡汤、舒氏增损小柴胡汤、沈氏和血逐邪汤四方选用。消一身窍隧之瘀，通窍活血汤、犀珀至宝丹、苏合香丸等皆可酌用。消一身络脉之瘀，已详"清凉法"中"清络宣气"一节，用方者参看可也，兹不赘。

（戊）消虫积诸方。当分安蛔、杀虫二法。安蛔如犀角黄连汤、清中安蛔汤、连梅安胃汤、沈氏椒梅饮（炒川椒一分，乌梅五枚，干姜二分，小川连一钱，川楝子三钱，水煎，槟榔一钱磨汁冲。沈氏《验方传信》方）等选用。如因凉泻太过，确有虚寒现症者，宜用晋三安胃汤，甚则仲景乌梅丸（乌梅三百个，人参六两，当归四两，黄连一斤，黄柏、细辛、桂枝各六两，干姜十两，蜀椒四两，淡附片八两，共十味，研细末。以醋浸乌梅一宿，去核蒸之五升米下，饭熟捣成泥，和药令相得，纳臼中，与蜜杵二千下，丸如桐子大，先食饮服十丸，日三服，稍加至二十丸，禁生冷滑物臭食等。《伤寒论》方）杀虫，轻则槟黄丸（枣儿槟榔一两，雄精、制绿矾各五钱，为末，饭糊丸，如小米大，空心服一钱至三钱，量人虚实用之），重则下虫万应丸（醋制雷丸、枣儿槟榔、炒黑丑、酒炒锦纹、广木香各一两，上沉香五钱，共研细末，皂荚、苦楝根各四两，煎水泛丸绿豆大，每服一钱至三钱，五更时砂糖汤送下。以上皆《顾氏医镜》方）、程氏化虫丸（芜荑、白雷丸各五钱，枣儿槟榔二钱半，雄黄钱半，广木香、白术、陈皮各三钱，炒神曲四钱，酒炒锦纹五钱，以百部二两，熬膏糊丸如桐子大，每服钱半，米饮下。《医学心悟》）、山西青金丹（煅透使君子五十个，香墨枣大一块，金银箔各五张，轻粉二钱，先研使君子墨令细，次箔，次粉，再加麝香少许，合研匀细，稀糊为丸如桐子大，阴干，每服一丸至三丸，薄荷汤磨下。山西一家制售此药，治小儿惊疳、积滞、风痫之疾，日得数十万钱，传已数世矣）皆可酌用，使君子蛋（轻粉五厘，使君子二枚，葱白半寸，合研细，击鸡蛋小孔一个，入药，封好蒸熟，日吃二枚。以上二方见沈氏《验方传信》）尤为灵妙。余如沉香百消曲、更衣丸、椒梅丸、加味控涎丹等，皆有杀虫消积之功。总而言之，不拘食积、痰积、水积、瘀积、虫积，乔氏阴阳攻积丸（吴茱萸、炮干姜、官桂、炒川乌、姜汁炒川连、姜半夏、浙茯苓、炒延胡、人参各一两，上沉香、真琥珀各五钱，巴豆霜一钱，为末，皂角四两煎汁，糊丸绿豆大，每服八分，加至钱半，淡姜汤下。见李士材《医宗必读》乔三余方）、秘方化滞丸（小川连、姜半夏各三钱，三棱、莪术、广木香各二钱，巴霜、陈皮、丁香各一钱，蜜丸，每服五分至八分。唐容川《血证论》方）二方最有效力，随证均可佐入。谨述宜消化诸症，条列于下：

食积在上，胸膈饱闷，嗳腐吞酸；食积在中，腹满硬痛拒按；食积在下，绕脐硬痛拒按。

以上皆食滞胃肠之候。

头目晕眩，耳鸣颊赤，眼皮及眼下有烟雾灰黑色，烦满膈热，口干思水，吞酸嘈杂，二便滞赤，甚则神昏如迷，口吐涎沫，气喘息粗。

以上皆痰滞胸脘之候。

干呕吐涎，或咳或噎，或短气，心下虽满痛，按之则软，揉之作水声，甚或腰重足肿，下利溺少，面目两手肿而且亮。

以上皆水停三焦之候。

胸腹胁肋结痛，痛有定处而不移，转侧若刀锥之刺遇夜则甚，甚则神思如狂，面色暗黑，或吐紫血，或便如黑漆。

以上皆瘀积三焦之候。

脘腹痛有休止，面白唇红，或唇之上下有白斑点，或口吐白沫，饥时更甚，饱食则安。

以上皆虫积脘腹之候。

八、补益法

《内经》云：精气夺则虚，虚者补之。《难经》云：损其肺者益其气，损其心者调其营卫，损其脾者调其饮食、适其寒温，损其肝者缓其中，损其肾者益其精，此用补益法之原理也。温热为伏火证，本不当用补益法，然《内经》谓"冬不藏精，春必病温"。病温虚甚死，当实其阴以补其不足。此即后贤治四不足与四损者复病温热，创立先补后泻、先泻后补、补泻兼施之法之导师也。况温热诸证，每有屡经汗下清解不退者，必待补益而始痊。此由本体素虚，或因素有内伤，或为病药所戕，自当消息其气血阴阳，以施补益之法。温热虽伤阴分血液者居多，然亦有凉药太过而伤阳气者，则补血补阴、补气补阳，又当酌其轻重，不可偏废。凡屡经汗下清和而烦热更甚者，当补阴血以济阳，所谓"寒之不寒，责其无水"者是也。屡汗下清和，热退而昏倦、痞利不止者，当补阳气以培元，所谓"祛邪必先扶正，正足邪自去"也。试述清补、温补、调补、平补、峻补、食补诸方法以发明之。

（甲）清补即清滋法。张景岳所谓"阴虚者，宜补而兼清"，二冬、地、芍之类是也。陆九芝所谓"甘寒为滋"，生地、石斛以养胃阴是也。如《金匮》麦门冬汤、《千金》麦冬汤、《千金》生地黄煎、叶氏养胃汤、竹叶地黄汤、吴氏五汁饮（雪梨汁、荸荠汁、芦根汁、麦冬汁、藕汁，临时斟酌多少，和匀凉服。不甚喜凉者，重汤炖温服。《温病条辨》方）之类，为温热病后清滋津液之良方。惟徐洄溪谓大病后必有留热，治宜清养，独推仲景竹叶石膏汤为善后要方。虽然，清滋之法亦当分辨。如肺胃之阴，则津液也，惟清润之品可以生之，如参燕麦冬汤，清燥救肺汤、养阴清肺汤、加减甘露饮、润肺雪梨膏、景岳四阴煎（细生地三钱，麦冬、白芍、苏百合、北沙参各二钱，浙茯苓钱半，生甘草一钱。《景岳新方》）、三参冬燕汤（太子参、西洋参各一钱，北沙参四钱，麦冬二钱，光燕条八分，青蔗浆一酒杯，建兰叶三片。樊师验方）、程氏月华丸（天麦冬、生熟地、山药、百部、北沙参、川贝、阿胶、茯苓、獭肝、广三七各五钱，冬桑叶二两煎膏，将阿胶化入膏内，和药，稍加炼蜜为丸如弹子大，每服一丸，嚼化，日三服。程氏《医学心悟》方）、八仙玉液（藕汁二杯，梨汁、芦根汁、蔗汁、人乳、童便各一杯，先将生鸡子白三枚、白茅根四十支，煎取浓汁二杯，和入前六汁，重汤炖温服。《顾氏医镜》方）之类，皆可随症选用。心肝脾肾之阴，则血液也，清补心阴，如清燥养荣汤、叶氏加减复脉汤、王氏小复脉汤（原麦冬五钱，甘杞子三钱，炙甘草一钱，鲜刮淡竹茹三钱，南枣两枚。王孟英新验方）等选用。清补脾阴，如补阴益气煎（潞党参一钱，归身二钱，淮山药、熟地炭各三钱，新会皮一钱，炙甘草八分，升麻二分，柴胡三分。《景岳新方》）、参燕异功煎（潞党参一钱，光燕条八分，生晒术五分，浙茯苓一钱，炙甘草、新会白各八分。见何书田《医学妙谛》）、参粉甘芍汤（西党参钱半，南花粉三钱，炙甘草八分，炒白芍钱半。唐容川《血证论》方）之类，而慎柔养真汤（西党参、生晒术、嫩绵芪、甜石莲各钱半，淮山药、生白芍、提麦冬各三钱，炙甘草六分，北五味二分。《慎柔五书》方）煎去头煎，止服二三煎，取甘淡以养脾，深得清滋脾阴之秘法。清补肝阴，如吴氏小定风珠（《温病条辨》方）、加减四物汤、四物绛覆汤、阿胶鸡子黄汤（均见沈樾亭《验方传信》）、地骨皮饮（地骨皮五钱，粉丹皮、细生地、生白芍各三钱，归身钱半，川芎五分。见陈修园《时方歌括》）、酒沥汤（焦山栀、粉丹皮、归身各钱半，生白芍三钱，鳖血柴胡八分，辰茯神三钱，生晒术五分，苏薄荷三分，陈酒一匙，淡竹沥一瓢，和匀同冲。《张氏医通》妇科方）等选用；而魏氏一贯煎（细生地三钱，归身、麦冬各钱半，北沙参四钱，甘杞子一钱，川楝子钱半，口苦燥者，加酒炒川连六分。见魏玉璜《续名医类案》）柔剂和肝，善治胸脘胁痛、吞酸吐苦、疝气瘕聚、一切肝病，尤为清滋肝阴之良方。清补内肾之阴，如甘露饮（宋《和剂局方》）、知柏地黄汤（戴氏《广温疫论》）、顾氏保阴煎（见松园《医镜》）、新加六味汤（见周小颠《三指禅》）等选用。脑督外肾之阴，则精髓也。盖以脑为髓海，督为脊髓，外肾主藏精，非黏腻之物不能填之。清补脑肾之阴，如六味加犀角汤（见陆定圃《冷庐医话》），桑麻六味汤（见何书田《医学妙谛》），救阴滋任汤、清滋脊髓汤（熟地炭、炙龟板各四钱，盐水炒川柏八分，知母钱半，猪脊髓一条，甲鱼头一枚，煎成，冲甜酱油半瓢。均何廉臣验方）等选用。总之，清补之法，必须清而不凉、滋而不腻，时时兼顾脾胃，庶足为病后滋阴之善法。

（乙）温补之法。张景岳所谓"补而兼暖"，桂、附、干姜之属是也。然亦有辨：一胃中之阳，后天所生者也；一肾中之阳，先天所基者也。胃中之阳喜升浮，虚则反陷于下，再行清降则生气遏抑不伸；肾中之阳贵降纳，亏则恒浮于上，若行升发则真气消亡立至，此阳虚之治有不同也。温补胃阳，首推理中汤（别直参钱半、湖广术钱半、炒干姜八分、炙甘草八分）、黄芪建中汤（皆仲景方）二方为主；次如养中煎（潞党参三钱，浙茯苓二钱，炒扁豆二钱，炒黄干姜、炒山药各一钱，炙甘草八分）、五君子煎（西党参三钱，江西术、浙茯苓各二钱，炒干姜、炙甘草各一钱）、圣术煎（冬白术五钱，炒干姜、蒙自桂各一钱，炒广皮八分）、苓术二陈煎（浙茯苓三钱，炒冬术、姜半夏各二钱，炒广皮、炒干姜各一钱，泽泻钱半，炙甘草八分。以上皆景岳方）、归芪建中汤（《叶天士医案》方）之类，皆可对症选用。温补肾阳，约分二法：一为刚剂回阳，其方如四逆汤（厚附块三钱、干姜二钱、炙甘草钱半）、通脉四逆汤（即前方加葱白五枚）、白通汤（葱白四枚、干姜二钱、黑附块三钱）、白通加猪胆汁汤（即前方加猪胆汁一匙、童便一杯冲。以上皆仲景方）、四味回阳饮（别直参、炒干姜、黑附块各二钱，炙甘草钱半。《景岳新方》）、附姜归桂汤（黑附块、炒干姜、全当归各钱半，安边桂一钱，净白蜜一瓢，陈酒一瓢，加水同煎。喻嘉言经验方）之类。一为柔剂养阳，其方如六味回阳饮（西党参、大熟地各五钱，黑炮姜三分，淡附片一钱，白归身三钱，炙甘草一钱）、理阴煎（大熟地五钱、白归身三钱、炒黄干姜一钱、炙甘草八分、蒙自桂五分）、镇阴煎（大熟地二两、淮牛膝二钱、炙甘草一钱、泽泻钱半、淡附片八分、蒙自桂五分）、胃关煎（熟地五钱，炒山药、炒扁豆、炒冬术各二钱，吴茱萸、炒干姜各五分，炙甘草一钱）、四味散（米炒西党参五钱，淡附片、炒干姜各一钱，炙甘草一钱，乌梅炭五分，共为细末，每服一二钱，温汤调下。以上皆景岳方）、全真一气汤（《冯氏锦囊》方）、附姜归桂参甘汤（淡附片、黑炮姜、全当归、官桂各钱半，西党参、炙甘草各二钱，鲜生姜两片，大红枣两枚，净白蜜一瓢，加水同煎。喻嘉言验方）、参茸养阳汤（《叶天士医案》方）、加味都气饮（《感证宝筏》方）之类，而《金匮》肾气丸（即附桂六味丸方）尤为温补肾阳之祖方。他如温补肺阳，参芪保元汤（别直参钱半、炙绵芪二钱、官桂八分、炙甘草六分。魏桂严验方）为主，其次参姜饮（老东参三钱，黑炮姜、炙甘草各五分。《景岳新方》）、观音应梦散（吉林参一钱，胡桃肉一枚，蜜煨生姜两片。江笔花《医镜》方）亦可对证酌用。温补心阳首推人参养荣汤（见《时方歌括》），其次参附养荣汤（别直参、淡干姜各一钱，淡附片八分，白归身、熟地炭各二钱，酒炒白芍钱半。吴又可《温疫论》方）亦佳。温补脾阳，首推补中益气汤（李东垣《脾胃论》方）、六君子汤（《和剂局方》）二方为主，寿脾煎（别直参一钱，炒冬术二钱，炒干姜八分，淮山药二钱，炒湘莲三十粒，炒枣仁钱半，归身二钱，远志肉五分，炙甘草五分。《景岳新方》）方亦纯粹。温补肝阳，首推当归四逆汤（仲景方），其次暖肝煎（当归、甘杞子、赤苓各二钱，小茴香、官桂、乌药、沉香各五分），其次五物煎（全当归、熟地炭各三钱，酒炒白芍二钱，川芎一钱，蒙自桂五分。以上皆景岳方），方亦精当。温补督阳，首推龟鹿二仙胶（鹿角、龟板各十斤，甘杞子二十两，西党参十五两，龙眼肉五两，如法熬胶，初服酒化一钱五分，渐服三钱。《张氏医通》方）、参茸聚精丸（线鱼胶一斤，沙苑子五两，西党参十两，鹿茸片五钱，每服八九十丸，温酒下。张路玉妇科方）二方最有效力。此皆温补方法之大要者也。

（丙）调补之法。为虚而不受峻补者设。由温热病后，气液虽亏，夹有气郁，或夹痰涎，或夹瘀血，或夹食滞，或夹湿浊，或夹败精，必兼用对症疗法以调理之。古谓病有三虚一实者，先治其实、后治其虚是也。此为虚证夹实，其症大约有三：一者湿热盘踞中焦，先以小分清饮（真川朴、炒枳壳各五分，赤苓、生苡仁各三钱，猪苓、泽泻各钱半。《景岳新方》）、吴氏四苓汤（新会皮钱半，茯苓三钱，猪苓、泽泻各钱半。吴又可《温疫论》方）等调脾胃而宣其湿热；继则察其气虚者，香砂理中汤（《和剂局方》）小其剂而调补之；液虚者，吴氏五汁饮清润法以调补。二者肝木横穿土位，当分乘脾犯胃二种：乘脾则腹必胀满，大便或溏或不爽，用药宜远柔用刚，四七绛覆汤最妙，其次逍遥二陈汤（枳壳五分，拌炒仙居术八分，仙半夏、浙茯苓各钱半，炒橘白、归须、赤芍各一钱，川柴胡五分，苏薄荷四分，炙甘草二分，代代花十朵冲。廉臣验方）亦效；犯胃则恶心干呕、脘痞胁胀，甚或吐酸嘈杂，胃痛不食，用药则忌刚喜柔，二仁绛覆汤合左金丸最效，其次连梅安胃汤亦妙。若脾阳已虚、气滞失运者，则以治中汤（丽参须八分，焦冬术一钱，炒黄干姜五分，炙甘草三分，炒橘白八分，醋炒小青皮三分。《和剂局方》）、六味异功煎（即五君子煎加广皮一钱。《景岳新方》）调补脾阳以疏肝。若胃液已亏、肝风内扰者，则以阿胶鸡子黄汤、桑丹泄肝汤（冬桑叶二钱，醋炒丹皮钱半，石决明六钱，茯神木三钱，生白芍四钱，东白薇三钱，大麦冬二钱，鲜石斛三钱，木瓜八分，童便一盅冲。廉臣验方）等调补胃阴以柔肝。三者前医误用呆腻，闭塞胃气，致胃虽虚而不受补，法当先和胃气，和胃二陈煎（炒黄干姜一钱，春砂仁五分，姜半夏、炒广皮、浙茯苓各钱半，炙甘草五分）最稳，其次大和中饮（炒橘白一钱，炒枳实八分，春砂仁五分，炒山楂二钱，炒麦芽一钱，真川朴五分，泽泻钱半。以上皆《景岳新方》）亦可酌用。虽然，和胃有阴阳之别、寒热之分。胃阳受伤，和以橘半姜砂之类，固属正当治法，若胃阴受伤，则甘凉养胃，如《金匮》麦门冬汤、叶氏养胃汤、吴氏五汁饮之类，略加代代花、佛手花、豆蔻花、建兰叶、炒香枇杷叶等品，方合调补胃阴之正法。至于调气解郁，莫如制香附、广郁金、炒川贝；除痰控涎，莫如戈制半夏、赖橘红、控涎丹；祛瘀活血，莫如五灵脂、生蒲黄、原桃仁、藏红花；消食导滞，莫如楂曲平胃散、枳实导滞丸；利湿泄浊，莫如滑石、二苓、冬葵子、榆白皮、佩兰叶、晚蚕砂；通逐败精，莫如杜牛膝、裈裆灰、两头尖、韭菜白，皆可对症选用。此皆调补方法之纲要者也。

（丁）平补之法。不寒不热，刚柔并济，最为普通补益之良剂。补气如四君子汤（西党参、炒冬术各钱半，浙茯苓三钱，炙甘草六分），补血如四物汤（全当归钱半，大生地三钱，生白芍钱半，川芎六分。以上皆《和剂局方》）；补液如麦门冬汤（仲景方）；气血双补如八珍汤（即四君子汤合四物汤。《和剂局方》）、五福饮（西党参、熟地炭各三钱，炒白术、白归身各钱半，炙甘草八分。《景岳新方》）、双和饮（生白芍二钱，炙黄芪钱半，炙甘草、官桂、川芎各七分，归身、熟地各一钱，生姜两片，大枣两枚。《医学金针》方）之类；气液双补如参麦饮（孙氏《千金方》）、参麦茯神汤（薛生白验方）、参燕异功煎（吉林参一钱，光燕条一钱，湖广术八分，浙茯苓钱半，新会白八分，炙甘草五分。何书田验方）之类；补精如新加六味汤（周小颠《三指禅》方）、张氏左归饮（《景岳新方》）、顾氏保阴煎（松园《医镜》方）、聚精丸（黄鱼胶一斤，沙苑子五两，为末蜜丸）、四味鹿茸丸（鹿茸、北五味、归身各一两，熟地二两，为末，酒和丸。以上皆《张氏医通》方）、龟头六味丸（龟头十个，熟地八两，山萸肉、山药各四两，茯苓、泽泻、丹皮各三两，蜜丸。《徐有堂医案》方）、五子六味丸（菟丝子、甘杞子、沙苑子各二两，五味子、车前子各一两，合六味丸一料为丸。汪朴斋《产科心法》方）、九龙丹（枸杞子、金樱子、莲须、莲肉、芡实、山萸肉、白归身、熟地、茯苓各三两，为末，酒糊丸）、崔进萃仙丸（沙苑子八两，山萸肉、芡实、莲须、甘杞子各四两，菟丝子、覆盆子、川断各二两，金樱膏二两，同白蜜为丸，每服三钱。以上皆《张氏医通》方）之类；补神如十味补心汤（辰茯神八钱，炒枣仁、归身各二钱，西党参、熟地炭、浙茯苓各三钱，麦冬二钱，远志一钱，制香附三钱，龙眼肉五朵。张心在经验方）、茯神汤（辰茯神四钱，炒枣仁、生地、归身、西党参各二钱，浙茯苓、远志、石菖蒲、湘莲各一钱，炙甘草五分。陈修园《医学实在易》方）、安神养血汤（吴又可《温疫论》方）、心肾交泰汤（陆定圃《冷庐医话》方）、朱砂安神丸（李东垣《脾胃论》方）、天王补心丹（酸枣仁、归身各一两，生地黄四两，柏子仁、麦冬、天门冬各一两，远志五钱，五味子一两，浙茯苓、人参、丹参、元参、桔梗各五钱，炼蜜丸，每两分作十丸，金箔为衣，每服一丸，灯心汤化下，食远临卧服，或作小丸亦可。邓天王锡志公和尚方[1]）之类。此皆用平和之药调补气血津液精神之方法也。

（戊）峻补之法。盖因极虚之人、垂危之病，非大剂汤液不能挽回。程钟龄所谓尝用参附煎膏日服数两而救阳微将脱之证，参麦煎膏服至数两而救津液将枯之证，随时处治，往往有功是也，亦即陈心典所谓虚极之候，非无情草木所能补。如肉削之极，必须诸髓及羊肉胶之类；阴中之阴虚极，必须龟胶、人乳粉、牡蛎、秋石、麋茸之类；阴中之阳虚极，必须鹿角胶、鹿茸、海狗肾之类是也。至其峻补之方，气血双补，如参归鹿茸汤（聂久吾经验方），十全大补汤（党参、白术、茯苓各三钱，炙甘草一钱，归身、熟地各三钱，生白芍二钱，川芎钱半，黄芪五钱，肉桂五分。《和剂局方》）、大补元煎（党参少则一二钱、多则一二两，山药炒二钱，熟地少则二三钱、多则二三两，杜仲二钱，当归二三钱，山萸肉一钱，枸杞二三钱，炙甘草一二钱。《景岳新方》）、坎炁汤（制净坎炁一支，吉林参一钱，甘杞子三钱，熟地八钱，人乳一盅，冲。《临证指南》集方）之类。阴阳并补，如右归饮（熟地二三钱，或加至一二两，山药炒二钱，山萸肉、炙草、甘杞子各一钱，杜仲二钱，肉桂一钱，制附子二钱。《景岳新方》），鹿茸汤（别直参钱半，鹿茸三分，淡附片一钱，当归、菟丝子、杜仲各三钱，小茴香五分）、肉苁蓉汤（淡苁蓉三钱，淡附子、党参、炮干姜、当归各二钱，炒白芍三钱）、复亨丹（倭硫黄十分，鹿茸、云苓、淡苁蓉各八分，杞子、归身、小茴、萆薢各六分，安南桂、吉林参各四分，川椒炭三分，炙龟板十分，益母膏为丸，每服二钱。以上皆《温病条辨》方）之类。气血阴阳统补，如燮理十全膏（党参、黄芪各三两，白术六两，熟地八两，归身、白芍、川芎各二两，

---

[1] 邓天王锡志公和尚方：本句源于天王补心丹出处的说法。《景岳全书》：此方之传未考所自，《道藏》偈云"昔志公和尚日夜讲经，邓天王悯其劳，赐此方"，因以名焉。"锡"，通"赐"。

炙甘草一两，上八味熬膏，将成入鹿角胶四两，龟板胶三两，收之。每服五钱至一两，开水冲下。薛生白《膏丸档子》方）、全鹿丸（法用中鹿一只宰好，将肚杂洗净，同鹿肉加酒煮熟，将肉横切，焙干为末。取皮同杂，仍入原汤煮膏，和药末、肉末、炙酥膏末，同党参、白术、茯苓、炙甘草、当归、川芎、生地、熟地、黄芪、天冬、麦冬、杞子、杜仲、牛膝、山药、芡实、菟丝子、五味子、锁阳、肉苁蓉、破故纸、巴戟肉、胡芦巴、川续断、覆盆子、楮实子、秋石、陈皮各一斤，川椒、小茴香、沉香、青盐各半斤，法须精制诸药为末。候鹿胶成就，和捣为丸，梧桐子大，焙干，用生绢作小袋五十条，每袋约盛一斤，悬置透风处，用尽一袋，又取一袋。阴湿天须用火烘一二次为妙。每服八九十丸，空心临卧姜汤、盐汤送下，冬月酒下。能补诸虚百损、五劳七伤，功效不能尽述。惟肥厚痰多之人、内蕴湿热者忌服。《景岳古方》）、香茸八味丸（熟地八两，山萸肉、山药各四两，茯苓、泽泻、丹皮各三两，沉香一两，鹿茸一具，蜜丸，每服五七十丸。《张氏医通》方）之类。气血精髓统补如十珍补髓丹（猪脊髓、羊脊髓各一条，甲鱼一枚，乌骨鸡一只，四味制净，去骨存肉，用酒一大碗，于瓦罐内煮熟揸细，再入后药，大山药五条，莲肉半斤，京枣一百枚，霜柿一个，四味修制净，用井花水一大瓶于沙瓮内煮熟揸细，与前熟肉和一处，用慢火熬之，却下黄明胶四两、真黄蜡三两，上二味逐渐下，与前八味和一处，捣成膏子，和入老东参、茅术、川朴、广皮、知母、黄柏各一两，白术两半，茯苓二两，炙甘草五钱，共十两，研末，加蜜为丸，每服百丸。葛可久《十药神书》方）、乌骨鸡丸（乌骨白丝毛鸡一只，男雌女雄，取嫩长者溺倒，泡去毛，竹刀剖肋出朓肝，去秽，留内金，并去肠垢，仍入腹内。北五味一两，碎，熟地四两，如血热加生地黄二两，上二味入鸡腹内，用陈酒、酒酿童便各二碗，水数杯于沙锅中，旋煮旋添，糜烂汁尽，捣烂焙干，骨用酥炙，共为细末。绵黄芪去皮蜜酒同炙、真于术各三两，白茯苓、白归身、炒白芍各二两，上五味，预为粗末，同鸡肉捣烂焙干，共为细末，入人参三两，虚甚加至六两，牡丹皮二两，川芎一两，上三味，各为细末，和前药中。另用干山药末六两，打糊，众手丸成，晒干，磁瓶收贮，每服三钱，开水送下。《张氏医通》方）、加味虎潜丸（黄柏、知母、熟地各三两，龟板四两，白芍、当归、牛膝各二两，虎胫骨、锁阳、陈皮、人参、黄芪、杜仲、菟丝子、茯苓、破故纸、山药、枸杞各一两半，以猪脊髓蒸熟，同炼蜜为丸如桐子大，每服五六十丸，淡盐汤送下。《时方歌括》方）之类。滋养血液如集灵膏（缪仲淳《广笔记》方）、白凤膏（蓬头白鸭一只，宰好，去毛及肠杂，用生熟地、天麦冬、全青蒿、地骨皮、女贞子各四两，冬虫夏草二两，共入鸭腹中，酒水各半，煮取浓汁，和入鳖甲膏四两、真阿胶二两、冰糖一斤收膏，每服一两，开水冲下。《顾松园医镜》方）、滋营养液膏（玉竹、熟地各一斤，女贞子、旱莲草、冬桑叶、白池菊、黑芝麻、归身、白芍、大黑豆、南烛子、辰茯神、橘红各四两，沙苑子、炙甘草各二两，以上十六味，煎成浓汁，和入真阿胶、炼白蜜各三两，收膏，每服八钱，开水冲服。薛生白《膏丸档子》方）、龙眼代参膏（龙眼肉六两，西洋参一两，冰糖七两，收膏，每服一两，开水冲下。如欲催生，加淮牛膝一两，酒煎一碗，冲入代参膏一瓢。王孟英经验方）之类。填补精髓如坤髓膏（牛髓粉八两，原支山药八两，炼白蜜四两，冰糖十两，收膏，每服半瓢，开水冲下。《顾氏医镜》方）、填精两仪膏（牛髓粉、猪脊髓、羊脊髓、麋角胶、萸肉、芡实、湖莲、山药、茯神各四两，五味子、金樱子各三两，党参、熟地各八两，冰糖一斤，收膏，每服六钱。开水冲下。叶天士验方）、专翕大生膏（龟胶、鳖甲胶各四两，真阿胶八两，党参、熟地各一斤，白芍、麦冬各八两，沙苑子、杞子、茯苓、湖莲、芡实、牡蛎、天冬、桑寄生各四两，乌骨鸡一只，制法照乌骨鸡丸，十番参、南洋鲍鱼各六两，羊腰子四对，鸡子黄五个，鹿茸一具，猪脊髓四条，冰糖一斤，收膏，每服六钱。如欲炼丸，以茯苓、白芍、湖莲、芡实等末为丸，每服二钱，渐加至三钱。吴氏《温病条辨》方）、鹿峻[1]固本丸（鹿峻即鹿精，其法用初生牡鹿三五只，苑囿驯养，每日以人参煎汤，同一切料草，任其饮食。久之，以硫黄细末和入，从少至多，燥则渐减，周而复始。大约三年之内，一旦毛脱筋露、气胜阳极，别以牝鹿隔囿诱之，欲交不得，或泄精于外，或令其一交，即设法取其精，置瓷器内，香黏如饧是峻也。配合天麦冬、生熟地各八两，别直参四两，以此峻加炼蜜三分之一，同和丸，每服二三钱，空心淡盐汤送下）、异类有情丸（鹿角霜、炙龟板各三两六钱，鹿茸、虎胫骨各二两四钱，研极细，炼白蜜入雄猪脊髓九条，同杵为丸，每服五七八十丸，空心淡盐汤送下。以上均《韩氏医通》方）、长春广嗣丸（生

---

〔1〕峻：读zuī（最，阳平）。精。也指雄性牲畜的生殖器。

地八钱，萸肉、杞子、菟丝子、淮牛膝、杜仲、山药、党参、麦冬、天冬、北五味、柏子仁、归身、补骨脂、巴戟肉、淡苁蓉、莲须、覆盆子、沙苑子各二两，鹿角胶、龟胶、虎骨胶、黄鱼胶各一两六钱，猪脊髓四条，黄牛肉一斤，海狗肾四条，京河车一具，雄晚蚕蛾去足翅一两，以上将各药先研净末，入诸髓胶为丸桐子大，空心淡盐汤下四钱）、顾氏回生丸（地黄十三两，砂仁制，山萸肉晒，甘杞子晒，菟丝子制，牛膝酒蒸晒，淮山药蒸，浙茯苓人乳拌，蒸晒至倍重，生白芍酒炒，莲肉去心炒，提麦冬、天门冬共去心炒，北五味蜜水拌蒸焙，酸枣仁炒，桂圆肉炙，莲、黑元参蒸，女贞子、地骨皮酒蒸，以上各四两。龟甲胶、鳖甲胶各八两，俱地黄汁溶化。鳔胶、煅牡蛎粉拌炒八两，猪脊髓三十条，去筋膜，杵烂入蜜熬，黄牛肉去油十两熬膏，紫河车四具至十具，泔水洗净，隔汤煮，杵烂干药拌晒干。共二十味，诸胶髓为丸，如桐子大，空心淡盐汤、圆眼汤送下，每服三五钱，不可间断。以上皆松园《医镜》方）、青囊斑龙丸（鹿角胶一两，龟胶、鹿角霜、柏子仁、补骨脂各二两，菟丝子、浙茯苓各四两，蜜丸，每服三钱，淡盐汤下）、斑龙二至百补丸（鹿角、黄精、杞子、熟地、菟丝子、金樱子、天门冬、麦冬、淮牛膝、楮实子、龙眼肉各四两，熬成膏，加入炼蜜，调入鹿角霜、党参、黄芪、知母、萸肉、五味子各一两，芡实、浙茯苓、淮山药各四两，共研细末，杵合为丸，每服三钱，淡盐汤下）、河车大造丸（京河车一具，龟板胶、两仪膏各一两，和入天、麦冬各一两，牛膝、杜仲各二两，黄柏三钱，共研细末，杵合为丸，每服三钱，淡盐汤下。以上皆《临证指南》集方）、补天大造丸（人参二两，黄芪蜜炙、白术陈土蒸各三两，当归酒蒸、枣仁去壳炒、远志去心、甘草水炒、白芍酒炒、山药乳蒸、茯苓乳蒸各一两五钱，枸杞子酒蒸、大熟地九蒸晒各四两，京河车一具，甘草水洗，鹿角一斤熬膏，龟板八两，与鹿角同熬膏，以龟鹿胶和药，加炼蜜为丸，每服四钱，早晨下。程钟龄《医学心悟》方）之类。育阴潜阳如三甲复脉汤、大定风珠（吴鞠通《温病条辨》方）、龟牡八味丸（龟胶一两，牡蛎粉二两，熟地八两，萸肉、淮药各三两，茯苓四两，胡连二两，真秋石一两，研末蜜丸，每服三钱，淡盐汤下。《叶天士医案》方）之类。滋任纳冲，如贞元饮（景岳方）、铅石镇冲汤（熟地八钱，归身、杞子、淮牛膝各三钱，盐水炒胡桃肉两枚，坎气一条，先用青铅、紫石英各一两，煎二百余滚，澄取清汤煎药）、六味四磨饮（熟地八钱，淮药、茯苓各四钱，山萸肉、泽泻、丹皮各钱半，沉香、乌药、槟榔、枳实各磨汁一匙冲。以上皆俞东扶《古今医案按》方）、加味震灵丹（禹粮石、赤石脂、紫石英、代赭石各四两，上四味作小块，入净锅中，盐泥封固候干，用炭十斤煅，炭尽为度，入地出火气，必得二昼夜，研细末。乳香二两、没药二两、朱砂水飞一两、五灵脂二两、熟地六两、甘杞子四两、龟胶二两、坎气四具，共研细末。先将胶烊化，杵合为丸如弹子大，沉香汁汤化下。《顾氏医镜》方）之类。此皆峻补方法之确有大效者也。

（己）食补之法。程钟龄谓药补不如食补。凡病邪未尽，元气虽虚，而不任重补，则从容和缓以补之。相其机宜，循序渐进，脉症相安，渐为减药。谷肉果菜，食养尽之，以底于平康。顾松园曰：百合麦冬汤清肺止咳；真柿霜消痰解热；人乳为补血神品；童便乃降火仙丹；雪梨生食能清火，蒸熟则滋阴；苡仁汤，肺热脾虚服之有益；淡莲子汤、芡实粥，遗精泄泻最属相宜；扁豆红枣汤专补脾胃；龙眼肉汤兼养心脾；鳇鲟鳔、线鱼胶（同猪蹄、燕窝、海参，或鸡鸭荤中煮烂，饮汁更佳）填精益髓；凤头白鸭、乌骨白鸡补阴除热；猪肺蘸白及末保肺止血。以上诸物，随宜恒食，此食补方法之大要也。虽然食物有寒有热，犹人脏腑有阴有阳，脏阳而不得性寒之物以为之协，则脏性益阳矣；脏阴而不得性热之物以为之济，则脏性益阴矣。脏有阴阳兼见之症，而不用不寒不热之物以为调剂，则脏性益互杂而不平矣。食之入口，等于药之治病，合则于人脏腑有益，而可却病卫生；不合则于人脏腑有损，而即增病促死，此食治所以见重于方书，而与药物并传也。惟食物之种不下数百，姑节日用常食之物以为辨别：如谷食之有面、曲、蚕豆、豆油、酒、醋，是谷之至温者也；若芦稷、稻米、粳米、陈仓米、黑豆、黄豆、白豆、豌豆、豇豆，则稍平矣；又若粟米、黍稷、荞麦、绿豆、豆腐、豆豉、豆酱，则性寒矣，此谷食之分其寒热也。又如瓜菜之有姜、蒜、葱、韭、芹菜、胡荽、白芥、胡萝卜，是性温者也；若山药、蕹菜、匏瓠、南瓜，性稍平；又若苋菜、油菜、菠菜、莼菜、白苣、莴苣、黄瓜、甜瓜、丝瓜、冬瓜、西瓜、酱瓜、诸笋、芋艿、茄子，是性寒者也，此瓜菜之分其寒热也。至于果品，如龙眼、荔枝、大枣、饴糖、砂糖、白糖、莲子、葡萄、蜂蜜、胡桃、杨梅、木瓜、橄榄、青桃、李子、栗子，温性也；榧实、黄精、枇杷、青梅、花生，平性也；梨子、菱角、莲藕、橘瓤、乌芋、百合、甘蔗、白果、柿干、柿霜，寒性也。但生李性温，则多生痰而助温；生桃性燥，则多助热而生毒，此果品之分其寒热也。至于禽兽之物，如鸡肉、鸭肉、山雉、鹧鸪、犬肉、羊肉、牛肉、鹿肉、鹿筋、猫肉，是至温矣；燕窝、班鸠、雁肉、鹳肉、凫肉、竹鸡、猪肉，是至平矣；兔肉、麋肉、麋筋，是至寒矣；但山雉、鸡肉、鹧鸪性虽温，而不免有发风壅毒之害；猪肉性虽平，而不免有多食动痰之虞，此禽兽之分其寒热也。他如鱼鳖龟介虫类，其在鲫鱼、鲢鱼、鲥鱼、海虾、鳝鱼，皆温性也；鲤鱼、鲨鱼、鲍鱼、鳅鱼、银鱼、乌贼，皆平性也；鳢鱼、鳗鱼、田蚌、螃蟹、鳖肉、龟肉、田螺、蛤蜊肉，皆寒性也；但虾肉性燥，不免动风助火之变；鳖蟹性寒有毒，不免动气破血之虞，此鱼鳖介虫之分其寒热也。再于诸味之中，又细分其气辛而荤，则性助火散气；味重而甘，则性助温生痰；体柔而滑，则性通肠利便；质硬而坚，则食之不化；烹炼不熟，则服之气壅。必审其于人之病证虚实是否相符，则于养生之道始得，且胜于药多多矣。以上皆补益方法之纲要者也。谨述当补益诸症如下：

面色痿白，言语轻微，四肢无力，少气薄力，动则气高而喘，或痞满痰多，或饮食难化作酸，或头晕自汗，大便泄泻，或咳嗽气促，舌苔白嫩，或淡红而润。

以上皆气虚当补之候。

面白唇淡，头晕目眩，睡卧不安，五心烦热作渴，神志不宁，津液枯竭，健忘怔忡，肠燥便艰，口干舌燥，或口舌生疮，舌苔嫩红而干，或绛底浮白，或舌绛而燥。

以上皆血虚当补之候。

身体枯瘦，耳聋目眩，或视物不明，神倦多睡，腰膝痿软，骨节酸痛，遗精梦泄，足后跟痛，咯痰味咸，甚或盗汗失血，痰带血丝 咳嗽气喘，甚或虚火上浮，目赤颧红，大渴烦躁，舌绛无苔，或舌黑燥而无刺，服清凉药渴不止身热愈甚，或烦热加重，服攻下药舌苔愈长，或芒刺燥裂愈甚，用利水药小便愈不通，用疏散药周身骨节酸痛不可移动。

以上皆阴虚当补之候。

多冷汗，汗出身冷经日不回，饮食少思，脐腹胀痛，小便清而多，大便利清谷，水泛为痰，状如白沫，呕吐痞满，用清降开导药愈甚，自利，用清下药愈甚，甚或四肢厥冷，腹痛面赤，舌淡红而胖嫩，或微白而圆厚。

以上皆阳虚当补之候。

温热验案

温热本证医案

（载《伤寒论广要》）元·罗太无先生治验

劳役受热，饮食失节，损伤脾胃，时发烦躁而渴，又食冷物过度，遂病身体困倦、头痛、四肢逆冷、呕吐而心下痞。医者不审，见其四肢逆冷、呕吐心下痞，乃用桂末三钱匕，热酒调服，仍以棉衣裹之。作阴毒伤寒治之，汗遂大出，汗后即添口干舌涩、眼白睛红、项强硬、肢体不柔和、小便淋赤、大便秘涩、循衣摸床、如发狂状，问之则言语错乱，视其舌则赤而欲裂，朝轻暮剧，凡七八日。家人辈视为危殆，不望生全。予诊其脉六七至，知其热证明矣，遂用大承气汤苦辛大寒之剂，服之利下三行，折其锐势。翌日以黄连解毒汤大苦寒之剂，使徐徐服之，以去余热。三日后，病十分中减之五六，更与白虎加人参汤泻热补气，前症皆退。戒以慎起居、节饮食，月余平复。

又 （载《三世医验》）明·陆养愚先生治验

史洞庭尊正 四月间患头痛发热。予诊其脉，洪数见于气口。用清解药二剂，大约柴葛栀芩之类，未服。而病者之兄唐承尊延一医来，用大青龙汤二剂。病家止服一剂，夜间偏身如烧，口渴咽干，已有谵语矣。明日唐复延其诊，又谓：非伤寒，乃痛风也，用羌、独活，何首乌，牛膝等二剂，乃登高而歌，弃衣而走，骂詈不避亲疏。史家复延予。予至，闻欲裸而出，令数妇人持之。予谓洞庭曰：此阳证也，扰动之益剧，宜婉言谕之。果如予言而止。因先用糖水法灌之，其势便缓，随以白虎加元明粉、芩、连、蒌仁、犀角，数帖而骂詈始止。然犹或妄言，知大便久不去也，以润字丸三钱投之，夜出燥屎一二十枚，而谵语犹未全止。复进前汤，又以丸药二钱投之，出燥屎数枚，溏便少许。又三日，方思粥饮，以清气养荣汤调理之（归身、白芍、川芎、茯苓、木香、豆蔻、陈皮、川连）。

吴煦野公子　年二十三岁，精神极旺。三月清明节，馆中归家，夜大醉，遂有房事。五更小解，忽脐下作痛，肠中雷鸣，小便不利，明日遂发寒热头痛。延医诊脉，自告以酒后犯远归之戒。医者疑是阴证伤寒，以理中汤两剂，令一日夜尽服之。第二日，呕逆大作，烦躁口渴，饮食不进，昼夜不卧。延予诊治，已第三日矣。其脉左弦右洪，寸关有力，尺部尚和，面赤戴阳。余不知其服理中之故，出撮柴葛解肌汤（柴胡、葛根、赤芍、甘草、黄芩、知母、川贝、生地、丹皮、石膏、淡竹叶）二剂。煦野及亲友见之大骇，因备述远归阴虚，投理中不减，正拟倍加参附。余曰：脉证俱阳，纵有房事，阴未尝虚，若再用参附，恐仙人亦难拯救。余令今夜必服此二剂，庶不传里。病者自抱心虚，止服一剂。明早诊视，症尚不剧，脉仍洪大，并两尺亦大。予曰：热邪已入腑矣，日晡必剧。以白虎汤二剂投之。病者尚犹豫未决。予曰：今日怕石膏，明日大黄也。延挨煎就未服，而烦渴躁热大作，且有谵语。煦野公骇之。予曰：此势所必然。连进二服，热略不减，于是群然议用大黄。予曰：今日大黄又用不得。仍以前方二剂与之，至五更始得少睡。早间诊视，两尺沉实，舌苔已厚，改用小陷胸汤送润字丸一钱，至晚又进一钱。夜半出燥屎数十枚，热减泄止，大势始定。此后，枳实、黄连服至数十剂，少用滋补即痞膈饮食不能进，调治将二月，方得全愈。

又　（载《张氏医通》）清·张路玉先生治验

徐君育　素禀阴虚多火，且有脾约便血证。十月间患冬温，发热咽痛，里医用麻黄、杏仁、半夏、枳、橘之属，遂喘逆倚息不得卧，声飒如哑，头面赤热，手足逆冷，右手寸关虚大微数，此热伤手太阴气分也。与葳蕤、甘草等药不应，为制猪肤汤一瓯，令隔汤炖热，不时挑服。三日声清，终剂而痛如失。

又治郑·墨林室　素有便红，怀妊七月，正肺气养胎时而患冬温。咳嗽咽痛如刺，下血如崩，脉较平时反觉小弱而数，此热伤手太阴血分也。与黄连阿胶汤二剂。血止后，去黄连加葳蕤、桔梗、人中黄，四剂而安。

又　清·吴鞠通先生治验

脉不浮而细数，大渴引饮，大汗，里不足之热病也，用玉女煎法。知母四钱，生石膏一两，桑叶三钱，麦冬、细生地各五钱，粳米一撮，甘草三钱。复诊，昨用玉女煎法，诸症俱减。平素有消渴病，用玉女煎；大便稀溏，加牡蛎，一面护阴，一面收下。牡蛎一两，生石膏五钱，炒知母二钱，麦冬、大生地各五钱，炙甘草三钱，粳米一撮，终与益胃汤调理而愈。

又 清·王孟英先生治验

姚某 年未三旬，烟瘾甚大。适伊母病温而殁，劳瘁悲哀之际，复病温邪。胁痛筋掣，气逆痰多，热壮神昏，茎缩自汗。医皆束手，所亲徐丽生嘱其速孟英诊之。脉见芤数，舌绛无津，有阴虚阳越、热炽液枯之险。况初发即尔，其根蒂之不坚可知。与犀、羚、元参、知母壮水熄风，苁蓉、楝实、鼠矢、石英潜阳镇逆，沙参、麦冬、石斛、萎蕤益气充津，花粉、栀子、银花、丝瓜络蠲痰清热。一剂知，四剂安。随以大剂养阴而愈。

朱敦书令爱 病温，医投温散，服二剂，遍身麻瘰。月事适来，医进小柴胡汤，遂狂妄莫制，乞援于孟英。脉至洪滑弦数，目赤苔黄，大渴不寐，是瘰因温邪而发，所以起病至今，时时大汗，何必再攻其表？汛行为热迫于营，胡反以姜枣温之、参柴升之，宜其燎原而不可遏也。与大剂犀角、元参、生地、石膏、知母、花粉、银花、竹叶、贝母、白薇以清卫凉营。服后即眠，久而未醒。或疑为昏沉也，屡为呼唤。病者惊悟，即令家人启箧易服，穿鞋梳发，告别父母，云欲往花神庙归位。人莫能拦，举家痛哭，急迓孟英，复视脉象，嘱其家静守勿哭，仍以前方加重，和以竹沥、童便，灌下即安，继用养阴清热而愈。

毕方来室 患痰嗽碍眠。医与补摄，而至涕泪全无，耳闭不饥，二便涩滞，干嗽无痰，气逆自汗。孟英切脉，右寸沉滑，左手细数而弦，乃高年阴亏，温邪在肺，未经清化，率为补药所锢。宜开其痹而通其胃，与萎、蕤、紫菀、兜铃、杏、贝、冬瓜子、甘、桔、旋、茹之剂而安。

许少卿室 故医陈启东先生之从女也。夏初病温，何新之十进清解，病不略减。因邀诊于孟英。脉至弦洪豁大，左手为尤，大渴大汗，能食妄言，面赤足冷，彻夜不瞑。孟英曰：证虽属温而真阴素亏，久伤思虑，心阳外越，内风鸱张。幸遇明手，未投温散，尚可无恐。与龙、牡、犀、珠、龟板、鳖甲、贝母、竹沥、竹叶、辰砂、小麦、元参、丹参、生地、麦冬，为大剂投之，外以烧铁淬醋，令吸其气，蛎粉扑止其汗，捣生附子贴于涌泉穴。甫服一剂，所亲荐胡某往视。大斥王议为非，而主透疹之法。病家惑之，即煎胡药进焉。病者神气昏瞀，忽见世父启东扼其喉，使药不能下咽，且嘱云：宜服王先生药。少卿闻之大骇，专服王药，渐以向愈。而阴不易复，频灌甘柔滋镇，月余始能起榻。季夏汛行，惟情志不怡，易生惊恐，与麦、参、熟地、石英、茯神、龙眼、甘、麦、大枣、三甲等药善其后。

姚令与室　素患喘嗽，复病春温。医知其本元久亏，投以温补，痉厥神昏，耳聋谵语，面赤舌绛，痰喘不眠。医皆束手矣。延孟英诊之，脉犹弦滑，曰：证虽危险，生机未绝，遽尔轻弃，毋乃太忍。与犀角、羚羊、元参、沙参、知母、花粉、石膏以清热熄风，救阴生液，佐苁蓉、石英、鳖甲、金铃、旋覆、贝母、竹沥以潜阳镇逆，通络蠲痰。三剂而平，继去犀、羚、石膏，加生地黄，服旬日而愈。

余侄森伯　患发热面赤，渴而微汗。孟英视之曰：春温也，乘其初犯，邪尚在肺，是以右寸之脉洪大，宜令其下行由腑而出，则即可霍然。投知母、花粉、冬瓜子、桑叶、枇杷叶、黄芩、苇茎、栀子等药，果大便连泻极热之水二次，而脉静身凉，知饥啜粥，遂痊。

王皱石广文令弟　患春温，始则谵语发狂，连服清解大剂，遂昏沉不语，肢冷如冰，目闭不开，遗溺不饮。孟英诊其脉，弦大而缓滑，黄腻之苔满布，秽气直喷。投承气汤加银花、石斛、黄芩、竹茹、元参、石菖蒲，下胶黑矢甚多，而神稍清，略进汤饮。次日去硝、黄，加海蜇、莱菔、黄连、石膏，服二剂而战解肢和、苔退进粥，不劳余力而愈。

褚芹香女校书　患月愆寒热。医以为损，辄投温补，驯致腹胀不饥，带淋便闭，溲涩而痛。孟英诊脉弦劲而数，乃热伏厥阴，误治而肺亦壅塞也。与清肃开上之剂，吞当归龙荟丸。两服，寒热不作而知饥。旬日，诸羔悉安。

张养之　己亥九月间，患恶寒头痛，自饵温散不效。邀孟英诊之，脉极沉重，按至骨则弦滑隐然。卧曲房密帐之中，炉火重裘，尚觉不足以御寒，且涎沫仍吐，毫不作渴，胸腹无胀闷之苦，咳嗽无暂辍之时。惟大解坚燥，小溲不多，口气极重耳。乃谓曰：此积热深锢，气机郁而不达，非大苦寒以泻之不可也。重用硝、黄、犀角，冀顽邪蕴毒得以通泄下行，则周身之气机自然流布矣。养之伏枕恭听，大为感悟，如法服之。越二日，大便下如胶漆，秽恶之气达于户外，而畏寒即以递减。糜粥日以加增，旬日后粪色始正，百日后康健胜常。

段春木之室　烂喉，内外科治之束手。姚雪蕉孝廉荐孟英视之，骨瘦如柴，肌热如烙，韧痰阻于咽喉，不能咯吐，须以纸帛搅而曳之。患处红肿白腐，龈舌皆糜，米饮不沾，月事非期而至。按其脉，左细数，右弦滑。曰：此阴亏之体，伏火之病，失于清降，扰及于营。先以犀角地黄汤清营分而调妄行之血，续与白虎汤加西洋参等肃气道而泻燎原之火，外用锡类散扫痰腐而消恶毒。继投甘润药蠲余热而充津液。日以向安，月余而起。

廉按：温热病最怕发热不退及痉厥昏蒙，更有无端而发晕及神清而忽间以狂言者，往往变生不测。遇此等证，最能惑人，不比阳证阴脉、阳缩舌卷、撮空见鬼者，易烛其危也。要诀在辨明虚实，辨得真，方可下手。以余临证实验，温热实证，阳明胃肠病居多。温热虚证，少阴心肾病居多。前哲俞东扶颇有发明，试节述其说。曰：今之所谓伤寒者，大概皆温热病耳。惟伤寒则足经为主，温热则手经病多。如风温之咳嗽息鼾，热病之神昏谵语，或溏泻黏垢，皆手太阴肺、手厥阴心包络、手阳明大肠现证。甚者喉肿肢掣，昏蒙如醉，躁扰不宁，齿焦舌燥，发斑发颐等证，其邪分布充斥，无复六经可考，故不以六经法治耳。就予生平所验，初时兼挟表邪者最多，仍宜发散，如防、葛、豉、薄、牛蒡、杏仁、滑石、连翘等，以得汗为病轻，无汗为病重。如有斑，则参入蝉蜕、桔梗、芦根、西河柳之类。如有痰，则参入土贝、天虫、瓜蒌、橘红之类。如现阳明证，则白虎、承气；少阳证，则小柴胡去参半，加花粉、知母；少阴证，则黄连阿胶汤、猪苓汤、猪肤汤，俱宗仲景六经成法有效。但温热病之三阴证多死，不比伤寒。盖冬不藏精者，东垣所谓"肾水内竭，孰为滋养"也。惟大剂养阴，佐以清热，或可救之。养阴，如二地、二冬、阿胶、丹皮、元参、人乳、蔗浆、梨汁。清热，如三黄、石膏、犀角、大青、知母、芦根、茅根、金汁、雪水、西瓜、银花露、丝瓜汁。随其对证者选用。

温热兼证医案

风温验案

（见《张氏医通》）清·张路玉先生治验

黄以宽　风温十余日，壮热神昏，语言难出，自利溏黑，舌苔黑燥，唇焦鼻煤，先前误用发散消导药数剂，烦渴弥甚。张石顽曰：此本伏热郁发，更遇于风，遂成风温。风温脉气本浮，以热邪久伏少阴从火化，发出太阳，即是两感，变患最速。今幸年壮质强，已逾三日六日之期，证虽危殆，良由风药性升，鼓激周身元气皆化为火，伤耗真阴，少阴之脉不能内藏，所以反浮。考诸南阳先师原无治法，而少阴例中，则有救热存阴、承气下之一证，可借此以迅扫久伏之邪。审其鼻息不鼾，知肾水之上源未绝，无虑其直视失溲也。时歙医胡晨敷在坐，同议凉膈散加人中黄、生地黄。服后，下溏粪三次，舌苔未润，烦渴不减，此杯水不能救车薪之火也。更与大剂凉膈，大黄加至二两，兼黄连、犀角，三下方能热除。于是专用生津止渴，多服而愈。

又　清·王孟英先生治验

程燮庭乃郎芷香　今春病温而精关不固。旬日后，陡然茎缩寒颤，自问不支。人皆谓为虚疟，欲投参附。孟英曰：非疟也。平日体丰，多厚味酿痰，是以苔腻不渴，善噫易吐而吸受风温。即以痰湿为山险，乘其阴亏阳扰，流入厥阴甚易，岂容再投温补以劫液锢邪而速其痉厥耶！伊家以六代单传，父母深忧之，坚求良治。孟英曰：予虽洞识其症，而病情缪葛[1]，纵有妙剂，难许速功。治法稍乖，亦防延损，倘信吾言，当邀顾听泉会诊，既可匡予之不逮，即以杜人之妄议。程深然之。于是王顾熟筹妥治，午后进肃清肺胃方以解客邪、蠲痰渴而斡枢机。早晨投凉肾舒肝法，以靖浮越，搜隧络而守关键。病果递减。奈善生嗔怒，易招外感，不甘澹泊，反复多次。每复必茎缩寒颤，甚至齿缝见紫血瓣，指甲有微红色，溺短有浑黑，极臭。孟英曰：幸上焦已清、中枢已运，亟宜填肾阴、清肝热，以西洋参、二冬、二地、苁蓉、花粉、知、柏、连、楝、斛、芍、石英、牡蛎、龟板、鳖甲、阿胶、鸡子黄之类，相迭为方。大剂连服二十余帖，各恙渐退。继以此药熬膏晨服，午用缪氏资生丸方，各品不

---

〔1〕缪葛：读作 jiāo（交）gé（葛）。交错之意。此指病情错综复杂。

炒，皆生晒研末，竹沥为丸，枇杷叶汤送下。服至入秋，始得康健。

王氏　七旬有三，风温伤肺，头晕目眩，舌缩无津，身痛肢厥，口干不饮，昏昧鼻鼾，语言难出，寸脉大，症属痰热阻窍，先清气分热邪。杏仁、象贝、羚角、花粉、嫩桑叶、竹茹、山栀，一服症减肢和。但舌心黑而尖绛，乃心胃火燔，惧其入营劫液，用鲜生地、犀角汁、元参、丹皮、麦冬、阿胶、蔗浆、梨汁，三服，舌润神苏，身凉脉静。但大便未通，不嗜粥饮，乃灼热伤阴，津液未复，继与调养胃阴，兼佐醒脾，旬日霍然。

廉按：温为伏气，风是新感，风温一证，即叶天士所谓"新邪引动伏邪"是也。法当辛凉清解，轻剂如刘氏桔梗汤、防风解毒汤，重剂如缪氏竹叶石膏汤、叶氏荷杏石甘汤，皆有特效。切忌辛温消散，劫烁津液，骤变则为痉厥，缓变则为肺痨，临证者切宜慎重。

冷温验案

清·张路玉先生治验

陆中行室　年二十余。腊月中旬患咳嗽，挨过半月，病势稍减。新正五日，复咳倍前，自汗体倦，咽喉干痛。至元夕，忽微恶寒发热，明日转为腹痛自利、手足逆冷、咽痛异常。又三日则咳唾脓血。张诊其脉，轻取微数，寻之则仍不数，寸口似动而软，尺部略重则无。审其脉症，寒热难分，颇似仲景厥阴例中麻黄升麻汤证。盖始本冬温，所伤原不为重，故咳至半月渐减，乃勉力支持岁事，过于劳役，伤其脾肺之气，故咳复甚于前。至望夜忽憎寒发热、来日遂自利厥逆者，当是病中体疏、复感寒邪之故。热邪既伤于内，寒邪复加于外，寒闭热邪，不得外散，势必内奔而为自利，致邪传少阴、厥阴，而为咽喉不利、唾脓血也。虽伤寒大下后，与伤热后自利不同，而寒热错杂则一。遂与麻黄升麻汤，一剂肢体微汗、手足温暖、自利即止，明日诊之，脉亦向和。嗣后与异功生脉合服，数剂而安。

又案　清·雷少逸先生治验

城东章某　得春温时病，前医不识，遂谓伤寒，辄用荆、防、羌、独等药，一剂得汗，身热退清；次剂罔灵，复热如火，大渴饮冷，其势如狂。更医治之，谓为火证，竟以三黄解毒为君，不但热势不平，更变神昏瘛疭。急来商治于予。诊其脉弦滑有力，视其舌黄燥无津。予曰：此春温病也。初起本宜发汗，解其在表之寒，所以热从汗解。惜乎继服原方，过汗遂化为燥，又加苦寒遏其邪热，以致诸变丛生。当从邪入心包、肝风内动治之。急以祛热宣窍法（去心连翘三钱、犀角一钱、川贝三钱、去心鲜石菖蒲一钱，加牛黄至宝丹一颗，去蜡壳，化冲）加羚角、钩藤，一剂瘈疭稍定，神识亦清，惟津液未回，唇舌尚燥。原方去至宝、菖蒲，加入沙参、鲜地，三剂诸恙咸安。

又案　清·朱心农先生治验

人身之气，冬令伏藏，易于化火。当时晴亢过久，人病咳喘，俗谓客寒包火是也。身热，舌白，胁痛，咳痰胶厚，逾闷逾烦，汗出不解，先宜开泄，麻黄六分、杏仁三钱、生甘草五分、石膏三钱研细、生桑皮二钱、苦桔梗一钱、川贝母钱半、枇杷叶二钱炒。二剂喘热已减，去麻、甘、膏，加蒌皮二钱、泡淡黄芩五分、马兜铃一钱而愈。

寒遏伏热，肺为邪侵，气不通利，肺痹喘咳上逆，一身气化不行，防变肺胀，急宜轻开清降：苏叶五分、杏仁二钱、栝蒌皮钱半、广郁金磨汁一匙、生苡仁二钱、桔梗一钱、枇杷叶钱半、白通草一钱。三服已效，惟咳逆不止，仍属肺气失降，原方去苡仁、苏叶，加紫菀钱半、川贝三钱，二剂即愈。

廉按：温热伏邪因新寒触动而发者，俗称冷温。发于春者为春温，发于冬者为冬温，俗称客寒包火，皆属此证。初起多头身皆痛，寒热无汗，咳嗽口渴，舌苔浮白，脉息举之有余，或弦或紧，寻之或滑或数，先宜辛温解表法（防风、杏仁、桔梗各钱半，广皮一钱，淡豆豉三钱，加葱白两枚，煎）。倘或舌苔化燥，或黄或焦，是温热已烁于胃，即用凉解里热法（鲜芦根五钱、大豆卷三钱、天花粉二钱、生石膏四钱、生甘草六分）。如舌绛齿燥，谵语神昏，是温热深踞阳明营分，即宜清热解毒法（西洋参、大麦冬、鲜生地各三钱，元参钱半，金银花、青连翘各二钱，加绿豆三钱，煎服）以保其津液。如有手足瘈疭、脉来弦数，是为热极生风，即宜祛热熄风法（大麦冬五钱、鲜生地四钱、甘菊花二钱、羚羊角二钱、钩藤钩五钱，先将羚羊角煎一炷香，代水，再入诸药煎服）。如或昏愦不知人、不语如尸厥，此温邪窜入心包，即宜祛热宣窍法（见前）。冷温变幻，不一而足，务在临机应变。此皆前哲雷少逸经验法也。

湿温验案

清·叶天士先生治验

湿温秽浊之气，胶结于三焦，故脉搏濡滞，苔灰边白，气喘脘结，周身痛难转侧，小溲窒涩而痛，老年精气已衰，恐有内闭外脱之变。先与辛淡开泄，鲜石菖蒲、厚朴、茯苓皮、橘红、白蔻仁、光杏仁，冲服苏合香丸一颗。次诊，湿开热透，气喘身痛俱减，惟热壅脘结，溺仍涩痛，湿复阻气，郁而成病。须知热自湿中而来，徒进清热无功，仍以宣通气分，白蔻仁、大腹皮、茯苓皮、滑石、通草、猪苓、黄芩。三诊，脘结溺痛已痊，惟吞酸形寒，乏阳运行，以致寒热不饥。盖以湿属阴晦，必伤阳气，法当转旋脾胃，与苓姜术桂汤加味，浙茯苓、淡干姜、生于术、川桂枝、半贝丸、生苡仁、炒橘白、荷叶拌炒谷芽。四诊，寒热瘥，食不化，中州阳失健运，当以温药和之：益智仁、炒谷芽、炒广皮、炙甘草、浙茯苓、檀香汁、半夏曲、炒荷叶。此湿重于温之疗法。

湿温长夏最多，其湿蒸之气，多由口鼻而入。上焦先病，渐布中下，河间所谓三焦病也。治与风寒食积迥异。仲景云：湿家不可发汗，汗之则痉。湿本阴邪，其中人也，则伤阳。汗则阳易泄越而邪留不解，湿蒸热郁，发现为黄，熏蒸气隧之间，正如罨曲之比。斯时病全在气分，连翘赤小豆汤（连翘、赤小豆、光杏仁、梓白皮、生姜、甘草、红枣）可以奏效。今经一月，邪弥三焦，自耳前后左肿及右，痈疡大发。夫痈者壅也，不惟气滞，血亦阻塞。蒸而为脓，谷食不思，陡然肉消殆尽，胃气索然矣。商治之法，补则助壅，清则垂脱。前辈成法，一无可遵。因思湿热秽浊结于头面清窍，议轻可去实之法。选芳香气味，使胃无所苦，或者壅遏得宜，少进浆粥，便是进步。《经》云：从上病者治其上。《灵枢》云：上焦如雾。非轻扬芳香之气何以开之？青菊叶、荷叶边、金银花、象贝、绿豆皮、马兜铃、连翘、射干，临服冲金汁一小杯。次诊，痈肿痛连背部，此属郁伤气血，经脉流行失司，已经月余不痊，恐有流注溃脓之忧，法当内外兼治。治在少阳、阳明，焦山栀、粉丹皮、夏枯草、双钩藤、制香附、广郁金、薄荷梗、鲜菊叶，另用紫金锭磨汁涂敷疮边。三诊痈溃流脓，身热渐减，以辛凉法兼理气血可愈，银花、连翘、元参、丹皮、生甘草、青菊叶，犀角解毒丸磨冲。四诊，痛虽愈，而胃虚少纳，不饥口燥，音低气馁，此胃中阴气受伤也，当与清养，麦冬、北沙参、生玉竹、生扁豆、冬桑叶、生甘草，临服入青蔗浆一杯。此温重于湿之疗法。

年已二旬，夏月咳嗽，时带血出，常发寒热，饮食减，身渐瘦，口不渴，行动时或仆地，有日轻，有日重，牙宣龈肿，晨起则血胶厚于齿龈上，脉细带数。群以弱证治，二地、二冬等滋阴药遍尝不效。此湿温久郁、似乎虚痨也。用芦根、滑石、杏仁、苡仁、通草、钩藤、白豆蔻。嘱云：服二十帖全愈矣。若不满二十帖，后当疟也。其人服十帖已霍然，即停药，十月中果发疟，仍服前药而疟愈。

酒客中虚，内伏湿温，口鼻又吸秽浊之气，初病头胀，胸痞，身痛，微汗不解，湿温在膜原内蒸，邪从中道斜行，兼以鼻受秽湿，皆蕴结于气分，治以芳香，邪气得开。奈不分气血，偏以消导、清热、攻下，致邪混血分成斑，陷入膻中，神昏谵妄，内闭脏络，外反肢冷大汗。势已危笃，勉以芳透胞络，庶神气稍清，冀其回生，至宝丹四颗、金汁一杯、石菖蒲汁一匙，研细和匀，重汤温服。次诊，凡湿温秽浊填塞内窍，神识昏迷、胀闷欲绝者，须以芳香宣窍深入脏络，以开锢闭之邪。前投至宝丹开透法，初则神气稍清，继即闭目不语，昏厥如尸。病情危笃若此，勉以紫雪丹五分，微温开水调服，百中图一而已。三诊，斑疹遍发，心胸前后尤多，咯出黏涎数口，神清厥回。惟头摇发痉、火升烦躁，病已牵动肝阳、陡动肝风，必有风火痰涎之滋扰，治法虽当清营，然必熄其风火、蠲其痰涎，庶险者平、危者安矣。若但用滋阴柔肝之法姑息养奸，必无澄清之一日，质之晋三先生以为何如？犀角尖、羚角片、鲜生地、粉丹皮、东白薇、元参心、鲜竹沥、鲜石菖蒲汁、金汁二两，万氏牛黄丸两颗。四诊，诸症轻减，惟熏灼胃脘，逆冲为呕，舌络被熏，则绛赤如火，消渴便阻，犹剩事耳。似此犹属晕厥根萌，当加慎静养为宜。凡治此等症，必兼熄风消痰，方有出路。一味滋补，中病而不能去病，不可不知也。与黄连阿胶汤（川连、阿胶、鲜生地、生白芍、鸡子黄、川贝、滁菊花、淡竹沥，童便冲）加减，调理以善其后。此湿温内陷危症挽救之疗法。

湿遏温邪内迫，经水不应期而至，淋淋不断，二便不通，唇舌俱白，不喜冷饮，神呆恍惚，言语支离，诊脉细小欲绝。当芒种、夏至，阳极泄越，阴未来复，神魂不摄，是谓亡阳昏谵，最属危脱之象。拟用仲景救逆法以拯其危，人参、淡附子、川桂枝、化龙骨、煅牡蛎、炒蜀漆、清炙草、南枣。次诊，任阴未固，冲阳内扰，上则咽燥喉痛，下则遗溺带红。阳虽初回，阴气欲尽，难进温热之补，当以收摄真阴，急固根蒂，与参麦散合贞元饮：人参、麦冬、北五味、熟地炭、白归身、清炙草。三诊，夜寐不安，心神烦躁，睡时谵语盗汗，阴阳尚未交合，防有厥脱变幻，急急镇固阴气，以冀复元。人参、辰茯神、真阿胶、淮小麦、化龙骨、煅牡蛎。四诊，诸症俱痊，惟胃弱微呕，此阳明气液两虚也，宜养胃以调本：人参、麦冬、生玉竹、清炙草、南枣、生粳米。

据述，产育频多，产后两年，经水至今未来，此为病根，已属下元阴亏。长夏初患泄泻，必天雨地湿，潮雾秽浊，气由口鼻吸受，原非发散消攻可去。只因体质甚薄，致湿浊蔓延，充布三焦，上则咳痰不饥，下则二便涩少，非表有风寒，故无寒热见症。然气分壅塞，津化浊痰，入夜渴饮，胃汁消乏，求助于水，是本虚标实之病。夫肺位最高，与大肠相表里，清肃不行，小便不利矣，芦根、苡仁、通草、茯苓、桑叶、西瓜翠衣，冲入白蔻末。再诊，前议虚不受补，皆因夏令伏邪著于气分。夫肺主一身之气，既因气阻清肃不行，诸经不能流畅，三焦悉被其蒙。前言攻邪不效，盖湿热由吸而受，与风寒感冒不同，乃氤氲虚空，聚则为殃耳。故取淡渗无味气薄之品，仅通其上，勿动中下，俾虚无伤，伏气可去。稍佐辛香，非燥也，仿辟秽之义，经霜桑叶、鲜枇杷叶、茯苓、蔻仁、苡仁、芦根。此湿温犯肺之轻症疗法。

又　清·王孟英先生治验

黄纯光　年七十八岁，患湿温至旬余。脉形歇代，呃忒连朝，诸医望而畏之。孟英诊曰：脉虽歇而弦搏有根，是得乎天者厚，虽属高年，犹为实象。参以病深声哕，原非小故；而二便窒涩、苔腻而灰，似腑气未宣、痰湿热阻其气化流行之道也；清宣展布，尚可图焉。何新之韪其议，因以旋覆花、淡竹茹、焦山栀、川楝子、枇杷叶、光杏仁、吴茱萸、小川连、紫菀、蒌仁、陈海蜇、大地栗等为剂，片通草一两，煎汤煮药，投匕即减。数服而大吐胶痰，连次更衣，遂安粥食。惟动则嗷逆，渐露下虚之象，予西洋参、龟板、牡蛎、苁蓉、石斛、牛膝、冬虫夏草、石英、茯苓、当归等药，而各恙递安，继加砂仁、熟地而起。

翁嘉顺之弟妇吴某　劳伤之后，发热身黄，自以为脱力也。孟英察脉软数，是湿温重证，故初起即黄。亟与清解，大便渐溏，小溲甚赤，湿热已得下行，其热即减。因家住茅家埠，吝惜舆金，遽迩辍药。七八日后复热，谵语昏聋，抽痉遗溺。再恳孟英视之，湿热之邪扰营矣。投元参、犀角、菖蒲、连翘、竹茹、竹叶、银花、石膏泄卫清营之法，佐牛黄丸、紫雪丹而瘳。臀皮已塌，亟令贴羊皮金，不致成疮而愈。

又　清·周雪樵[1]先生治验

去年七月，内人患湿温，初亦不以为意，而内人素性不肯服药，仆亦听之。至五六日，病情忽重，其状恶寒发热，热高一百零三度[2]，头痛胸痞，渴甚而不能饮，数日不食，亦不大便，苔白腻如粉而厚，与以饮食，绝不知味，口出秽气，数尺外即闻之，神思迷糊，语无伦次，大有垂危之势。仆乃自制化浊汤，以厚朴为君，佐以藿香、黄芩、前胡、腹皮、佩兰、枳壳、香豉、栀仁等，而加玉枢丹以降之。一剂后，热竟全退，神思亦清，但苔腻如故，大便不行，仍不能进食，乃以轻泻叶通其大便，兼以平胃散法调理之。至五六日后，食始知味。又二三日，乃能起。

朱雅南先生之二哲嗣达哉　去年秋，兄弟夫妇同就学于沪，其来也途次感冒，复饥饱不节，至寓而病湿温，头晕发热，胸痞作恶，吐出痰饮甚多。初以涤饮剂治之，热益重，至一百零四度许。周身瘫痪，口出秽气，苔腻如粉，神识迷蒙。其兄甚焦急。仆仍用化浊汤治之，而重加苏梗，一剂后，得大汗甚澈，热竟全退，神识亦清，但大便已六七日不行，秽气苔色仍如故，用前方加减，入制大黄三钱下之，一剂不知；再加大黄二钱，又二剂，乃得大便，秽气顿已，食亦渐进。仆曰：病已去矣，但以饮食善调之自愈，不必服药矣。

今年四月初，同乡汪太史渊若之次子廉卿　年四岁，亦病湿温。但尚不能自言其苦，屡屡惊厥。有一次，厥去一点钟许，家人意为死而哭，幸复苏，数夕不得眠。邀仆治之，见其色惨白，其头倒，其神思倦怠，喉间咯咯有声，脉滑数，知有痰极多。

---

〔1〕周雪樵：清末医家（？ -1910）。字维翰。江苏常州人，久居苏州，后徙居上海。时值庚子之后西洋医学传入渐广，于1904年创办《医学报》及医学研究会，1905年会同丁福保、蔡小香、何廉臣发起组织中国医学会。1907年应聘赴任山西医学馆教务长，后复返上海。著有《西史纲目》一书。

〔2〕热高一百零三度：此指华氏温度，相当于39.4℃。

按其腹满而软。曰：数日不食，不应有此，殆有食积。以表候其腋下，得一百零二度。曰：口中之度，必零三度许也。其汗则黏腻非常，泣而无泪，渴且嗜饮，然卧时覆被，不知自去之也，知必有表邪；又每以手自按其头，知头必有痛胀等事；口中亦有秽气，数武[1]外即可嗅而知之，因知亦为化浊汤之症，亦以此方与之，而改苏梗为苏子，用玉枢丹四分。未服药之前尚惊厥，请推拿者推之始已。服药与数分钟后，忽呕出胶痰两大堆约一小盏许，黏厚成块；又数点钟后，得大便一次，极臭而多，其色黑，此夕即能安卧。明日复诊，则热退神清，病竟全去。以搜捕余邪法治之，曰：一剂后，可不药矣。次日竟下地行走如常。

　　廉按：湿热与湿温，似同实异。湿热者，先受湿，后化热，其来也渐；湿温者，先伏温，后受湿，其来也暴。湿热轻而湿温重。初起时，最要辨明孰轻孰重。如湿重于温者，当以吴氏三仁汤、周氏化浊汤二方为主。即雪樵君云：湿温之病，多在胃肠。舌苔滑白厚腻者，重用川朴为君；口有秽气者，玉枢丹亦要药，其说甚是。如温重于湿者，当以加减藿朴夏苓汤、清芳透邪汤二方为主；湿与温并重，当以新定达原饮、枳实栀豉合小陷胸汤加减，或藿香佐金汤亦佳，此治湿温初起之方法也。其他变证甚多，论中方法毕备，对症酌用可也。今所选之案虽少，而大致粗备，亦足为后学导夫先路矣。

---

[1]数武：古人以六尺为步，半步（三尺）为武。数武亦即数步，形容距离很近。